U0321271

全国县级医院系列实用手册

转 诊 手 册

主　编　施秉银　陈　凛
副主编　吴开春　周利群
　　　　张文宏

人民卫生出版社

图书在版编目（CIP）数据

转诊手册/施秉银,陈凛主编.—北京:人民卫生出版社,
2017
（全国县级医院系列实用手册）
ISBN 978-7-117-24803-7

Ⅰ.①转⋯　Ⅱ.①施⋯②陈⋯　Ⅲ.①疾病-诊疗-手册
Ⅳ.①R4-62

中国版本图书馆 CIP 数据核字(2017)第 170140 号

| 人卫智网 | www.ipmph.com | 医学教育、学术、考试、健康、购书智慧智能综合服务平台 |
| 人卫官网 | www.pmph.com | 人卫官方资讯发布平台 |

全国县级医院系列实用手册
转诊手册

主　编: 施秉银　陈　凛
出版发行: 人民卫生出版社(中继线 010-59780011)
地　　址: 北京市朝阳区潘家园南里 19 号
邮　　编: 100021
E - mail: pmph @ pmph.com
购书热线: 010-59787592　010-59787584　010-65264830
印　　刷: 北京盛通印刷股份有限公司
经　　销: 新华书店
开　　本: 850×1168　1/32　印张:24.5
字　　数: 621 千字
版　　次: 2017 年 12 月第 1 版　2017 年 12 月第 1 版第 1 次印刷
标准书号: ISBN 978-7-117-24803-7/R·24804
定　　价: 119.00 元

打击盗版举报电话: 010-59787491　E-mail: WQ @ pmph.com
　(凡属印装质量问题请与本社市场营销中心联系退换)

编　者（以姓氏笔画为序）

万鹏霞　中山大学附属第一医院教授

古洁若　中山大学附属第三医院教授

江　倩　北京大学人民医院教授

安海燕　陕西省卫生计生委医政医管局局长

张　庆　宁夏医科大学总医院教授

陈　凛　中国人民解放军总医院教授

张　燕　中南大学湘雅二医院副教授

张文宏　复旦大学附属华山医院教授

宋元林　复旦大学附属中山医院教授

吴开春　第四军医大学第一附属医院消化病医院常
　　　　务副院长

杨自权　山西医科大学第二医院副教授

邹余粮　西安交通大学第一附属医院教授

张宪旗　浙江大学医学院附属第二医院副教授

罗小平　华中科技大学同济医学院附属同济医院
　　　　教授

周利群　北京大学第一医院教授

郁胜强　第二军医大学长征医院副教授

施秉银　西安交通大学第一附属医院院长

郗洪庆　中国人民解放军总医院副主任医师

高之宪　首都医科大学附属北京天坛医院教授

高东五　陕西省渭南市富平县医院院长

郭占林　内蒙古医科大学附属医院教授

编　者

徐发林　郑州大学第三附属医院教授

徐学新　河北省唐山市乐亭县医院副院长

袁祖贻　西安交通大学第一附属医院副院长

黄方炯　北京安贞医院教授

盖晓红　西安交通大学第一附属医院医务部副部长

黄瑞哲　西安交通大学口腔医院副院长

董　频　上海交通大学附属第一医院教授

参编单位（以首字笔画为序）

山西医科大学第二医院
上海交通大学附属第一医院
中山大学附属第一医院
中山大学附属第三医院
中国人民解放军总医院
中南大学湘雅二医院
内蒙古医科大学附属医院
北京大学人民医院
北京安贞医院
北京大学第一医院
宁夏医科大学总医院
华中科技大学同济医学院附属同济医院
西安交通大学第一附属医院
西安交通大学口腔医院
河北省唐山市乐亭县医院
郑州大学第三附属医院
陕西省卫生计生委
陕西省渭南市富平县医院
复旦大学附属中山医院
复旦大学附属华山医院
首都医科大学附属北京天坛医院
浙江大学医学院附属第二医院
第二军医大学长征医院
第四军医大学第一附属医院

鸣　谢

王　宁　第四军医大学唐都医院

张冰琰　复旦大学附属华山医院

白春学　复旦大学附属中山医院

林　进　中山大学附属第三医院

何　岚　西安交通大学第一附属医院

李　林　第二军医大学长征医院

孙丽君　第二军医大学长征医院

黄晓军　北京大学人民医院

叶　枫　华中科技大学同济医学院附属同济医院

陈　瑜　华中科技大学同济医学院附属同济医院

李文丽　郑州大学第三附属医院

王彩红　郑州大学第三附属医院

张天振　上海交通大学附属第一医院

李凌江　中南大学湘雅二医院

赵　靖　中南大学湘雅二医院

方贻儒　中南大学湘雅二医院

吴文源　中南大学湘雅二医院

出版说明

县级医院是我国医疗服务承上启下的重要一环，是实现我国医疗服务总体目标的主要承载体。目前，我国县级医院服务覆盖全国人口9亿多，占全国居民总数70%以上，但其承担的医疗服务与其功能定位仍不匹配。据《2014中国卫生和计划生育统计提要》数据显示，截至2013年，我国有县级医院1.16万个，占医院总数的47%；诊疗人次9.24亿人次，占医院总诊疗人次的34%；入院人数0.65亿人，占医院总入院人数的46%。

为贯彻习近平总书记"推动医疗卫生工作重心下移、医疗卫生资源下沉，推动城乡基本公共服务均等化，为群众提供安全有效方便价廉的公共卫生和基本医疗服务"的指示，落实国务院办公厅《关于全面推开县级公立医院综合改革的实施意见》和《关于推进分级诊疗制度建设的指导意见》等文件精神，推动全国县级医院改革发展与全国分级诊疗制度顺利实施，通过抓住县级医院这一关键环节，实现"郡县治，天下安"的目标，在国家卫生和计划生育委员会的领导下，在中国医师协会、中华医学会、中国医院协会的支持下，人民卫生出版社组织编写了本套《全国县级医院系列实用手册》。

本套图书编写有如下特点：

1. 编写工作是在对全国31个省市自治区100多家县级医院的充分调研基础上开展的，充分反映了全国县级医院医务工作者迫切需求。

2. 图书品种是严格按照县级医院专业构成和业务能力发展要求设置的，涉及临床、护理、医院管理等27个专业。

3. 为了保证图书内容的学术水平，全部主编均来自全国知名大型综合三甲医院；为了增加图书的实用性，还选择部分县级优秀医生代表参与编写工作。

4. 为了保证本套图书内容的权威性和指导性，大部分参考文献来源于国家制定的指南、规范、路径和国家级教材。

5. 整套图书囊括了县级医院常见病、多发病、疑难病的诊治规范、检查技术、医院管理、健康促进等县级医院工作人员必备的知识和技术。

6. 本套图书内容在保持先进性的同时，更侧重于知识点的成熟性和稳定性。

7. 本套图书写作上字斟句酌，字词凝练。内容表达尽量条理化、纲要化、图表化。

8. 本书装帧精良，为方便阅读，参照国际标准制作成易于携带的口袋用书。

本套图书共 27 种，除适合于县级医院临床工作者阅读之外，还兼顾综合性医院年轻的住院医师和临床研究生使用。本套图书将根据临床发展需要，每 3~5 年修订一次。整套图书出版后，将积极进行数字化配套产品的出版。希望本套图书的出版为提升我国县级医院综合能力、着力解决我国"看病难、看病贵"等问题，做出应有贡献。

希望广大读者在使用过程中发现不足，并反馈给我们，以便我们逐步完善本套图书的内容，提高质量。

人民卫生出版社

《全国县级医院系列实用手册》编委会

2016 年 1 月 18 日

前　言

　　这本四十多万字的县级医院转诊手册在各位主编、副主编，以及全体编者的共同努力下，即将付梓成书。

　　大家知道，医疗秩序混乱是多年来我国医疗领域存在的一大弊端，也是严重影响群众就医感受的突出问题。为了解决这一问题，我们国家正在推行分级诊疗，在未来的很长一段时间内落实和完善分级诊疗将是我们面临的重要任务。县级医院是分级诊疗实施的重要中间节点，是本区域内社区卫生服务机构的支援和支撑单位，承载着培训社区医生和接受三级医院专家指导的作用，发挥着危急重症、疑难杂症双向转诊的枢纽作用。本书即是在此背景下由人民卫生出版社组织编写的《县级医院医生手册》其中的一部。本书由来自全国二十四家大型医院、教学医院和县级医院的专家教授共同编写，他们有着非常丰富的临床经验，在本书编写过程当中所有的编者都付出了辛勤的劳动。

　　本书不同于一般的教科书，也不同于一般的诊疗手册。它是一部全新的、指导二级医院向三级医院转诊的手册和指导用书，系我国首次出版。在编写过程当中各位专家、学者都发挥了自己的聪明才智，使本手册得以成书。本书每一个章节的主要内容由概述，临床表现，诊治原则，二级医院向三级医院的转诊标准及处置等构成。其中二级院向三级医院转诊标准及处置是本书的最核心部分。由各个专业的专家和教授来制定和把关。在编写初期还设计了三级医院向二级医院的转诊标准及处置，编写过程中感到这部分内容目前还不适合放进去，在最后定稿的时候把这部分去掉了。

在本书的编写过程中人民卫生出版社自始至终给予了指导和支持。感谢相关医院及卫生管理部门给予的指导支持。要特别感谢陈凛主编所带领的团队为本书的出版所付出的辛勤劳动，感谢所有的副主编、编者及秘书。

期望本手册助推我国分级诊疗工作的顺利展开。

施秉银

2016.10.25 于西安

目　录

第五篇 儿 科 学

第六篇 其他专科

第一篇
分级诊疗相关政策

1

一、分级诊疗政策在我国实施的背景

（一）我国实行分级诊疗模式的可行性分析

1. 分级诊疗是优化医疗服务资源配置的有效途径

（1）我国医疗服务资源配置存在的问题：卫生资源的合理配置是实现卫生服务的可及性、提高人群整体健康水平的重要保障，在我国卫生资源的配置中存在医疗卫生资源总量不足、医疗服务体系碎片化、政府对医疗资源配置的宏观管理能力不强、医疗服务资源配置不均等问题，其中医疗服务资源配置不均是影响就医流畅性、群众就医感受及满意度、医院声誉的最直接、紧密的影响因素。因此开展分级诊疗势在必行。

改革开放以来，我国医疗卫生服务体制改革走向市场化、商业化，导致优质医疗服务城乡差距越来越大，医疗服务资源配置不均，即优质的医疗机构、人员、床位、设备、资金资源过多集中在大城市和大医院，基层资源严重不足，县级及以下医院资源匮乏，造成非经济因素的"看病难"；并导致医疗卫生服务机构之间由分工协作走向不正当竞争、争夺资源、追求利益最大化，造成医疗资源的浪费和医疗费用的不合理上涨。

（2）分级诊疗政策是我国医疗服务资源配置的现实需求：我国的医疗卫生服务系统经长期发展已基本覆盖城乡，截至 2013 年底我国有医疗卫生机构 97.44 万个，由医院（2.47）、基层医疗卫生机构（91.54）、专业公共卫生机构（3.12）等组成。据《2014 中国卫生和计划生育统计提要》数据显示，截至 2013 年，我国有县级医院 1.16 万个，占医院总数的 47%；诊疗人次 9.24 亿人次，占医院总诊疗人次的 34%；入院人数 0.65 亿人，占医院总入院人数的 46%。据 2013 年新农合数据显示，县域患者外转率超过 20%，距实现县域内就诊率 90% 左右的目标仍有差距。

医疗机构总量已基本能满足我国居民的医疗需求，但由于各地无规范的、执行力度强的医疗机构设置规划，

1

导致医疗机构布局不合理、重复设置、各类医疗机构功能定位不清，客观上促使大量常见病、多发病患者到大医院就诊，加剧了基层医疗机构业务量不足、二三级医院人满为患，不利于分级诊疗的现实情形。

截至 2013 年底，我国有卫生人员 979 万名，其中卫生技术人员 721 万名；我国 2015～2020 年医疗卫生服务体系规划纲要指出，到 2015 年每千常住人口执业（助理）医师数从 2.06 人达到 2.5 人、注册护士数从 2.05 人达到 3.14 人、医护比从 1∶1 达到 1∶1.25、公共卫生人员数从 0.61 人达到 0.83 人，每万常住人口全科医生数从 1.07 人到 2 人，可见我国目前医疗技术人员紧缺，并且大量报道表明，优质的医疗技术人员大多集中在城市大医院，基层医院缺乏优质医疗技术人员。

经初步核算，2014 年中国卫生总费用达到 35378.85 亿元，占 GDP 的 5.56%，人均卫生总费用为 2586.51 元，与 2009 年比较，增长 96.8%。并且根据我国国家卫生计生委（原国家卫生部）2013 年卫生和计划生育事业发展统计公报显示，该年全国政府办所有基层医疗卫生机构、50% 以上的县级公立医院，实行药品零差率后卫生总费用预计仍达 3.17 万亿元，比 2012 年增长 12.6%，占当年 GDP 百分比达到了 5.57%。

2013 年基层医疗卫生机构的诊疗人次占全国医疗卫生机构总诊疗人次的 59.1%，按世界卫生组织估计，一般达到 80%～90% 较为合理；其次根据 2010 年日本公立医院诊疗人次与住院人次比为 1.94 推算，2011 年我国二、三级医院理想的诊疗人次为 1.85 亿次，而实际为 18.9 亿次，造成了基层医疗机构门可罗雀，二、三级医院人满为患。

通过以上数据表明，合理分配医疗服务资源，实现医疗资源的优化整合是应国家医改的重点任务之一。

2. 分级诊疗政策是我国新医改的现实需求　新中国成立以来，我国在医疗领域一直有所改革，2006 年 9 月国家正式启动新医改，首次确立了"政府主导"的指导

1

原则；2009 年 3 月中共中央国务院于提出了"关于深化医药卫生体制改革的意见"，标志着我国"新医改"的开始，自改革启动实施以来，"新医改的五项重点改革"已取得了明显进展和初步成效，实现了阶段性目标，我国新医改已进入"深水区"，关于医疗资源配置的根本性问题已经逐渐提上日程，公立医院改革、县级公立医院改革、社会办医、多点执业已经成为熟悉又敏感的话题，而拥有分级诊疗雏形的双向转诊模式，在各地早已存在并有所发展，分级诊疗成为了我国医改的现实需求。

3. 分级诊疗政策是基层医疗服务能力快速突破的保障　基层医疗机构软件缺乏，缺乏优质医护人员并出现人员断层现象，老一辈的医护人员中还有大学本科学历，年轻一辈的医护人员短缺且大多以专科学历为主，本科、研究生学历少见；医生技术力量薄弱，大多数基层医疗机构病床数少、空床率高。

建立科学的分级诊疗制度是提高基层医疗卫生服务宏观效率、合理配置医疗服务资源的重要途径，以三级医院、教学医院对基层医疗的帮扶、带动作用，提升医疗质量；以疾病的分级诊疗规范基层诊疗行为，全面提升基层医疗的服务能力，促进基层医疗的发展。

4. 分级诊疗政策有利于我国医疗卫生服务体系的完善　我国公共卫生机构、医疗机构分工协作机制不健全、缺乏联通共享，各级各类医疗卫生机构合作不够、协同性不强，服务体系难以有效应对日益严重的慢性病高发等健康问题。实施分级诊疗模式下的"基层首诊、双向转诊、急慢分治、上下联动"，有助于缓解我国"重治疗、轻预防"的医疗现状，使得三级医院、教学医院、二级医院、基层医疗机构和公共卫生机构形成完善的医疗卫生服务体系，以疾病的分级为基础，实现各级别医疗机构诊疗技术有序开展和医疗机构间的协同合作。

（二）分级诊疗制度在我国的发展史

我国分级诊疗制度的实施大致可分为三个阶段。

第一阶段，1950 年左右我国制订并开始执行三级转诊制度，大医院积极参与，从 50 年代至 70 年代期间，我国的人均预期寿命从 35 岁增长到 68 岁，在我国医疗卫生事业发展中发挥过重大的历史作用，但在 80、90 年代时随着卫生改革而逐步取消。

第二阶段，始于 20 世纪 90 年代后期至 21 世纪初期。以《中共中央国务院关于卫生改革与发展的决定》、《关于城镇医药卫生体制改革的指导意见》为纲领，提出了以基层医院为主体、大医院为指导，分流医务人员和组织社会上的医务人员参加建立社区卫生服务网络，并保障广大群众对医疗服务的选择权。本阶段一个突出问题就是卫生资源配置不合理，优质资源过度流向大医院倾斜，政府投入不平衡，形成现今的"看病难、看病贵"。

第三阶段，自 2006 年起，根据我国"新医改"改革方向和分级诊疗模式要求，出台相关政策、方针，促进我国医疗体系合理布局，优化卫生资源配置体系。

（三）现阶段我国的分级诊疗政策

2006 年，我国政府在加强社区医疗的相关政策中，首次勾勒出了分级诊疗的制度内涵。2007 年，原国家卫生部推出"双向转诊、分级诊疗"制度作为缓解我国目前看病难的一项重要举措。2009 年，《中共中央国务院关于深化医药卫生体制改革的意见》提出，建立城市医院与社区卫生服务机构的分工协作机制，引导一般诊疗下沉到基层，逐步实现社区首诊、分级诊疗和双向转诊，整合城市卫生资源，进一步完善医疗服务体系。2010 年，《关于公立医院改革试点的指导意见》指出，建立公立医院与城乡基层医疗卫生机构的分工协作机制，通过分工协作实现分级医疗、双向转诊，促进医疗资源的合理配置，缓解群众"看病难、看病贵"问题。2012 年，国务院《"十二五"期间深化医药卫生体制改革规划暨实施方案》也再次明确提出要试点进行"双向转诊、分级诊疗"制度建设，该方案也同时提出要"全面推进县级公立医院改革"，力争使县域内就诊率提高

1

90%左右，基本实现大病不出县"；同年6月国务院办公厅公布《关于县级公立医院综合改革试点的意见》，意见提出探索多种方式的县级公立医院资源整合模式，引导优质医疗资源合理配置。2014年，政府工作报告再次将分级诊疗制度作为深化医改的战略提出。2015年，国务院办公厅《关于推进分级诊疗制度建设的指导意见》发布我国分级诊疗建设的总体要求，意见涉及各类医疗机构诊疗服务的功能定位、基层医疗卫生人才队伍建设和服务能力提升、县级公立医院综合能力的全面提升、区域医疗资源共享的推进、医疗卫生信息化的建设，同时也提出建立健全分级诊疗保障机制的相关意见。到2020年，我国要建立起"基层首诊、双向转诊、急慢分治、上下联动"的分级诊疗模式。由此可见，推进分级诊疗建设在我国"新医改"领域的重要性。

二、分级诊疗在我国的实施现状

（一）什么是分级诊疗？

由于分级诊疗在我国的发展尚处于初级阶段，目前在学界还没有统一的定义，我们根据文献与政策资料，对分级诊疗概念有一个初步的定义，仅供大家参考、交流。

分级诊疗（classified treatment by diseases）是指以疾病作为整合对象，对疾病的轻、重、缓、急及治疗的难易程度进行分级，不同级别的医疗机构承担不同的治疗，三级医院开展急性期住院、疑难杂症、危急重症、中医优势病种诊疗服务；二级医疗机构包括二级医院、专科医院和县级医院，其中二级医院、专科医院接收三级医院下转患者，包括急性病恢复期患者、术后恢复期患者及危重症稳定期患者；县级医院开展县域内常见病、多发病诊疗以及急危重症患者抢救，上转危急重症、疑难杂症患者；一级医疗机构开展常规门诊诊疗服务，承担一般常见病、多发病诊疗、慢性病管理、公共卫生服务，其他疾病按照疾病的轻、重、缓、急及治疗的难易程度

1

逐级转诊。

（二）现阶段落实我国分级诊疗政策的现有形式

我们根据国家政策要求与各地报道，参阅相关文献，对现阶段落实我国分级诊疗政策的现有形式进行整理，初步认为有以下四种形式：

1. 对口支援　一般由支援医院的院长亲自带队，实地考察受援医院，通过座谈交流等方式，了解受援医院的具体需求，制定务实、针对性强的对口支援工作计划，确保对口支援工作有效开展。支援内容以基础管理、医疗技术、人员培训为主，起到了更新理念、提高了受援医院的医疗技术水平、拓宽了服务半径，提高了医院的影响力、落实分级诊疗制度的效果。

2. 医疗资源重组或委托经营管理　我国在推进公立医院改革的过程中，探索了多种合理、有效的形式，而医院重组与委托管理是其中十分重要且极具代表性的两种途径。实施重组或委托管理的医院通过对人、财、物、信息等方面进行改革，逐步建立了现代医院管理制度，在当今社会主义市场经济体制下，呈现出良好、可持续的发展态势。

医院重组是指改革前各家医院分别具有独立的法人地位，而经过重组后，各家医院即成为一个法人主体；在运行机制方面，实施重组的各家医院在人、财、物等方面往往采取统一调配的方式。所谓"委托管理"即委托经营管理，是指一家医院依据相关的法律法规，将其经营管理权交给综合实力较强、能够承受一定程度风险的医院对其进行有偿管理和经营。

无论是医疗资源重组还是委托经营管理，都是将一定范围内的优质医疗资源进行整合、强强联合或者优势互补，实现医疗资源配置的优化组合，与分级诊疗的效果有相似之处。

3. 医疗集团　医疗集团是指以一家或少数医院为核心，其他医疗卫生机构或相关机构为外围，通过产权、资金或契约等方式联结的健康服务组织联合体。按照联

1

结方式，可分为实体整合和虚拟整合。医疗集团动员社会力量参与，促进有序竞争机制的形成，提高医疗卫生运行效率、服务水平和质量，满足人民群众多层次、多样化的医疗卫生需求。其最大的特征是以市场为主导形成的联合模式，更像是对"龙头"医院的一种"企业化运营"[14]。

医疗集团已经具有了分级诊疗的雏形，不同医疗机构按照自身技术特色，接收相关疾病的患者，形成以自身诊疗技术为基础的分机构诊疗，实现优质医疗资源的优化整合。

4. 医联体 医联体是以政府为主导，将同一个区域内的医疗资源整合在一起，由一所三级医院，联合若干所二级医院和社区卫生服务中心、乡镇卫生院组成，目的是引导患者分层次有序就医，解决"看病难，看病贵"问题。医联体是落实卫生事业政策、"倒逼"新制度、形成新机制、实现区域医疗协同的探索模式，医联体成为卫生医疗体系构建和公立医院改革的重要内容，是我国政府现阶段落实分级诊疗制度的有效载体。

(三) 落实我国分级诊疗制度的主要载体及其模式

我们认为，在我国现有医疗格局下分级诊疗制度的发展任重而道远，以疾病分级且不同级别的医疗机构承担不同治疗的分级诊疗制度，是一个总体的就医格局框架，需要一定的载体将分级诊疗制度沉淀落实。而全国由政府主导的积极建设中的医联体模式，既是落实分级诊疗制度的有效载体，又是促进分级诊疗就医格局形成的有效先形体，只有在一定局域范围内建设成功的医联体模式才能将分级诊疗制度有效落实。

我国的医联体可以分为以下三种模式：

第一，紧密型医联体，指联合体内医疗机构由核心医院直接举办或者通过购买、兼并等多种形式由联合体直接经营管理，医联体内所有医疗机构的人、财、物统筹管理，在核心医院和其他各层次医院、基层社区卫生服务中心之间，形成利益共同体和责任共同体，以实现

1

优质医疗资源的合理流动。例如：镇江的医联体是一种紧密型的医联体模式，镇江市政府委托卫生局作为出资人履行办医职能，其分别以两家三甲医院为核心组建了江苏康复医疗集团和江苏江滨医疗集团两家医联体，成立了临检、影像、采购配供、消毒供应、信息和社区卫生管理6大中心，促进了一体化管理和集约化发展。青海省实施城镇职工和城乡居民基本医疗保险分级诊疗制度，需住（转）院的参保患者，在统筹地区内遵循"乡镇中心卫生院和社区卫生服务中心或一级定点医疗机构（首诊医疗卫生机构）、二级定点医疗机构、三级定点医疗机构"分级诊疗和转诊的程序。甘肃省也将逐步建立起新农合分级诊疗制度，限制常见病、多发病患者到县外就诊。

第二，半紧密型医联体，指联合体内部医疗机构资产所属关系不变的前提下，由医联体核心医院与各医疗机构签订经营管理合同，负责医联体内所有医疗机构的运营管理。例如：武汉市五院的"直管"模式，市五医院作为汉阳地区唯一一所三甲医院，"直管"区内6家社区卫生服务中心，在保持中心机构公益性质、独立法人身份、"六位一体"职能不变的前提下，将其"人、财、物"统一移交。

第三，松散型医联体，这种模式较为普遍，它是指联合体内核心医院与其他医疗机构无经营管理上的联系，仅仅采取合作联营的模式，在技术、设备、人才培训等方面资源共享，共同发展。这种医联体的作用主要是核心医院向下级医院提供专家和技术支持，实现联盟内的信息互认、转诊等，但在人员调配、利益分配等方面并未统一，相对独立。我国大多数地区的医联体都是以这种形式存在，例如：上海"瑞金—卢湾"医联体模式，该医联体旗下医疗机构均为独立法人单位，以章程为共同规范，以管理、技术为联结纽带，上级主管单位是区县政府三级医院的办医主体和有关大学，医联体理事会为最高决策机构，实行理事会领导下的总监负责制。

1

（四）"强基创优"是我国分级诊疗制度长远发展的根本途径

无论是经济还是医疗领域，我国都存在城乡差异巨大、东西差异巨大的问题，分级诊疗的制度在我国的一线城市可能能够很好地实施，但是在县域范围内，尤其是中西部地区的县域范围内由于经济发展水平相对较低、医疗工作者待遇相对较差、医疗资源分配不均等问题的存在，他们的医疗水平与服务能力相当有限。老百姓就医选择更少，导致对于优质医疗服务的需求度更高。根据以上情况，并查阅相关资料，我们发现县域内分级诊疗建设符合当地老百姓的医疗需求，也是提升广大基层医务工作者收入和诊疗水平的途径，更是我国分级诊疗制度有效落实的突破口。

县级医院在分级诊疗秩序中起着承上启下的作用，上连三级医院、教学医院，学习先进的诊疗技术、更新知识，下接社区、乡镇，负责基层医疗技术的更新；县级医院也是双向转诊的连接点，对疾病的分级以及转诊标准起着重要的把关作用；且需承担常见病、多发病、大病的诊疗；故县级医院自身医疗水平与服务能力的提升是县域内分级诊疗能否长远发展的关键。

我国应该以"强基创优"为核心精神，在卫生领域开展一系列的医疗改革管理工作，工作包括加强经济欠发达地区县级以下医疗卫生机构建设，统筹县域医疗卫生体系发展，建立健全卫生防疫体系，加大卫生人才培养力度，基本做到"大病不出县"，这也是我国分级诊疗长远发展的根本途径。

三、国外分级诊疗情况简介

（一）国外分级诊疗的主要形式

国外医疗服务体系的类型可大致分为四类：政府主导型医疗服务体系、政府市场复合型医疗服务体系、市场主导型医疗服务体系、公私功能互补型的医疗服务体系，不同的医疗服务体系下，政府与市场参与医疗管理的程度不同，从而形成了不同的医保支付方式，不同的医保支付方式产生了各个医疗服务体系类型下不同的分级诊疗形式。

英国是政府主导型医疗服务体系的代表。这个"国家卫生服务体系"由基本护理机构、地区医院和中央医疗服务机构组成，分别对应初级和二、三级医疗服务机构。英国医院有严格的转诊制度，居民需要在初级医疗机构登记，接受一名指定的全科医生，除急诊外，一旦生病首先需要找全科医生诊治，全科医生在确实无法进行诊断和治疗的情况下才开具转诊单，将患者转向二级或三级医疗服务机构。从医疗机构的性质看，全科医生开的诊所属于私人机构，由政府通过合同的形式购买其所提供的全部医疗服务，通过合同管理取代了事实上的身份管理。全科医生在对公众提供医疗服务后，可以根据就诊人数和医疗工作量申请政府津贴。与之不同的是，二、三级医疗服务的供给主体是公立医疗机构，通过国家财政来提供经费。

德国是政府市场复合型医疗服务体系的代表。该体系大致分为四个部分：一是开业医生，主要负责一般门诊检查、咨询等；二是医院，负责各种形式的住院治疗；三是康复机构，负责经医院治疗后的康复；四是护理机构，负责老年以及残疾者的护理。在德国，医院服务和门诊服务是分离的，医院仅限于提供住院服务。政府不鼓励患者直接去医院就诊，患者一般先到开业医生的开业诊所就医，如开业医生认为有必要进行住院手术治疗，患者凭门诊医生的转诊手续转至医院，治疗完毕后，或者转至康复机构和护理机构，或者由患者的全科医生负责接回进行术后治疗。德国的医院有三种形式：公立医院、非营利医院和私立营利性医院。公立医院是由政府直接投资举办的，接受政府直接管理或由大学代管，非营利医院则通常由教会和慈善机构管理，而私立营利性医院是政府出资兴建，由政府确定地点并对基本建设、设备等进行直接投资，然后再委托给私人机构去经营。

1

政府负责投资建立或补贴各种性质的医院，通过引入竞争机制，鼓励各种形式的医院展开竞争。

美国是市场主导型医疗服务体系的代表。该体系可分为两级：第一级由家庭医生组成，担负患者的初级治疗；第二级由各种形式的医院组成，承担患者的基本治疗和高级治疗。美国的医疗消费以个人为主，居民一旦患病，首先会找自己的家庭医生看病，再由家庭医生决定是否转到专科医生处。美国十分重视发展社区医疗，目前由社区投资兴办的中、小型综合医院和专科医院占医院总数的80%，主要任务是为急性病和外转患者提供短期的住院治疗。在美国，私立非营利医疗机构是其医疗服务体系的主力军，公立医疗机构是系统中重要的组成部分，私立营利医疗机构是其必要的补充。2010年3月，美国新医改终于启动，宣告进入全民医保时代，具体会对该国医疗卫生体系带来的变化依然未可知，但应该不会改变医疗体制高度市场化的特征。

新加坡是公私功能互补型的医疗服务体系的代表。该体系由公立和私立两个系统组成，初级卫生保健主要由私立医院、开业医师、公立医院及联合诊所提供，而住院服务则主要由公立医院提供。新加坡实行严格的双向转诊制度，患者首先在社区医院就诊，如果社区医院没有能力治疗，再转到大型的综合医院，患者选择公办医院就诊必须由综合诊所转诊。私人诊所承担了80%的初级卫生保健工作，公立医院则承担了80%的住院服务。

（二）国外分级诊疗可借鉴之处

1. 国家立法、政府主导。

2. 严格的医疗保障制度推行社区首诊制、分级诊疗制度。

3. 政府严格控制费用措施确保双向转诊制度得到有效落实。

4. 健全的全科医师准入与培养制度。

5. 重视社区医疗。

四、现阶段我国分级诊疗存在的问题

（一）现阶段我国分级诊疗存在的问题

我国长期处于"倒三角"的医疗格局，且大型医疗机构无序扩张，这种不合理的就医格局短时间内很难扭转，加之分级诊疗是一个庞大的系统工程，涉及各级医疗机构、患者以及卫生计生、财政、物价和医保等相关管理部门，分级诊疗发展面临诸多问题。

1. 分级诊疗配套政策不完善

（1）医疗服务体系相关政策不完善

1）缺乏科学合理的医疗资源配置机制，导致城乡、区域、各级机构之间医疗资源分布不均衡。

2）过度强调急性期诊疗，使预防、康复、长期护理和社区健康管理等服务发展不足。

3）医院和基层机构的能级设置不清、分工不明，体系功能实现缺乏有效监管。

（2）医保支付政策不完善：现行的医保报销比例在三个级别医疗机构间的区别甚微，且支付方式单一，既无法对患者的就医行为进行有效地引导，又会导致医疗资源的浪费，政府财政压力大。

（3）缺乏分级诊疗绩效管理的考核体系：不能切实监管各级机构履行各自分工定位，对实施双向转诊的医务人员激励不够，导致双向转诊积极性不高。

2. 医疗机构参与不足

（1）公立医院（以一级、二级医院为主）

1）各级机构在分级诊疗体系中定位、分工不清：①不同医疗机构之间缺少分工协作关系，大型公立医院盲目发展、扩大规模、争夺优质资源，大小病全部收治，没有形成以疾病分级为基础的分级诊疗服务；②各级医院均提供急性期治疗服务，对于预防、康复、护理服务、慢性病管理服务不重视。

2）缺乏有效地针对分级诊疗实施的内部运行机制，使医院实施分级诊疗动力不足。

1

3）对医院的外部监管不足，尤其对各级别医院诊疗技术和临床服务缺乏细化的要求；

4）对机构的功能定位和职责考核内容未纳入目前医院绩效考核管理体系，导致各级机构不能积极参与分级诊疗体系的搭建工作。

（2）基层医院（基层医疗卫生机构包括社区卫生服务中心（站）、街道卫生院、乡镇卫生院、村卫生室、门诊部、诊所（医务室））

1）缺乏数量充足、质量合格的全科医生团队执行首诊任务。

2）基层医疗机构用药、检查和治疗与公立医院存在差距，无法充分满足常见病、慢性病和多发病的门诊诊疗需求。

3）我国基层医疗机构的服务网底子比较薄弱、发展缓慢，无法承担起基层患者的医疗需求，也就无法实现有效的分级诊疗、有序就诊的目标。

4）未建立有效的激励和约束机制，进而不能有效地调动基层机构开展基本医疗服务的热情。应该大力开展和建立质量和满意度为导向的外部考核机制，与其发展和利益挂钩，将大大有利于激励、监督优质诊疗服务的开展。

3. 医务人员积极性不高　临床医务人员更重视专科技能发展，缺乏与全科医生和康复护理人员协作的意识；基层医务人员由于待遇不佳，医务人员往往不愿意安心在基层工作；患者对基层服务能力不了解、不信任，倾向于到大医院就诊。

（二）决定我国分级诊疗发展的根本性问题

我们认为，虽然分级诊疗目前问题众多，但是真实的触及分级诊疗制度根本的且急需解决的问题，主要有以下五个方面：

第一，我国医疗资源布局不合理，各医疗机构功能定位不明确，导致参与分级诊疗的不同主体利益诉求不一，以分级诊疗建立起的医联体涉及所有权、人事管理权、运营管理权、资产管理、法人地位、技术、设备等诸多问题的整合；我国分级诊疗的实施应以一定的整合形式为载体，在此种整合医疗形式下开展疾病的分级诊疗。

第二，缺乏疾病转诊标准和程序，临床路径管理尚处于初步发展阶段；各地无统一的疾病转诊标准，无法确保医疗质量，且临床医生操作困难不利于双向转诊，为医疗纠纷留下隐患，患者也不放心。我国应以县级医院为中心，使其承担承上启下的作用，培训县级医院医生接诊能力，以及对规范疾病上下转诊标准，以县级医院为杠杆，带动三级医院、教学医院与基层医院的上下联动；以提升县级医院医疗质量和服务能力为带动作用，全面提升基层医疗机构的服务能力与水平。

第三，基层医疗机构的服务水平与能力是分级诊疗发展的最大短板。基层医疗机构的硬件与软件跟不上，硬件上环境设施简陋、绩效薪酬收支两条线、基药范围窄、信息化程度低，软件上全科医师/专家匮乏、学习进修机会少，难以吸引、留住人才，为分级诊疗疾病的下转带来困难，也不利于预防、康复、全科医疗的发展。

第四，医保政策难以对分级诊疗下的就医格局形成引导作用，不利于分级诊疗格局的形成，医保是促进分级诊疗有序进行的基本保障。

第五，老百姓传统的就医观念阻碍分级诊疗发展，疾病的诊疗应该以满足老百姓需求为先，尤其是基层医疗应该建立起地方常见病的临床路径，基层医生能看好地方常见病。

（三）县级医院服务能力是我国分级诊疗发展的基础

1. 分级诊疗目的与县域内老百姓的医疗资源需求一致　分级诊疗提出的目的即是整合医疗服务体系、优化资源配置效率，从成本效果原则出发建立连续的患者健康管理体系；县域内老百姓对医疗资源的需求高：县域内优质医疗资源相对缺乏，老百姓收入相对低，希望享受到"少花钱、可及性高、优质"的医疗卫生服务。所

1

以分级诊疗提出的目的与县域内老百姓对医疗资源的需求是一致的。

2. **基层医疗机构的服务能力是县域内分级诊疗制度存在的根本**　基层医疗机构的服务能力成为分级诊疗制度建设的最大短板，也成为建立分级诊疗制度需解决的根本性问题。若基层医疗机构服务能力跟不上，双向转诊中疾病的下转就会存在很大的困难，预防、康复、全科医疗以及慢性病健康管理等新型医疗业务无法展开，以急性期疾病治疗为主的就医格局也难以改变，我国仍会存在所谓的"看病难、看病贵"。

3. **县级医院是县域内分级诊疗格局形成的有力杠杆**　县级医院在涉及域内的分级诊疗建设时，起着承上启下的作用，向上它可以与三级医院、教学医院甚至是医科大学联系，将相关的优质资源有效下沉；向下它与基层联系紧密，负责疾病的双向转诊，对基层医生的培训参与更为直接，对基层医疗起着把关的作用，且在相关的分级诊疗环节中起着日常维护的连接作用。

五、促进分级诊疗发展的对策建议

（一）紧跟我国分级诊疗政策

2015 年国务院办公厅颁布《关于推进分级诊疗制度建设的指导意见》，意见提出四点要求：

1. **总体要求**　提出我国分级诊疗制度建设的指导思想和目标任务，分级诊疗建设要以基层医疗服务能力为重点，以常见病、多发病、慢性病分级诊疗为突破口，完善服务网络、运行机制和激励机制，引导优质资源下沉；到 2020 年，我国要建立起"基层首诊、双向转诊、急慢分治、上下联动"的分级诊疗模式。

2. **以强基层为重点完善分级诊疗服务体系**　各类医疗机构诊疗服务的功能定位、基层医疗卫生人才队伍建设和服务能力提升、县级公立医院综合能力的全面提升、区域医疗资源共享的推进、医疗卫生信息化的建设。

3. **建立健全分级诊疗保障机制**　完善医疗资源的合

1

理配置、建立基层服务签约制度、推进医保支付制度改革、健全医疗服务价格形成机制、建立完善利益分配机制、构建医疗卫生机构分工协作机制。

4. 组织实施　加强组织领导、明确部门职责、稳妥推进试点、强化宣传引导。

(二) 促进分级诊疗发展的对策性建议

第一，我国分级诊疗的实施应在政府统一领导下，以一定的整合形式为载体，例如全国如火如荼进行的医联体模式，经过各地实验证明，紧密型医联体模式取得的效果更明显，无论是从组织架构、资源整合，还是医联体内基层医疗机构服务能力和水平的提高等都能达到很好的效率、效果。分级诊疗建立起的医联体应涉及所有权、人事管理权、运营管理权、资产管理、法人地位、技术、设备等诸多问题的整合，建立好良好的利益调配机制。

第二，建立规范的疾病转诊标准和程序，根据疾病谱建立常见病、多发病临床路径管理；且我国应以县级医院为中心，使其承担承上启下的作用，培训县级医院医生接诊能力，以及对规范疾病上下转诊标准，以县级医院为杠杆，带动三级医院、教学医院与基层医院的上下联动；以提升县级医院医疗质量和服务能力为带动作用，全面提升基层医疗机构的服务能力与水平。

第三，全面提升基层医疗机构的服务水平与能力。硬件设施上创造优良的就诊环境设施、建立绩效薪酬体制、扩大基药范围、加快推进信息化建设，软件上培养全科医师、实施专家定期坐诊、创造更多的基层医生学习进修机会，提高待遇吸引人才；也可借助大学及其附属医院的学科建设、人力资源、科研实力、品牌优势，培养基层人才，发展基层预防、康复、全科医疗。

第四，推行分级诊疗制格局下的医保制度，对分级诊疗下居民就医行为形成引导作用，加大双向转诊患者的医保报销额度，吸引居民首诊在基层，医联体内签约居民如果能享受到比不签约居民更高的医保待遇，自然

1

会有患者进入医联体内，保证分级诊疗的有序进行。医保可以调节医疗机构节省开支，引导临床路径的开展，为预防性医疗提供可能，有利于建立双向转诊平台，全方位推进分级诊疗。通过充分的调研，确定适合国情的医保支付制度，利用好按病种、按人头等支付方式。

第五，通过多渠道开展宣教，加深群众对分级诊疗的认识。政府可在公众媒体，开展分级诊疗相关工作的宣教工作，加强对分级诊疗模式的宣传报道，让群众意识到首诊在医联体内的基层机构可以享受大医院的优质资源。使得分级诊疗进入千家万户的视野，让居民正确的看待"分级诊疗、基层首诊、急慢分治、上下联动"，有效的引导居民的医疗行为。

六、县级医院医生任重而道远

分级诊疗政策的实施，是解决当今"看病难、看病贵"问题的一个重要举措，该政策的实质就是限制患者的盲目流动，以达到患者的有序分流，减轻上级医院诊疗压力，为县级医院、基层医疗机构带来新的春天。

作为县级医院医生这一次的重大改革，将会为你们带来挑战与机遇，改变医院目前存在的各种困难，为医院带来业绩与新的发展方向，但同样也挑战了各位的能力：你们应该紧跟政策步伐；积极配合分级诊疗的各项推进工作；努力更新知识学习新的技艺，为医院整体服务水平与服务能力的提升贡献自己的力量。让我们为医疗行业美好的明天而奋斗！

参考文献

[1] 闫凤茹．我国医疗卫生服务资源配置公平性研究．中国卫生资源，2010，13（6）：296-298.
[2] 全国医疗卫生服务体系规划纲要（2015—2020年）.
[3] 王书平，陈云香，黄二丹．关于完善医疗机构设置规划的思考和探讨．中国医院管理，2013，33（2）：

1

22-24.

[4] 万泉，张毓辉，王秀峰，等．2013 年中国卫生总费用核算结果与分析．中国卫生经济，34（3）：5-8.

[5] 闫向东，赵红征．对我国卫生改革几个问题的再思考．中国卫生经济，2015，34（2）：47-48.

[6] 顾亚明，应亚珍．医改红利空间有多大．中国卫生，2013（5）：68.

[7]《"十二五"期间深化医药卫生体制改革规划暨实施方案》，2012，3，14.

[8] 鲍勇．试论我国新型医疗卫生服务模式的构建．中国医院管理，2007，27（9）：1-3.

[9] 陈佳，黄淇敏，崔勇，等．大医院开展双向转诊的研究．中国医院，2008，12（6）：16-20.

[10] 肖月，赵琨．分级诊疗政策内涵与理论基础初探．中华医院管理杂志，2015，31（9）：641-644.

[11] 国务院办公厅关于推进分级诊疗制度建设的指导意见国办发〔2015〕70 号．

[12] 陈瑶，代涛，马晓静．医疗集团改革实施效果研究——以江苏省某市为例．中国卫生政策研究，2013，6（8）：8-13.

[13] 汤嘉琛．医疗联合体：公立医院改革的新亮点?．中国卫生人才，2013（3）：16-16.

[14] 王梅．青海回应分级诊疗制度争议．人民日报，2013-12-21（4）.

[15] 付强．促进分级诊疗模式建立的策略选择．中国卫生经济，2015，34（2）：28-31.

第二篇

内 科 学

第一章

心血管病学

【县级医院心血管内科诊治要求】

【县级医院心血管内科诊治要求】

县级医院在心血管内科应该掌握如下十种病种：心律失常、急性心肌梗死、冠状动脉粥样硬化性心脏病、先天性心脏病、高血压病、心包疾病、瓣膜病、肥厚性心肌病、慢性心功能不全、急性心功能不全，及与胸痛的鉴别诊断。

应该能够开展的关键诊疗技术及手术：食管调搏、食管电生理检查、运动试验、动态血压监测、24 小时动态心电图、心脏超声检查；如具备导管室条件，可开展临时起搏器植入术及冠状动脉造影术。

第一节　心律失常

【概述】

心律失常（Cardiac Arrhythmia）的定义是正常心脏跳动的节律和频率发生了异常变化，包括节律的不整齐如期前收缩和频率的过快和过慢等异常，是临床最常见，也是处理很困难的一个临床综合征。心律失常可根据心律失常发生的部位和心律失常的性质分类（如表 2-1），过快称心动过速，过慢称心动过缓。

【诊治原则】

1. 区分功能性心律失常和病理性心律失常。

表 2-1　心律失常分类表

发生部位	心律失常性质	心律失常的名称
窦房结	静止或停搏	窦性静止或窦性停搏
	过慢	窦性心动过缓
	过速	窦性心动过速
	传导阻滞	窦房传导阻滞，再分一度、二度、三度
心房	静止或停搏	房性静止或房性停搏
	期前收缩	房性期前收缩，再分偶发、频发
	过速	房性心动过速，再分阵发性和持续性
	心房扑动、颤动	心房扑动、颤动，再分阵发性和持续性
	传导阻滞	房内传导阻滞
房室结	过慢	结性逸搏，再分一过性和持续性
	期前收缩	结性期前收缩，再分偶发、频发
	过速	结性心动过速，再分阵发性和持续性
	传导阻滞	房室传导阻滞，再分一度、二度、三度
心室	静止或停搏	室性静止或室性停搏，严重者为心脏骤停
	过速	室性心动过速，再分阵发性和持续性
	心室扑动、颤动	心室扑动、颤动，
	传导阻滞	室内传导阻滞，再分束支阻滞和室内阻滞，束支阻滞再分完全和不完全，左束支和右束支传导阻滞。

1

2. 快速性心律失常引起血流动力学改变的严重的心律失常，尤其是心室扑动、室颤、持续性多形性室性心动过速、预激合并房颤等，应立即给予电复律或电除颤；不合并血流动力学改变的快速室上性心律失常，例如阵发性或持续性快速心房颤动、阵发性或持续性室上性心动过速、频发期前收缩，应积极明确病因，治疗基础性心脏病的同时给予抗心律失常药物治疗或电复律。

3. 缓慢性心律失常根据心率缓慢或停搏的严重程度而进行决策。轻微的窦性心动缓慢和一度或二度Ⅰ型房室传导阻滞，可以继续临床观察，积极治疗基础病因；严重的心动过缓如窦性停搏、完全性房室传导阻滞和二度Ⅱ型房室传导阻滞，可以出现阿斯综合征，应积极治疗基础病因，应用药物治疗或安装临时起搏器维持血流动力学稳定，高度传导阻滞如无法恢复，需要安装永久性人工心脏起搏器。

【二级医院向三级医院的转诊标准及处理】

1. 标准

（1）曾出现黑蒙、晕厥的表现，怀疑恶性心律失常，或有恶性心律失常证据者，拟明确病因。

（2）室上性心动过速，如房室结折返性心动过速、房室折返性心动过速、房速、房扑、房颤等，拟行射频消融术。

（3）缓慢性心律失常：如病态窦房结综合征、房室传导阻滞，拟行起搏器植入术。

（4）非恶性心律失常，但需使用抗心律失常药物，如维拉帕米、普罗帕酮、胺碘酮等，无用药及随访经验。

2. 预处理 恶性心律失常应即刻给予电复律，生命体征平稳后转诊；血流动力学稳定者给予抗心律失常药物后转运。

3. 注意事项 监测生命体征、携带心律失常发作时的心电图。

1

第二节　急性心肌梗死

【概述】

急性心肌梗死是指冠状动脉突然闭塞，血流中断，使部分心肌因严重的持久性缺血而发生坏死，临床分为 ST 段抬高和非 ST 段抬高两类。

【临床表现】

1. 症状多有剧烈运动、情绪激动等诱因，疼痛通常在胸骨后或左胸部，可向左上臂、颌部、背部或肩部放射，常持续 20min 以上，通常呈剧烈的压榨性疼痛或紧迫、烧灼感，常伴有呼吸困难、大汗淋漓、恶心、呕吐或眩晕等。

2. 体征大多数无特征性，可出现心率增快或减慢，合并并发症时可出现心包摩擦音、心尖区收缩中晚期喀喇音、胸骨左缘三、四肋间响亮的收缩期杂音伴震颤等。

【诊治原则】

1. 立即行 18 导联心电图，应在 10min 内完成，可用以确定即刻处理方针，同时行血清心肌损伤标记物检测，并定期复查。

2. 对 ST 段抬高或新发左束支传导阻滞的患者，应迅速开始抗缺血治疗，并尽快开始再灌注治疗（30min 内开始溶栓或 90min 内开始球囊扩张）。

3. 对非 ST 段抬高，但心电图高度怀疑缺血（ST 段下移、T 波倒置）或有左束支传导阻滞，临床病史高度提示心肌缺血的患者，应入院抗缺血治疗，并做心肌标记物及常规血液检查，根据患者的危险分层决定再灌注治疗时间。

【二级医院向三级医院的转诊标准及处理】

急性心肌梗死病情变化快，转运风险极高，快速开通梗死相关冠脉是 STEMI 唯一和最有效的救治措施，这就需要反应迅速，训练有素及技术精湛的团队

1

密切合作，胸痛转运与急诊抢救的"无缝衔接"能极大程度地缩短 D2B 时间。牢固树立"时间就是心肌、时间就是生命"的观点，从下面三个层面尽量缩短耗费时间：①缩短患者从发病到呼救、急诊的时间，这需要进行全民卫生宣传；②建立高效的院前急救系统，能进行现场诊断和基本处理，缩短转运时间；③转运到达后尽早予再灌注治疗，比如缩短就诊至用药或就诊至球囊时间。

1. 标准

（1）对发病小于 12h 或 12h 后仍有胸痛症状，转运时间短于 120min 的 STEMI 患者，转诊立即行急诊 PCI 术。

（2）经有效的抗栓、抗心绞痛治疗 48h 后病情仍不稳定的不稳定型心绞痛（UA）和非 ST 段抬高心肌梗死（NSTEMI）的患者，需行 PCI 术。

（3）对于转运时间超过 90（120）min 以上的 ST 段抬高且无溶栓禁忌的 AMI 患者，应当立即转诊的同时并予以溶栓治疗，到达转诊医院根据溶栓是否成功再决定是否行急诊 PCI 术。

（4）已溶栓成功，仍需行 PCI 术治疗病变血管者。

2. 预处理 一经诊断，立即给予阿司匹林 300mg 嚼服，氯吡格雷 300mg 或替格瑞洛 180mg，根据体重酌情给予替罗非班。如果患者情况允许，生命体征尚平稳，则可予以转运，若患者生命体征不平稳，则需就地抢救；转运时间估计超过 90min 以上者根据情况给予溶栓治疗；抗心律失常治疗；与家属进行仔细且迅速的沟通，告知转运必要性、转运风险及转运后需要进行何种干预，征得家属同意后最好签署转运风险告知书及责任书，最好能够谈好相关手术的知情同意书，并签署，为后续直接到导管室行 PCI 手术争取时间。

3. 注意事项 尽快明确转入何级医院或胸痛中心，需要多长时间，转运方法及路径是什么，是通过联系医疗急救系统120进行转运还是依靠本院现有的救护车转运，转运过程中的抢救设备是否配备齐全。转运途中实时联系上级医院，做好沟通工作，以期到达转运医院后最快地开通病变血管，最大程度地挽救患者。

第三节 冠状动脉粥样硬化性心脏病

【概述】

冠状动脉粥样硬化性心脏病是指冠状动脉粥样硬化使管腔阻塞，导致心肌缺血、缺氧引起的心脏病，包括无症状性心肌缺血、心绞痛、心肌梗死、缺血性心肌病和心源性猝死。本章重点谈论心绞痛，包括稳定型心绞痛和不稳定型心绞痛。

【临床表现】

稳定型心绞痛常发生在劳力或激动当时，表现为胸骨体上中段之后的压迫、发闷或紧缩感，手掌范围大小，可放射至左肩臂，持续 3~5min 逐渐消失，一般停止活动或含服硝酸甘油可缓解，上述表现持续在 2 个月以上，而且心绞痛发作性质基本稳定。一般无特异性体征。不稳定型心绞痛的胸痛性质和稳定型心绞痛相似，但程度更重，时间更长，发作频繁，且诱发胸痛的体力活动阈值更低。分为初发的（型）心绞痛、恶化的（型）心绞痛、静息（型）心绞痛和梗死后心绞痛。

【诊治原则】

1. 稳定型心绞痛的治疗立即启动冠心病二级预防药物治疗，同时根据胸痛情况、心率、血压特点选择抗缺血治疗方案，选择功能学检查或影像学检查，必要时行冠脉造影，进一步决定是否血运重建。

2. 不稳定型心绞痛的治疗立即启动冠心病二级预防药物及抗缺血治疗，同时根据病史、胸痛特点、血流动力学改变、合并用药及并发症情况确定冠脉造影及血运重建的手术时机。

【二级医院向三级医院的转诊标准及处理】（见胸痛部分）

1. 标准

（1）确诊冠心病，需行介入治疗或外科治疗。

（2）疑诊冠心病，当地未能确诊者，需进一步明确病因。

（3）心绞痛治疗当地治疗效果不佳者。

（4）既往 PCI 史或搭桥史，病变复杂，需进一步治疗者。

2. 预处理 给予抗血小板、调脂、抗心绞痛等治疗，合并心衰者，给予利尿、适当扩血管等处理。

3. 注意事项 监测生命体征及病情变化。

第四节 先天性心脏病

【概述】

先天性心脏病是先天性畸形中最常见的一类，是胎儿时期心脏血管发育异常所致的心血管畸形，是小儿最常见的心脏病。在人胚胎发育时期（怀孕初期 2~3 个月内），由于心脏及大血管的形成障碍而引起的局部解剖结构异常，或出生后应自动关闭的通道未能闭合（在胎儿属正常）的心脏，称为先天性心脏病。

【临床表现】

1. 心衰 新生儿心衰被视为一种急症，通常大多数是由于患儿有较严重的心脏缺损。其临床表现是由于肺循环、体循环充血，心排出量减少所致。

2. 发绀 由于右向左分流而使动静脉血混合。在鼻尖、口唇、指（趾）甲床最明显。

3. 蹲踞 患有紫绀型先天性心脏病的患儿，特别是法洛四联症的患儿，常在活动后出现蹲踞体征，这样可增加体循环血管阻力从而减少心隔缺损产生的右向左分流，同时也增加静脉血回流到右心，从而改善肺血流。

4. 体征 当间隔缺损或动脉导管未闭的患者出现严

重的肺动脉高压和发绀等综合征时，被称为艾森曼格综合征。临床表现为发绀，红细胞增多症，杵状指（趾）、右心衰竭征象，如颈静脉怒张、肝肿大、周围组织水肿。

5. 发育障碍　先天性心脏病的患儿往往发育不正常，表现为瘦弱、营养不良、发育迟缓等。

【诊治原则】

选择何种治疗方法主要取决于先天性心脏畸形的范围及程度。简单而轻微的畸形如房间隔缺损、单纯肺动脉瓣狭窄，如缺损直径小，则对血流动力学无明显影响，可以终身不需任何治疗。严重的先天性心脏病如完全性大动脉转位或左心发育不良综合征，在出生后必须立即手术。

治疗方法有手术治疗、介入治疗和药物治疗等。选择何种治疗方法以及什么时候最适宜手术应根据病情，由心脏专科医生针对患儿的具体情况提出建议。

介入治疗大致分为两大类：一类为用球囊扩张的方法解除血管及瓣膜的狭窄，如主动脉瓣狭窄、肺动脉瓣狭窄、主动脉缩窄等；另一类为利用各种记忆金属材质的特质封堵器堵闭不应有的缺损，如房间隔缺损、室间隔缺损、动脉导管末闭等。外科手术方法主要根据心脏畸形的种类和病理生理改变的程度等综合因素来确定，可分为：根治手术、姑息手术、心脏移植三类。

【二级医院向三级医院的转诊标准及处理】（见胸痛部分）

1. 标准

（1）怀疑先天性心脏病，无法明确其类型。

（2）已确诊先天性心脏病，拟行介入治疗或手术治疗。

（3）对先天性心脏病治疗无经验或当地治疗效果不佳。

（4）合并肺动脉高压，需要靶向治疗，当地无药物或无用药及随访经验。

2. 预处理　合并心衰者，给予利尿、适当扩血管等

1

处理；低氧血症者应吸氧；合并房性心律失常者据情况给予抗心律失常治疗。

3. 注意事项 监测生命体征、吸氧。

第五节 高 血 压

【概述】

高血压是一种以体循环动脉压升高为主要特点的临床综合征，动脉压的持续升高可导致靶器官如心、脑、肾和血管的损害，并伴全身代谢性改变。分为原发性高血压和继发性高血压两大类。

【临床表现】

早期多无症状，偶尔体检时发现血压增高，或在精神紧张，情绪激动或劳累后感头晕、头痛、眼花、耳鸣、失眠、乏力、注意力不集中等症状。

一部分患者主要为脑部表现：头痛、头晕常见；一部分为心脏表现：呼吸困难、心慌等舒张功能不全表现；还有患者表现为夜尿多，多尿，尿中含蛋白、管型（一般不会有管型）及红细胞等肾脏损害表现。

少部分患者初起即表现为急进型高血压，也称恶性高血压，血压明显升高，舒张压多 130mmHg 以上，视力迅速减退，眼底有视网膜出血及渗出，常有双侧视神经乳头水肿。迅速出现蛋白尿，血尿及肾功能不全。也可发生心力衰竭、高血压脑病和高血压危象，病程进展迅速，多死于尿毒症。

【诊治原则】

1. 根据危险因素、靶器官损害及合并的临床疾病进行危险分层，决定起始治疗的时机及降压方案。

2. 按低危、中危、高危或很高危分层。

（1）高危及很高危患者：立即开始对高血压及并存的危险因素和临床情况进行药物治疗。

（2）中危患者：先观察患者的血压及其他危险因素数周，进一步了解情况，然后决定是否开始药物治疗。

（3）低危患者：观察患者相当一段时间，然后决定是否开始药物治疗。

3. 改善生活方式所有患者。

4. 药物治疗包括利尿药、β阻滞剂、血管紧张素转换酶抑制剂（ACEI）、血管紧张素Ⅱ受体拮抗剂（ARB）、钙拮抗剂。按患者危险因素、靶器官损害及合并的临床疾病选择降压药物，尽量选择平稳、长效、安全的药物。

【二级医院向三级医院的转诊标准及处理】（见胸痛部分）

1. 标准

（1）怀疑继发性高血压，需要明确其病因。

（2）难治性高血压，无法满意控制血压。

（3）合并严重心、脑、肾、血管等靶器官损害。

（4）药物治疗无效，拟行肾动脉交感神经射频消融介入治疗。

2. 预处理 给予口服甚至静脉降压药，如硝普钠；合并严重心、脑、肾、血管等靶器官损害预先给予相应处理，如利尿治疗。

3. 注意事项 监测心率、血压，备速效药物。

第六节 心包疾病

【概述】

心包疾病除原发感染性心包炎症外，尚有肿瘤、代谢性疾病、自身免疫性疾病、尿毒症等所致非感染性心包炎。按病情进展，可分为急性心包炎（伴或不伴心包积液）、慢性心包积液、粘连性心包炎、亚急性渗出性缩窄性心包炎、慢性缩窄性心包炎等。临床上以急性心包炎和慢性缩窄性心包炎为最常见。

【临床表现】

1. 症状 胸痛是急性心包炎的最主要症状，疼痛的性质和部位易变，常位于胸骨后或心前区，呈刺痛，多

1

在卧位、咳嗽、深吸气时加重，前倾位时减轻；呼吸困难是心包积液时最突出症状。

2. 体征　心包摩擦音：急性心包炎的特异性体征，特点是瞬息可变，常在胸骨左缘 3~4 肋间、胸骨下段和剑突附近听到，深吸气或前倾位时增强。心包积液：心脏冲动减弱或消失，心浊音界扩大，心音遥远，心率快；大量心包积液时压迫左肺，出现 Ewart 征；心包填塞征：呼吸困难、心动过速、血压下降甚至休克。

【诊治原则】

急性心包炎的治疗包括对原发病的病因治疗、解除心脏压塞和对症治疗。应根据不同病因选择药物治疗，如风湿性心包炎应加强抗风湿治疗，一般对肾上腺皮质激素反应较好；结核性心包炎应尽早抗结核治疗，一般采用三联，足量长疗程，直至病情控制一年左右再停药，避免复发；化脓性心包炎选用敏感抗生素，反复心包穿刺排脓和心包腔注入抗生素，疗效不佳应及时切开引流；非特异性心包炎肾上腺皮质激素可能有效。急性心包填塞时，立即心包穿刺抽液是解除压迫的有效措施。患者应留院观察，卧床休息，胸痛时给予镇静剂、消炎止痛药，必要时可给予吗啡类药物。

【二级医院向三级医院的转诊标准及处理】（见胸痛部分）

1. 标准

（1）心包积液，需要明确其病因。

（2）大量心包积液，需要穿刺引流缓解症状。

（3）怀疑化脓性心包炎时，拟行心包穿刺术明确病原学诊断。

（4）严重复发性心包炎或缩窄性心包炎需行手术。

（5）复发性心包积液、心包穿刺术失败或包裹性心包积液者，拟行外科治疗。

2. 预处理　给予利尿剂，低血压时可给予扩容、正性肌力药支持。

3. 注意事项 监测心率、血压，避免使用扩血管药物。

第七节 心脏瓣膜病

【概述】

心脏的瓣膜、瓣环或瓣下结构，如腱索乳头肌等，因炎症、先天性发育异常、缺血、钙化、创伤等不同原因而导致瓣膜组织形态学或功能异常，引起瓣膜狭窄或关闭不全的一组疾病，谓之心脏瓣膜病。二尖瓣最常受累，三尖瓣和肺动脉瓣病变者少见。

【临床表现】

1. 二尖瓣狭窄症状随狭窄程度的加重逐渐出现相应症状，咳嗽、咯血、呼吸困难、心悸、胸痛等。心尖部局限舒张中、晚期杂音并具收缩前增强性是二尖瓣狭窄的特征体征，心尖部第一心音呈拍击样，第二心音后有开放性拍击音，P2 亢进分裂，肺动脉高压时可听到舒张早期杂音，称 Graham-steel 杂音。

2. 二尖瓣关闭不全症状的轻重取决于病程长短和关闭不全的程度，轻者可无症状，达一定程度后可出现肺瘀血症状，程度不等的呼吸困难是主要症状。体征：心界向左下方移位，心尖搏动呈高动力型，心尖部存在全收缩期杂音，反流严重者心尖部可听到第三心音或第四心音，甚至有短促的舒张期杂音。

3. 主动脉瓣狭窄可长期无症状，但一旦出现症状，病情迅速恶化，主要症状为呼吸困难、心绞痛、头晕（或晕厥），少部分可猝死。体征：主动脉瓣区或第二主动脉瓣听诊区有 3-4 级粗糙喷射性收缩期杂音，向颈部或心尖部传导，常伴有收缩期震颤，主动脉瓣第二音减弱或消失。

4. 主动脉瓣关闭不全心功能代偿期患者可无症状，一旦心功能不全出现则症状进行性加重，主要为程度不等的呼吸困难。体征：胸骨左缘 3~4 肋间有哈气样舒张

1

早期杂音，呈递减性，向心尖部传导，此外有周围血管征。

【诊治原则】

根据瓣膜损害的病因、性质、部位、程度决定治疗方案，包括药物治疗、介入治疗和外科手术。

1. 二尖瓣狭窄根据心功能状态和狭窄病变性质、程度可采取不同的治疗措施。药物治疗；经皮球囊二尖瓣扩张术：单纯二尖瓣狭窄为其适应证，瓣膜无明显增厚，超声积分<8分，瓣口面积 0.6~1.5cm²，心功能 Ⅱ、Ⅲ 级均可为适应证；手术治疗：直视二尖瓣分离术、人工瓣膜置换术。

2. 二尖瓣关闭不全一般治疗：避免过重体力劳动、心力衰竭时应及时给予纠正、对症治疗。待病情稳定后应适时手术治疗：瓣膜成形术或瓣膜置换术。

3. 主动脉瓣狭窄一般治疗：轻度狭窄者可两年随诊一次，中度狭窄者则应每年随诊一次，重度狭窄患者，药物治疗效果差，应尽早手术治疗，瓣膜置换术适用于：①中度以上狭窄；②有晕厥或心绞痛发作者；③跨瓣压差≥50mmHg 者；④出现心功能不全症状；⑤左心室扩大显著者。

4. 主动脉瓣关闭不全避免过度劳累，防止心功能进行性恶化，预防感染性心内膜炎。

5. 主动脉瓣置换术是最有效的疗法，具体指征是：①虽无症状但左室收缩末内径≥55mm 者；②瓣膜病变严重射血分数<45%；③不管反流程度如何而出现心功能不全症状；④合并感染性心内膜炎待炎症控制后及时手术。

【二级医院向三级医院的转诊标准及处理】（见胸痛部分）

1. 标准

（1）怀疑心脏瓣膜病，无法明确其病因、性质及程度。

（2）已确诊心脏瓣膜病，拟行介入治疗或手术治疗。

（3）当地给予对症药物治疗无效或效果不佳。

2. 预处理 合并心衰者，给予利尿、适当扩血管等纠正心功能；低氧血症者应吸氧；合并房性心律失常者根据情况给予毛花苷丙注射液。

3. 注意事项 监测生命体征、吸氧，转运途中给予利尿、扩血管等处理，注意预防感染。

第八节 肥厚型心肌病

【概述】

肥厚型心肌病（HCM）是以心肌非对称性肥厚、心室腔变小为特征，以左心室血液充盈受阻、舒张期顺应性下降为特点的心肌病。临床表现差别很大，是年轻人包括运动员心源性猝死最常见的原因。可分为梗阻性肥厚型心肌病和非梗阻性肥厚型心肌病。

【临床表现】

半数以上患者无明显表现，主要症状为心悸、胸痛、运动性呼吸困难、猝死。严重心律失常是肥厚型心肌病患者猝死的主要原因。梗阻性肥厚型心肌病患者心尖区内侧或锁（胸）骨左缘中下段可闻及喷射性收缩期杂音，增强心肌收缩力的因素（如运动、Valsalva动作、静滴异丙肾上腺素等）可使杂音增强。非梗阻性肥厚型心肌病体征不明显。

【诊治原则】

HCM治疗的基本目标是减轻心衰的相关症状，劳累性呼吸困难和头晕、晕厥的发生主要是由于左室舒张功能受限导致肺瘀血和运动时血液氧合能力受限所致，而流出道梗阻的患者症状主要是由于心室压力增加和二尖瓣反流，因此减轻或消除流出道梗阻的治疗如流出道肥厚心肌切除和酒精消融术可以改善血流动力学而改善症状。

1. 药物治疗主要是β受体阻滞剂和钙拮抗剂。

1

2. 非药物治疗

（1）室间隔切除术。

（2）双心室起搏。

（3）酒精化学消融术。

（4）植入型心律转复除颤器（ICD）：心源性猝死的高危患者。

【二级医院向三级医院的转诊标准及处理】（见胸痛部分）

1. 标准

（1）怀疑肥厚型心肌病，无法明确其诊断、性质及程度。

（2）已确诊肥厚型心肌病，拟行介入治疗或外科手术治疗。

（3）药物治疗无效或效果不佳，流出道压力阶差>50mmHg，拟行化学消融术。

（4）药物治疗无效或效果不佳，流出道压力阶差>50mmHg，拟行起搏器植入术。

（5）反复晕厥、心电图提示室速，拟行 ICD 植入术。

2. 预处理　合并心衰者，适当给予利尿；低氧血症者应吸氧；合并房颤者给予抗凝。

3. 注意事项　监测生命体征、吸氧，转运途中备利尿、胺碘酮等药物处理，注意心率、心律。

第九节　慢性心力衰竭

【概述】

心力衰竭（heartfailure）是各种心脏结构或功能性疾病导致心室充盈及（或）射血能力受损而引起的一组综合征。临床表现主要是呼吸困难和无力而致体力活动受限和水肿。慢性心力衰竭（chronicheartfailure，CHF）是大多数心血管疾病的最终归宿，也是最主要的死亡原因。引起 CHF 的基础心脏病的构成比，我国过去以风湿性心脏病为主，但近年来其所占比例已趋下降而高血压、

1

冠心病的比例明显上升。

【临床表现】

1. 左心衰竭以肺瘀血及心排血量降低表现为主。

（1）症状：劳力性呼吸困难、端坐呼吸、夜间阵发性呼吸困难；急性肺水肿，咳嗽、咳痰、咯血；心排血量不足，器官、组织灌注不足及代偿性心率加快所致的主要症状如乏力、疲倦、头晕、心慌；少尿及肾功能损害症状。

（2）体征：肺部湿性啰音；慢性左心衰的患者一般均有心脏扩大、肺动脉瓣区第二心音亢进及舒张期奔马律。

2. 右心衰竭以体静脉瘀血的表现为主：

（1）症状：胃肠道及肝脏瘀血引起腹胀、食欲不振、恶心、呕吐等消化道症状；没有明显的呼吸困难。

（2）体征：首先出现于身体最低垂的部位水肿，胸腔积液也是因体静脉压力增高所致；颈静脉搏动增强、充盈、怒张，肝颈静脉反流征阳性则更具特征性；肝脏肿大，心源性肝硬化；三尖瓣关闭不全的反流性杂音。

3. 全心衰竭右心衰继发于左心衰而形成的全心衰竭，表现为左、右心室同时衰竭者，肺瘀血症状往往不很严重，左心衰的表现主要为心排血量减少的相关症状和体征。

【诊治原则】

1. 诊断综合病因、病史、症状、体征及客观检查做出心力衰竭诊断。应有明确的器质性心脏病的诊断。心力衰竭的症状体征是诊断心力衰竭的重要依据。左心衰竭的肺瘀血引起不同程度的呼吸困难，右心衰竭的体循环瘀血引起的颈静脉怒张、肝大、水肿等是诊断心力衰竭的重要依据。

2. 治疗原则和目的对临床心力衰竭患者，除缓解症状外，应达到以下目的：①提高运动耐量，改善生活质量；②阻止或延缓心肌损害进一步加重；③降低死亡率。

3. 病因及诱因治疗对所有有可能导致心脏功能受损

1

的常见疾病，在尚未造成心脏器质性改变前即应早期进行有效的治疗。诱因应积极治疗。

4. 休息，控制钠盐摄入，鼓励心力衰竭患者主动运动。

5. 利尿剂可长期维持，水肿消失后以最小剂量（如氢氯噻嗪 25mg，隔日 1 次）无限期使用。

6. 肾素-血管紧张素-醛固酮系统（RAS）抑制剂及血管紧张素受体阻滞剂改善心力衰竭时的血流动力学、减轻瘀血症状外，更重要的是降低心力衰竭患者代偿性神经-体液的不利影响，限制心肌、小血管的重塑，以达到维护心肌的功能，推迟充血性心力衰竭的进展，降低远期死亡率的目的。

7. 醛固酮受体拮抗剂的应用对抑制心血管的重构、改善慢性心力衰竭的远期预后有很好的作用。

8. β 受体阻滞剂的应用可明显提高运动耐量并降低死亡率。目前认为在临床上所有有心功能不全且病情稳定的患者均应使用 β 受体阻滞剂，除非有禁忌或不能耐受。

9. 正性肌力药洋地黄类药物及非洋地黄类正性肌力药应用对改善心力衰竭症状的效果是肯定的，但已有大系列前瞻性研究证明死亡率较不用者并不下降，甚至应用米力农更高。

10. 肼苯达嗪和硝酸异山梨酯对于慢性心力衰竭已不主张常规应用肼苯达嗪（hydralazine）和硝酸异山梨酯（isosorbidedinitrate），更不能用以替代 ACE 抑制剂。

11. 舒张性心力衰竭的治疗舒张性心功能不全由于心室舒张不良使左室舒张末压（LVEDP）升高，而致肺瘀血，多见于高血压和冠心病。治疗原则及措施如下：

（1）β 受体阻滞剂：改善心肌顺应性使心室的容量一压力曲线下移。

（2）钙通道阻滞剂：降低心肌细胞内钙浓度，改善心肌主动舒张功能。

（3）ACE-I：改善心肌及小血管重构，有利于改善

1

舒张功能。

（4）尽量维持窦性心律，保持房室顺序传导，保证心室舒张期充分的容量。

（5）肺瘀血症状较明显者，可适量应用静脉扩张剂（硝酸盐制剂）或利尿剂降低前负荷。

（6）在无收缩功能障碍的情况下，禁用正性肌力药物。

【二级医院向三级医院的转诊标准及处理】

1. 标准

（1）无法确定心力衰竭病因诊断者。

（2）已确定心力衰竭病因诊断并拟针对病因行介入治疗或手术治疗者。

（3）对心力衰竭病因治疗当地治疗效果不佳者。

（4）顽固性心力衰竭：是指经各种治疗，心力衰竭不见好转，甚至还有进展者。或需要血液滤过或超滤等特殊治疗者。

（5）符合以下条件拟接受心脏再同步化治疗（cardiacresynchronizationtherapy，CRT）者：LVEF≤35%，窦性心律，左室舒张末期内径≥55mm；心脏不同步（QRS>120mm）；尽管使用了药物治疗仍为 NYHA Ⅲ-Ⅳ级。

（6）符合以下接受埋藏式心脏复律除颤器（implantablecardioverterdefibrillator，ICD）条件者：心力衰竭伴低 LVEF 者，曾有心脏停搏、室颤或伴有血流动力学不稳定的室速；心肌梗死后至少 40 天/缺血性心肌病/非缺血性心肌病，LVEF≤30%，长期优化药物治疗后 NYHAⅡ-Ⅲ级，预期生存期超过 1 年。

（7）严重心力衰竭需接受体外机械辅助泵治疗。

（8）不可逆心力衰竭拟行心脏移植者。

2. 预处理 给予利尿、降低心脏负荷等处理；适当选择正性肌力药物强心治疗；低氧血症者应吸氧合并心律失常者据情况给予抗心律失常治疗；纠正各种心力衰竭诱因。

3. 注意事项 监测生命体征、电解质、心电图变

1

化，评价心功能情况。

第十节　急性心力衰竭

【概述】

急性心力衰竭（acuteheartfailure，AHF）是指由于急性心脏病变引起心排血量显著、急骤降低导致的组织器官灌注不足和急性瘀血综合征。急性右心衰即急性肺源性心脏病，主要为大块肺梗死引起，在呼吸系统疾病篇中讲授。临床上急性左心衰较为常见，以肺水肿或心源性休克为主要表现，是严重的急危重症，抢救是否及时、合理与预后密切相关。常见的病因有：与冠心病有关的急性广泛前壁心肌梗死、乳头肌梗死断裂、室间隔破裂穿孔等；感染性心内膜炎引起的瓣膜穿孔、腱索断裂所致瓣膜性急性反流；其他高血压心脏病血压急剧升高，原有心脏病的基础上快速心律失常或严重缓慢性心律失常，急性重症心肌炎，输液过多过快等。

【临床表现】

1. 症状突发严重呼吸困难，呼吸频率常达 30 ~ 40 次/min，强迫坐位、面色灰白、发绀、大汗、烦躁，同时频繁咳嗽，咳粉红色泡沫状痰。极重者可因脑缺氧而致神志模糊。

2. 体征发病开始可有一过性血压升高，病情如不缓解，血压可持续下降直至休克。听诊时两肺满布湿性啰音和哮鸣音，心尖部第一心音减弱，频率快，同时有舒张早期第三心音而构成奔马律，肺动脉瓣第二心音亢进。

3. 辅助检查胸部 X 线片早期间质水肿时，上肺静脉充盈、肺门血管影模糊、小叶间隔增厚；肺水肿时表现为蝶形肺门；严重肺水肿时，为弥散满肺的大片阴影。重症患者采用漂浮导管行床边血流动力学监测，肺毛细血管嵌压（PCWP）随病情加重而增高，心脏指数（CI）则相反。

【诊治原则】

1. 诊断根据典型症状与体征，可以做出诊断。AHF 的临床严重程度常用 Killip 分级：Ⅰ级：无 AHF；Ⅱ级：AHF，肺部中下肺野湿性啰音，心脏奔马律，胸片见肺瘀血；Ⅲ级：严重 AHF，严重肺水肿，满肺湿啰音；Ⅳ级：心源性休克。

2. 治疗原则及措施急性左心衰竭时的缺氧和高度呼吸困难是致命的威胁，必须尽快使之缓解。

（1）患者取坐位，双腿下垂，以减少静脉回流。

（2）吸氧：立即高流量给氧，必要时采用面罩呼吸机持续加压（CPAP）或双水平气道正压（BiPAP）给氧。

（3）吗啡 3~5mg 静脉注射，必要时每间隔 15min 重复 1 次，共 2~3 次。

（4）快速利尿呋塞米 20~40mg 静脉注射，4h 后可重复 1 次。

（5）血管扩张剂以硝酸甘油、硝普钠或重组人脑钠肽（rhBNP）静脉滴注。

（6）正性肌力药：多巴胺较大（中等）剂量［2~5μg/（kg·min）］可增加心肌收缩力和心排出量。多巴酚丁胺及米力农使用。

（7）合理使用洋地黄类药物：毛花苷 C 首剂可给 0.4~0.8mg，2h 后可酌情再给 0.2~0.4mg。

（8）待急性症状缓解后，应着手对诱因及基本病因进行治疗。

【二级医院向三级医院的转诊标准及处理】

1. 标准

（1）急性患者需要使用机械辅助治疗措施如主动脉内球囊反搏（IABP）和临时心肺辅助系统等特殊治疗手段者。

（2）急性心力衰竭经治疗已稳定，无法确定急性心力衰竭病因诊断者。

（3）已确定急性心力衰竭病因诊断并拟针对病因行

1

介入治疗或外科手术治疗者。

（4）拟行心脏移植者：严重急性心力衰竭已知其预后不良可考虑心脏移植，且经过辅助装置或人工泵帮助病情稳定。

2. 预处理　坐位、高流量吸氧、利尿、降低心脏负荷等处理；适当选择正性肌力药物强心治疗；纠正各种心力衰竭诱因。

3. 注意事项　监测生命体征、电解质、心电图变化。

第二章

呼吸病学

呼吸系统疾病主要是气道疾病，肺部感染与肿瘤、间质性肺病、胸膜疾病、及肺血管疾病，其危重形式是各种类型的呼吸衰竭。县级医院应具备诊断治疗常见呼吸系统疾病和处理呼吸危急重症的能力，并有培训和指导县级以下医院诊治上述呼吸疾病的责任（包括转诊），需具备对常见呼吸病复杂形式初步判断和诊治能力。对疑难杂症及严重的危重症或具有重大公共卫生危害的呼吸病需要及时联系上级医院咨询或转诊，以免贻误病情。

需要掌握下列疾病的诊治原则：社区获得性肺炎、哮喘、慢阻肺、脓胸、肺脓肿、气胸、呼吸衰竭、肺栓塞、特发性肺纤维化、肺癌、结节病、结核性胸腔积液、恶性胸腔积液，医院获得性肺炎等。针对呼吸系统疾病的诊治，需要掌握的技术包括胸片和 CT 片的阅读，肺功能的操作和报告解读，气管镜的使用及活检，无创和有创机械通气的操作，以及常规的胸穿，气胸的处理，危急时刻的经口气管插管等。掌握呼吸科常见及危重症的处理原则。

第一节　肺血栓栓塞

【疾病概述】

肺血栓栓塞简称肺栓塞，指的是来自全身静脉系统

2

或右心的栓子阻塞肺动脉或其分支导致肺循环和呼吸障碍的综合征。近年来发病率有增加的趋势。危险因素常见于长期卧床,外科手术尤其骨科手术后,恶性肿瘤患者及妊娠和长期服用避孕药者。有下肢静脉曲张者,长期站立,长时间乘飞机旅行等增加肺栓塞的风险。与遗传因素相关,缺乏纤溶因子或凝血因子基因突变都可以导致高凝血症,诱发肺栓塞。肺栓塞的危重程度与栓塞的部位和面积有关,可分为大面积,次大面积及非大面积肺栓塞。

【临床表现】

按照表现可分为肺梗死型、呼吸困难型、急性肺源性心脏病型及休克型。典型症状包括胸痛、呼吸困难和咯血,但有此三联症状者不足 20%。其中呼吸困难最为常见,活动后加重,往往是患者就诊的唯一症状。部分患者由于心排出量减少出现晕厥,还有患者伴随焦虑烦躁等。体检可见呼吸急促、发热、肺部听诊可有胸膜摩擦音、心动过速或心律失常、P2 亢进、三尖瓣反流杂音、颈静脉充盈或怒张;休克型患者可有晕厥、休克表现。伴随深静脉血栓可有局部症状,如疼痛、水肿、浅静脉曲张及发绀等缺氧表现。

【诊治原则】

肺栓塞的诊断金标准是肺血管造影,因为是有创许多医疗机构未能开展。肺动脉造影 CT 扫描（CTPA）目前是诊断肺栓塞首选方法（见图 2-2-1）。D-二聚体阴性预测值较高,若小于 0.5mg/ml 基本可以排除,但阳性不一定表示肯定存在肺栓塞。心电图可以显示电轴右偏,肺型 P 波、窦性心动过速、V1-V4、Ⅱ、Ⅲ、avF 可出现 T 波倒置。心脏彩超提示肺动脉压力升高,右心室和（或）右心房扩大,右心室横径/左心室横径扩大。血气分析可出现低氧血症,肺泡-动脉氧分压差增大。诊断肺栓塞后需要明确肺栓塞的危重程度。根据栓塞的部位和是否存在血流动力学紊乱可以分为大面积,次大面积和非大面积栓塞。大面积栓塞主要是出现休克的体征,次大面积是虽然动脉压力没有低于 90mmHg，但出现右心功能不全和心肌损害的表现。BNP 往往大于 500ng/ml。不符合上述两类的为非大面积栓塞。鉴别诊断包括急性胸痛的鉴别的诊断，包括心肌梗死，冠状动脉缺血，主动脉夹层扩张或破裂，气胸等。还要进一步明确肺栓塞的原因，这牵涉到抗凝治疗的时间。深静脉血栓评价（DVT）对于肺栓塞治疗有积极的意义。

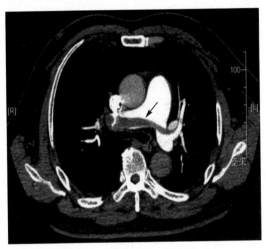

图 2-2-1

　　治疗的主要原则是抗凝或溶栓，保持血流动力学稳定。如果是大面积栓塞合并血流动力学紊乱，血压不稳定，或伴有低氧血症，严重呼吸衰竭者需要溶栓治疗，一般溶栓的时间窗是两周，药物有尿激酶和 rtPA。急性大面积肺栓塞需要溶栓，首剂最好用普通肝素静脉滴注，而抗凝治疗主要是低分子肝素和华法林。rtPA 50~100mg 静脉滴注大于 2h，然后 40mg 静脉在 24h 内完成滴注。链激酶初始剂量 25 万 U（大于 30min），尿激酶 4400u/kg（大于 10min）。低分子肝素剂量低分子肝素与华法林交叉 4~5 天后可逐步撤除低分子肝素，继续应用华法林治疗。低分子肝素如那曲肝素钙，按公斤体重皮下注射，

2

一般小于 50 公斤 0.4ml 皮下注射 Q12h，每增加 10 公斤剂量增加 0.1ml。华法林可从 2.5～5mg 开始口服，如果事先检测华法林药物相关基因的分型，可有助于初始剂量的选择。目标是调 INR 于 2～3 之间。华法林疗程与肺栓塞的病因有关，一般 3～6 个月。

【二级医院向三级医院的转诊标准及处置】

1. 标准

（1）出现大面积肺栓塞并发血流动力学紊乱，需要立即溶栓者。一般溶栓的窗口期为 2 周。

（2）医疗机构无治疗经验需要转诊治疗或上级医院会诊。

（3）肺栓塞合并重要脏器出血，如脑出血、蛛网膜下腔出血、大咯血、溶栓或抗凝出现相对禁忌证而无治疗经验者需要转诊。

（4）肺栓塞经正规抗凝治疗栓塞仍然存在者需要转诊。

2. 预处理　无禁忌证者给予低分子肝素皮下注射。

3. 注意事项　转诊路途有风险，需要有心肺复苏急救设备，氧气，以及溶栓和抗凝药物随车携带以备不时之需。

第二节　结 节 病

【疾病概述】

结节病是一类多系统性疾病，常累及肺和淋巴系统，在病理上与结核的表现类似，但结节病的病理表现为上皮细胞肉芽肿样变，非干酪性坏死，病因往往不明。临床表现差异较大，眼、肺、皮肤、心脏、神经系统、肌肉及骨关节均可受累。40 岁以下人群易发，男性稍多，总体患病率随地区和人种有很大差异，我国人群整体患病率偏低，目前病因并不清楚。

【临床表现】

常可分为两大类型，急性起病和慢性起病。急性起病者可表现为 Löfgren 综合征，患者有发热，关节疼痛，结节性红斑和肺门淋巴结肿大。慢性起病者可有乏力，消瘦等一般性症状。按结节病累及的发病部位可以分为胸内型结节病和胸外型结节病，前者占结节病的 90% 左右，可有轻度咳嗽，气短，胸痛。X 线或 CT 检查可见肺门和纵隔淋巴结肿大（见图 2-2-2）。根据 X 线表现还可以进一步分为 I-IV 期。I 期两侧肺门及纵隔淋巴结肿大，肺内无异常表现；II 型肺部出现弥散性病变，而肺门和纵隔淋巴结出现缩小；III 型肺部弥散性间质改变，无肺门和纵隔淋巴结肿大；IV 型为肺纤维化和肺大疱的表现。血液检查可见血钙增高，球蛋白和特异性免疫球蛋白可以增高。血清血管紧张素 I 转换酶（sACE）可反映肉芽肿的增生程度，随皮质激素治疗后出现动态减少，但并不反映疾病的活动程度。

体征：本病可以累及多个系统和器官，早期可无明显体征，肺外表现者可见有触痛的红斑结节，多见于膝和踝关节，伴功能障碍。有上呼吸道肉芽肿可有局部阻塞，30% 患者可以有浅表淋巴结肿大，颈部较为明显。腮腺累及的话可有腮腺肿大，若伴发热，葡萄膜炎及神经麻痹，称之为 Heerfordt 综合征。累及神经系统多以多发性神经炎和多发性神经根炎，尤以面部神经损害为常见，可有面瘫。累及心脏可有心律失常、心包炎、浸润性心肌病、心瓣膜异常及心力衰竭，肺内听诊可有细湿啰音。

【诊治原则】

由于结节病临床症状多样化，早期往往漏诊和误诊。典型结节病有双侧肺门淋巴结肿大，确诊需要病理，可行 EBUS 淋巴结活检，诊断结节病主要靠病理并排除其他肉芽肿性疾病。其次确定结节病累及的器官及范围，是否具有活动性，以及是否需要治疗。病理诊断主要跟结核病的肉芽肿进行鉴别，有时候需要微生物分子诊断排除或确定结核菌的感染。目前有三个指标可用于结节病活动性的判断：支气管肺泡灌洗液中淋巴细胞的计数

2

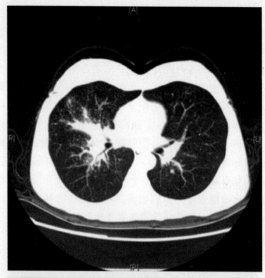

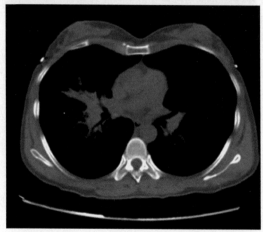

图 2-2-2

和分类，若淋巴结细胞分类≥28%，考虑高度活动性，<28%考虑低度活动性。[67]Ga 显像：一般阴性考虑无活动性，血清 sACE 水平：升高一般代表有活动性，降低不能排除活动性。

2

部分结节病可不需要药物治疗，只需要随访和观察。若结节病处于活动期，意味着多系统器官处于损害及进展，需要进行药物干预，口服糖皮质激素是首选的治疗药物。1. 绝对适应证：①眼受累及；②肺部Ⅱ期、Ⅲ期；③中枢神经系统受累及；④顽固性高钙血症；⑤心脏受累及；⑥合并脾功能亢进。2. 皮质激素的相对适应证：①有全身症状；②肺门淋巴结肿大，6个月内未缓解；③有皮肤、浅表淋巴结、关节、上呼吸道、支气管黏膜累及、面瘫。

初始泼尼松20~40mg/天，三个月后病情稳定或缓解后开始减量，总疗程1年半左右。某些结节病的亚型，如皮肤红斑、关节疼痛等，可给予非甾体类抗感染药。难治性或皮质激素耐受的患者，不能应用的患者可换用甲氨蝶呤、硫唑嘌呤、环磷酰胺、磷酸氯喹等，环孢霉素，TNF-α单抗也可以考虑，一般作为二线药物，但需要注意副作用。

【二级医院向三级医院的转诊标准及处置】

1. 标准

（1）结节病进展较快，累及多器官，尤其心脏，神经系统引起较严重的并发症。

（2）对激素不敏感，或需要非糖皮质激素治疗的患者。

（3）难以与结核进行鉴别诊断者。

（4）Ⅲ期结节病合并低氧血症，Ⅳ期严重纤维化或合并空洞。

2. 预处理 发生呼吸衰竭者给予吸氧。

3. 注意事项 患者长期使用激素，易出现继发感染，需要给予防护。

第三节 气 胸

【疾病概述】

胸膜破裂空气进入胸膜腔即为气胸，可分为创伤性

和自发性。车祸等外源性创伤，以及医源性胸膜损伤都
可以导致气胸。自发性气胸指的是没有外伤情况下出现
胸膜破裂导致的气胸。我国缺乏自发性气胸的流行病学
资料，国外的数据在 1~28/10 万，男性多于女性。部分
气胸的发生继发于基础的肺部疾病如肺气肿和肺大疱的
基础上，有些自发性气胸发生在既往无任何肺部疾病基
础的患者身上。也有一些特殊类型的气胸，如肺淋巴管
平滑肌瘤（LAM），子宫内膜移位导致的月经性气胸等。

　　肺泡内压力增高为气胸发生的直接原因，在原有肺
大疱的基础上，如果存在瞬时的肺泡内压升高（咳嗽、
屏气、机械通气时单向活瓣导致的肺泡内压力升高、气
道峰压增加）均可诱发气胸。有些肿瘤、肉芽肿、卡氏
肺孢子虫、金葡菌等感染或局部组织破坏也可以导致气
胸的发生。根据气胸发生后的临床表现和发病机制，可
以分为闭合性气胸、张力性气胸和开放性气胸。

　　【临床表现】
　　与气胸发生的快慢，胸腔内气体的多少有关。突发
的胸闷胸痛、呼吸困难尤其是在有原发肺部疾病的患者
如肺气肿肺大疱患者，需要想到气胸的可能，疼痛为针
刺样或刀割样。呼吸困难症状有个体差异，与肺功能储
备也有关。原先肺功能差的患者，如慢阻肺，肺气肿患
者，一旦发生气胸，即使肺压缩 20%~30%，也会有生
命危险；而既往体健的年轻人，即使压缩超过 60%~
80%也不一定会有生命危险。肺淋巴管平滑肌瘤容易出
现在育龄期妇女，反复双侧气胸发作。自发性气胸患者
可见于瘦长体型的年轻男性和女性。外伤导致的气胸有
外伤史。

　　体征：少量气胸体征不明显，可有呼吸音减低，大
量气胸可有呼吸急促，患侧胸廓饱满，可有大汗淋漓，
甚至休克表现。叩诊鼓音，有时可闻及胸膜摩擦音。X
线检查是诊断气胸可靠的方法。往往可见肺压缩的边缘
带，液气胸可见液平面。CT 可用于高度怀疑但常规 X 线
检查未能发现的气胸，或复杂的气胸，包括纵隔气肿

2

（右图 2-2-3 左侧气胸合并皮下气肿）。

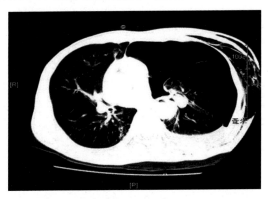

图 2-2-3

【诊治原则】

患者有胸闷胸痛和呼吸困难的症状，体检呼吸音减弱，叩诊鼓音，胸片或 CT 可以明确诊断。临床经处理后的呼吸困难或经常规处理后仍然不能缓解的呼吸困难，或突发的呼吸困难，都要想到气胸的可能，尤其是有基础肺病的患者。治疗根据气胸的种类和程度，一般闭合气胸肺压缩小于 25%，患者生命体征稳定，可吸氧观察，一般 3~5 天可以吸收。肺压缩超过 25% 或肺门处肺边缘和胸壁距离大于 2cm，或临床症状明显，在患侧胸壁锁骨中线第二肋间处穿刺引流。指南主张可用小孔径胸腔闭式引流，胸膜腔内压力维持在水平面 1~2cm 以下。闭式引流超过一周仍未复张，可用负压吸引，压力 -3.4 到 -8H$_2$O。张力性气胸需要尽早穿刺抽气并置放引流管，开放性气胸及内科治疗无效的气胸一般需要胸腔镜下介入治疗。

【二级医院向三级医院的转诊标准及处置】

1. 标准

（1）出现严重皮下气肿和纵隔气肿，血流动力学不稳定。

（2）经引流和负压吸引，胸膜破口不能愈合或形成窦道。

（3）内科治疗无效，不能复张，需要介入治疗，所在医院无经验的。

2. 预处理　给予吸氧及胸腔引流。

3. 注意事项　张力性气胸需要紧急处理，胸腔穿刺引流，否则转运途中有危险，给予吸氧可有利于气胸的吸收。

第四节　特发性肺纤维化（IPF）

【疾病概述】

本病致病原因不清楚，故称为特发性。分类上属于特发性间质性肺炎。定义是慢性进展性致纤维化性肺炎，多见于老年，男性略多于女性。近年来发病人数有增多趋势。遗传，吸烟，环境暴露，病毒感染，胃食管反流等均与本病发生有一定的相关性，确切的发病机制和病因仍未明确。

【临床表现】

本病好发于 50 岁以后，起病隐匿，往往出现渐进性呼吸困难，及活动后的呼吸困难。可同时伴有咳嗽，以干咳为主，部分患者出现咳嗽伴白黏痰。可伴随体重减轻、食欲减退、乏力。体征：早期可无明显体征，随病情进展可出现呼吸急促、杵状指（趾），两下肺背部可闻及细湿啰音，吸气明显，晚期可有肺心病表现。肺功能检查提示限制性通气功能障碍，弥散功能减退，常伴有动脉血氧分压降低。X 线检查双肺野可见纤维条索，网格状阴影，后期肺纤维化严重可出现囊状阴影。HRCT 是诊断评估 IPF 的重要手段（见图 2-2-4），典型表现是肺周边部位尤其基底段近胸膜处出现网状或网格状改变，进展后可出现蜂窝状改变。病理上有成纤维细胞灶，肺实质可见斑片状纤维化，明显组织结构破坏并呈蜂窝肺样改变。患者可在缓慢进展的基础上突然出现急性加重，表现为呼吸困难加重，原纤维化区域出现毛玻璃样改变、缺氧加重。排除心衰、肺栓塞后可以诊断急性加重。急性加重的原因未明，有研究者认为与病毒或其他病原体感染有关，由于急性加重死亡率较高，需要引起重视。

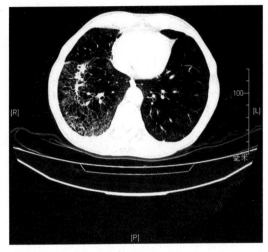

图 2-2-4

【诊治原则】

目前诊断 IPF 不一定需要病理活检，有病史和典型的 CT 表现，排除其他肺纤维化的疾病，即可建立诊断。肺泡灌洗诊断 IPF 没有特异性，但可以用于排除一些鉴别诊断的疾病，包括过敏性肺泡炎、韦格纳肉芽肿、细菌感染、ARDS、石棉沉着等。鉴别诊断包括尘肺、结缔组织相关性肺间质疾病，隐源性机化性肺炎，其他特发性间质性肺炎等。目前治疗 IPF 的有效的药物有限，推荐的治疗方法是氧疗和肺移植。N-乙酰半胱氨酸（600mg tid）在部分患者可以改善 FVC 和弥散功能。激素的疗效不肯定，在疾病进展，听诊湿啰音，血液 CRP 高的患者可以试用。吡非尼酮等 TGF-β 拮抗剂可用于 IPF 患者，但实际应用的患者不多，与

2

服用后缺乏有效的评价指标及短时间内看不到明确的治疗效果有关。女性，急性进展型，皮质激素和乙酰半胱氨酸治疗无效的患者有一定效果，可以应用。加用吡非尼酮也可用于 IPF 患者激素的减量，肺移植是最终的治疗方法，但很难全面开展。急性加重主要依赖激素治疗，初始剂量甲强龙 $500 \sim 1000mg/d$，三天后改为 $1 \sim 2mg/kg$，后逐渐改为口服，$40 \sim 60mg/d$，$4 \sim 8$ 周后逐渐减量至维持量。

【二级医院向三级医院的转诊标准及处置】

1. 标准

（1）出现急性发作，诊断符合 ARDS 标准。

（2）严重缺氧，经激素冲击治疗后缺氧未能改善，呼吸衰竭加重者。

（3）快速进展型 IPF。

（4）严重纤维化。

2. 预处理　若出现呼吸衰竭，给予高浓度吸氧，给予激素冲击后进行转运。

3. 注意事项　IPF 急性发作类似 ARDS，病情凶险，尽量改善缺氧，否则转运途中有风险。

第五节　急性脓胸

【疾病概述】

由化脓性病原体引起胸膜炎继之脓液聚集形成脓胸。在抗生素使用前时代，脓胸较为常见，应用抗生素后已经较前明显减少。多见于有基础疾病的患者，如肿瘤、糖尿病，长期使用激素、支扩、慢阻肺等。有些脓胸继发于其他疾病，如邻近脏器包括肝脓肿、膈下脓肿、纵隔和食管的感染、肺部感染等。引起的胸腔感染中常见病原体包括金葡菌、克雷伯杆菌、铜绿假单胞菌、大肠杆菌、厌氧菌等。脓胸的发展经过三个阶段，早期渗出、后转脓性、最后出现纤维化，在渗出期若能积极抗感染治疗可有效减少发展成脓胸的机会。

【临床表现】

急性脓胸多有中毒症状，表现为发热、胸痛、呼吸急促、食欲减退、乏力、脓液较多时可有呼吸困难、胸闷、咳嗽、咳痰。往往有肺炎或邻近脏器感染的基础，体检病侧呼吸音减弱或消失，叩诊浊音。慢性脓胸往往在急性脓胸的基础上经过6~8周转为慢性期，表现为慢性中毒症状和消耗性症状，表现为低热、消瘦、乏力、低蛋白血症等。查体患者胸壁塌陷、活动度受限、肋间隙变窄、脊柱可有侧弯、合并杵状指（趾）。听诊呼吸音减低或消失，叩诊浊音或实音。

实验室检查：血常规白细胞明显上升，大于（10~15）×10^9/L，可有核左移。X线显示患侧胸腔致密阴影，若有气体会见液平面，慢性脓胸可见胸膜增厚，CT检查可明确显示胸腔内的结构。胸水检查提示脓性分泌物或液体，LDH明显升高，葡萄糖和pH值明显降低，白细胞也往往升高，有时脓细胞破坏后数量可减少。

【诊治原则】

有上述临床表现，证实胸腔积液存在，穿刺抽液后即可明确诊断。鉴别诊断包括与恶性胸腔积液、结核性胸腔积液、乳糜胸等鉴别。急性脓胸治疗主要是抗生素、引流和支持治疗。后期主要是支持和手术治疗，抗生素可根据胸水培养的结果和药敏来选择。初始治疗可选择覆盖较广的抗生素，包括革兰氏阴性、阳性及厌氧菌。急性期静脉应用抗生素为主，疗程4~6周。可用抗生素包括二代头孢、氟喹诺酮类、酶抑制剂青霉素、三代头孢、四代头孢、β内酰胺类酶抑制剂、碳青霉烯类、甲硝唑、克林霉素等，建议联合使用。

脓液引流：一般脓胸预计抗生素可有效控制的不一定要引流。粗管引流，在引流完脓液后可用等量生理盐水或2%碳酸氢钠反复冲洗，直到液体清亮。有胸腔内分隔或粘连者，可用链激酶、尿激酶、组织型纤溶酶原激活剂注入消解纤维阻隔。支持治疗包括增强营养，予以高蛋白、高热量、高纤维素饮食，6~8周后与外科商

2

议，在炎症控制后方可行手术剥脱增厚的胸膜。

【二级医院向三级医院的转诊标准及处置】

1. 标准

（1）短期内（一周）胸腔内感染不能有效控制，患者症状未能缓解。

（2）出现并发症如脓毒性休克。

（3）出现胸腔粘连，胸膜增厚，不能介入或手术治疗者。

2. 预处理 出现脓毒性休克需要建立补液通路并用升压药维持进行转运，并给予吸氧及抗生素处理。

3. 注意事项 急性脓胸的主要后果是出现慢性化，积液包裹需要外科或介入治疗以及出现脓毒性休克。因此早期有效抗生素治疗非常关键。转运途中要注意血流动力学的稳定。

第六节 医院获得性肺炎（HAP)

【疾病概述】

患者住院 48 小时后出现的肺部感染称为医院获得性肺炎，包括呼吸机相关肺炎。随住院时间的延长，发生医院获得性肺炎的几率显著上升。气管插管后 5 天内发生 VAP 的几率每天增加 3%，5~10 天后每天增加 2%，HAP、VAP 总体死亡率为 30%~50%。根据国外及国内院内感染流行病学的调查，最常见分离出的病原体革兰氏阳性细菌是耐甲氧西林金葡菌（MRSA)，革兰氏阴性细菌有鲍曼不动杆菌、铜绿假单胞菌、肺炎克雷伯杆菌、大肠杆菌等。其他细菌包括肺炎球菌、流感嗜血杆菌、支原体、衣原体、军团菌以及病毒等。真菌以白色念珠菌为主，其次曲霉菌感染。发生医院获得性肺炎的主要原因包括有创的操作，如静脉置管、气管插管、导尿管、腹腔引流、静脉营养、血流动力学监测、口腔分泌物、医护人员未能勤洗手、气管插管患者床头没有抬高等等。患者的因素包括合并糖尿病、恶性肿瘤、长期使用糖皮

2

质激素等。

【临床表现】

住院时间超过 48 小时后，患者出现发热、咳嗽、咳痰，影像检查提示肺内渗出性改变（见图 2-2-5），要考虑医院获得性肺炎的发生。有些年龄大的患者可能仅表现为精神萎靡或呼吸急促。插管的患者由于侵入操作，临床表现以发热、气管脓性分泌物为主。

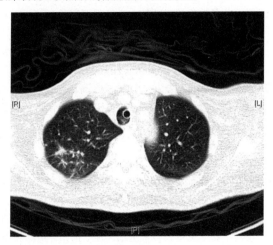

图 2-2-5

体征：部分听诊有湿啰音，叩诊有实变。

实验室检查：白细胞往往大于 $10 \times 10^9/L$，中性粒细胞百分比往往 ≥80%。降钙素原可出现升高，往往 ≥0.25ng/ml。痰涂片及病原学检查 50% 可有阳性发现，血培养可有阳性发现，总体阳性率较低。经支气管镜防污染毛刷采样，肺泡灌洗等可以增强病原体的检出率。

【诊治原则】

HAP 的诊断目前没有金标准，因为一是往往难以获得病原体的证据，二是即使有病原体，不能与定植进行有效地区分。目前有三个标准，分别是临床标准、微生物标准和影像标准。

2

1. 临床标准肺部影像学上出现新的渗出性阴影，加上下列条件：①发热>38℃；②白细胞>1×10⁴/μl；③脓性痰即可诊断 HAP，VAP 诊断也参考上述条件。

2. 微生物学的阈值标准：①经支气管镜防污染毛刷检测出病原微生物 CFU>10³/ml；②经纤维支气管镜肺泡灌洗 CFU>10⁴/ml；②气管内分泌物痰培养 CFU>10⁵/ml 考虑病原体培养阳性，但这些标准敏感性和特异性均存在问题。分子生物学诊断较为敏感但假阳性率高，其临床意义仍在探索中。

3. 治疗包括抗生素治疗，加强引流及支持治疗。跟 CAP 相比，HAP 的患者微生物往往是 MDR、XDR 甚至 PDR 的菌株，因此对抗生素的要求更高。有药敏的可根据药敏结果选择作用机制不同的，PK、PD 能匹配的抗生素联合使用。在不知道病原菌的情况下，初始的抗生素选择为广谱抗生素，根据患者住院时间、基础疾病、是否有并发症，有无有创检查或治疗措施，住院前 90 天内是否用过抗生素，住院前 30 天内是否静脉使用抗生素，是否免疫缺陷及长期使用皮质激素，来判断患者是否 MDR、XDR 的菌株感染。如果没有 MDR 的细菌感染的可能性，抗生素的选择根据细菌种类选择合适的药物，包括氨苄西林、舒巴坦、头孢曲松、左氧、莫西沙星、环丙沙星、拉氧头孢等。

若存在 MDR、XDR 感染的可能，可选择的抗生素包括三代头孢、四代头孢、β内酰胺酶抑制剂、碳青霉烯类、氨基糖苷类、氟喹诺酮类药物。MRSA 感染可选用替考拉宁、万古霉素、利奈唑胺等。鲍曼不动杆菌感染可选择头孢哌酮、舒巴坦钠、哌拉西林、他唑巴坦、美罗培南、亚胺培南、比阿培南、氟喹诺酮类药物、氨基糖苷类药物等。XDR 的鲍曼不动杆菌还可以考虑替加环素。铜绿假单胞菌感染可采用除替加环素外的上述抗生素。重症患者需要联合用药。

应用抗生素需要注意安全、有效、经济。在危重患者需要注意支持治疗基础上的 PK/PD 优化。HAP、VAP

2

的治疗时间一般较 CAP 为长，10~14 天，个别细菌感染用药可以达 3 周。

【二级医院向三级医院的转诊标准及处置】

1. 标准

(1) 出现重症肺炎。

(2) 反复抗生素治疗病情反复或未能控制，症状恶化。

(3) 出现血源性播散，患者有休克及脓毒症表现。

2. 预处理　需要建立补液通路和保持呼吸道畅通，有休克给予升压药，并给予抗生素和氧气吸入，确保转运安全或上级医院会诊。

3. 注意事项　医院获得性肺炎主要危险在于出现重症肺炎，ARDS 或脓毒血症及脓毒性休克，因此支持治疗也非常重要。

第七节　恶性胸腔积液

【疾病概述】

指的是肺部或胸腔内恶性肿瘤引起的顽固性的胸腔积液，约占所有胸腔积液的 20% 左右。由于肿瘤细胞阻塞淋巴管，合并阻塞性肺炎，肿瘤导致胸膜表面破损渗出，以及上腔静脉压迫，或胸导管破坏导致乳糜胸等。一方面渗出增加，一方面回流重吸收障碍导致胸腔积液。常见的恶性胸腔积液的三大原因包括肺癌、乳腺癌、淋巴瘤，胸膜间皮瘤是单侧恶性胸腔积液的另外一个常见原因。一旦肺癌患者出现恶性胸腔积液，病情已属晚期，预后较差。

【临床表现】

常有劳累性呼吸困难、胸痛和干咳。呼吸困难的程度取决于胸腔积液的多少，既往的肺功能状态。胸腔积液早期胸膜炎患者可有胸痛，出现胸水后将脏层和壁层胸膜分开、摩擦减少、疼痛会减轻，但若肿瘤侵犯壁层胸膜，侵犯神经可出现持续性胸痛。

2

体征：患者胸腔饱满、肋间隙增宽，听诊呼吸音弱或消失，叩诊浊音。气管偏向对侧。X线，胸部CT，胸部B超均可发现积液的表现（见图2-2-6），B超还可以用于穿刺的定位。胸腔穿刺和胸膜活检是诊断恶性胸腔积液最直接和可靠的方法。恶性胸腔积液外观可呈淡黄、淡血性或血性。多为渗出液，蛋白含量>40g/L，淋巴细胞为主，细胞沉渣可见恶性细胞。葡萄糖<600mg/L，LDH>600U/L，pH<7.3。胸水中肿瘤标志物如CEA的水平可较高，但目前没有统一的诊断标准。由于肿瘤的灶性转移特点，胸膜活检阳性率50%~60%。

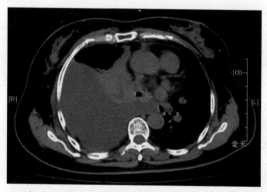

图 2-2-6

【诊治原则】

结核病史、体检和胸腔穿刺化验的结果，若胸水脱落细胞中找到恶性细胞基本可以诊断恶性胸腔积液，主要是原发病的治疗，包括化疗、放疗。部分患者若胸腔积液为压迫性因素、或合并阻塞性肺炎，诱因去除后根据病变的范围和分期，有些可行手术治疗。大多数恶性胸腔积液采取姑息治疗，晚期恶性胸腔积液可采用胸腔置管引流，用细管每日引流，患者可以根据症状自行控制引流量。部分患者可采用胸膜粘连的方法，常用的有香菇多糖、滑石粉等。

【二级医院向三级医院的转诊标准及处置】

1. 标准

（1）合并肺癌或远处转移，原发灶及转移灶有增大趋势而不能控制。

（2）胸腔积液持续增加，患者出现恶病质及严重并发症，如严重感染，肝肾功能不全，脑转移出现神经系统异常症状和体征。

（3）患者胸腔积液合并凝血功能异常。

2. 预处理　保留胸腔引流管，若胸腔积液合并凝血功能障碍，可暂不处理，转诊后处理。出现呼吸困难者给予吸氧。

3. 注意事项　恶性胸腔积液治疗的一个难点是持续胸腔内液体渗出不能控制，后期往往需要做胸膜腔粘连手术。

第八节　肺脓肿

【疾病概述】

呼吸科三大化脓性疾病之一（肺脓肿、脓胸、支气管扩张），是肺组织感染后导致坏死、化脓及液化。临床起病较急，往往有高热伴浓痰或脓臭痰。病因可为误吸，往往是口腔分泌物或胃内容物或血源性，可来源于骨髓、皮肤、盆腔；以及继发引起，如原有结核或曲霉菌感染的空洞基础上出现腔内化脓感染，膈下或肝脏的脓肿或感染诱发肺内脓肿的产生等。长期吸毒的患者可以出现多部位的脓肿，包括皮下、肝及肺脓肿，与反复静脉注射药物诱发感染有关。

【临床表现】

患者一般有急性起病的表现，可有畏寒、发热、体温可达 38~40℃。咳嗽、咳黄浓痰或脓臭痰，往往在发病一周左右出现，可伴胸痛。

体征：急性病容、呼吸急促、病侧听诊可闻及湿啰音，叩诊实变，形成空洞有空瓮音。

实验室：痰培养，涂片，需氧、厌氧培养，血培养有助于病原体的分离。

【诊治原则】

有口腔手术、昏迷呕吐、误吸病史，急性起病出现畏寒、高热、咳嗽伴大量的脓臭痰，白细胞总数增高，往往大于 $(2\sim3)\times10^4/\mu l$，中性粒分类往往大于80%，核左移。胸部 X 线可见肺野大片浓密炎症渗出性改变，部分可见液平。血源性肺脓肿可见多发散在小片状阴影或边缘整齐的球形阴影。胸部 CT 可以清楚显示病变部位及是否有空洞，鉴别诊断包括肺炎、肺结核和肺癌的空洞。

治疗原则为抗感染和引流，本病考虑到厌氧菌的感染，抗生素可以选用青霉素、克林霉素和甲硝唑。疗程8~12周，直到临床症状减轻时，X 线显示脓腔，炎性改变完全消失，或仅残留条索状阴影。若肺脓肿发生于护理院、医院内，考虑到耐药菌感染的可能性大，抗生素可选用3、4代头孢菌素联合克林霉素和甲硝唑。或 β 内酰胺类抗生素、酶抑制剂，左氧氟沙星、碳青霉烯类抗生素之一加上克林霉素和甲硝唑。MRSA 引起的肺脓肿，选用替考拉宁、万古霉素、利奈唑胺。引流包括体位排痰引流，应用化痰药物等，少数阻塞、大咯血、内科治疗疗效不佳者考虑手术治疗。

【二级医院向三级医院的转诊标准及处置】

1. 标准

（1）感染难以控制，体温不降，患者出现脓毒性休克。

（2）肺脓肿迁延不愈，或出现脓胸，治疗无明显好转。

（3）严重肺脓肿影响呼吸功能，患者出现呼吸衰竭。

2. 预处理　给予吸氧，建立补液通路，维持血流动力学稳定。

3. 注意事项　肺脓肿的主要后果是并发脓毒血症或

脓毒性休克，以及慢性化后形成包裹。维持氧合及血流动力学稳定是转运途中的关键。

第九节　结核性胸膜炎

【疾病概述】

由结核分枝杆菌直接作用于胸膜腔，引起胸膜的免疫反应，或靠近胸膜的肺结核病灶破溃进入胸膜腔，导致结核杆菌在胸腔内繁殖引起胸膜炎，严重者可导致结核性脓胸。本病可发于各个年龄阶段，是发展中国家最常见的良性胸腔积液的原因。通常自限，50%可发展成胸膜增厚纤维化。若不治疗，40%~60%在5年内出现活动性肺结核，胸腔积液复发。

【临床表现】

患者有低热、咳嗽和胸痛。疼痛较尖锐、针刺样，与呼吸运动相关，深呼吸或咳嗽时加剧。出现胸腔积液后疼痛减轻或消失，开始出现活动后气急。患者可同时伴有乏力、盗汗、消瘦、食欲减退。

体征：患侧活动受限，胸式呼吸减弱，可闻及胸膜摩擦音，出现胸水后听诊呼吸音减弱或消失，叩诊浊音。X线检查可见胸腔积液表现，部分胸膜可见钙化。CT可敏感显示胸腔积液的部位，积液量及胸膜腔的改变，同时可判断是否并发肺内结核及纵隔淋巴结的情况。

胸腔穿刺：胸水可为草黄色、透明、或浑浊、少数血性，放置后有絮状沉淀。胸水细胞分类早期中性粒细胞为主，2周后淋巴细胞为主。为渗出液，pH<7.2，葡萄糖<20mg/ml，LDH>1000IU/L。胸水ADA往往大于46U/L。胸水涂片及培养阳性率不高，但有助于确诊，胸膜活检显示肉芽肿的概率50%~97%，难以明确诊断者往往行胸腔镜检查。

【诊治原则】

根据病史、体征和胸水化验的结果，结核胸水沉渣涂片和培养，以及胸膜活检，诊断结核性胸膜炎往往并不困难。鉴别诊断包括肺炎，肺癌导致的胸腔积液。一旦确诊结核性胸腔积液，需要正规抗结核治疗。如不治疗，5 年内 65% 可发展成肺结核。方案可按照 2HRZE/4HR，或其他方案。大量胸腔积液需要穿刺引流，必要时置管引流加碳酸氢钠冲洗。在抗结核药应用的同时，短期小剂量糖皮质激素可以促进胸水的吸收，减轻炎症反应，但由于同时有副作用，确切指征还需要商榷。

【二级医院向三级医院的转诊标准及处置】

1. 标准

（1）合并肺内或肺外结核，治疗过程中出现结核播散趋势。

（2）经积极标准抗结核治疗后胸腔积液未能明显吸收。

（3）出现胸腔粘连，不能行胸腔镜治疗者。

2. 预处理　一般无生命危险，若有缺氧给予吸氧。

3. 注意事项　治疗无反应或不佳者可能存在并发症或结核耐药等，注意痰菌阳性者避免传播。

第十节　急性呼吸衰竭

【疾病概述】

急性呼吸衰竭指的是短时间内（几分钟到一周）由于肺内、外各种原因引起的肺通气和（或）换气功能严重障碍，以致不能进行有效的气体运输和交换，在呼吸空气时，产生严重缺氧（或）伴高碳酸血症，从而引起一系列生理功能和代谢紊乱的临床综合征。常见的急性呼吸衰竭原因包括急性呼吸窘迫综合征、慢阻肺急性发作合并呼衰、气管内异物阻塞导致呼衰，脑外伤导致的脑干损伤或缺血诱发的呼吸衰竭、急性左心衰导致的急性肺水肿合并呼衰等。按照呼吸系统的构造和功能，呼吸衰竭的原因包括五个方面，中枢、气道、肺实质、胸廓及血液运输氧的能力。对每一例呼衰患者都要尽量明确呼衰的病因和诱因，为临床治疗提供线索和帮助。一

2

般单纯缺氧导致的呼衰称为 I 型呼衰，缺氧合并二氧化碳潴留为 II 型呼衰。从病理上，缺氧的原因为通气不足、通气血流比例失调、弥散功能障碍；二氧化碳潴留的主要原因是通气不足。

【临床表现】

1. **呼吸困难**　患者呼吸感到空气不足，呼吸费力，伴鼻翼煽动。喉部或气道病变所致的吸气性呼吸困难，出现三凹征（three depression），常合并吸气喘鸣。当伴有呼吸肌疲劳时，可表现胸腹部矛盾呼吸。

2. **发绀**　是缺氧的典型体征，可在血流量较大的口唇、指甲（趾甲）出现发绀，另应注意红细胞增多者发绀更明显，而贫血者则发绀不明显或不出现。严重休克末梢循环差的患者，即使动脉血氧分压正常，也可出现发绀；发绀还受皮肤色素及心功能的影响。所以要综合判断患者缺氧和组织灌流是否充分。

3. **精神神经症状**　急性 RF 的精神症状较慢性为明显，急性缺氧可出现精神错乱、躁狂、昏迷、抽搐等症状，慢性缺氧多有智力或定向功能障碍。高碳酸血症出现中枢抑制之前的兴奋状态，如失眠、烦躁、躁动，但此时切忌用镇静或安眠药，以免加重高碳酸血症，发生"肺性脑病"，表现为神志淡漠、肌肉震颤、间隙抽搐、昏睡、甚至昏迷等。

4. **血液循环系统症状**　严重缺氧和高碳酸血症可加快心率、增加心排出量、升高血压。肺循环血管收缩引起肺动脉高压，可因右心衰竭伴有体循环瘀血体征。高碳酸血症使外周体表静脉充盈、皮肤红润、温暖多汗、血氧升高、心搏量增多而致脉搏洪大，脑血管扩张，产生搏动性头痛。由于严重缺氧，酸中毒引起心肌损伤，出现周围循环衰竭、血压下降、心律失常、心脏停搏。

5. **消化和泌尿系统症状**　严重 RF 可明显影响肝肾功能，表现为血清谷丙转氨酶升高，肾功能受损、小便少，血非蛋白氮和肌酐升高，尿中出现蛋白尿、红细胞和管型。重度缺氧和高碳酸血症常因胃肠道黏膜充血、水肿、糜烂渗血、或应激性溃疡、上消化道出血。以上这些症状均可随缺氧和高碳酸血症的纠正而消失。临床上常预防性使用胃肠制酸剂和胃黏膜保护剂减少消化系统并发症的发生。

【诊治原则】

根据患者急慢性 RF 基础病的病史，加上缺氧或伴有高碳酸血症的上述临床表现，结合有关体征，诊断并不难。动脉血气分析能客观反映 RF 的性质及其程度，并在指导氧疗、呼吸兴奋剂应用和机械通气各种参数的调节，以及纠正酸碱失衡和电解质紊乱均有重要价值，动脉血气分析为必备检测项目。

急性 RF 患者，只要动脉血气分析证实 PaO_2 < 60mmHg，常伴 $PaCO_2$ 正常或偏低（<35mmHg），则诊断为 I 型呼吸衰竭，若伴 $PaCO_2$>50mmHg 即可诊断为 II 型 RF。若缺氧程度超过肺泡通气不足所预期的高碳酸血症（按肺泡气方程式计算），则为混合型或 III 型（I 型+II 型）RF，但需排除解剖性右至左的静脉血性缺氧和因代谢性碱中毒致低通气引起的高碳酸血症。若氧分压和二氧化碳分压正常，或患者出现休克，组织出现缺氧，可诊断 IV 型呼衰。

慢性 RF 患者由于机体的多种代偿和适应证，组织无明显缺氧，在呼吸空气时，仍能从事日常生活，而不出现酸血症，称为代偿性慢性 RF。如一旦发生呼吸道感染或气胸等原因，出现严重缺氧和高碳酸血症的酸血症，称为失代偿性慢性 RF，其诊断的指标稍放宽些，可以 PaO_2<55mmHg，$PaCO_2$>55mmHg 为诊断界定。

1. 建立通畅气道 必须采取多种措施，使呼吸道保持通畅。如用多孔导管吸出口腔、咽喉部分泌物或胃内反流物，必要时插胃管做胃肠减压排气，免呕吐物误吸，或鼻饲营养。痰粘稠不易咳出，用溴己新或氨溴索类黏痰溶解药雾化或静脉滴注。支气管痉挛者应用 β_2 激动剂和抗胆碱药喷雾或雾化吸入扩张支气管，半小时后再吸入糖皮质激素消炎抗过敏。还可用纤维支气管镜吸出分

2

泌物。若效果差，必要时作（经口、鼻）气管插管或气管切开，建立人工气道。

2. 氧疗 通过鼻导管或面罩吸氧，能提高肺泡氧分压（P_AO_2），增加肺泡膜两侧氧分压差，增加氧弥散能力，以提高动脉血氧分压和血氧饱和度，改善组织缺氧。吸入氧浓度以动脉血氧饱和度>90%为标准。鼻导管或鼻塞（闭嘴）的吸氧浓度（F_iO_2）% = 〔21% +（$VO_2 \times T_i / T_{tot} \times 79\%$）/MV〕。而常用公式〔$F_iO_2$（%）= 21% + 4% × 吸氧流量（L/min）〕未考虑吸气与呼气时间比和每分钟通气量的因素，故在长 T_i 和低 MV 时，其实际 F_iO_2 比公式计算值要高，相反实际 F_iO_2 低于计算值。

3. 增加有效肺泡通气量，改善高碳酸血症 高碳酸血症是由于肺泡通气不足引起的，只有增加通气量，才能有效排出二氧化碳。现常采用呼吸兴奋剂和机械通气支持，以改善通气功能。

（1）呼吸兴奋剂的合理应用：呼吸兴奋剂包括尼可刹米，洛贝林，贝美格，吗乙苯吡酮等，可刺激呼吸中枢或周围化学感受器，增强呼吸驱动，增加呼吸频率和潮气量，改善通气，与此同时，患者的氧消耗量和二氧化碳产生量亦相应增加，并与通气量成正相关。故在临床使用呼吸兴奋剂时，应掌握其适应证。

（2）机械通气：呼吸衰竭的机械通气治疗需要灵活掌握适应证和禁忌证。早期使用无创机械通气在大多数呼吸衰竭患者可取得一定的疗效。无创机械通气禁忌者需及时改为气管插管或切开，进行有创通气。病情危重，常规机械通气治疗无效的患者，可以考虑使用体外膜肺（ECMO）和（或）血液透析治疗。近年来 ECMO 治疗急性呼吸衰竭有提前的趋势，而不是等到患者病情极其危重的时候。

4. 纠正酸碱平衡失调和电解质紊乱

5. 抗感染治疗 呼吸道感染是呼吸衰竭最常见的诱因，建立人工气道机械通气和免疫功能低下的患者易反复发生感染，且不易控制。应在呼吸道分泌物引流通畅的条件下，参考痰细菌培养和药物敏感试验结果，选择有效的抗生素。

6. 并发症的防治　RF 可合并消化道出血、心功能不全、休克、肝肾功能障碍，应积极防治。具体治疗可参阅相应章节。

7. 休克　引起休克的原因很多，如酸碱平衡失调和电解质紊乱、血容量不足、严重感染、消化道出血、循环衰竭以及机械通气使用压力过高等，应针对病因采取相应措施和合理应用血管活性药物。

8. 营养支持　RF 患者因摄入热量不足、呼吸功增加、发热等因素，机体处于负代谢，出现低蛋白血症，会降低机体免疫功能，感染不易控制，呼吸肌易疲劳不易恢复，以致抢救病程延长。抢救时，应常规给患者鼻饲高蛋白、高脂肪和低碳水化合物，以及多种维生素和微量元素的饮食，必要时给予静脉高营养治疗。

【二级医院向三级医院的转诊标准及处置】

1. 标准

(1) 需要有创机械通气，而当地医院无条件上有创通气。

(2) 合并多器官功能不全的呼吸衰竭。

(3) 合并重症感染的呼吸衰竭。

(4) 合并耐药菌感染不能撤机的患者。

(5) 出现严重并发症如气胸，皮下气肿，经治疗无好转者。

(6) ARDS 患者或流感导致的呼吸衰竭。

2. 预处理　若流感导致的呼吸衰竭，需要通报当地疾控中心，并告知转运目的地的疾控中心。保持气道畅通和氧疗，维持血流动力学稳定，并做好个人防护及患者的隔离。转运途中给予有创或无创通气。

3. 注意事项　呼衰患者转运风险较大，尤其是插管后机械通气患者，转运用的呼吸机往往性能及参数设置方面条件一般，且转运过程中容易出现气胸等并发症，需要权衡利弊。必要时上级医院会诊。

第十一节　慢性阻塞性肺病

【疾病概述】

是一组以慢性气道炎症为特征，肺功能性显示气道阻塞持续性气流受限的气道疾病，可以预防，可以治疗。慢阻肺发生是遗传因素与环境因素相互作用的结果，是一种异质性疾病。主要危险因素包括吸烟，生物燃料，职业暴露。α1-抗胰蛋白酶缺乏者易患慢阻肺，尤其肺气肿较明显。患病率40岁以上成年人8.2%，全国4300万慢阻肺患者，预计每年死于慢阻肺128万人。

【临床表现】

反复慢性咳嗽和咳痰，肺功能下降后出现活动后气急，进行性加重。急性发作时可出现端坐样呼吸，呼气困难为主。合并肺心病可出现食欲减退，疲倦，双下肢水肿。合并肺心病可出现神经精神症状。体征视慢阻肺危重程度，是否合并肺气肿及其他并发症。一般有桶状胸，叩诊过清音，膈肌下移。心脏听诊可有肺动脉瓣P2亢进，合并肺心病时可见颈静脉充盈，上下肢浮肿。

胸片往往显示纹理增多。合并肺气肿时可有透亮度增加，合并肺动脉高压可见肺动脉段突出。CT可以较清楚显示肺气肿及肺大疱的部位和程度。

心电图可见右心室增大特征，肺型P波，包括电轴右偏等。可合并各种心律失常，常见房颤。

肺功能是诊断慢阻肺的必要条件。诊断慢阻肺功能标准：吸入支气管舒张剂后FEV1/FVC<70%，支气管舒张试验可以阳性或阴性。根据FEV1%可将慢阻肺分为四个等级，Ⅰ级轻度气流受限，FEV1%≥80%；Ⅱ级，中度气流受限，50%≤FEV1<80%；Ⅲ级，重度气流受限，30≤FEV1<50%；Ⅳ级，极重度气流受限，FEV1%<30%。新的分类方法参考FEV1%，CAT/mMRC评分，急性加重频率等将慢阻肺分为A、B、C、D四组。

【诊治原则】

吸烟史或职业暴露史,加上慢性咳嗽咳痰,进行性活动后呼吸困难,肺功能支气管舒张剂使用后 FEV1/FVC<70%即可以诊断慢阻肺。注意支气管舒张试验阳性不是诊断或排除慢阻肺的必要条件。需要鉴别的是支气管哮喘,弥散性慢性细支气管炎,支气管扩张,单纯的慢性支气管炎,单纯的肺气肿等。

诊断慢阻肺后需要做病情的评估,包括慢阻肺危重程度,急性发作的风险,是否有并发症存在等。自 2011 年后慢阻肺的评估 GOLD 指南里改为四格表形式。该表格综合了生活质量,气流受限危重程度,以及急性发作的风险。(见图 2-2-7)

分为稳定期药物治疗及急性发作期的治疗。

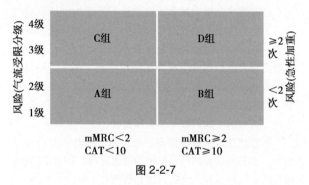

图 2-2-7

稳定期:根据评估的结果结合 GOLD 指南的最新版本选择合适的支气管扩张剂。一般 A 组患者可用短效的胆碱能阻断剂或 β$_2$ 受体激动剂,如异丙托溴铵,特布他林等。长效的支气管舒张剂包括福莫特罗,沙美特罗,噻托溴铵等。吸入的皮质激素有丙酸倍氯米松,布地奈德,丙酸氟替卡松等。一般 A 组和 B 组患者不用糖皮质激素吸入,重度和极重度患者可以使用,往往合并 LABA。

A 组患者:可考虑 SABA 或 SAMA

B 组患者:可考虑 LABA 或 LAMA

2

C 组患者：可考虑 ICS/LABA 或 LAMA

D 组患者：可考虑 ICS/LABA 和/或 LAMA

若无上述药物，可以使用茶碱类（长效茶碱）药物，口服 β2 受体激动剂及必要时口服泼尼松。

长期服用免疫调节剂如泛福舒可以减少急性发作，改善肺功能。

长期服用抗氧化剂 N-乙酰半胱氨酸可以减少急性发作，改善肺功能。

长期服用化痰药物羧甲司坦可以减少急性发作。

急性发作期：目前定义急性发作为慢阻肺症状出现恶化超出日常的变异，导致用药物方案的改变，包括增加剂量，加用抗生素等。急性发作根据危重程度分为门诊治疗、住院治疗及 ICU 治疗三种。是否使用抗生素根据是否有发热，黄痰及咳嗽气急加重。住院患者抗生素选择根据药敏及有无铜绿假单胞菌感染来处理。急性发作期主张用短效支气管舒张剂或雾化吸入支气管舒张剂。激素可以雾化吸入或口服（泼尼松 40mg）或静脉滴注，疗程 5 天。

如果急性发作伴随呼吸衰竭（Ⅰ型或Ⅱ型），需要及早进行机械通气治疗（参照呼吸衰竭一节）。

【二级医院向三级医院的转诊标准及处置】

1. 标准

（1）出现呼吸衰竭，无创通气无效，需要气管插管，但肺功能较差，预计容易出现并发症者。

（2）合并重症肺炎，缺氧经插管后低氧分压仍然不能纠正。

（3）合并严重肺心病或多重酸碱平衡紊乱，患者经短期治疗后疾病未见好转。

（4）合并严重气胸或合并严重皮下气肿，经短期治疗后未见好转者。

2. 预处理　吸氧及无创或有创通气，维持循环稳定。

3. 注意事项　一般转诊主要是合并了较严重的呼吸

2

衰竭，而发生呼衰后转运亦有风险，需要权衡利弊。

第十二节　支气管哮喘

【疾病概述】

由呼吸道多种细胞参与，包括嗜酸细胞、肥大细胞等，导致气道高反应，临床表现为反复气喘，或咳嗽，胸闷等症状，症状在夜间或凌晨较重，可自行缓解或治疗后出现可逆性的缓解，肺功能检查提示可逆性的气流受限。我国哮喘患病率 3%～5%，且出现儿童和成年两个高峰。部分成年患者来源于儿童时期的哮喘发作。哮喘有多基因遗传倾向，并受环境影响。危险因素包括尘螨，花粉，食物如花生、牛奶，药物如阿司匹林、抗生素等。其他如大气污染，吸烟，感染，月经和妊娠，运动，以及神经精神因素也可以诱发。反复哮喘发作后期会出现气道重建导致气流受限不可逆，有些患者后期并发慢阻肺。

【临床表现】

主要是发作性的喘息，咳嗽，胸闷，呼吸困难。大多有规律，患者可明确指出诱因。应用支气管舒张剂后可以缓解。一般夜间症状较重，部分患者夜间会出现憋闷而惊醒。哮喘特殊类型包括咳嗽变异性哮喘，胸闷变异性哮喘，运动性哮喘，月经性哮喘等。

体征包括呼气性哮鸣音。哮鸣音强度往往与气道狭窄或阻塞的程度相关。哮喘急性发作时可出现呼吸困难及喘鸣现象减轻，实际是小气道黏液阻塞导致的一种假象，预示患者病情危重甚至出现死亡。患者哮喘发作严重时可出现吸气"三凹征"，桶状胸，端坐呼吸，缩唇样呼吸。听诊可闻及满肺的哮鸣音，叩诊可有过清音。

肺功能急性发作时可出现阻塞性通气功能障碍，表现为 $FEV1/FVC\%$ 下降，$FEV1\%$ 明显下降，PEF 明显下降，残气占肺总量的百分比增加。哮喘患者往往支气管激发试验和支气管扩张试验阳性。PEF 变异率往往大于

20%。诱导痰中嗜酸性粒细胞增加，血液中嗜酸性粒细胞增加，IgE 增高，特异性 IgE 可出现阳性。呼出气 NO 值增高（正常小于 26ppb）。

【诊治原则】

患者有反复发作性喘息，在运动、接触过敏及其他变应原后出现双肺弥散存在的呼气性哮鸣音。部分咳嗽变异性哮喘患者主要是咳嗽为主，胸闷变异型哮喘者主要症状是胸闷。这些症状夜间加重，经激素和支气管舒张剂治疗后可缓解或自行缓解。实验室检查至少一项阳性：支气管激发试验，支气管舒张试验，运动激发试验，24 小时或两周内 PEF 变异率≥20%。排除气道梗阻或其他肺外因素导致的喘鸣，即可诊断支气管哮喘。鉴别诊断包括左心衰，慢阻肺，上气道阻塞，嗜酸细胞性支气管炎，变态反应性支气管肺曲菌病，胃食管反流，鼻后滴流综合征等。

哮喘诊断后需要评估病情的危重程度，在治疗过程中需要评估哮喘的控制程度，根据病情危重程度和哮喘控制程度按照 GINA 的指南（见图 2-2-8）进行分级治疗，并按病情的评估进行升阶梯或降阶梯治疗。

首先是去除或避免接触诱发因素。治疗主要靠吸入糖皮质激素和（或）支气管舒张剂。难治性哮喘需要检查是否存在并发症，如曲霉菌感染，治疗难治性哮喘可加用噻托溴铵，IgE 单抗，或口服糖皮质激素。总的原则根据 GINA 的指南进行分级治疗。原则是控制症状，减少发作的风险。

【二级医院向三级医院的转诊标准及处置】

1. 标准

（1）哮喘重度发作需要有创机械通气，所在医院无诊治经验。

（2）出现难治性哮喘，常规治疗措施甚至药物加量或改换方案后病情仍然不能控制症状。

2. 预处理 一般哮喘急性发作需要无创通气或有创通气的情况较前明显减少，而且一旦出现气道痉挛

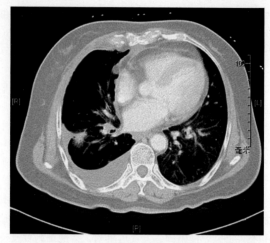

图 2-2-8

而血中二氧化碳上升提示病情危重需要紧急处理。需要静脉给予糖皮质激素处理及应用雾化支气管舒张剂甚至插管后考虑转诊。若血 pH 值显著降低小于 7.2，在短时间内不能改善通气的情况下可静脉给予 2.5% 碳酸氢钠 100~250ml。

3. 注意事项 哮喘发作持续状态若不能有效缓解，死亡率较高，因此需要引起重视。难治性哮喘往往需要辨别是否存在并发症，往往需要改换药物或药物加量等。转诊中主要是哮喘持续状态的预处理。

第十三节 肺部肿瘤

【疾病概述】

肺癌目前是我国男性发病率最高的肿瘤，女性中肺癌占第二位。每年肺癌死亡人数 70 万~80 万，预计 2020 年每年死亡 100 万。肺癌的危险因素包括吸烟，环境污染，职业暴露和遗传因素。在我国，肺癌诊断时 80% 已经属于晚期，预后较差，因此肺癌对我国人群的健康造成了严重的影响。国际上采用低剂量 CT 筛查肺部结节后肺癌整体死亡率下降 20%。目前推荐在高危人群进行低剂量 CT 筛查，包括年龄 40 岁以上，吸烟 400 支/年以上，肺部有小结节患者。非高危人群不建议常规肺癌的筛查。

肺癌按照病理分为小细胞肺癌和非小细胞肺癌。非小细胞肺癌分为鳞癌、腺癌、大细胞癌。很多情况下一个病灶可以含有 2 种以上的病理类型，同一患者也可以同时或先后存在多个病灶，且病理类型不同。因此肺癌的病理认为是异质性的。肺癌的预后与病理、分级、分期、是否有基因突变、治疗措施等均有关系。

【临床表现】

与病灶大小、部位、是否压迫局部器官有关。

整体上患者可有体重下降，消瘦。食欲减退及乏力往往见于晚期患者。约 5%～15% 在诊断之前没有任何症状，仅在 X 线或胸部 CT 检查时才发现。若肿瘤原发于气管内，可有刺激性咳嗽，可伴痰中带血。细支气管肺泡细胞癌可出现咳嗽伴大量的黏液痰。肿瘤阻塞主支气管可有喘鸣或呼吸困难。若肿瘤侵犯胸膜可出现胸痛伴胸腔积液，患者可出现呼吸困难。若纵隔淋巴结肿大或肿瘤侵犯纵隔内的喉返神经，患者可出现声音嘶哑。(如图 2-2-9 示右侧胸腔积液，少量气胸，右下肺结节影伴胸膜凹陷)

右上肺的肿瘤侵犯或淋巴结肿大压迫或颈静脉内癌栓等可诱发上腔静脉综合征。表现为头面部及上半身瘀血，颈静脉扩张，前胸壁可见扩张的侧支循环。

若肿瘤压迫颈部交感神经，可引起病侧眼睑下垂，瞳孔缩小，眼球内陷，同侧额部少汗。肺癌远处转移，包括肾上腺，骨骼，颅脑转移等会出现疼痛及压迫的症状。

肺癌的胸外表现包括神经炎，肌病，肌炎，精神异常，小脑病变，运动神经元病变，自主神经系统异常等。其他如肥大性肺性骨关节病，常由大细胞癌或腺癌引起。

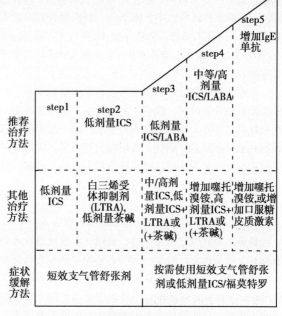

图 2-2-9

库欣综合征常由小细胞肺癌引起。SCLC 同时也可以由于抗利尿激素分泌过多，出现低钠血症。某些肿瘤细胞分泌 5-羟色胺、缓激肽等可引起皮肤潮红、腹泻、哮喘发作等。

X 线或胸部 CT 检查可见肺内阴影，或纵隔淋巴结肿大。典型的腺癌往往位于肺的周边部位，可有分叶、毛刺，靠近胸膜可出现胸膜凹陷征。部分有钙化，空泡征。若有空洞形成，洞壁往往厚薄不一，偏心。

早期肺癌往往毛玻璃样改变。毛玻璃逐渐出现实心，出现半实性或实性结节。

【诊治原则】

肺癌的诊断主要靠病理。包括经支气管镜活检，经支气管镜肺活检，淋巴结活检，EBUS，磁导航辅助下的外周结节活检，经皮肺穿刺（超声或 CT 引导下），痰脱落细胞检查，胸水脱落细胞检查，胸膜活检，胸腔镜下胸膜与肺活检等等。获取病理及淋巴结病理的意义还在于明确肿瘤类型，判断是否有基因突变。目前经血液获取循环肿瘤细胞或自血浆中提取 DNA 进行基因诊断也有与病理活检类似的特异性和敏感性（晚期或肿瘤复发，转移患者）。由于肿瘤本身的异质性，尽量获取较大组织块及多点活检以减少偏差。

明确诊断后需要分期和分级，可参考国际抗癌联盟和美国联合癌症分类委员会学会最新的分期和分级指南。用于肺癌评估的方法有全身 PET-CT 扫描，或头颅磁共振，胸腔和腹腔 CT，全身骨扫描等。

针对肺内结节，需要根据结节中的大小，形状，密度，部位，有无血管供应等进行良恶性评判，来决定是否手术及随访。可参考中华医学会肺部小结节诊治指南来操作。

鉴别诊断：主要是肺内肿块，结节，阴影，纵隔和肺门淋巴结肿大的鉴别诊断。需要鉴别的疾病包括良性肿瘤，结核，真菌感染，机化性肺炎，隐球菌感染，结节病，淋巴瘤等。主要是靠病理。

肺癌的治疗主要是手术、化疗、放疗及靶向治疗。一般 IIIA 及以前分期可考虑手术治疗。以原位癌手术效果最佳，可采用微创手术路径。能否手术取决于分期和肺功能状况以及是否有手术禁忌证。

可采用同步放化疗或序贯放化疗。化疗方案取决于肺癌的病理类型。能否化疗取决于患者的 PS 评分，一般 2 分及以下可以进行化疗。

非小细胞肺癌的化疗方案：标准一线化疗方案是顺铂联合紫杉醇，多西他赛，吉西他滨，长春瑞滨等。疗程 4~6 个周期。一般 2 个月后进行评估。二线化疗药物包括培美曲塞二钠和多西他赛。

小细胞肺癌的化疗方案：一线化疗方案为顺铂加足叶乙甙，广泛期还可以用顺铂加伊立替康。

对于腺癌存在 EGFR 突变的患者，可用一代 TKI 抑

2

制剂。一般使用 6~8 个月后会出现耐药，检测若出现 T790M 突变，可用 AZD-9291 TKI 抑制剂。针对 EML4-ALK 突变的患者可用克唑替尼。NSCLC 患者 EML4-ALK 突变率约 3%~5%。

【二级医院向三级医院的转诊标准及处置】

1. 标准

（1）无放化疗及手术条件的。

（2）晚期合并顽固性胸腔积液需要做胸腔粘连术，不具备条件的。

（3）合并支气管狭窄或侵犯食管，压迫上腔静脉，或出现上腔静脉内血栓或癌栓，或合并肺动脉栓塞并有肺动脉高压表现，需要介入治疗的。

2. 预处理　需要对患者进行转诊风险的评估，吸氧，维持生命体征稳定。

3. 注意事项　肺癌的并发症需要引起重视，有些有潜在的生命危险。气管狭窄者吸氧，合并血管内栓塞者尽量避免过多搬运。

第十四节　社区获得性肺炎

【疾病概述】

社区获得性肺炎（Community-acquired pneumonia CAP）是临床最常见的感染性疾病之一，也是世界范围内发病率和死亡率较高的重要疾病。美国发病率大约每年 400 万~500 万，大约 1/4 需要住院治疗。每年因 CAP 死亡人数 4 万 5 千人。根据此比例，我国每年发病人数不少于 1600 万到 2000 万，死亡 20 万~30 万。CAP 总体病死率大约 1%~5%，其中重症肺炎病死率可达到 40%~50%，甚至更高。值得注意的是老年人肺炎发生率较高，病死率也高。75~79 岁老年人肺炎发生率是 65~69 岁的三倍。老年人因为肺炎不典型，并发症较多，需要引起关注。

目前已知多种病原微生物可以导致肺炎，包括常见的肺炎链球菌，流行性嗜血杆菌及卡他莫拉菌等。流感病毒感染，金黄色葡萄球菌，支原体，衣原体，军团菌，铜绿假单胞菌，鲍曼不动杆菌，厌氧菌，大肠杆菌，以及真菌感染等，均可诱发 CAP。不同病原体导致的 CAP 临床及实验室检查上各有特征。由于检测手段相对有限和较难获得有价值的标本，目前 CAP 病原学诊断还有待完善，因此 CAP 经验治疗在临床仍然比较普遍。

【临床表现】

CAP 的临床表现在不同的人群，不同病原微生物感染条件下有所不同。一般年轻人症状明显，老年人症状不典型。主要表现有畏寒，发热，咳嗽，咳痰，胸痛等。病毒感染尤其流感病毒感染，经过 2~7 天的潜伏期后可出现高热、咳嗽、胸痛、全身肌肉酸痛、头痛等；大叶性肺炎可在受凉、劳累后出现畏寒、咳嗽、咳痰、发热、稽留热常见；军团菌肺炎可急骤起病，体温大于等于 40℃，持续数天且全身肌肉酸痛等症状。真菌感染有时候症状不典型，可有低热、咳嗽、咳痰，往往全身症状不明显；如老年患者的肺炎，可以没有明显的临床表现，或仅表现为疲乏、食欲下降、低热、精神神经症状等。支原体肺炎时以干咳为主，可伴有胸骨后疼痛；免疫缺陷患者发生肺炎时可表现为呼吸频率加快，活动后气急，呼吸困难等。咳痰的颜色，气味和量有时候可以协助诊断。铁锈色痰提示大叶性肺炎，暗红色胶冻样痰提示肺炎克雷伯杆菌感染，黄绿色痰提示铜绿假单胞菌感染，而厌氧菌感染痰的味道可有恶臭味，金葡菌感染可出现脓血痰。病毒感染出现重症肺炎或 ARDS 时可出现血性水样痰。根据肺炎部位的不同，早期纤维素性渗出引起的胸膜炎及胸膜疼痛的部位也有特征。如肺尖部病变可反射性引起肩臂部位疼痛，呼吸运动后可加剧。肺背段病灶可刺激后胸膜，出现腰背部疼痛，而下叶肺感染刺激横膈可出现上腹疼痛并向肩部放射。所以有时发热伴腹痛时不能完全忽视肺部感染性疾病的可能。军团菌肺炎和全身症状明显，可出现头痛、恶心、呕吐、及神经精神症状。部分重症患者和很早出现休克症状，神志淡漠、四肢发冷、口唇发紫等。这些肺外症状及全身症状需要引起注意。

CAP 的临床体征随病变的部位、大小及病程的不同和是否存在并发症而表现不一。常见体征表现为以下 4 个方面。

（1）一般体征如体温高、急性热病容、呼吸急促或呼吸困难，重症患者可有神志改变。

（2）肺部实变体征如病侧胸部呼吸运动减弱、语颤增强、叩诊浊音、呼吸音减低、语音传导增强、病灶部位出现管性呼吸音及吸气相湿啰音等。

（3）肺外体征如发绀、轻度黄疸、腹胀、上腹压痛、单纯疱疹等。此类体征临床上相对少见。

（4）并发症体征视具体的并发症种类而异。

实验室检查：细菌性肺炎可有白细胞总数及分类升高，病毒性肺炎时早期可出现白细胞不升反降。C 反应蛋白（CRP）可有不同程度的升高。降钙素原（PCT）在细菌感染时往往升高>0.5ug/L。X 线及胸部 CT 检查可见渗出性改变（左上叶，右上叶前段渗出性改变），大叶性肺炎往往可见均匀性肺叶实变伴支气管充气征（见图 2-2-10、2-2-11）。病毒性肺炎可有弥散性肺间质炎症改变，或肺叶的实变。痰培养和血培养往往阳性率偏低，尤其使用抗生素后。痰涂片可以做参考，基本判断是革兰氏阳性还是阴性细菌。

【诊治原则】

根据临床表现，实验室检查和影像检查基本可以诊断 CAP，如果有微生物学的证据得到病原学诊断则治疗更为明确。

符合下列要求可诊断 CAP：

1. 新出现的咳嗽咳痰或原有呼吸道疾病症状加重，并出现脓性痰，伴或不伴胸痛。

2. 发热。

3. 肺实变体征，听诊可闻及湿啰音。

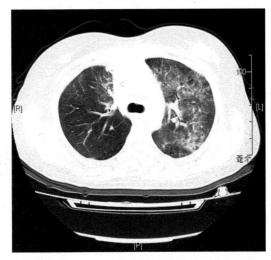

图 2-2-10

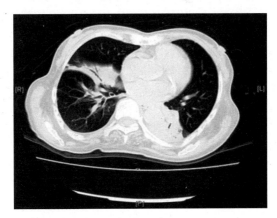

图 2-2-11

4. 白细胞 $>10\times10^9/L$ 或 $<1\times10^9/L$。

5. 胸部 X 线检查显示片状，斑片状浸润阴影或间质改变。

上述 1-4 中任一项+第五项，排除结核，肿瘤，非感染性病变即可诊断。

诊断 CAP 后需要进行病情危重程度的评估和风险评估。原则上需要机械通气或需要血管活性药物维持血压即可诊断重症肺炎。PSI（肺炎严重指数）和 CURB-65 常用于肺炎严重程度的评分，因为这些分数的高低与病死率密切相关。需要用升压药物或需要机械通气的肺炎均是重症肺炎。

主要是根据药敏，或地区流行病学资料进行经验性治疗。重症肺炎提倡早期用药，肺部感染控制、症状缓解后可以降阶梯治疗。病毒性肺炎一般没有针对性的药物，除了巨细胞病毒可以用更昔洛韦，流感病毒可以应用奥司他韦（口服），扎那米韦（雾化）和帕拉米韦（静脉）。流感感染建议 48 小时内应用抗病毒药物，越早越好，至少使用 5 天。

抗生素的选择要根据患者可能致病的病原体或已经明确病原体，针对该病原体的合适的药物，要求安全、有效、经济。一般 CAP 的病原体为肺炎球菌，流感嗜血杆菌，卡他莫拉菌，支原体，衣原体，金葡菌，铜绿假单胞菌等。抗生素一般选择 β 内酰胺类药物或大环内酯类药物，在排除结核感染情况下，也可以选择氟喹诺酮类药物。原则上覆盖不典型病原体。疗程一般 5~7 天，有基础肺部疾病者 10~14 天。病情较重或耐药菌感染需要联合用药。重症肺炎要分是否铜绿假单胞菌引起，因为对铜绿假单胞菌有效的抗生素不多，且疗程相对较长。对铜绿假单胞菌有效的抗生素包括头孢他啶、头孢吡肟、美罗培南、亚安培南、比阿培南、哌拉西林/他唑巴坦、头孢哌酮/舒巴坦、氨曲南、环丙沙星、左氧氟沙星、氨基糖苷类药物等。针对铜绿假单胞菌感染可以采用 β 内酰胺加氟喹诺酮类药物，碳青霉烯类抗生素加氟喹诺酮类，上述几类药物的组合。

原则上较轻的 CAP 需要住院治疗的，尤其是 ESBL 细菌感染者，可以用酶抑制剂和或联合氟喹诺酮类药物，氨基糖苷类药物，重症者可用碳青霉烯类药物加其他药物。

一般三天后进行疗效的评估，根据病情的转轨确定继续治疗还是更换方案。症状改善早于实验室的治疗，更早于影像学的改变，故停药或降阶梯不是根据影像学的改变而主要是临床和实验室指标的改变。

部分 CAP 患者治疗过程出现病情反复、加重，需要重新检视临床资料，并考虑诊断是否正确，所用抗生素是否正确，是否存在耐药，有无脓胸、胸腔积液出现，是否存在阻塞性因素。

【二级医院向三级医院的转诊标准及处置】

1. 标准

（1）出现重症肺炎无诊治经验的。

（2）病因未明的重症肺炎，有传染倾向。

（3）肺炎治疗后反复，原因未明，病情进展。

（4）有多重耐药菌感染，经治医院无有效抗生素或对耐药菌治疗缺乏经验。

（5）肺炎合并多器官功能不全。

2. 预处理　吸氧，无创或有创通气，建立静脉通路，保持呼吸及血流动力学稳定。有传染倾向或高度怀疑者，及时进行隔离及包括转运人员在内的个人防护，并及时采样。

3. 注意事项　有生命危险的社区获得性肺炎一般是重症肺炎，这类患者转诊也存在较高的风险，需要进行评估。

第三章

消化病学

【县级医院消化内科专科诊治要求】

县级医院在消化内科专业应该掌握如下常见疾病的表现及特殊疑难问题处理。包括：胃食管反流病，食管胃底静脉曲张破裂出血，食管良性肿瘤，门脉高压症，贲门黏膜撕裂综合征，消化性溃疡，慢性胃炎，胆汁反流性胃炎，急性胃黏膜病变，胃息肉，上消化道异物，残胃炎，胃吻合口溃疡，功能性消化不良，感染性腹泻，急性出血坏死性小肠炎，肠梗阻，溃疡性结肠炎，肠易激综合征，克罗恩病，假膜性肠炎，细菌性痢疾，肠结核，放射性肠炎，功能性便秘，大肠息肉，病毒性肝炎，肝硬化，肝性脑病，胆石症，急性胰腺炎，慢性胰腺炎，胆囊炎，急性细菌性腹膜炎，结核性腹膜炎，自发性细菌性腹膜炎等。

应能够开展如下诊疗技术：各种化验：肝功、肝炎系列定性，乙肝病毒定量，消化道常用肿瘤标志物测定（AFP，CEA，CA19-9，CA12-5），自身免疫性肝病系列，消化道病理组织活检等；应开展如下诊疗技术：消化道出血的内镜治疗技术（包括急诊内镜检查及简易治疗），三腔二囊管压迫止血，黏膜下肿瘤的内镜下治疗 ESD，内镜下十二指肠乳头括约肌切开术，内镜下息肉治疗（圈套摘除术及电灼术），内镜下鼻胆管引流术，食管狭窄扩张及支架置入，内镜下鼻胆引流管插入，内镜下胆管支架置入术，内镜下黏膜切除术 EMR，肝穿刺等。

第一节 贲门黏膜撕裂综合征

【概述】

食管贲门黏膜撕裂综合征（Mallory-Weiss syndrome，MWS）系指由于食管压力突然升高导致食管胃连接处黏膜的纵行撕裂，进一步引发的上消化道出血的症候群。引起腹内压升高的因素均可诱发本病的发生，常见因素有呕吐、剧咳、呃逆、用力排便、放置胃管、内镜检查、喘息状态、癫痫发作、腹部钝性挫伤等。MWS 临床虽少见，仍是上消化道出血的重要原因之一，多见于男性，与男性食量大、多食及饮酒有关。

【临床表现】

患者常因剧烈呕吐或剧咳后出现咯鲜红色血而就诊，出血量多少不等，可引起大出血，甚至休克，可伴有黑便，一般无腹痛，除少数并发症、溃疡外，多于 2~3 天内自愈。

【诊治原则】

1. 诊断 首先依靠病史，有引起胃内压骤升的因素，有食管裂孔疝者更要考虑本病。内镜检查为首选，需在 24~48h 内进行，典型病变呈食管下段至贲门部的纵向黏膜裂伤，裂伤多为单发，但也可有 3~4 处之多，裂伤长约 0.3~4cm，表面常有凝血块覆盖，周围黏膜充血水肿。如在出血数日后检查，可见局部红色线状疤痕。X 线钡餐检查阳性率不高，但诊断不明时可行选择性腹腔动脉或肠系膜上动脉造影，活动性出血者可见造影剂自食管和胃的交界处溢出，沿食管上流或流向底部。

2. 治疗 按急性上消化道出血处理，全身情况稳定者药物止血治疗即可，若存在活动性出血，药物止血困难者可急诊内镜下喷洒止血药物、微波、注射或钛夹止血治疗。病因未明者最好不要用三腔二囊管压迫止血。仍不能明确病因的活动性出血可在选择性腹腔动脉或肠系膜上动脉造影时发现病变即行栓塞治疗。少数出血量大且不止者，需外科做连续缝合术止血。

【二级医院向三级医院的转诊标准和处置】

1. 标准

（1）无消化专科医生及诊治经验。

（2）患者失血量较大或难以控制止血的消化道出血、继发性失血性休克、多器官功能障碍及衰竭、消化道穿孔、细菌移位进而导致病情进展，出现多器官功能障碍及衰竭。

（3）经常规药物止血治疗病情仍难以控制，需进行内镜下止血治疗，且二级医院无此治疗条件者。

（4）经药物和内镜治疗仍不能有效止血者，需进行介入治疗和外科手术治疗。

2. 预处理　先行常规止血，补充血容量抗休克治疗。

3. 注意事项　转运距离较远者，途中注意测血压等监测生命体征。

第二节　消化道大出血

【概述】

消化道出血（gastrointestinal bleeding）是指从食管到肛门之间消化道的出血，是消化系统的危急重症，严重者危及生命。轻症可无症状，仅在慢性贫血寻找病因时才得以发现，部分患者出血可自行停止，但40%的患者可以反复出血，当出血量约1500~2500ml（达全身血容量的30%~50%），患者即可出现烦躁不安或神志不清、面色苍白、四肢湿冷、血压下降、脉速弱、呼吸困难等休克表现，如不及时救治可导致死亡。

【临床表现】

消化道出血的临床表现取决于失血量及速度、出血部位及性质、与患者的年龄、心肾功能等全身情况有关。

1. 呕血、黑便、血便　是消化道出血的明确临床表现。如急性上消化道出血，出血量大且速度快，可咯鲜红色血，如出血后血液在胃内潴留时间较长，与胃酸作用生成酸化血红蛋白，呕血常呈咖啡色，黑便是血红蛋白经肠内硫化物作用形成硫化铁所致，典型者呈柏油样，见于上消化道、小肠或少量右半结肠出血。鲜红色或暗红色血便多来自下消化道或急性上消化道大量出血。消化道少量出血（<5ml）时，大便颜色无明显变化，隐血试验可呈阳性。

2. 失血性周围循环衰竭　贫血常表现为乏力、活动后心悸、头晕、耳鸣、以及皮肤、甲床苍白。急性大量出血导致的贫血症状容易识别，贫血严重时可导致器官功能障碍。大量失血初期交感神经兴奋，患者有出冷汗、心悸、口渴等表现，随着失血量进一步增加，各器官灌注减少，可有头晕、晕厥、甚至休克。老年体弱患者发生较早，有时甚至可无呕血、黑便、血便等症状。

3. 氮质血症　在大量消化道出血后，血液蛋白的分解产物在肠道被吸收，以致血中氮质升高，称肠源性氮质血症。一般出血后 1~2 天达高峰，出血停止后 3~4 天恢复正常。

4. 发热　大量出血后，多数患者在 24 小时内常出现低热，持续数日至 1 周。发热的原因可能由于血容量减少、贫血、血分解蛋白的吸收等因素导致体温调节中枢的功能障碍。分析发热原因是要注意寻找其他原因，例如有无并发肺炎。

【诊治原则】

1. 诊断

（1）判断是否为消化道出血：根据上述临床表现，对大多数患者诊断消化道出血并不困难，但应与口腔、鼻、咽喉出血、以及咯血相鉴别。

（2）评估失血量及严重度：当失血量<400ml 时，一般无症状。失血量>500ml、失血速度快时，患者可有直立性低血压，伴有头晕、乏力、心动过速和血压下降等表现。

（3）判断出血是否停止：肠道出血一般需经 3 日才能排尽，故不能以黑便作为活动性出血的指标。下列表现常提示有活动性出血：反复呕血、黑便，肠鸣音活跃；脉率快、收缩压低、中心静脉压低；红细胞计数、血红蛋白测定持续下降；补液及尿量足够的情况下，血尿素氮持续或再次升高。

（4）判断出血部位及病因：常见的典型病史和阳性体征对诊断的提示如下：呕血、黑便，伴中上腹周期性、节律性、慢性疼痛，提示消化性溃疡。大量呕鲜血，有慢性肝病史，查体发现肝掌、蜘蛛痣、脾肿大、腹水等，多系肝硬化门脉高压导致食管胃底静脉曲张破裂出血；剧烈恶心、呕吐后呕出鲜血，提示食管、贲门黏膜撕裂伤；慢性持续黑便或大便隐血阳性伴消瘦，要警惕胃癌；有服用损伤胃黏膜药物（如非甾体抗感染药、肾上腺皮质激素等）或严重创伤史，要考虑急性出血性胃炎；60 岁以上有肠梗阻和便血者，要考虑结肠肿瘤；60 岁以上有冠心病、心房颤动病史者出现腹痛及便血，应考虑缺血性肠病；黄疸、发热、腹痛伴消化道出血，应考虑胆道出血。对于消化道大出血者，一般应在体循环稳定后 24 小时内进行。当胃肠镜未发现出血病灶时，首选胶囊内镜了解小肠情况。当内镜未能发现病灶，估计有消化道动脉性出血时，应行选择性血管造影及血管介入治疗。有腹部包块、肠梗阻，特别是既往有腹部血管手术史后便血者，腹部 CT 有一定的诊断价值。

2. 治疗原则

（1）监护：患者宜平卧，保持呼吸道通畅，监测生命体征，暂禁食，观察活动性出血情况。定期复查血红蛋白浓度、红细胞计数、血细胞比容及血尿素氮。

（2）液体复苏补充血容量：输液开始宜快，可选用生理盐水、林格液等。同时给予抑制胃酸、减少内脏血流、收缩毛细血管药物治疗。紧急输血指征：改变体位出现血压下降、心率增快、晕厥、失血性休克，Hb<70g/L，血细胞比容<25%。但要避免输血、输液量过多

3

而引起的肺水肿，以及对肝硬化门脉高压的患者门静脉压力的增高而诱发的再出血，肝硬化患者出血提倡限制性输血原则，且宜用新鲜血。

（3）上消化道大出血的止血处理

1）急性非静脉曲张上消化道大出血的处理：a. 抑制胃酸分泌和保护胃黏膜，急性期静脉给予质子泵抑制剂，使胃内 pH 值≥6.0，无效时可加用生长抑素及其类似物，收缩内脏血管，控制急性出血。b. 对于上消化道 Forrest Ⅰ-Ⅱb 型出血病灶应在内镜下给予注射药物、电凝、及使用血管铗等止血治疗，对于Ⅱc-Ⅲ型出血病灶，可仅给予 PPI 治疗。c. 手术和介入治疗：内科积极治疗仍有大量出血危及患者生命时，需考虑外科手术治疗。少数患者严重消化道出血，无法进行内镜治疗，又不能耐受手术治疗时，可考虑选择性肠系膜造影并血管栓塞治疗。

2）食管胃底静脉曲张破裂出血的非外科治疗：重症监护，输血，控制急性出血：一旦怀疑食管胃底静脉破裂出血，应立即给予缩血管药物，常用药物有 14 肽生长抑素，首剂 250ug 静脉推注，继以 250ug/h 持续静脉滴注。药物止血失败者，可使用三腔二囊管压迫止血，每 6h 放松 1 次，压迫总时间不宜超过 24h，否则容易导致黏膜糜烂。经过抗休克和药物治疗血流动力学稳定者应立即送去做急诊内镜检查，以明确上消化道出血原因，也可给予内镜下套扎止血（不能开展者可给予硬化剂注射）。上述急症治疗仍出血不止者，患者肝脏储备功能为 Child-Pugh A 级者可行断流术。上述患者如无手术治疗条件者可行 TIPS 治疗以挽救生命。

（4）下消化道大量出血的处理

输血、输液、纠正血容量不足引起的休克。再针对下消化道出血的定位及病因诊断而做出相应治疗。

【二级医院向三级医院的转诊标准和处置】

1. 标准

（1）无消化专科医生及诊治经验。

（2）经常规药物止血治疗病情仍难以控制，需进行内镜下止血治疗，二级医院无此治疗条件者。

（3）经药物和内镜治疗仍不能有效止血者，需进行TIPS介入治疗或外科手术治疗，二级医院无此治疗条件者。

（4）患者失血量较大或难以控制止血的消化道出血、继发性失血性休克、多器官功能障碍及衰竭。

（5）患者病情稳定后经胃肠镜等常规检查仍不能明确病因，需行小肠镜或选择性血管造影（DSA）等进一步检查者。

2. 预处理　先行常规止血，补充血容量抗休克治疗。

3. 注意事项　转运距离较远者，途中注意测血压等监测生命体征。

第三节　急性应激性胃炎

【概述】

急性应激性胃炎是指各种应激状态下如严重创伤、大型手术、危重疾病、严重心理障碍或酒精、药物等理化因素直接刺激下，胃和十二指肠黏膜发生的程度不一的糜烂和损害为特征的一组急性胃黏膜出血病变，为上消化道出血的常见原因之一。本病典型损害为多发性糜烂和浅溃疡（若病变累及黏膜肌层以下则称为应激性溃疡），周围炎症轻，常有出血灶，以胃体为主，可累及全胃，甚至可延伸至食管或十二指肠，严重者可导致消化道穿孔，致使全身情况进一步恶化。

【临床表现】

有药物、激素、酒精、手术、烧伤或脑血管意外等应激因素，常在应激后24小时出现黏膜糜烂，2~4天出现呕血及黑便，可伴有上腹部疼痛、饱胀、反酸、食欲减退、恶心呕吐，大量呕血与（或）便血，可出现失血性休克症状。对于无显性出血的患者，胃液或粪便潜血试验阳性、不明原因血红蛋白浓度降低，应考虑有急性应激性胃炎伴出血的可能。

【诊治原则】

1. 诊断　急性应激性胃炎的诊断标准基于以下两方面：其一，具备引起急性应激性胃炎的诱因；其二，新出现的急性应激性胃炎证据或原有的胃黏膜基础病变急性加重。内镜检查是诊断急性应激性胃炎和明确出血来源的最可靠的方法，病情紧急时，即使是高危患者，在有效生命支持的情况下，也应尽早行床旁内镜检查。病变以多发性黏膜糜烂、溃疡为主，深度可至黏膜下、肌层及浆膜层，并可能见到渗血或大出血。

2. 治疗原则

（1）控制或去除诱因，积极治疗原发病是早期急性应激性胃炎治疗的关键。

（2）禁食，卧床休息，严密监测生命体征。

（3）积极补充血容量，必要时输血，纠正休克。

（4）止血：抑制胃酸、升高胃内 pH 值，静脉用抑酸剂，维持胃内 pH 大于 7.4，弥散性胃黏膜出血可用 8mg 去甲肾上腺素冰盐水溶液分次口服，小动脉出血者可胃镜直视下采取止血夹，高频电凝或激光凝固止血等。

（5）加强胃黏膜的保护。

（6）如经上述治疗仍未能控制的大出血者，可考虑手术治疗。

【二级医院向三级医院的转诊标准和处置】

1. 标准

（1）无消化专科医生及诊治经验。

（2）患者失血量较大或难以控制止血的消化道出血、继发性失血性休克、多器官功能障碍及衰竭，消化道穿孔、细菌移位进而导致病情进展，出现多器官功能障碍及衰竭。

（3）经常规药物止血治疗病情仍难以控制，需进行内镜下止血治疗，二级医院无此治疗条件者。

（4）经药物和内镜治疗仍不能有效止血者，需进行介入治疗和外科手术治疗，二级医院无此治疗条件者。

2. 预处理 先行常规止血，补充血容量抗休克治疗。

3. 注意事项 转运距离较远者，途中注意测血压等监测生命体征。

第四节 溃疡性结肠炎

【概述】

溃疡性结肠炎（Ulcerative colitis UC）是一种累及直肠、结肠黏膜的慢性非特异性炎症，主要临床表现为腹泻、腹痛、黏液性脓血便、里急后重。目前病因及发病机制尚未完全明确，普遍认为其发病由多种因素相互作用所致，主要与环境、遗传、感染和免疫等因素相关，其中肠道黏膜免疫系统异常反应所致炎症过程在其发病过程中起到重要作用。

【临床表现】

起病多缓慢，少数急骤，偶有呈暴发性者，病程多迁延，呈发作与缓解期交替，少数可持续并逐渐加重。

1. 消化系统表现 有持续性或反复发作的黏液性脓血便并伴有左下腹或下腹疼痛，具有里急后重感、疼痛—便意—便后缓解等特征，体检可发现左下腹压痛，出现肠型，可有腹肌紧张、反跳痛等。少数患者只有便秘或无血便并伴有不同程度的全身症状。

2. 全身表现 可有发热、贫血、消瘦和低蛋白血症等。

3. 肠外表现 可有关节炎、结节性红斑、坏疽性脓皮病、口腔黏膜溃疡、以及眼部、肝胆等系统受累。

4. 并发症 包括中毒性巨结肠、大出血、穿孔、癌变等。

【诊治原则】

1. 诊断 有 UC 临床表现，符合下列标准则支持本病诊断：

（1）首先必须排除下列疾病：感染性结肠炎、缺血性结肠炎、肠结核、放射性肠炎、孤立性结肠溃疡、克罗恩病。

（2）其次必须包括下列条件：结肠镜检查发现，炎症主要累及直肠和部分或全结肠，呈连续性、弥散性由远端向近端发展黏膜充血、水肿、脆性增加、脓性分泌物附着等炎症改变，重者有多发性糜烂、溃疡，慢性者结肠袋变浅或消失，可有假息肉或桥型黏膜；钡灌肠黏膜表面粗乱或有细颗粒变化，其表面可见多发性浅龛影、小充盈缺损、肠管缩短、结肠袋消失可呈管状。病理活组织检查显示呈弥散性慢性炎症反应，隐窝脓肿、隐窝结构明显异常，杯状细胞减少及上皮变化，无肉芽肿形成。

（3）一个完整的诊断应包括其临床表现、严重程度、病变范围、病情分期及并发症。①类型：有初发型、暴发型、慢性复发型、慢性持续型；②临床严重程度分级：轻度：患者腹泻每日 4 次以下，便血轻或无，无发热、脉搏加快或贫血，血沉正常；中度：介于轻度和中度之间；重度：腹泻每日 6 次以上，有明显黏液脓血便，体温在 37.5℃ 以上，脉搏在 90 次/分以上，血红蛋白<100g/L，血沉>30mm/h；③病变范围：可为直肠、直乙状结肠、左半结肠、全结肠、区域性结肠受累；④病情分期：活动期或缓解期；⑤肠外表现及并发症。

2. 治疗原则　治疗原则沿用 2007 年的分级、分期、分段治疗原则。

（1）非手术治疗

1）5-氨基水杨酸类药物：氨基水杨酸制剂包括传统的柳氮磺吡啶（SASP）和各种不同类型的 5-氨基水杨酸（5-ASA）制剂。多项前瞻性和回顾性研究显示口服≥2g/d 的 5-ASA 制剂对诱导和维持轻中度 UC 缓解有效，口服高剂量美沙拉秦（4.8g/d）诱导中度 UC 缓解的疗效显著优于低剂量美沙拉秦（2.4g/d）。氨基水杨酸制剂与其他药物的不同之处在于，该类药物直接作用于肠壁而起效，因此临床医师在选择药物时应考虑到药物释放部位与病变部位是否一致的问题，如 SASP、巴柳氮钠、奥沙拉秦的释放部位为结肠，缓释型美沙拉秦的释放部位为远段空肠、回肠和结肠，pH 依赖型美沙拉秦的释放部位为回肠末段和结肠。

2) 皮质固醇类药物、糖皮质激素类药物能抑制炎症及自身免疫反应、减轻全身中毒症状，适用于治疗中重度 UC，对于维持 UC 缓解无效。用于治疗 UC 的糖皮质激素的常用剂型包括口服制剂、静脉制剂和局部制剂，口服制剂包括泼尼松、泼尼松龙、布地奈德，静脉制剂包括甲泼尼龙、氢化可的松，局部制剂有栓剂、泡沫剂和灌肠剂，药物包括氢化可的松、倍他米松、布地奈德，对短期缓解症状临床上有很好的疗效，对于轻中度 UC，按泼尼松 0.75 ~ 1mg/(kg·d) 给药；对于重度 UC，静脉使用糖皮质激素为首选治疗，甲泼尼龙 40 ~ 60mg/d，或氢化可的松 300 ~ 400mg/d，剂量加大不会增加疗效，但剂量不足会降低疗效。推荐激素给药达到症状缓解后再开始逐渐缓慢减量至停药，须注意快速减量会导致早期复发。

3) 免疫调节剂类药物，免疫抑制剂适用于激素无效或依赖，或不耐受氨基水杨酸制剂的 UC 患者，以及重度 UC 患者静脉使用足量，糖皮质激素治疗无效时的"拯救"治疗。对于激素无效重度 UC 患者的"拯救"治疗，硫嘌呤类药物因起效较慢而不适用，环孢素 A (Cyclosporine CsA) 起效快，具有较强效免疫抑制作用，推荐剂量为 2 ~ 4mg/kg/d 静脉滴注。其他免疫抑制剂包括甲氨蝶呤 (MTX)、沙利度胺等，对于 AZA、6 — MP 治疗无效或不耐受者不失为可选择的二线用药。推荐诱导缓解期 MTX 剂量为 20 ~ 25mg/周肌肉注射，一般起效时间为 8 ~ 12 周。

4) 抗肿瘤坏死因子-a (TNF-a) 药物 infliximab，治疗成人中重度 UC 的疗效（分别于第 0、2、6 周静脉使用 IFX 5mg ~ 10mg/kg 治疗，以后按每 8 周以上述剂量静脉滴注维持治疗)。

5)其次还可选择中医治疗、微生态等治疗。

(2)手术治疗:中毒性巨结肠、致命性大出血、穿孔与癌变等。

【二级医院向三级医院的转诊标准和处置】

1. 标准

(1)无消化专科医生及诊治经验。

(2)难治性溃疡性结肠炎,需应用免疫抑制剂或 infliximab 单抗等生物制剂或干细胞移植治疗患者,二级医院无此治疗条件者。

(3)出现中毒性巨结肠、致命性大出血、穿孔与癌变等并发症需要接受手术治疗。

2. 预处理 先行常规抗感染治疗,补充血容量抗休克治疗。

3. 注意事项 转运距离较远者,途中注意监测血压等生命体征。

第五节 肝硬化

【概述】

肝硬化(hepatic cirrhosis)是一种常见的、由一种或多种原因引起的、以肝组织弥散性纤维化、假小叶和再生结节为组织学特征的进行性慢性肝病。早期无明显症状,后期因肝脏变形硬化、肝小叶结构和血液循环途径显著改变,临床以门静脉高压和肝功能减退为特征。常并发上消化道出血、肝性脑病、继发感染等而死亡。肝硬化的病因多样,包括慢性病毒性肝炎、化学性肝损伤(酒精性、药物性、及其他化学毒物所致)、自身免疫性、胆汁淤积性、遗传代谢性等。在我国肝硬化的主要病因为慢性乙型病毒感染,而酒精性肝硬化也有明显增高趋势。

【临床表现】

肝硬化通常起病隐匿,病程发展缓慢,临床上将肝

3

硬化大致分为肝硬化代偿期和失代偿期。代偿期无症状或症状较轻，可有食欲减退、乏力、腹泻、消化不良等症状，多为间歇性，常于劳累、精神紧张或伴随其他疾病而出现，休息及助消化的药物可缓解。失代偿期症状较明显，主要有肝功能减退和门脉高压两类临床表现。患者可有食欲减退、恶心、畏食、腹胀、餐后加重、荤食后腹泻、出血、贫血、发热以及消瘦、乏力、精神不振，甚至因衰弱而卧床不起。主要体征有：低热、面容黝黑、蜘蛛痣、肝掌、黄疸、下肢水肿、腹水、胸水、腹壁静脉曲张、脾脏肿大、早期肝脏可触及、晚期因肝脏萎缩而触不到。

辅助检查：

1. 肝功能检查初期肝功能无特殊改变或仅有慢性肝炎的表现，如转氨酶升高，随着肝硬化进展，肝功能储备减少，则可有肝硬化相关的变化，如 AST>ALT，白蛋白降低，胆碱酯酶活力降低，胆红素升高。

2. 血液学肝硬化时营养不良，可出现大细胞性或小细胞性贫血，如发生脾大脾功能亢进，则可有全血细胞减少。由于肝脏合成凝血因子减少，可有凝血酶原时间延长，凝血酶原活动度降低。

3. 影像学检查 B 超见肝脏缩小，肝表面明显凹凸不平，肝边缘变钝，肝实质回声不均、增强呈结节状，门静脉和脾门静脉内径增宽，肝静脉变细、扭曲，腹腔内可见液性暗区。CT 诊断肝硬化与 B 超相似。

4. 上消化道内镜或钡餐 X 线食管造影检查可发现食管胃底静脉曲张有无及严重程度，一般认为，如果首次检查无食管胃底静脉曲张，可在 2 年后复查，如果首次检查发现轻度或中度食管胃底静脉曲张则应每年复查 1 次，以观察其进展情况并适时给予相应的治疗。

5. 肝脏穿刺病理组织学检查仍为诊断肝硬化的金标准。

【诊治原则】

1. 诊断 确定有无肝硬化、寻找肝硬化原因、肝功

3

能分级及并发症。

（1）临床上常区分代偿期肝硬化及失代偿期肝硬化：①代偿期肝硬化：指早期肝硬化，一般属 Child-Pugh A 级，虽可有轻度乏力、腹胀、食欲减退等症状，但无肝功能衰竭表现；②失代偿期肝硬化：指中晚期肝硬化，一般属 Child-Pugh B、C 级，有明显肝功能异常及失代偿征象。

（2）根据肝脏炎症活动情况，可将肝硬化区分为活动性肝硬化和静止性肝硬化。

（3）肝脏储备功能的评估。多采用 Child-Pugh 分级方案（如表 2-2）。

表 2-2　Child-Pugh 肝功能分级

临床及系列化测定	异常程度的分数		
	1	2	3
脑病	无	1-2 度	3-3 度
腹水	无	轻	中等
白蛋白（g/dl）	>3.5	2.8-3.5	<2.8
凝血酶原时间（延长秒数）	<4	4-6	>6
胆红素（mg/dl）	<2	2-3	>3
PBC 时胆红素	1-4	4-10	>10

注：5-6 为 A 级，7-9 为 B 级，10-15 为 C 级

2. 治疗原则　肝硬化的治疗是综合性的。首先应去除各种导致肝硬化的原因，对于代偿期患者，治疗旨在延缓肝功能失代偿，预防肝细胞肝癌；对于失代偿期患者，则以改善肝功能，治疗并发症，延缓或减少对肝移植的需求为目标。

（1）保护和改善肝功能：①休息，不宜进行重体力活动，代偿期患者可从事轻松工作，失代偿期患者应多卧床休息；②去除或减轻病因：对于 HBV 肝硬化失代偿期，不论 ALT 水平如何，均应给予抗 HBV 治疗，常用

药物有替诺福韦、恩替卡韦、拉米夫定、阿德福韦酯等口服核苷类似物，禁用干扰素。禁酒、慎用损伤肝脏药物。维护肠内营养。保护肝细胞，可选用多烯磷脂酰胆碱、水飞蓟宾、还原性谷胱甘肽及甘草酸二铵等。

（2）处理门脉高压症状及其并发症

1）限制钠、水摄入，摄入钠盐 500～800mg/d，入水量<1000ml，如有低钠血症，则应限制在 500ml 以内。

2）利尿：常联合使用保钠及排钾利尿剂，如螺内酯联合呋塞米，剂量比例为 100mg：40mg，一般开始用螺内酯 60mg/d + 呋塞米 20mg/d，逐渐增加至螺内酯 100mg/d+呋塞米 40mg/d，利尿效果不满意时，应酌情配合静脉输注白蛋白。注意利尿速度不宜过猛，以免诱发肝性脑病、肝肾综合征等。当使用大剂量利尿剂（螺内酯 400mg/d+呋塞米 160mg/d）时，腹水仍不能缓解，即为顽固性腹水。

3）经颈静脉肝内门腔静脉分流术（TIPS）：腹水形成的关键原因是门脉高压，当利尿剂辅以静脉输注白蛋白利尿效果仍不佳时，应考虑血管介入行门脉分流（TIPS），但应考虑到 TIPS 术后并发症问题。

4）输入造血干细胞，有助于减少腹水，但持续时间较短。

5）自发性腹膜炎：选用主要针对革兰氏阴性杆菌并兼顾革兰氏阳性球菌的抗生素，如头孢哌酮、头孢曲松或喹诺酮类等，开始宜联合应用 2～3 种抗生素，此后根据治疗反应和药敏结果进行调整。由于自发性腹膜炎容易复发，用药时间不得少于 2 周。

6）食管胃底静脉曲张破裂出血的预防及治疗：对已有食管胃底静脉曲张，但尚未出血的预防采用进食不宜过快、过多，不宜进食辛辣、刺激性食物，可口服埃索美拉唑 20mg/d；对已有食管胃底静脉曲张破裂出血史，可选用内镜下结扎曲张静脉（endoscopic variceal ligation，EVL）；血管介入分流术联合断流术；对于食管胃底静脉曲张破裂出血者，可应用生长抑素及其类似物以减少内脏血流，活动期出血可紧急三腔二囊管压迫止血。

【二级医院向三级医院的转诊标准和处置】

1. 标准

（1）无消化专科医生及诊治经验。

（2）并发上消化道大出血、肝性脑病、肝肺综合征、原发性肝癌、顽固性腹水等严重并发症，常规药物治疗无效，需进一步行 TIPS 等分流术、人工肝、肝移植、干细胞移植、手术等治疗措施时。

2. 预处理 先行常规保肝、止血、抗感染、补充血容量、抗休克等治疗。

3. 注意事项 转运距离较远者，途中注意监测血压等生命体征。

第六节 急性重症胰腺炎

【概述】

急性重症胰腺炎（severe acute pancreatitis，SAP）指胰酶被各种原因激活，主要特征为胰腺局部炎症反应，同时出现器官功能持续性衰竭的急性胰腺炎严重类型。重症胰腺炎（AP）2012 年亚特兰大分级和分类系统定义 SAP 疾病过程中器官功能衰竭时间延续 48h 以上，一个或多个脏器同时发生。目前广泛认为，SAP 是由胰酶、炎症细胞因子和胰腺低灌流和缺血缺氧等多因素共同作用诱发和影响的，常见原因有胆石症（包括胆道微结石）、高三酰甘油血症和乙醇、外伤性、手术（胰腺损伤、血栓和栓塞、使用免疫抑制剂等）。

【临床表现】

急性剧烈腹痛，多位于中左上腹，甚至全腹，部分患者腹痛向背部放射，可伴有恶心、呕吐、发热，腹痛持续不缓解，腹胀逐渐加重，随着病情进展，出现低血压、休克、呼吸困难、黄疸加重、少尿甚至无尿、消化道出血、体温持续升高或不降、意识障碍等。SAP 的并

3

发症复杂危重，包括 SIRS、全身严重的感染、持续性器官功能衰竭进而 MODS、腹腔内高压（IAH）或者腹腔间隙综合征（ACS）、胰性脑病（PE）。故 SAP 病死率仍保持在 36%~50%，如后期合并感染则病死率极高。

【诊治原则】

1. 诊断 当急性胰腺炎具备器官功能障碍、胰腺广泛坏死（CT 评分≥6 分）或胰腺局部并发症中的任何一项时，即可诊断为 SAP。（见表 2-3、2-4）

表 2-3　急性重症胰腺炎的 Ranson 评估标准

标准	SAP 限定分数
入院时	总评分≥3 分
年龄>55 岁	
WBC>16000µl	
血糖>11.1mmol/L	
AST>250U/L	
LDH>350U/L	
入院后 48 小时	
HCT 下降>10%	
液体隔离>6L	
血 Ca^{2+}<2.0mmol/L	
动脉血氧分压<60mmHg	
BUN 上升>1.79mmol/L	
碱缺失>4mmol/L	

注：一般来说，少于 2 项的患者，死亡率<1%。反之，6 项以上阳性的患者，发生胰腺坏死和感染的可能性增加，死亡率也较高。

2. 治疗原则 寻找并去除病因，控制炎症。

（1）禁食和胃肠减压：可减少胰腺分泌，减少胃酸

表 2-4 急性胰腺炎 CT 评分

积分	未增强 CT	增强 CT
0 分	胰腺形态正常	无坏死
1 分	胰腺局部或弥漫性增大，形态失常	
2 分	上述改变+胰周炎症	坏死<33%
3 分	胰内及胰周积液	
4 分	胰腺内及腹膜后积气	坏死 33%~50%
6 分		坏死≥50%

CT 严重指数=未增强+增强 CT 积分，最高 10 分，≥6 分为重症

的刺激及减轻肠胀气和肠麻痹。

（2）营养支持：贯穿于 SAP 的整个治疗过程中。初期主要是肠外营养，但应尽早过渡到肠内营养模式。

（3）应用广谱高效抗生素：目前 SAP 的死亡原因 80%为感染，如感染后不及时治疗者，死亡率可增加至 100%。用药选择抗菌谱要广，药物对主要病原菌应有强大的杀灭、抑制作用，必须兼顾厌氧菌，可选用第三代头孢菌素或甲砜霉素类以降低胰腺坏死后感染。SAP 患者要尽早应用抗生素，且至少维持 14 天。

（4）生长抑素和生长激素联合疗法：外源性生长激素可以通过促进肠上皮的增生，维持肠黏膜的完整性而防治肠内细菌移位。

（5）抗休克：常用胶体液（鲜血、血浆、白蛋白）和晶状体液（平衡液、代血浆），用量需根据患者的血压、心率、神志、尿量等指标综合考虑。

（6）纠正水电解质及酸碱平衡紊乱。

（7）糖皮质激素：一般不用，除非出现重要脏器严重并发症。常用的有甲泼尼龙 40~80mg/d。

（8）中药：大承气汤或生大黄。

（9）血浆置换：如有严重高脂血症可用血浆置换法

3

降低血中甘油三酯含量。

（10）减少腹腔内有毒液体：传统方法为手术切除加引流，也可做腹腔灌洗。

（11）手术：适应证：胆道梗阻且病程<3 天；急性病程稳定，且水电解质及酸碱平衡基本正常；胰腺脓肿或假囊肿；诊断未定，怀疑穿孔或肠坏死。

（12）内镜治疗：对于胆源性胰腺炎的患者应实行早期（发病后 24~72 小时内）ERCP，疗效明显优于传统常规治疗，成功率可达 90% 以上。

（13）处理重要脏器衰竭。

（14）处理局部并发症：感染性的 APFC（acute peripancreatic fluid collection）需要穿刺引流。假性囊肿很少需要干预，可在感染或有症状时需要穿刺引流。

【二级医院向三级医院的转诊标准和处置】

1. 标准

（1）无消化专科医生及诊治经验。

（2）出现以下并发症，包括 SIRS、全身严重的感染、持续性器官功能衰竭进而 MODS、腹腔内高压（IAH）或者腹腔间隙综合征（ACS）、胰性脑病（PE）、多脏器功能衰竭等。

（3）不能明确诊断的急腹症患者。

（4）胰腺脓肿或假性囊肿形成、持续性肠梗阻、腹腔内出血、可疑胃肠道穿孔等腹部并发症出现时，需手术治疗者。

2. 预处理　先行禁食、胃肠减压、营养支持、镇痛、抗感染、抑制胰腺分泌等常规治疗。

3. 注意事项　转运距离较远者，途中注意监测生命体征。

第七节　消化性溃疡

【概述】

消化性溃疡（peptic ulcer PU）主要是指发生在胃十

3

二指肠的慢性溃疡，亦可发生在与酸性胃液相接触的其他部位，包括食管、胃肠吻合术后的吻合口及附近肠袢以及梅克尔（Meckel）憩室。由于溃疡的病损超过黏膜肌层，故不同于糜烂。胃溃疡（gastric ulcer GU）和十二指肠溃疡（duodenal ulcer DU）是最常见的消化性溃疡。在我国，本病的发病率南方高于北方，城市高于农村。据有关资料表明，十二指肠溃疡发病率比胃溃疡高（发病率 3∶1），男女比 3.4∶1，年龄上以青壮年为高（7%）。胃溃疡的平均发病年龄比十二指肠溃疡约晚 10年。根除幽门螺杆菌明显地降低了溃疡的发病率。

【临床表现】

典型的临床表现为：①慢性过程：病史可达数年至数十年；②周期性发作：发作与自然缓解交替，多在秋冬或冬春之交发病，可因情绪不佳或过度劳累而诱发；③上腹痛是 PU 最常见的症状，患者可诉上腹隐痛或不适、反酸、嗳气、上腹胀、恶心、呕吐等，症状可在服用抑酸药后缓解；④典型症状可有节律性：DU 常呈饥饿痛，进食后缓解，部分患者诉夜间痛；GU 则常在餐后 1 小时左右发生，1~2 小时后逐渐缓解。⑤如无并发症，多无明显体征。

【诊治原则】

1. 诊断 病史是诊断消化性溃疡的初步依据，根据本病具有慢性病程、周期性发作和节律性中上腹疼痛等特点，可做出初步诊断。内镜检查是确诊的手段。

（1）临床表现：消化性溃疡往往具有典型的临床表现，极少数患者无症状，甚至以穿孔、上消化道出血为首发症状。

（2）体征：消化性溃疡除在相应部位有压痛外，无其他对诊断有意义的体征。

（3）胃镜检查：胃镜可对消化性溃疡进行最直接的检查，而且还可以取组织进行活检和幽门螺杆菌检查。

（4）X 线钡餐检查：气钡双重对比可以显示 X 线的直接征象和间接征象。

2. **治疗原则**　本病一般采取综合性治疗措施。治疗的目的在于缓解临床症状，防止溃疡复发，减少并发症。

（1）一般治疗：消除病因，注意饮食卫生，避免过度紧张劳累，戒烟酒，急性发作期避免咖啡、浓茶、辛辣等刺激性食物。进食不过饱，有焦虑、失眠等症状的患者，可短期给予一些镇静药。慎用易诱发消化性溃疡的药物等。

（2）药物治疗：

1）对症治疗。

2）降低胃酸治疗：抑制胃酸分泌药物，主要指质子泵抑制剂和 H2 受体阻滞剂；中和胃酸药物，如氢氧化铝、氧化镁、复方胃舒平等。通常十二指肠溃疡抑酸治疗 4~6 周，胃溃疡治疗 6~8 周。

3）胃黏膜保护药物：硫糖铝、胶体果胶铋。

4）根除 Hp 治疗：根除 Hp 可以减少或预防消化性溃疡的复发，常用质子泵加两种以上抗生素四联疗法，药物有阿莫西林、克拉霉素、甲硝唑、替硝唑、四环素、呋喃唑酮等。

【二级医院向三级医院的转诊标准和处置】

1. 标准

（1）无消化专科医生及诊治经验。

（2）出现以下并发症，消化道大出血、急性溃疡穿孔、器质性幽门梗阻、胃溃疡癌变或癌变不能除外，顽固性或难治性溃疡等需要手术进一步诊治时，二级医院若不具备手术治疗条件者。

（3）不能明确诊断的急腹症患者。

2. 预处理　先行常规抑酸、止血，补充血容量抗休克治疗。

3. 注意事项　转运距离较远者，途中注意监测血压等生命体征。

第八节　急性出血坏死性小肠炎

【概述】

急性出血坏死性肠炎（Acute Hemorrhagic Necrotic

Enteritis，AHNE）又称急性坏死性肠炎，急性局限性肠炎、节段性出血性肠炎。是一种主要累及小肠、以小肠广泛出血及坏死为特征的急性炎性病变。本病全年均可发病，多见于夏秋季。儿童和青少年比成人多见。病因尚未完全阐明。多数学者认为急性出血性坏死性肠炎是与 C 型产气荚膜芽孢杆菌感染有联系的一种急性肠炎。变态反应亦参与发病。本病病变主要在小肠，病理改变以肠壁出血坏死为特征。

【临床表现】

1. 病史起病急，发病前多有不洁饮食史。受冷、劳累、肠道蛔虫感染及营养不良为诱发因素。

2. 腹痛起病急骤，突然出现腹痛，也常可为最先症状，多在脐周。病初常表现为逐渐加剧的脐周或中上腹阵发性绞痛，其后逐渐转为全腹持续性痛并有阵发性加剧。

3. 腹泻便血腹痛发生后即可有腹泻。粪便初为糊状而带粪质，其后渐为黄水样，继之即呈白水状或呈赤豆汤和果酱样，甚至可呈鲜血状或暗红色血块，粪便少而且恶臭。无里急后重。出血量多少不定，轻者可仅有腹泻，或仅为粪便隐血阳性而无便血；严重者 1 天出血量可达数百毫升。腹泻和便血时间短者仅 1~2 天，长者可达 1 月余，且可呈间歇发作，或反复多次发作。腹泻严重者可出现脱水和代谢性酸中毒等。

4. 恶心呕吐常与腹痛、腹泻同时发生。呕吐物可为黄水样、咖啡样或血水样，亦可呕吐胆汁。

5. 全身症状起病后即可出现全身不适，软弱和发热等全身症状。发热一般在 38~39℃，少数可达 41~42℃，但发热多于 4~7 天渐退，而持续 2 周以上者少见。

6. 腹部体征相对较少。有时可有腹部饱胀、见到肠型。脐周和上腹部可有明显压痛。早期肠鸣音可亢进，而后可减弱或消失。

7. 临床分型

（1）胃肠炎型见于疾病的早期有腹痛、水样便、低热,可伴恶心呕吐。

(2)中毒性休克出现高热、寒战、神志淡漠、嗜睡、谵语、休克等表现,常在发病1~5天内发生。

(3)腹膜炎型有明显腹痛、恶心呕吐、腹胀及急性腹膜炎征象,受累肠壁坏死或穿孔,腹腔内有血性渗出液。

(4)肠梗阻型有腹胀、腹痛、呕吐频繁,排便排气停止,肠鸣音消失,出现鼓肠。

(5)肠出血型以血水样或暗红色血便为主,量可多达1~2L,出现明显贫血和脱水。

【诊治原则】

1. 诊断

(1)诊断主要依据临床症状。有不洁饮食、暴饮暴食史,突发腹痛、腹泻、便血及呕吐,伴有中度发热,或突然腹痛后出现休克或出现麻痹性肠梗阻,特别是呈腥臭味的洗肉水样便而无明显里急后重的患者。

(2)腹部X线平片检查常提示:肠管广泛充气,有多处散在小液平面并伴有肠黏膜粗糙集肠壁增厚,肠管部分充气及液平面。

(3)行腹腔穿刺检查提示:腹腔液为血性或脓性。

(4)B超检查,存在肠管蠕动与肠内容物呈静止状态。

2. 治疗原则　治疗原则为以非手术治疗为主,主要是积极加强全身支持治疗,纠正水和电解质紊乱,控制感染和防止中毒性休克。必要时手术治疗。

(1)非手术治疗:

1)一般治疗:卧床休息,疑诊时即禁食,确诊后继续禁食,禁食时间视病情而定,重症同时禁水。

2)静脉补液或全胃肠外营养,纠正代谢性酸中毒。

3)纠正休克。

4)对症治疗:严重腹痛者可给予哌替啶。腹胀和呕吐严重者可给予胃肠减压,便血多者可给予止血药,严重出血可给予生长抑素及其类似物持续静滴。

3

5）抗生素：一般可选用两种联合应用，轻症患者可选用甲硝唑或替硝唑口服，加用头孢菌素静滴。重症加用第三代喹诺酮类静脉滴注。抗生素应用一般不少于1周。

6）肾上腺皮质激素：因有加重出血和诱发肠穿孔的风险，一般应用不超过 3~5 天，儿童用氢化可的松 $4~8mg/(Kg \cdot d)$ 或地塞米松 $1~2.5mg/d$；成人用氢化可的松 $200~300mg/d$ 或地塞米松 $5~10mg/d$，均由静脉滴注。

7）其他治疗：可给予微生态制剂等。

（2）手术治疗：下列情况可考虑手术治疗：肠穿孔，严重肠坏死，反复大量肠出血，并发出血性休克，肠梗阻、肠麻痹，不能排除其他继续手术治疗的急腹症。

【二级医院向三级医院的转诊标准和处置】

1. 标准

（1）无消化专科医生及诊治经验。

（2）出现以下并发症：肠穿孔，严重肠坏死，反复大量肠出血，并发出血性休克，肠梗阻、肠麻痹，感染性休克、弥散性血管内凝血（DIC）等，急需手术治疗，而二级医院无此治疗条件者。

（3）需要抗血清治疗，二级医院无条件治疗者。

（4）不能明确诊断的急腹症患者。

2. 预处理　先行常规抗感染，补充血容量抗休克治疗。

3. 注意事项　转运距离较远者，途中注意监测血压等生命体征。

第九节　肠易激综合征

【概述】

肠易激综合征（irritable bowel syndrome，IBS）是一种功能性胃肠疾病，其特点为反复发作的腹痛和肠道功能的改变，且缺乏生化或器质性病理变化。目前其发病

3

机制还不清楚，可能的发病机制包括内脏高敏感性、蠕动障碍、社会心理学因素、基因和环境因素、脑-肠轴紊乱和肠内细菌改变等。

【临床表现】

有长期病史，腹痛或腹部不适，腹泻，便秘，发作和缓解交替，发作与劳累、情绪波动、抑郁、紧张等因素有关。腹泻时多为黄色稀便，有时伴黏液，黏液量可较多。可有便秘，粪便细小如羊粪状，便秘多伴有腹痛，后者可较剧烈。患者常有心悸、面目潮红、换气过度等自主神经功能紊乱的表现。体检时可有腹部沿结肠框有压痛，有时可触及部分结肠段呈条索状，该处有明显压痛。

1. 钡剂灌肠结肠变细呈条索状，或节段性变细，结肠袋增多和加深。

2. 纤维结肠镜检查结肠较敏感、易痉挛，无器质性病变。

3. 粪便检查可有黏液，但无红细胞、白细胞、隐血试验阴性，无致病菌及原虫。

【诊治原则】

1. 诊断 首先通过详细询问病史及体格检查，根据罗马Ⅲ诊断标准做出初步诊断，较明确者可试行诊断性治疗，临床随诊。

罗马Ⅲ诊断标准：

（1）反复发作的腹痛或不适至少 6 个月，最近 3 个月每个月至少有 3 天出现症状，合并以下 2 条或 3 条：①排便后症状缓解；②发作时伴有排便频率改变；③发作时伴有大便性状改变。

（2）以下症状不是诊断所必备，但这些症状越多越支持 IBS 的诊断：①排便频率异常（每天排便>3 次或每周<3 次）；②粪便性状异常（块状/硬便或稀水便）；③粪便排出过程异常（费力、急迫感、排便不尽感）；④黏液便；⑤胃肠胀气或腹部膨胀感。

（3）缺乏可解释症状的形态学改变和生化异常。

2. 治疗原则　治疗目的是消除患者顾虑，改善症状，提高生活质量。

（1）根据患者发病特征，在分析发病原因的基础上，采取个体化的分型治疗方案和循序渐进的综合治疗措施。另外，建立良好的医患关系，认真倾听患者的诉说，必要的解释和承诺，使患者消除顾虑，树立信心，取得信任与合作。只有在此基础上选用适当的药物进行个体化的治疗，才能取得理想的效果。

（2）对腹泻型 IBS 患者，可选用解痉剂（除阿托品和莨菪碱外，常使用相对特异性肠道平滑肌钙离子拮抗剂如匹维溴铵 50mg，3 次/日；奥替溴铵 40mg，3 次/日，还可以选择胃肠运动双向调节剂曲美布丁 100mg，3 次/日）、止泻剂（可选用洛哌丁胺 2~4mg，以后每腹泻 1 次再服 2mg，日剂量不超过 16mg，或复方地芬诺酯每次 1~2 片，2~4 次/日；轻症者可选用蒙脱石散等吸附剂）、辅以饮食治疗，强调温和、易消化食物。

（3）对便秘型 IBS 患者，可选用肠动力药（莫沙必利或伊托必利 5~10mg，3 次/日）、大便容量扩增剂、轻泻剂、配合高纤维饮食、增加饮水、体力活动，培养定时排便习惯。

（4）对腹泻便秘交替型，按主要临床症状选用以上两型主要措施。

（5）益生菌是一类具有调整宿主肠道微生物群生态平衡而发挥生理作用的微生态制剂。它们可以作为 IBS 患者的二线用药。

【二级医院向三级医院的转诊标准和处置】

1. 标准
（1）无消化专科医生及诊治经验。
（2）与器质性胃肠病鉴别不清时。
（3）需要生物反馈疗法等心理行为治疗时。

2. 预处理　先行常规饮食治疗，可给予解痉剂、胃肠动力药、导泻药、止泻药等对症治疗，必要时给予抗焦虑、抗抑郁药物治疗。

3. 注意事项 转运距离较远者，途中注意测血压等监测生命体征。

第十节 克罗恩病

【概述】

克罗恩病（Crohn's disease，CD）是一种慢性非特异性肉芽肿炎症性疾病，属于炎症性肠病（inflammatory bowel disease，IBD）的一种。该病在西北欧、北美多见，其发病率约为 5/10 万人口，患病率约为 50/10 万人口，我国发病率为 1.4/10 万人。一般认为，CD 男女发病率接近，各年龄段均可发病，高发年龄 15~30 岁。目前 CD 病因未明，可能与遗传易感性、免疫异常及环境因素（如副结核分枝杆菌感染）有关。特点表现为肉芽肿性炎症病变，合并纤维化与溃疡，可侵及胃肠道的任何部位，包括口腔、肛门，但多见于回盲部及小肠。病变呈节段性或跳跃性分布，并可侵及肠道以外，特别是皮肤。临床表现因病变部位、范围及程度不同而多样化。

【临床表现】

CD 的临床表现多样，与肠内病变的部位、范围、严重程度、病程长短及有无并发症有关。绝大多数患者起病缓慢，活动期与缓解期交替进行。多表现为慢性起病、反复发作的右下腹或脐周腹痛、腹泻，可伴腹部肿块、肠瘘和肛门病变，以及发热、贫血、体重下降、发育迟缓等全身症状。

1. 肠道症状绝大多数均有腹痛（80%~90%），右下腹痛最多见（50%），次为脐周或全腹痛（40%）。腹泻也是主要症状，多为水样便或糊状便，可有便血，时为黏液脓血便。

2. 肠外表现有报道肠外表现发生率为 40%，以发热最多见，多为间歇低热或中热，消瘦、贫血也较为常见；另外可有皮肤损害、关节病变（四肢与脊柱关节酸痛、关节炎）、口腔黏膜损害（口腔溃疡，与疾病活动性相

3

关）及眼、肝脏等损害。其他如闭经、脱发、脾脏肿大、会阴部溃疡及胆囊结石，临床并不少见。关节疼痛与关节炎是 CD 较常见的肠外表现。CD 皮肤病变中，重要且有特异性的是结节性红斑和坏疽性脓皮病，前者在 CD 尤为多见，与疾病活动密切相关。眼部损害多出现于 CD 活动期，以结膜炎、巩膜炎和葡萄膜炎较常见。

3. 体格检查

（1）右下腹及脐周压痛最常见。

（2）约 1/3 的患者可扪及腹部肿块，以右下腹及脐周多见。

（3）瘘管形成是 CD 的重要体征，其发生率约为 14.2%。多发生在肠管与膀胱、阴道、肠系膜或腹壁后，瘘管通向的组织和器官常因粪便污染而发生感染。

（4）肛门及直肠周围病变：肛门直肠周围脓肿、窦道、肛裂、瘘管是 CD 的常见体征。这些病变可存在多年后才出现腹部症状。

4. 并发症

（1）肠梗阻：肠壁因纤维组织增生而变厚、僵硬，而致单发或多发肠道狭窄，引起肠梗阻。

（2）腹腔内脓肿：由于内瘘形成，或肠穿孔继发腹腔感染而形成腹腔脓肿。临床以肠梗阻最多见，也可见下消化道大出血等。

【诊治原则】

1. 诊断 本病诊断有一定困难，缺乏"金标准"。目前该病的诊断主要依靠临床表现、影像学检查、内镜及病理学检查综合判断。黏膜活检：CD 黏膜活检组织学表现缺乏特异性，可见裂隙状溃疡、结节病样肉芽肿、固有膜底部和黏膜下层淋巴细胞聚集，而隐窝结构正常，杯状细胞不减少，固有膜中量炎症细胞浸润及黏膜下层增宽，以病灶处淋巴细胞浸润与聚集较为突出。肉芽肿对诊断 CD 虽有一定的特征性意义，但并非仅在找到肉芽肿后才能做出诊断，此外，CD 主要是以黏膜下层病变为其特点，而结肠镜下活检标本较浅，黏膜下层增宽的检出率较低。因此，应多部位深凿取材、多次阅片，综合活检各种特点，结合临床病史，可提高确诊率。

2. 治疗原则 掌握分级、分期、分段治疗的原则。分级治疗指确定疾病严重度，按轻、中、重不同程度采用不同药物及治疗方法；分期治疗指活动期以控制症状为主要目标，缓解期则应维持缓解、预防复发。应使用 CDAI 确定病期和评价疗效；分段治疗指根据病变范围选择不同药物和治疗方法，肠道 CD 一般分为小肠型、回结肠型和结肠型等。

（1）一般治疗：病情较重者应卧床休息，轻症者应适当注意劳逸结合，增加休息时间，饮食注意少渣、无刺激性、富于营养，适当补充维生素。同时给予营养支持治疗。

（2）药物治疗

1）活动期药：糖皮质激素类药物无维持效果且副作用较大。布地奈德（Budesonide）为新型皮质类固醇的代表，局部浓度高、生物利用度低、吸收后经肝脏首过清除迅速，亦可达到局部抗感染的目的，而全身副作用少。皮质类固醇由静脉用药过渡至口服、口服过渡到氨基水杨酸类药物时均宜有一段重叠时间，以防疾病复燃。

2）氨基水杨酸类，为治疗轻中度病例的主药，也是维持缓解最为有效的药物。柳氮磺胺吡啶（SASP）需经结肠细菌分解后 5-氨基水杨酸（5-ASA）才发挥治疗作用，因此对小肠 CD 基本无效，对结肠及回结肠 CD 有中度效果。应用 1g/15kg 一共 16 周。由于 SASP 干扰叶酸吸收，宜同服叶酸 10~15mg/d。

3）免疫抑制剂，对类固醇激素与水杨酸类药物无效者，应尽早使用巯嘌呤（6-MP）或硫唑嘌呤，亦可试用甲氨蝶呤（MTX）、环孢素或他克莫司等。硫唑嘌呤治疗顽固性 CD，对瘘管的愈合效果尤佳，亦可节约激素用量。但由于一般用药 2~6 月才显效，诱导缓解作用不大。应用的指征为：①顽固性 CD 激素、SASP 及甲硝唑

3

等无效者；②长期依赖激素而出现严重副作用者；③并发各种瘘管；④存在肛周病变；⑤维持缓解；⑥外科手术前应用，可使病变稳定；术后应用可防止复发。硫唑嘌呤以小量应用为宜，建议 1.5～2.5mg/（Kg·d）或 6-MP 0.75～1.5mg/（Kg·d）长期使用。由于可能发生的短期或长期的中性粒细胞减少症及骨髓抑制的危险，应无限期地每 2～3 个月进行 1 次血常规检查，直到达到稳定剂量为止。MTX 为二氢叶酸还原酶抑制剂，适用于对硫唑嘌呤无效者。静脉使用每周 25mg，亦可皮下、肌内注射。环孢素对激素治疗效果不佳的难治性 CD 和瘘管型 CD 有一定疗效，但减量后容易复发。口服起始剂量为 8～10mg/（Kg·d）。使用环孢素的总疗程一般不宜超过 4～6 个月。他克莫司对肛周 CD 与瘘管有效，毒性作用小，亦可选用。

4）抗生素：出现瘘管与脓肿等并发症时，应及时使用甲硝唑、环丙沙星和克拉霉素等抗生素。甲硝唑对结肠 CD 及 CD 肛周并发症疗效肯定。

5）微生态制剂对环境稳定、修复肠黏膜屏障、减少抗原刺激及下调黏膜免疫反应有作用。

6）生物制剂：Inflixmab 是抗肿瘤坏死因子 a（TNF-a）的人鼠嵌合单克隆抗体，适用于传统药物治疗无效的顽固性 CD 及中重度 CD、CD 伴瘘管形成。总有效率 65%～80%，但是维持 2～3 个月疗效，停药后易复发。且若合并活动性肺结核者不宜使用，因其会加重结核病情。

7）缓解期的治疗：戒烟可能是维持缓解最重要的因素。药物维持治疗时间一般不应少于 3～5 年。有的患者需终身维持，剂量为 SASP 2～3g/d 或相当计量的 5-ASA，5-ASA 维持者倾向于不减药量。

（3）外科治疗：CD 虽以内科药物治疗为主，但在整个病程中仍有 70%～80% 的患者至少需要接受一次手术治疗，目的是消除或缓解症状，改善病情，但术后复发率高达 33%～82%，最终仍有 30%～60% 的

3

患者需再次或多次手术。

手术适应证为：①药物治疗难以控制或副作用较严重者；②严重并发症包括大量出血、肠穿孔、内外瘘形成、脓肿、反复发作的狭窄性肠梗阻以及药物治疗无效的暴发性结肠炎或中毒性巨结肠等；③慢性消耗影响生长发育和劳动能力者；④疑有恶变或不能除外恶性肿瘤者；⑤急腹症表现诊断不明危及生命者。

【二级医院向三级医院的转诊标准和处置】

1. 标准

（1）无消化专科医生及诊治经验。

（2）不能明确诊断的肠道溃疡性病变。

（3）病情反复活动，基础治疗效果不佳，需要生物制剂治疗时。

（4）严重并发症包括大量出血、肠穿孔、内外瘘形成、脓肿、反复发作的狭窄性肠梗阻以及药物治疗无效的暴发性结肠炎或中毒性巨结肠等；慢性消耗影响生长发育和劳动能力者；疑有恶变或不能除外恶性肿瘤者；急腹症表现诊断不明危及生命者。出现以上手术适应证需手术治疗，二级医院无此治疗条件时。

2. 预处理　先行常规抗感染、营养支持等治疗。并发消化道大出血时补充血容量抗休克治疗。

3. 注意事项　转运距离较远者，途中注意监测血压等生命体征。

第四章

血液病学

第一节　白细胞增多症

血液病属内科中的亚专科,患者或许没有症状,但多伴有血常规计数等化验指标异常。县级医院除了可以诊治"缺铁性贫血"等少数血液系统疾病外,多不具备血液病诊治所需的专科医生、仪器设备等必要条件。故患者一经怀疑是血液病,需尽快转入三级医院诊治。

【概述】

白细胞增多指白细胞计数>$10×10^9$/L,外周血分类可发现不同种类的细胞比例增高,见于以下情况:

1. 中性粒细胞增多

(1) 生理性增多:妊娠后期、剧烈运动、劳动、饱餐或淋雨后、高温或严寒等。

(2) 病理性增多:急性感染、急性大出血、急性中毒、白血病、骨髓增生性疾病,肿瘤等。

2. 嗜酸性粒细胞增多过敏性疾病、寄生虫病、皮肤病、白血病、髓系肿瘤、猩红热、肾上腺皮质功能减退等。

3. 嗜碱性粒细胞增多过敏性疾病、白血病、肿瘤、糖尿病、传染病等。

4

4. 淋巴细胞增多感染性疾病（如病毒感染）、急/慢性淋巴细胞白血病、淋巴瘤、急性传染病恢复期、移植排斥反应等。

5. 单核细胞增多

（1）生理性增多：婴幼儿。

（2）病理性增多：感染、白血病。

【临床表现】

患者可缺乏症状，或具有上述疾病相关的症状。

【诊治原则】

1. 除外生理性白细胞增多。

2. 纠正可处理病因，例如细菌感染导致中性粒细胞增多者及时予以抗细菌治疗，过敏导致的嗜酸性粒细胞增多可予以抗组胺药物等抗过敏治疗，病毒感染可予以抗病毒治疗。

3. 病因未明者需完善骨髓细胞形态学、细胞遗传学、分子学检查，并根据不同疾病制定相应治疗方案。

【二级医院向三级医院的转诊标准及处置】

1. 标准

（1）无血液病专科医生及诊治经验。

（2）不具备血液病检查条件。

（3）临床表现特殊，诊断和鉴别诊断有困难者。

2. 预处理 白细胞过高（如 $> 100 \sim 200 \times 10^9/L$）并具有严重症状者，可给予羟基脲等降低白细胞的治疗。尚未诊断者尽量不予以药物干预。

3. 注意事项 重症患者、一般情况很差者可给予补液支持治疗后转诊，伴发热的患者可给予抗感染治疗后转诊。

第二节 白细胞减少

【概述】

白细胞减少指白细胞计数 $< 3.5 \sim 4 \times 10^9/L$，外周血分类可发现不同种类的细胞比例异常，见于以下情况：

1. 中性粒细胞减少药物、感染（如革兰阴性杆菌、病毒）、再生障碍性贫血、巨幼细胞贫血、恶性组织细胞病、白血病、淋巴瘤、骨髓异常增生综合征，物理、化学因素损伤，噬血细胞综合征，自身免疫疾病等。

2. 淋巴细胞减少应用肾上腺皮质激素、烷化剂、单克隆抗体等药物，放射线损伤，免疫缺陷性疾病，丙种球蛋白缺乏症等。

【临床表现】

患者缺乏特异症状，或可具有原发病相关的临床表现。

【诊治原则】

1. 祛除病因　停用可疑药物，祛除其他可疑致病因素。

2. 感染防治　轻度减少者一般不需特殊预防措施；中度减少者感染率增加，应注意预防，祛除慢性感染灶；重度减少者极易发生严重感染，有条件应采取无菌隔离措施，感染者选择有效抗生素治疗，粒细胞缺乏伴发热应经验性应用覆盖革兰氏阴性菌和革兰氏阳性菌的广谱抗生素，同时进行病原学及影像学检查，以明确感染类型和部位，根据病原学和药敏结果调整用药。若3～7天无效，可加用抗真菌治疗，病毒感染可加用抗病毒药物，考虑结核感染的可加用抗结核治疗。

3. 升白细胞重组　人粒细胞集落刺激因子（rhG-CSF）疗效明确，每日2～10ug/kg，未明确诊断前不建议使用。

4. 免疫抑制剂　免疫相关的中性粒细胞减少可用糖皮质激素等免疫抑制治疗。

5. 造血干细胞移植　适用于先天性中性粒细胞减少。

【二级医院向三级医院的转诊标准及处置】

1. 标准

（1）无血液病专科医生及诊治经验。

（2）不具备血液病检查条件。

（3）临床表现特殊，诊断和鉴别诊断有困难者。

2. 预处理 白细胞过低（如$<1\times10^9$/L）并具有发热等感染症状者，可给予抗生素治疗。尚未诊断者尽量不予以升高白细胞的药物治疗。

3. 注意事项 重症患者、一般情况很差者可给予抗生素等支持治疗后转诊。

第三节 红细胞或血红蛋白增多

【概述】

红细胞或血红蛋白增多指成年男性红细胞$>6.5\times10^{12}$/L，血红蛋白>175g/L，成年女性红细胞$>6\times10^{12}$/L，血红蛋白>160g/L，见于以下情况：

1. 相对性增多 严重呕吐、腹泻、大量出汗、严重烧伤、休克等引起血浆容量减少导致的血液浓缩、相对性红细胞增多。

2. 绝对性增多

（1）生理性：新生儿，可能导致缺氧的慢性病史如长期大量吸烟、高原地区居民。

（2）病理性：严重的心肺疾患，肝细胞癌，肾上腺皮质腺瘤，真性红细胞增多症等。

【临床表现】

临床表现与血容量、血液黏滞度增加紧密相关，在血容量和血液黏滞度明显升高时，可出现下列各种临床症状：

1. 神经系统表现 头痛最常见，可伴眩晕、疲乏、耳鸣、眼花、健忘等类似神经症状。后期可有肢端麻木与刺痛、多汗、视力障碍等症状。

2. 多血质表现 皮肤紫红，尤以面颊、唇、舌、耳、颈部和四肢末端（指、趾及大小鱼际）为甚。眼结膜显著充血。少数可见紫癜、瘀斑。部分患者伴高血压或皮肤瘙痒。

3. 血栓形成、栓塞和出血 高血容量和高黏滞血症所致静脉血栓和血栓性静脉炎引起，见于真性红细胞增多症。常见发生血栓和栓塞的部位有脑、周围血管、冠状动脉、门静脉、肠系膜、下腔静脉、脾、肺静脉等。出血仅见于少数患者，常表现为皮肤瘀点、鼻出血、牙龈出血、咯血及月经过多。部分患者可出现手术后渗血不止。

4. 其他　真性红细胞增多症患者因骨髓增生、细胞过度增殖，使核酸代谢亢进，可导致血、尿中尿酸水平升高，少数患者继发痛风或尿路结石。

【诊治原则】

1. 相对性红细胞及血红蛋白增多　及时纠正病因，继发性主要针对原发病治疗。

2. 真性红细胞增多症　目前治疗目标主要是预防血栓及出血、抑制骨髓增殖以控制血细胞比容，减少并发症相关死亡，并降低向骨髓纤维化及白血病转化的风险。根据年龄、有无血栓病史、血小板计数及初治疗效可将真性红细胞增多症患者进行风险分组，并制定个性化治疗策略。结合二级医院诊疗条件，建议如一旦怀疑为真性红细胞增多症，及时转至上级医院治疗。

【二级医院向三级医院的转诊标准及处置】

1. 标准

（1）无血液病专科医生及诊治经验。

（2）不具备血液病检查条件。

（3）临床表现特殊，诊断和鉴别诊断有困难者。

2. 预处理　真性红细胞增多症红细胞增多明显，排除相对性增多及继发性增多后，必要时可予以阿司匹林口服预防血栓。

3. 注意事项　注意及时处理可纠正的病因（如严重腹泻、呕吐等）。血细胞显著增高、血流缓慢时可发生血栓，警惕心脑血管事件。诊断不明或怀疑真性红细胞增多症，及时转诊。

第四节　红细胞或血红蛋白减少

【概述】

红细胞或血红蛋白减少指成年男性血红蛋白<120g/L,

女性血红蛋白<110g/L，见于以下情况：

1. 生理性减少老年人、妊娠。

2. 病理性减少各种原因（良性病或恶性病）引发的贫血，根据贫血产生的病因和发病机制不同，可将贫血分为红细胞生成减少，红细胞破坏增多，红细胞丢失过多。

【临床表现】

1. 皮肤黏膜苍白。

2. 神经系统乏力、头痛、眩晕、萎靡、晕厥、失眠、多梦、耳鸣、眼花、记忆力减退、注意力不集中等。

3. 呼吸循环系统呼吸、心率加快，活动后心悸、气短；重度贫血时，即使平静状态也可能有气短；长期贫血，心脏超负荷工作且供血不足，会导致贫血性心脏病，甚至端坐呼吸。

4. 消化系统消化不良、腹部胀满、食欲减低、大便规律和性状的改变等。

5. 泌尿生殖系统少尿、多尿、低比重尿，性功能减退，育龄期女性可出现月经周期紊乱。

6. 内分泌免疫系统长期贫血会影响甲状腺、性腺、肾上腺、胰腺的功能，会改变红细胞生成素和胃肠激素的分泌。机体免疫功能低下，易患各类病原微生物感染。

【诊治原则】

根据不同病因治疗（缺铁性贫血予以补铁治疗，巨幼细胞贫血予以维生素 B_{12} 及叶酸治疗，自身免疫性溶血性贫血予以免疫抑制治疗等），重度贫血及时输血、吸氧等对症支持治疗。病因未明者及时转诊。

【二级医院向三级医院的转诊标准及处置】

1. 标准

（1）无血液病专科医生及诊治经验。

（2）不具备血液病检查条件。

（3）临床表现特殊，诊断和鉴别诊断有困难者。

2. 预处理 重度贫血（如<60g/L）和（或）具有明显症状者，可给予输注红细胞治疗。

3. 注意事项　重症患者、一般情况很差者尽量不予输注红细胞以外的治疗。

第五节　血小板增多

【概述】

血小板增多指血小板>450×10⁹/L，见于以下情况：

1. 继发性血小板增多症见于感染、药物、妊娠、恶性肿瘤、应激状态等。伴有 PLT 增高，但很少 >600×10⁹/L，更少见>1000×10⁹/L，且为一过性增高，原发病控制后血象恢复正常。Ph 染色体、BCR-ABL 融合基因和 JAK2V617F 基因突变均为阴性。

2. 与血小板增高有关的骨髓增殖性肿瘤慢性髓性白血病（具有特征性的细胞遗传学和分子学标志：Ph 染色体和 BCR-ABL 融合基因阳性），真性红细胞增多症和骨髓纤维化，骨髓增殖性肿瘤或骨髓增殖性肿瘤/骨髓增生异常综合征。

3. 原发性血小板增多症 PLT 有时高达（1000～3000）×10⁹/L，可伴有脾大，骨髓中各系增生明显，以巨核细胞和血小板增生为主，巨核细胞体积大、分叶核多，JAK2V617F 阳性或具有其他克隆性标志（如 CALR 或 MPL W515K/L 突变），但 Ph 染色体和 BCR-ABL 融合基因均为阴性。

【临床表现】

患者可缺乏特异症状，或具有原发疾病相关临床表现。

原发性血小板增多症：

1. 一般症状　轻者除疲劳、乏力外，无其他症状。偶尔发现血小板增多或脾大而被确诊。

2. 出血　以牙龈出血、鼻出血、皮肤紫癜、消化道出血常见，少数因创伤和手术中止血困难以发现。出血常呈发作性、间歇期较长。出血原因多由于血小板功能缺陷，以及微循环中小血栓形成及继发纤溶亢进。

3. 血栓和栓塞 由于血小板极度增多、部分患者血小板黏附性增高可致动脉或静脉内血栓形成。好发于脾、肝、肠系膜静脉和下肢静脉，腋动脉，颅内及肢端动脉，下肢静脉血栓脱落可致肺栓塞。

4. 50%~80%患者脾大，多为中度，巨脾少见，半数患者肝轻度大，一般无淋巴结大。

【诊治原则】

1. 继发性血小板增多及时控制原发病。

2. 病因未明者及时转诊至上级医院完善细胞形态学、遗传学、分子学检查。

3. 原发性血小板增多症根据危险分层分别选择随访、应用阿司匹林、细胞抑制（干扰素-α、羟基脲、阿那格雷等）+阿司匹林等治疗，建议转诊上级医院。

【二级医院向三级医院的转诊标准及处置】

1. 标准

（1）无血液病专科医生及诊治经验。

（2）不具备血液病检查条件。

（3）临床表现特殊，诊断和鉴别诊断有困难者。

2. 预处理 排除患者活动性出血后，可给予阿司匹林。

3. 注意事项 原发性血小板增多症常出现出血和血栓并发症，出血常为自发性，反复发作，以胃肠道出血常见，也可有鼻出血、牙龈出血、血尿，血栓发生率较出血少，可出现肢体血栓栓塞及其他脏器血栓栓塞，需密切关注病情。原发性血小板增多症禁忌行脾切除手术，因术后血小板进一步显著增加可导致血栓栓塞性并发症危及生命。一旦疑诊，及时转诊。

第六节 血小板减少

【概述】

血小板减少指血小板$<100\times10^9$/L，见于以下情况：

1. 血小板生成障碍再障，放射性损伤，急性白血病，骨髓异常增生综合征，巨幼细胞贫血，骨髓纤维化晚期等。

2. 血小板破坏或消耗增多免疫性血小板减少性紫癜，血栓性血小板减少性紫癜，自身免疫病，恶性淋巴瘤，弥散性血管内凝血，上呼吸道感染，风疹等。

3. 血小板分布异常脾大，输入大量库存血或大量血浆等。

【临床表现】

1. 患者可缺乏症状，或具有出血等症状。

2. 特发性血小板减少性紫癜皮肤黏膜瘀点、瘀斑，紫癜通常分布不均。出血多位于血液瘀滞部位或负重区域的皮肤，如踝关节周围皮肤，以及易于受压部位皮肤。皮损压之不褪色。黏膜出血包括鼻出血、牙龈出血、口腔黏膜出血以及血尿；女性患者可以月经增多为唯一表现，一般无脾大。

3. 血栓性血小板减少性紫癜典型临床表现包括五联征：微血管病性溶血性贫血、血小板减少、神经系统症状及体征、肾损害、发热。神经系统症状包括头痛、脑神经麻痹、定位障碍、失语、轻瘫、意识模糊、木僵、抽搐或昏迷。皮肤紫癜和视网膜出血是最常见的出血部位，也可有胃肠道及泌尿生殖系统出血。肾脏病变可有蛋白尿、血尿、轻度肾功能损害。

【诊治原则】

1. 针对原发病治疗。

2. 免疫治疗如原发性血小板减少症（ITP）等。

3. 脾切除糖皮质激素治疗无效的 ITP。

4. 血浆置换主要用于血栓性血小板减少性紫癜。

5. 促血小板生成药物血小板生成素（TPO）。

6. 血小板明显降低，有出血倾向，可予以输血小板对症支持治疗（血栓性血小板减少性紫癜除外）。

【二级医院向三级医院的转诊标准及处置】

1. 标准

（1）无血液病专科医生及诊治经验。

（2）不具备血液病检查条件。

（3）临床表现特殊，诊断和鉴别诊断有困难者。

2. 预处理 重度血小板减少（如<10×10^9/L）并具有明显出血症状者，可给予输注血小板治疗。

3. 注意事项 血小板减少病因复杂多样，部分疾病病情凶险，且治疗各异，不同疾病治疗甚至截然相反，一旦无法明确病因，建议及时与上级医院联系获得指导，并及时转院。

第七节 出血性疾病

【概述】

出血性疾病是指由于遗传性或获得性因素，导致患者止血机制（包括血管、血小板、凝血、抗凝及纤维蛋白溶解因素）的缺陷或异常引起的自发性出血或创伤后出血不止。根据发生机制，出血性疾病可分为以下五类即血管异常性出血、血小板异常性出血、凝血因子异常性出血、抗凝及纤溶异常性出血和复合机制所致出血。

1. 血管壁异常

（1）先天性或遗传性出血性毛细血管扩张症、家族性单纯性紫癜。

（2）获得性感染性紫癜、过敏性紫癜、单纯性紫癜、机械性紫癜、药物性紫癜、维生素C缺乏等。

2. 血小板异常

（1）血小板数量异常。

1）血小板减少：血小板生成减少：如再生障碍性贫血、骨髓浸润（如急性白血病、转移癌）；血小板破坏过多：如免疫性血小板减少症；血小板消耗过多：如弥散性血管内凝血、血栓性血小板减少性紫癜；血小板分布异常，主要见于脾脏肿大相关疾病。

2）血小板增多：原发性血小板增多症。

（2）血小板功能异常

1）先天性：巨血小板综合征（黏附功能障碍），血小板无力症（聚集功能障碍），贮存池病（血小板分泌功能障碍）。

2）获得性：尿毒症、肝脏疾病、抗血小板药物应用。

3. 凝血异常

（1）先天性，血友病 A、B，凝血因子 Ⅰ、Ⅱ、Ⅴ、Ⅶ、Ⅺ、Ⅻ缺乏，血管性血友病等。

（2）获得性，维生素 K 缺乏、肝病、尿毒症、抗磷脂抗体综合征、DIC 等。

4. 抗凝及纤维蛋白溶解异常

（1）病理性抗凝物如凝血因子抑制物，一般为抗体，如抗因子Ⅷ、Ⅸ、vWF 等抗体；肝素样抗凝物质以及狼疮抗凝物等。

（2）纤溶亢进：遗传性纤溶亢进，如遗传性 α2-纤溶酶抑制物（α2-PI）缺乏症、先天性纤溶酶原激活抑制物（PAI-1）缺乏症。获得性纤溶亢进，如严重肝脏疾病、肿瘤、手术和创伤。

（3）药物过量：肝素过量，溶栓药物过量等。

5. 复合性止血机制异常　如弥散性血管内凝血。

【临床表现】

各种出血症状：皮肤黏膜瘀点瘀斑，牙龈出血、鼻腔出血、消化道出血、血尿等。

【诊治原则】

1. 一般处理活动性出血可采用局部加压、冷敷处理。

2. 对获得性出血性疾病，针对病因治疗：治疗基础病，控制感染，药物引起者及时停药、必要时予以拮抗剂。

3. 止血治疗

（1）替代补充治疗，补充凝血因子、血小板或维生素 K。

（2）止血药物：抗纤溶药物，如氨基己酸、氨甲苯酸等；增加毛细血管抗性，改善通透性，如维生素 C、糖皮质激素、芦丁、酚磺乙胺等；收缩血管药物，如垂体后叶素、肾上腺素等。

4. 其他免疫抑制治疗，血浆置换，促血小板生成，脾切除，重组活化 FVII（rhFVIIa）。

【二级医院向三级医院的转诊标准及处置】

1. 标准

（1）无血液病专科医生及诊治经验。

（2）不具备血液病检查条件。

（3）临床表现特殊，诊断和鉴别诊断有困难者。

2. 预处理　重度出血者，可给予输注血小板、血浆或凝血因子治疗。

3. 注意事项　及时对症处理，因部分疾病病情凶险，进展迅速，死亡率高，病因未明者及时联系上级医院以获得指导，并及时转院。

第八节　两系以上血细胞减少

【概述】

可见于药物副作用，也可见于骨髓异常增生综合征、白血病、骨髓纤维化、淋巴瘤、阵发性睡眠性血红蛋白尿、自身抗体介导的全血细胞减少、再生障碍性贫血、急性造血停滞、巨幼细胞性贫血、噬血细胞综合征、病毒性肝炎、肝硬化、脾功能亢进等疾病。

【临床表现】

1. 可伴有贫血、出血、感染等症状。

2. 脾功能亢进者可有脾大。

3. 巨幼细胞性贫血患者可合消化系统症状如食欲减退、腹胀、腹泻或便秘，部分可发生舌炎，舌乳头萎缩；神经系统症状如四肢远端麻木、深感觉障碍、共济失调和锥体束征阳性。

4. 阵发性睡眠性血红蛋白尿患者尿潜血阳性，重者尿色呈酱油样；伴有胸骨后疼痛、腰腹疼痛及发热的血管内溶血症状。

【诊治原则】

及时对症支持治疗，根据临床症状完善自身免疫相关检查，骨髓细胞形态学、细胞遗传学、分子学检查，针对病因进行免疫抑制、化疗、抗感染、补充维生素 B_{12} 及叶酸、脾切除等治疗。

【二级医院向三级医院的转诊标准及处置】

1. 标准

（1）无血液病专科医生及诊治经验。

（2）不具备血液病检查条件。

（3）临床表现特殊，诊断和鉴别诊断有困难者。

2. 预处理　重度贫血者，可输血治疗。严重出血者，可给予输注血小板、血浆或凝血因子治疗。有溶血表现的，注意水化、碱化、并给予激素治疗，发热患者予以抗感染治疗。

3. 注意事项　尽快转院，注意转运过程安全。

第九节　血液恶性肿瘤

【概述】

包括骨髓异常增生综合征、急慢性白血病、髓性肿瘤、淋巴瘤、多发性骨髓瘤等疾病。

【临床表现】

1. 正常造血受抑制表现发热、出血、贫血。

2. 恶性细胞增殖浸润表现淋巴结和肝脾肿大；白血病患者常有胸骨下端局部压痛，提示骨髓腔内白血病细胞过度增殖，具有一定特异性。白血病细胞疾病甚至骨膜、骨和关节会造成骨骼和关节疼痛，儿童多见。骨髓坏死时可引起骨骼剧痛；急性髓系白血病眼眶部可出现原始细胞聚集而形成的粒细胞肉瘤，引起眼球突出、复视或失明；牙龈浸润时可出现牙龈增生和肿胀；粒细胞肉瘤可以出现在各种组织中，皮肤浸润时呈蓝灰色斑丘疹或皮肤粒细胞肉瘤，局部皮肤隆起变硬；侵犯中枢神经系统可导致头痛、恶心、呕吐、颈项强直、抽搐及昏迷等；脊髓浸润可发生截瘫，神经根浸润容易产生各种麻痹症状；睾丸浸润可致无痛性肿大，多为单侧。

【诊治原则】

1. 对症支持治疗，输血纠正贫血，输注血小板、凝血酶原复合物纠正出血，有感染症状者予以抗感染治疗。

2. 完善骨髓穿刺行骨髓细胞形态学、细胞遗传学、分子学监测，必要时完善骨髓活组织检查及淋巴结活检，血尿 M 蛋白等检查。

3. 根据不同疾病及分型，以及危险度分层进行相应化疗及靶向治疗，部分患者进行造血干细胞移植。

【二级医院向三级医院的转诊标准及处置】

1. 标准

(1) 无血液病专科医生及诊治经验。

(2) 不具备血液病检查条件。

(3) 临床表现特殊，诊断和鉴别诊断有困难者。

2. 预处理 重度贫血者，可输血治疗。严重出血者，可给予输注血小板、血浆或凝血因子治疗。发热患者予以抗感染治疗。

3. 注意事项 已经怀疑这类疾病，应尽快转院，注意转运过程安全。

第五章

肾脏病学

【县级医院肾脏病专科诊治要求】

县级医院在肾脏病专业应该掌握如下疾病的表现及特殊疑难问题处理，包括慢性肾炎综合征、肾病综合征、继发性肾脏病、泌尿系统感染性疾病、常染色体显性多囊肾病、急性肾损伤和慢性肾衰竭等。

应能够开展如下诊疗技术：各种尿液成分检测技术：包括尿常规、24 小时尿蛋白定量、尿红细胞形态、尿微量白蛋白测定等；肾功能检测、血清免疫球蛋白、补体测定、自身抗体检测；泌尿系统影像学检查技术：包括超声、CT 或 MRI、静脉肾盂造影等；血液透析治疗和腹膜透析治疗技术。

第一节　慢性肾炎综合征

【概述】

慢性肾炎综合征是由多种原发性肾小球疾病引起的以蛋白尿、血尿、水肿、高血压为表现的一组临床综合征。慢性肾炎综合征往往起病隐匿，病情迁延，缓慢进展，肾功能逐渐减退，最终进展为慢性肾衰竭。

【临床表现】

起病缓慢、隐匿，病情迁延。临床表现多样，基本临床表现为蛋白尿、血尿、水肿和高血压。血尿常见且为突出表现，蛋白尿多为轻中度，水肿多为轻度或没有，早期血压可正常，随肾功能进展高血压逐渐加重且难控制。随病情进展可有不同程度的肾功能受损，最终可进展至终末期肾脏病。病程中可有因感染、过敏等诱发肾炎急性加重，可类似急性肾炎综合征表现。

【诊治原则】

慢性肾炎综合征的诊断有以下三点：尿检异常（血尿、蛋白尿）、伴或不伴水肿和高血压，病程三个月以上，无论肾功能是否损害。除外继发性肾脏病和遗传性肾脏病等，肾穿刺活检明确肾小球病变的病理类型，我国最常见的病理类型为 IgA 肾病。慢性肾炎综合征主要采用综合性治疗：减少尿蛋白，延缓肾脏病进展及预防并发症。

1. 饮食和生活方式肾功能不全的患者给予低钠、低磷、优质低蛋白饮食。

2. 控制血压、减少尿蛋白无 ACEI/ARB 类药物禁忌证患者首选此类药物，控制血压并减少尿蛋白。

3. 避免加重肾损伤因素停用肾毒性药物（非甾体类消炎药、氨基糖苷类抗生素等），慎用对肾脏有损伤的药物，避免感染、劳累等加重因素。

4. 免疫抑制治疗大多数慢性肾炎都有免疫机制参与，可根据肾脏病理类型，结合临床表现和实验室检查结果选用糖皮质激素和（或）免疫抑制剂。

【二级医院向三级医院的转诊标准及处置】

1. 标准

（1）无肾脏病专科医生及相关诊治经验。

（2）患者须行肾穿刺活检术明确病理诊断，而无条件开展肾穿刺术。

（3）患者规范治疗无效，病情快速进展。

（4）患者合并急性心功能不全、急性肾损伤、深静脉血栓、重症感染等严重并发症。

2. 预处理

（1）明确患者符合肾活检适应证，排除禁忌证。

（2）拟行肾穿刺患者停用之前应用的抗凝、抗血小板及中药活血药物。如有房颤、支架植入病史，需重新请相关专科医生评估停药后血栓形成风险。

3. 注意事项

（1）患者如有严重并发症，需要进行对症处理，保证生命体征的平稳。

（2）拟行肾穿刺的女性患者应避开月经期。

5

第二节 IgA 肾病

【概述】

IgA 肾病是最常见的一种原发性肾小球疾病，占肾活检患者的 30%～45%，其特征是肾脏免疫病理显示以 IgA 为主的免疫复合物在肾小球系膜区沉积。临床表现多种多样，主要表现为血尿，可伴有不同程度的蛋白尿、高血压和肾功能损害。发病前多有上呼吸道感染，少数伴有肠道或皮肤感染，是导致终末期肾脏病的最常见肾小球疾病。由于 IgA 肾病病因不清，发病机制未明，目前尚缺乏统一的治疗方案，应根据肾脏病理和临床表现选择适当的治疗方法。

【临床表现】

1. 发作性肉眼血尿部分患者会在感染后发生发作性肉眼血尿，持续数小时或数日不等，部分患者转为持续性镜下血尿。

2. 无症状镜下血尿伴或不伴蛋白尿多为体检发现，由于疾病呈隐匿过程，多数患者的发病时间难以确定。

3. 蛋白尿 IgA 肾病患者不伴血尿的单纯蛋白尿非常少见。多数患者表现为轻度蛋白尿，少数患者出现大量蛋白尿，甚至肾病综合征。

4. 高血压成年 IgA 肾病患者中高血压发生率为 20% 左右，而在儿童 IgA 肾病患者中仅占 5%。起病时即有高血压者不常见，多随肾功能恶化，高血压发生率逐渐增高。

5

5. 急性肾损伤较少见。主要见于:(1)急进性肾炎综合征:患者多有持续性血尿/肉眼血尿,大量蛋白尿,肾功能进行性恶化,可有水肿和高血压及少尿或无尿。(2)大量肉眼血尿时,可因血红蛋白对肾小管的毒性和红细胞管型堵塞肾小管引起急性肾小管坏死,多为一过性,有时临床不易察觉。

6. 慢性肾衰竭 IgA 肾病患者在病程 10～20 年后逐渐进入慢性肾衰竭期。IgA 肾病起病隐匿,部分患者第一次就诊即表现为慢性肾衰竭。

7. 家族聚集性部分家系中可能出现两个或两个以上经肾活检证实为 IgA 肾病患者,其临床表现和病理改变与散发性 IgA 肾病相似,但终末期肾病的发生率明显高于散发患者。

【诊治原则】

IgA 肾病的确诊依赖于肾活检,尤其需免疫荧光明确 IgA 或以 IgA 为主的免疫复合物在肾小球系膜区团块样沉积。因此无论临床表现上考虑 IgA 肾病的可能性多大,肾活检病理检查对于确诊 IgA 肾病是必备的。另外,建议观察病理特征来评价患者的预后。

其他在肾活检时表现为系膜区 IgA 沉积的疾病包括:①免疫性疾病:狼疮性肾炎、类风湿性关节炎、强直性脊柱炎和干燥综合征等;②肝脏疾病:乙肝相关性肾炎、肝硬化等;③肠道疾病:溃疡性结肠炎、克罗恩病等;④皮肤病:紫癜性肾炎、银屑病等;⑤感染性疾病:艾滋病、麻风、弓形虫病等;⑥新生物:肺癌、胰腺癌等;⑦支气管肺病:囊性纤维化等。必须结合临床病史和实验室检查仔细鉴别和排除以上疾病,才能诊断为原发性 IgA 肾病。

IgA 肾病的治疗包括以下五个方面:

1. IgA 肾病进展风险评估患者应在诊断时和随访期间观察血压、蛋白尿和肾小球滤过率(GFR)以评估肾病进展的风险。

2. 单纯性血尿 IgA 肾病的血尿常和感染相关,因此积极治疗和预防感染对于减少肉眼血尿反复发作可能有益。单纯性血尿患者预后一般较好，无需特殊治疗，但需定期密切观察。避免过度劳累，避免使用肾毒性药物。

3. 降尿蛋白和降压治疗

（1）当尿蛋白>1g/d 时，推荐长期使用血管紧张素转换酶抑制剂（ACEI）或血管紧张素受体拮抗剂（ARB）治疗。在能耐受的情况下，建议逐渐增加 ACEI 或 ARB 剂量以使尿蛋白<1g/d。当尿蛋白为 0.5~1g/d 时，建议使用 ACEI 或 ARB 进行治疗。

（2）当尿蛋白<1g/d，IgA 肾病降压治疗的目标为<130/80mmHg；尿蛋白>1g/d，推荐血压控制目标<125/75mmHg。

4. 免疫抑制治疗

（1）经 3~6 个月优化支持治疗（包括服用 ACEI/ARB 或控制血压）后，如尿蛋白仍持续≥1g/d 且 GFR>50ml/（min·1.73m^2）时，建议使用糖皮质激素 6 个月。

（2）除新月体性 IgA 肾病伴肾功能迅速恶化外，不建议激素联合 CTX 或 AZA 治疗。

（3）对于 GFR<30ml/（min·1.73m^2）的患者，除非是 IgA 肾病伴新月体形成，GFR 快速恶化，一般不建议使用免疫抑制治疗。对这些患者建议持续应用降尿蛋白和降压治疗。

5. 非典型 IgA 肾病的治疗

（1）对肾活检病理表现为微小病变伴系膜区 IgA 沉积的患者，大多数认为该类患者为微小病变合并 IgA 沉积，建议按微小病变治疗。

（2）对快速进展性新月体型 IgA 肾病患者，建议使用激素和环磷酰胺。

（3）对伴有肉眼血尿的急性肾损伤患者，若肾功能损伤 5 天后仍无改善，考虑进行肾活检。IgA 肾病在肉眼血尿发作时进行肾活检显示仅有急性肾小管坏死和小管内红细胞管型者，建议给予支持疗法。

6. 其他治疗

（1）鱼油治疗：经过 3~6 月优化支持治疗（包括 ACEI/ARB 控制血压）后，如尿蛋白仍持续≥1g/d，建议鱼油治疗。

（2）抗血小板治疗：目前没有强有力的循证医学证据肯定血小板药物的有效性，且要慎重考虑这类药物的潜在出血风险。对于伴有大量蛋白尿、有深静脉血栓形成倾向的患者，应给予抗血小板或抗凝治疗。

【二级医院向三级医院转诊标准及处置】

1. 标准

（1）无肾脏科专科医师和相关诊治经验。

（2）无肾活检条件。

（3）经验治疗，效果欠佳。

（4）患者并发急性肾损伤或肺部感染等难以处置的并发症。

（5）缺少二线免疫抑制剂等药物，而需要调整治疗方案。

2. 预处理

（1）IgA 肾病是慢性肾炎综合征的一种，患者也可能达到肾病范围蛋白尿成为肾病综合征，其诊断主要是依据病理诊断，如果没有肾活检条件的医院需要进行转诊。在转诊前，应把握肾活检的适应证及禁忌证。

（2）感染后出现肉眼血尿，可先处理前驱感染，避免肾毒性药物。

（3）予以 ACEI 或 ARB 控制血压、减低尿蛋白等对症处理。

3. 注意事项

（1）明确肾活检适应证，排除禁忌证。

（2）准备行肾活检患者注意如有正在口服的抗血小板药物如阿司匹林、氯吡格雷等药物，须在肾活检前 5~7 天停止用药，如有房颤、支架置入术后，需要重新评估停药血栓形成风险。

（3）患者如有严重并发症，需要进行对症处理，保证生命体征的平稳。

(4) 女性患者避开月经期。

第三节　肾病综合征

【概述】

肾病综合征是一组以大量蛋白尿、低白蛋白血症、高度浮肿和高脂血症为主要临床特点的疾病。可分为原发性肾病综合征和继发性肾病综合征。继发性肾病综合征常见于系统性红斑狼疮性肾炎、糖尿病肾病、乙型肝炎病毒相关肾炎、肾淀粉样变性、骨髓瘤性肾病、肿瘤相关性肾病等，排除继发性肾病综合征后才能诊断为原发性或特发性肾病综合征。肾病综合征常见的病理类型为微小病变、局灶节段性肾小球硬化、膜性肾病、系膜增生性肾小球肾炎和膜增殖性肾小球肾炎。

【临床表现】

1. 水肿患者常出现下垂部位明显的凹陷性水肿，多在足踝部、胫前出现明显水肿，重度水肿时可见腰骶部、上肢、颜面及眼睑水肿，部分患者可出现胸腔、腹腔等浆膜腔积液。

2. 大量蛋白尿肾小球滤过膜机械屏障和电荷屏障的破坏、肾小球毛细血管静水压的升高以及足细胞的病变使大量蛋白漏出到尿液中，可观察到患者尿泡沫增多，不易消散，经实验室检查成人尿蛋白>3.5g/24h，儿童>50mg/(kg·d)。

3. 低白蛋白血症大量蛋白从肾小球滤过，尿中丢失，当每日肾脏丢失的蛋白量超过肝脏合成量时血浆白蛋白浓度下降至<30g/L。

4. 高脂血症与血浆白蛋白水平呈反比关系，出现高胆固醇和（或）高脂血症，也可见到 LDL、VLDL 增高。高脂血症对心脑血管损伤，也促进肾小球硬化，需及时干预。

5. 其他临床表现可有高血压、恶心、呕吐、腹泻、腹胀等，常见于感染、受凉、劳累后，起病可急可缓或隐匿。

6. 并发症 严重蛋白缺乏可致营养不良。血液高凝易造成肾静脉及周围静脉血栓形成，甚至肺动脉栓塞。有效血容量不足而导致肾血流量下降，诱发急性肾损伤。免疫球蛋白丢失，抵抗力下降导致感染。

【诊治原则】

1. 诊断 肾病综合征的诊断主要有以下四点，其中1、2为必需条件。

（1）大量蛋白尿：成人尿蛋白 >3.5g/24h，儿童 >50mg/（kg·d）。

（2）低白蛋白血症：血浆白蛋白浓度下降至 <30g/L。

（3）颜面、双下肢存在凹陷性水肿。

（4）高脂血症。排除继发性肾病综合征，才能诊断原发性肾病综合征，继发性肾病综合征以治疗原发病为基础，原发性肾病综合征应进行肾穿刺活检明确病理诊断。

2. 治疗 病理类型不同，其临床表现和治疗也不同，下述治疗原则针对原发性肾病综合征。

（1）一般治疗

1）有严重水肿、低白蛋白血症者应卧床休息，适当活动肢体，防止血栓形成。

2）低盐低脂饮食，给予 0.8~1.0g/（kg·d）的优质蛋白饮食，保证充足的热量〔30~35kcal/（kg·d）〕。

（2）对症治疗

1）利尿消肿：在提高胶体渗透压保证足够血容量后间断应用袢利尿剂，效果良好，不易发生肾前性急性肾损伤，不提倡应用渗透性和保钾类利尿剂。

2）减少尿蛋白：血管紧张素转换酶抑制剂（ACEI）和血管紧张素 Ⅱ 受体拮抗剂（ARB）均可降低尿蛋白。副作用：可能出现高钾血症，GFR 一过性下降、干咳（见于 ACEI）。

（3）免疫抑制治疗

1）糖皮质激素：糖皮质激素是最为常用的免疫抑制剂，其使用是依据不同病理类型、年龄、并发症等因人而异的，总的原则是：起始足量，缓慢减量，长期维持。若足量应用需要泼尼松 1mg/（kg·d）×8 周（必要时 12~16 周）顿服，每 1~2 周减少原用量的 10% 至 20mg/d，后缓慢减量至 10mg/d 维持半年左右。依患者对激素的治疗反应，可分为激素敏感型、激素依赖型和激素抵抗型。

2）细胞毒药物：适应证：用于"激素抵抗型"或"激素依赖型"患者。如无激素禁忌一般不作为首选或单独用药。环磷酰胺（CTX）：临床上较常用，静脉滴注 0.5~1.0g/m^2（体表面积），总量 6~8g 后停药。副作用：骨髓抑制、肝损害、性腺抑制、脱发、胃肠道反应以及出血性膀胱炎。用药期间应适度多饮水，注意监测血象和肝脏功能。

3）钙调磷酸酶抑制剂：主要包括环孢素 A 和他克莫司（FK506）：选择性抑制 T 辅助细胞，用于激素抵抗或依赖的难治性肾病综合征。注意监测血药浓度。

【二级医院向三级医院的转诊标准及处置】

1. 标准

（1）无肾脏专科医生及肾病综合征诊治经验。

（2）无肾活检的基本条件。

（3）经验治疗效果欠佳的复发性难治性肾病综合征。

（4）出现如急性肾损伤、肺部感染、肾静脉血栓等难以处置的并发症。

（5）肾功能恶化需要替代治疗。

（6）难以判断和诊治的继发性肾病综合征。

2. 预处理

（1）肾病综合征需排除继发性肾病综合征，原发性肾病综合征其诊断主要是依据病理诊断，如果没有肾活检条件的医院需要进行转诊，在转诊前，应把握肾活检检查的适应证及禁忌证。

（2）控制血压、调脂治疗。

（3）如需肾活检，应避开月经期，停用导致凝血异常的相关药物。

（4）如果出现严重危及生命的并发症，应予以对症支持治疗。

（5）患者如出现深静脉血栓的并发症，需先抗凝治疗，暂缓或择期肾活检。

3. 注意事项

（1）准备行肾活检患者注意如有正在口服的抗血小板药物如阿司匹林、氯吡格雷等药物，须在肾活检前5~7天停止用药，如有房颤、支架置入术后，需要重新评估停药血栓形成风险。

（2）患者如有严重并发症，需要进行对症处理，保证生命体征的相对平稳。

（3）女性患者避开月经期。

第四节　狼疮性肾炎

【概述】

系统性红斑狼疮（systemic lupus erythematosus, SLE）是一种累及多系统、多脏器的自身免疫性疾病，其发病机制尚未完全明确。育龄期女性易受累。肾脏是SLE较常累及的内脏器官，SLE肾损害称狼疮性肾炎（lupus nephritis, LN）。LN是我国常见的继发性肾小球疾病，其主要特征是由免疫复合物沉积于肾组织从而引起一系列免疫损伤反应。其临床表现多样，可表现为血尿、蛋白尿、高血压和肾功能损害等。部分SLE患者虽无肾脏累及的临床特征，但肾活检已存在病理学异常。LN的治疗应个体化，依据临床表现、实验室检查以及肾活检病理分型进行。

【临床表现】

1. 肾脏损害

（1）蛋白尿：为LN最常见的临床表现。轻者表现为少量蛋白尿。约 1/4 患者存在肾病范围的蛋白尿。

（2）血尿：镜下血尿多见。部分重症患者可出现肉眼血尿。血尿多少一定程度上反映肾脏病变的活动性。

（3）高血压：是肾脏病变的并发症，疾病早期少见，其与肾脏损害的严重程度相关。

（4）急性肾损伤：起病急骤，血肌酐短期内明显升高，常伴肾外狼疮活动表现。

（5）慢性肾衰竭：LN 未得到有效控制，反复发作使肾组织逐渐破坏最终进展至终末期肾衰竭。

（6）肾小管间质损害：常有尿浓缩功能障碍（低比重尿、夜尿增多）、低分子蛋白尿及尿酶增高、电解质酸碱平衡紊乱等表现。

（7）抗磷脂抗体综合征：约 30%SLE 患者合并抗磷脂综合征。主要表现为大、小动静脉血栓或栓塞，肾内微血管血栓形成，血小板减少，网状青斑及习惯性流产，抗磷脂抗体阳性。

2. 肾外损害以不明原因的发热、关节痛及皮肤黏膜损害（蝶形红斑、盘状红斑等）最为常见。可有心血管、中枢神经系统、造血系统、消化系统受累以及多发性浆膜炎（胸膜炎、心包炎、腹水）等表现。

3. 实验室检查可发现血常规异常（如白细胞、血红蛋白、血小板的降低），尿检异常（血尿、蛋白尿、管型尿），肾损伤，肝酶升高，血沉增快，补体低下，免疫球蛋白升高，多种自身抗体如抗双链 DNA 抗体、Smith 抗体、抗核抗体（ANA）、抗中性粒细胞胞浆抗体（ANCA）、抗心磷脂抗体（ACL）等阳性。

【诊治原则】

LN 是 SLE 的肾损害，因此首先应符合 SLE 的诊断（1997 年美国风湿病学会修订的 SLE 诊断标准见表 2-5-1），在 SLE 诊断基础上如出现肾脏损害的证据提示存在 LN，临床上一般应行肾活检明确病理分型。当患者存在治疗效果不佳、活动性尿沉渣突然增加、尿蛋白明显增多或肾功能进行性恶化时，可能存在肾脏病理转型或药物性肾损害等情况，必要时可行重复肾活检。

表 2-5　1997 年美国风湿病学会
修订的 SLE 诊断标准

1. 颊部红斑	
2. 盘状红斑	
3. 光过敏	
4. 口腔溃疡	
5. 关节炎	非侵蚀性，累及 2 个或 2 个以上的周围关节，表现为关节肿痛或渗液
6. 浆膜炎	胸膜炎或心包炎（表现为胸腔积液或心包积液）
7. 肾脏病变	①尿蛋白>0.5g/24h 或>+++；②管型：红细胞、颗粒或混合性管型
8. 神经系统异常	抽搐或精神病（除外药物、代谢紊乱等其他原因）
9. 血液学异常	①溶血性贫血伴网织红细胞升高；②白细胞<4.0×10^9/L 至少 2 次以上；③淋巴细胞<1.5×10^9/L 至少 2 次以上；④血小板减少<100×10^9/L（除外药物因素）
10. 免疫学异常	①抗 ds-DNA 抗体阳性；②抗 Smith 抗体阳性；③抗磷脂抗体阳性（包括抗心磷脂抗体、狼疮抗凝物或梅毒免疫血清试验假阳性至少持续 6 个月）
11. 抗核抗体（ANA）效价增高，排除药物性狼疮	
以上 11 项中先后或同时至少有 4 项阳性者可诊断为系统性红斑狼疮	

LN 的治疗需根据临床及病理进行个体化治疗。治疗目标：控制狼疮活动，减少尿蛋白，降低复发率，降低死亡率和 ESRD 发生以及减少药物副作用。

1. 非特异性治疗

（1）羟氯喹可降低 LN 的发病率及复发率，并能延缓 ESRD 的进展，减少血管栓塞及具有调脂作用，可作为 LN 的基础治疗。

（2）ACEI 或 ARB 通过使用血管紧张素转换酶抑制剂（ACEI）、血管紧张素 II 受体拮抗剂（ARB）控制血压、降尿蛋白。

（3）其他，他汀类药物调节血脂。碳酸氢钠纠正代谢性酸中毒。抗凝、抗血小板聚集（尤其在肾病综合征患者中），控制盐和蛋白质的摄入，肥胖者减轻体重等。

2. 免疫抑制治疗 根据狼疮性肾炎的不同病理分型给予不同的治疗。

（1）I、II 型 LN 的治疗：尿蛋白<1g/d 的 II 型 LN 患者，激素和免疫抑制剂的使用取决于肾外狼疮的临床表现。尿蛋白 1~3g/d 的 I/II LN 患者，可考虑使用糖皮质激素。尿蛋白>3g/d 的 II 型 LN 患者，建议单用糖皮质激素或联用钙调磷酸酶抑制剂（CNI）治疗。

（2）III 和 IV 型 LN 的治疗：此类患者的治疗包括初始诱导治疗和维持治疗两个阶段。诱导治疗的目的在于尽快控制炎症，争取完全缓解。维持治疗的目的在于长期保护肾功能，减少复发。

（3）诱导缓解治疗：疗程为 3~6 个月，若病情稳定且达到部分缓解（PR）或完全缓解（CR），则进入维持治疗。若治疗反应差，则选择其他初始诱导治疗的替代方案。

1）甲泼尼龙冲击治疗：冲击治疗指征为快速进展性肾炎综合征。病理显示肾小球有大量细胞浸润及免疫复合物沉积、伴细胞性新月体、袢坏死。SLE 所致严重血细胞减少、心肌炎、心包炎、狼疮性肺炎、肺出血（需排除感染）、狼疮性脑病、狼疮危象及严重皮损。

2) 糖皮质激素联合免疫抑制治疗：推荐联合应用糖皮质激素和免疫抑制剂，如环磷酰胺（CTX）或霉酚酸酯（MMF）。

（4）维持治疗：推荐将小剂量糖皮质激素（≤10mg/d 泼尼松或其他等量糖皮质激素）与 MMF 或硫唑嘌呤联合使用。

3. V 型 LN 的治疗 对于非肾病范围蛋白尿，肾功能稳定的单纯 V 型 LN 患者，推荐使用羟氯喹、肾脏保护治疗以及根据肾外狼疮活动给予免疫抑制治疗。对于持续存在肾病综合征范围蛋白尿的单纯 V 型 LN 患者，建议除肾脏保护治疗外，加用适量糖皮质激素及以下任意一种免疫抑制剂治疗，即 CTX、CNI、MMF 或 AZA。

4. VI 型 LN 的治疗 LN 常由高度活动转入相对静止状态。激素和免疫抑制剂的使用取决于肾外狼疮的临床表现。采用降尿蛋白、降压以及肾脏保护治疗，尽可能保护残肾功能，延缓 ESRD 进展。

【二级医院向三级医院的转诊标准及处置】

1. 标准

（1）无肾脏专科或风湿专科医生，无诊治狼疮性肾炎经验。

（2）无肾活检病理检查条件。

（3）经多种方案难以缓解的难治性狼疮性肾炎。

（4）患者出现急性肾损伤或药物（免疫抑制剂等）不良作用。

（5）狼疮性肾炎复发患者。

（6）活动性尿沉渣突然增加，尿蛋白明显增多，肾功能进行性恶化，可能存在病理转型或药物性肾损害等情况。

（7）出现难以处理的并发症（狼疮脑病等）。

（8）患者出现肾功能恶化需要替代治疗或者血浆置换而无条件进行。

2. 预处理

（1）明确肾活检适应证，排除禁忌证。

（2）控制高血压。

（3）维持水电解质酸碱平衡。

（4）患者三系减低，血沉增快，补体降低，多浆膜腔积液，狼疮肺损伤或狼疮脑病等活动病变，暂时无法行肾活检，需先行激素诱导缓解冲击治疗。

（5）患者如果出现进行性少尿、肾功能恶化、高钾血症及心功能不全，需先行透析治疗维持生命体征平稳而后转诊。

（6）去除诱因，改善可逆因素，停用肾毒性药物。

3. 注意事项

（1）明确肾活检适应证，排除禁忌证。

（2）准备行肾活检患者注意如有正在口服的抗血小板药物如阿司匹林、氯吡格雷等药物，须在肾活检前5~7天停止用药，如有房颤、支架置入术后，需要重新评估停药血栓形成风险。

（3）患者如有严重并发症，需要进行对症处理，保证生命体征的平稳。

（4）女性患者避开月经期。

第五节　糖尿病肾病

【概述】

糖尿病肾病（diabetic Nephropathy，DN）是糖尿病常见的并发症。无论是1型还是2型糖尿病，30%~40%患者可出现肾脏损害，而2型糖尿病中约5%患者在被诊断为糖尿病的同时就已存在糖尿病肾脏损害。目前，在欧美等国家糖尿病肾病是导致终末期肾病的首要原因。我国DKD发病率近年来也呈现逐渐上升趋势。

【临床表现】

1型糖尿病导致的肾脏病分为以下五期，2型糖尿病肾病可参考以下标准分期。

1. Ⅰ期-肾小球高滤过期　肾脏血流量及肾小球滤过率（GFR）增加50%，肾小球及肾小管肥大。高血压在 1 型糖尿病早期较少，但 2 型糖尿病起病初即较为常见。酶联免疫吸附测定。

2. Ⅱ期-正常白蛋白尿期　尿白蛋白排泄率正常（<20μg/min 或<30mg/24h）或间歇性微量白蛋白尿，合并其他微血管病变的患者更易出现微量白蛋白尿，病理检查可见肾小球基底膜轻度增厚。

3. Ⅲ期-早期糖尿病肾病期　尿白蛋白排泄率 20~200μg/min 或 30~300mg/24h），可检测出持续性微量白蛋白尿。病理检查可见肾小球基底膜增厚和系膜区增宽。

4. Ⅳ期-显性糖尿病肾病期　可检测到持续白蛋白尿肾脏进展至肾病综合征。病理检查可见肾小球硬化、小管灶性萎缩、间质纤维化。

5. Ⅴ期-肾衰竭期　表现为大量蛋白尿、高血压、肾功能进行性下降，进入终末期肾病。

【诊治原则】

符合下列任何一项即可诊断糖尿病肾病：①大量白蛋白尿；②糖尿病视网膜病变伴任何一期慢性肾脏病；③10 年以上 1 型糖尿病病史出现微量白蛋白尿。以下情况需排除糖尿病合并其他慢性肾脏病：无糖尿病视网膜病变，GFR 较低或迅速下降，蛋白尿急剧增多或有肾病综合征，顽固性高血压，尿沉渣活动表现，其他系统性疾病的症状或体征或 ACEI 或 ARB 类药物开始治疗后 2~3 个月内 GFR 下降超过 30%可考虑肾活检明确诊断。

糖尿病肾病的治疗包括以下六个方面：

1. 生活方式的调整　糖尿病患者应维持健康的生活方式，戒烟、限盐、避免高蛋白饮食、适当运动，维持理想体重。

2. 控制血糖肾功能　正常的患者，根据患者胰腺功能、血糖增高的特点以及是否存在肥胖来选择口服降糖药物，包括磺脲类，双胍类，噻唑烷二酮类、α-葡萄糖苷酶抑制剂等。肾功能异常时，应选用较少经肾排泄的药物或胰岛素治疗，避免使用磺脲类和双胍类药物。靶目标值为空腹血糖 3.9 ~ 7.2mmol/L，随机血糖 ≤

10. 0mmol/L，糖化血红蛋白（HbA1C）<7%。

3. 控制血压　血压控制目标值在 130/80mmHg 以下。ACEI、ARB 可作为首选药物，注意观察患者血清肌酐，血清钾及血容量的变化。血压控制不佳时，可加用钙离子拮抗剂、β受体阻滞剂、利尿剂、α受体阻断剂等。

4. 调脂治疗　首选他汀类药物，降脂治疗目标：LDL-C<2. 6mmol/L，TG<1. 5mmol/L。

5. 治疗并发症　对于已合并高血压、动脉粥样硬化、心脑血管并发症、其他微血管病、神经病变和营养不良的患者应给予相应处理。此外，避免使用肾毒性药物。

6. 肾脏替代治疗　当 EGFR<15ml/（min・1. 73m²），伴有严重的不易控制的充血性心力衰竭、胃肠道症状、高血压等，应根据条件选择肾脏替代治疗。

【二级医院向三级医院的转诊标准及处置】

1. 标准

（1）无肾脏病专科医生及相关诊治经验。

（2）患者需肾穿刺活检排除糖尿病合并其他慢性肾脏病，而无条件开展。

（3）患者血糖、血压控制不佳，病情快速进展。

（4）患者出现急性肾损伤、酮症酸中毒、严重水、电解质、酸碱平衡紊乱等并发症，治疗反应差。

2. 预处理

（1）控制血糖、血压，支持对症处理。

（2）尽可能纠正患者的急性心功能不全、严重水、电解质、酸碱平衡紊乱等并发症。

（3）拟行肾穿刺患者停用之前应用的抗凝、抗血小板或中药活血药物。如有房颤、支架植入病史，需重新评估停药血栓形成风险。

（4）拟行肾穿刺的女性患者应避开月经期。

3. 注意事项　重症患者如转送距离较远途中需监测生命体征等。

第六节 急性肾盂肾炎

【概述】

急性肾盂肾炎隶属于上尿路感染，是肾盂黏膜和肾实质的急性感染性疾病，主要是由大肠杆菌、变形杆菌、葡萄球菌、粪链球菌及绿脓杆菌引起，是急性化脓性炎症，容易引起中毒性休克。上行性感染最为常见，血行感染、淋巴道感染和直接感染较为少见，常见易感因素有：尿路梗阻、尿路畸形、机械操作、抵抗力下降及妊娠。

【临床表现】

1. 全身感染症状多为急性起病，常有寒战、高热，体温可达39℃以上，伴有头痛、四肢酸痛以及恶心、呕吐，部分患者腹胀、腹痛、腹泻等。部分患者呈稽留热，可在应用退热药物或大汗淋漓后体温下降，此后再上升，持续1周左右。

2. 泌尿系统表现多有尿频、尿急、尿痛等尿路刺激症状，每次尿量少，有尿道烧灼感，尿液外观浑浊，可见脓尿或血尿。大多伴腰痛或肾区不适。肾区有压痛或叩击痛。部分患者可有腹部压痛。

【诊治原则】

1. 诊断 急性肾盂肾炎的诊断主要是患者具有急性感染的全身症状+泌尿系局部症状+尿液检查实验室结果。血常规可见白细胞升高，中性粒细胞增多及核左移。

（1）尿液检查

1）尿常规：脓尿（pyuria，又称白细胞尿）：清洁尿标本尿沉渣的白细胞≥5个/HP，可有白细胞管型，有助于肾盂肾炎的诊断，<5%有肉眼血尿。尿蛋白微量或阴性。

2）尿白细胞计数：排空膀胱后收集3小时尿，立即做白细胞计数。白细胞数>30×10⁴/h为阳性，提示有炎症存在。<20×10⁴/h为阴性。介于（20~30）×10⁴/h者

应结合临床。

3）尿细菌学检查：尿沉渣涂片染色镜检：采用未经沉淀的清洁中段尿一滴，涂片作革兰染色，用油镜找细菌，如细菌数平均>1/HP，即为有意义菌尿。

4）尿细菌定量培养：停用抗生素5天，清洁外阴后留取清洁中段尿，必要时膀胱穿刺尿最有意义，进行细菌培养，尿含菌量≥105/ml为有意义的菌尿。

（2）单纯性膀胱炎经短程疗法治疗失败者应考虑肾盂肾炎的诊断。

（3）尿NAG升高，尿b2-MG升高，渗透压减低。

2. 治疗 急性肾盂肾炎的治疗原则：控制症状，消灭病原体，祛除易患因素，防止再发。

应行尿路超声检查以排除尿路梗阻、肾结石。如患者治疗72小时后仍发热应CT扫描、KUB+IVP或DMSA显像扫描等影像学检查排除其他复杂因素或并发症如尿路结石、肾周脓肿等。

有条件的情况下，用药前可行尿液涂片的革兰染色。病情较轻者可在门诊治疗，以口服药物为主，可选用SMZ/TMP、氟喹诺酮类，疗程14天。全身中毒症状明显者可住院治疗，宜静脉给药，热退（通常需48~72h）后，改为口服给药（如有药敏试验，可根据药敏结果调整用药），总疗程共14天。氟喹诺酮类耐药性较低的地区，首选喹诺酮类药物静脉给药。氟喹诺酮类药物耐药性较高的地区，给予第二代或第三代头孢菌素，如头孢哌酮、头孢曲松、氨曲南等或氨基/酰氨基青霉素和β内酰胺类抑制剂的复合物（氨苄西林-舒巴坦、替卡西林-克拉维酸和哌拉西林-他唑巴坦）等。

【二级医院向三级医院的转诊标准及处置】

1. 标准

（1）无肾脏病专科医师及相关诊治经验。

（2）患者全身症状重或伴有中毒性休克症状。

（3）患者治疗效果欠佳或缺乏敏感药物。

（4）伴有难以处理的并发症。

（5）有梗阻等易感因素无进一步诊治条件。

2. 预处理

（1）在抗感染治疗之前，正确留取清洁中段尿标本，进行涂片和培养，注意避免污染，如果无相应条件，可放入培养瓶冷藏。

（2）进行相关对症支持治疗。

3. 注意事项　转运途中重症患者严密监测生命体征，积极抗休克对症支持治疗。

第七节　常染色体显性多囊肾病

【概述】

常染色体显性多囊肾病（autosomal dominant polycystic kidney disease，ADPKD）发病率约为 1/400～1/1000，是最常见的遗传性肾病。该病代代发病，男女均等，子代发病几率为 50%。患者多在成年后出现双侧肾脏囊肿，随年龄增长，囊肿不断增多、增大，逐渐损伤肾脏结构和功能，至 60 岁时，半数患者进展至终末期肾病，是终末期肾病的第四位病因。常染色体多囊肾病还可合并肝囊肿、心脏瓣膜异常、颅内动脉瘤等。至今 ADPKD 尚无有效治疗措施和药物，临床多以对症支持治疗为主。

【临床表现】

1. 肾脏表现双肾出现大小不一囊肿。随疾病进展肾囊肿体积增大，数目增多，患者腹部可扪及较坚实的包块。高血压常为首发症状。多囊肾病患者季肋部或腰腹部疼痛，血尿或出血常见，发生率与肾脏大小有关。可见少量蛋白尿，大量蛋白尿患者可能合并其他肾脏疾病。由于尿流不畅，ADPKD 患者尿路感染和尿路结石发生率显著高于正常人群。60 岁的患者约半数进展至终末期肾病，需要接受肾脏替代治疗。

2. 肾外表现 ADPKD 可累及消化系统、心血管系统等全身多系统。肝囊肿是多囊肾病最常见并发症，发生率约50%~80%，可引起肝区疼痛、上腹部疼痛、上腹部胀满，偶可并发感染，一般不影响肝功能。部分患者合并胰腺囊肿、结肠憩室，但胆管癌及先天性肝纤维化罕见。颅内动脉瘤是多囊肾病最严重的并发症，有家族聚集特点，可发生蛛网膜下腔出血，患者死亡率高。部分患者可见心瓣膜异常、胸及腹主动脉瘤。其他肾外表现包括：卵巢囊肿、睾丸或精囊囊肿、脾脏囊肿和腹壁疝。

【诊治原则】

超声是首选的多囊肾病诊断方法，有家族史的ADPKD患者超声诊断标准和排除标准见表2-6。双肾多发囊肿且双肾体积增大的患者即使无阳性家族史也应考虑ADPKD，肾外囊肿（如肝囊肿、胰腺囊肿）的存在有助于确诊，B超检查双肾囊肿超过10个可基本确定诊断。CT和MRI检查有助于诊断囊肿感染或排除肾结石、肿瘤等。基因诊断技术可实现多囊肾病的症状前诊断和产前诊断。

表2-6 ADPKD超声诊断标准和排除标准

	15~39岁	40~59岁	>60岁
诊断标准	单/双侧肾囊肿≥3个	每侧肾囊肿≥2个	每侧肾囊肿≥4个
排除标准	无	每侧肾囊肿<2个	

多囊肾病的治疗包括一般治疗、并发症治疗及肾衰竭的替代治疗。

1. 一般治疗　低盐饮食、中等量蛋白饮食。适量饮水、限制饮酒、避免含咖啡因饮食。戒烟、保持理想体重。避免剧烈的接触性运动。

2. 并发症治疗

（1）高血压：降压靶目标值130/80mmHg。无禁忌证者首选ACEI/ARB类药物，注意监测血清肌酐和血钾水平。可根据情况选用钙离子拮抗剂、β受体阻滞剂、中枢性降压药及利尿剂。

（2）疼痛：针对病因进行治疗。较轻疼痛通过休息、镇静或非麻醉止痛剂可缓解。慢性疼痛对止痛剂反应差，若囊肿直径大于 5cm，可考虑行囊肿穿刺抽液或外科减压处理。

（3）出血：轻症患者绝对卧床休息，多饮水、大部分出血可自行停止。持续出血患者给予止血药治疗，首选抗纤溶药物。严重出血可采用选择性血管栓塞或肾切除。

（4）感染：尽早联合应用水溶性抗生素（氨苄西林、第二、三代头孢菌素等）和脂溶性抗生素（喹诺酮类、大环内酯类抗生素、复方新诺明及甲硝唑等）。根据血、尿培养结果选择抗生素，避免肾功能损害的药物。严重且无法控制的感染，可行患侧肾切除。

（5）结石：鼓励患者多饮水，根据结石大小和部位，可采取内镜取石或手术取石。

（6）肝囊肿：患者出现疼痛、胀满感、体重减轻、呼吸困难或腹水等情况，可行穿刺抽液及硬化治疗。效果较差或较严重者可做去顶减压术或外科切除术。

（7）颅内动脉瘤：家族中有确诊颅内动脉瘤或发生过蛛网膜下腔出血的患者，建议行 MRA 检查。直径大于 10mm 的颅内动脉瘤或快速增大、有症状者应行 DSA 下栓塞或手术治疗。

3. 肾衰竭的替代治疗 多囊肾病肾衰竭患者可根据个体情况选择血液透析、腹膜透析或肾移植治疗。近年来临床研究发现 ADPKD 患者腹膜透析与血液透析的并发症和长期生存率并无明显差异。因此，腹膜透析也可成为肾脏替代治疗的选择。

【二级医院向三级医院的转诊标准及处置】

1. 标准

（1）无肾脏病专科医生及相关诊治经验。

（2）患者肝肾体积过大，严重影响生活质量，需介入或手术治疗。

（3）出现严重并发症，如严重出血、感染、疼痛等，治疗反应差。

（4）患者合并高破裂风险的颅内动脉瘤或动脉瘤破裂出血，需要栓塞或手术治疗。

（5）患者拟行肾移植。

（6）患者多囊肾病表现不典型，需明确诊断，或进行症状前、产前诊断。

2. 预处理　支持、对症处理，尽可能治疗并发症。

3. 注意事项　重症患者如转送距离较远，途中需监测生命体征等。

第八节　急性肾损伤

【概述】

急性肾损伤（acute kidney injury，AKI）是临床常见危重症之一，在普通住院患者中发病率为 3%～5%，而在重症监护病房中则高达 30%～50%。远期预后研究发现，与未发生 AKI 的患者相比，发生 AKI 的患者进展为慢性肾脏病及终末期肾病的风险明显增高。

【临床表现】

1. 尿量变化　大部分患者表现为少尿型 AKI，通常发病后数小时或数日出现少尿（尿量<400ml/d）或无尿（尿量<100ml/d），一般持续 1～2 周。肾脏功能逐渐恢复后进入多尿期，每日尿量达 2500ml，一般持续 1～3 周。非少尿型急性肾损伤患者，尿量可正常甚至偏多。

2. 水、电解质和酸碱平衡紊乱　患者常出现水肿、脑水肿、肺水肿及心力衰竭、血压增高等水分潴留症状。可合并多种电解质紊乱：高钾血症、稀释性低钠血症、高磷血症、低钙血症等。急性肾损伤时，肾脏不能排出固定酸，引发代谢性酸中毒。表现为深大呼吸（Kussmaul 呼吸），血 pH 值、碳酸氢根和二氧化碳结合力降低等。多尿期患者可发生脱水、低血压（低血容量性）、低钠和低钾血症。

3. 全身并发症 AKI 可有全身多系统临床表现：消化系统主要表现为畏食、恶心、呕吐、腹泻、呃逆，约25%的患者并发消化道出血；呼吸系统可有呼吸困难、咳嗽、胸闷等，还可并发难治性肺部感染；循环系统可有充血性心力衰竭、肺水肿、心律失常、心包炎和高血压等；神经系统可有意识障碍、嗜睡、躁动、谵妄，甚至尿毒症脑病表现；血液系统可有出血倾向，贫血多数程度较轻。

【诊治原则】

急性肾损伤的诊断标准是患者肾功能在 48h 内迅速减退，血清肌酐升高绝对值≥26.5umol/L（0.3mg/dL），或升高幅度≥50%（超过基线值 1.5 倍），或尿量少于 0.5ml/（kg·h）≥6h，用尿量进行诊断时，需排除梗阻性肾病或脱水状态。AKI 分期标准见表 2-7。

表 2-7 AKI 分期标准

分期	血清肌酐	尿量
1 期	增加 ≥26.5μmol/L 或增至基线值 1.5~1.9 倍	<0.5ml/（kg·h）6~12h
2 期	增至基线值 2.0~2.9 倍	<0.5ml/（kg·h）>12h
3 期	增至基线值 3.0 倍以上，或绝对值≥354μmol/L，或开始肾脏替代治疗（RRT），或<18 岁患者，EGFR 下降至 35ml/（min·1.73m^2）	<0.3ml/（kg·h）>24h 或 无尿 >12h

根据急性肾损伤的病因、临床表现及实验室检查结果，其治疗原则为去除诱因、对症处理及肾脏替代治疗。

1. 去除诱因 如控制感染、纠正容量不足、停用肾毒性药物等。

2. 对症支持治疗 加强营养支持,维持水、电解质、酸碱平衡。

3. 药物治疗 尚缺乏有效的药物治疗 AKI。不应常规应用利尿剂,不推荐使用低剂量多巴胺、非诺多泮、心房钠尿肽、rhIGF-1 治疗 AKI。避免使用氨基糖苷类、传统制剂的二性霉素 B 等肾毒性药物。

4. 肾脏替代治疗 单纯 AKI3 期、重症 AKI 2 期,即可行肾脏替代治疗。对于脓毒血症、急性重症胰腺炎、MODS、ARDS 等危重病患者应及早开始肾脏替代治疗。严重并发症,经药物治疗等不能有效控制者应给予紧急肾脏替代治疗,指征包括:(1)容量过多:如急性心力衰竭。(2)电解质紊乱:如高钾血症(血钾>6.5mmol/L)。(3)代谢性酸中毒:血气分析 pH<7.15。治疗模式应根据每个患者具体的临床情况、本单位的医护经验及现有设备来选择间断血液透析、连续性肾脏替代治疗、腹膜透析等治疗模式。

【二级医院向三级医院的转诊标准及处置】

1. 标准

(1)无肾脏病专科医生及相关诊治经验。

(2)患者需肾穿刺活检明确急性肾损伤病因,而无条件开展。

(3)患者病情快速进展,治疗无效。

(4)患者出现急性心功能不全、严重水、电解质、酸碱平衡紊乱等并发症,治疗后不能缓解。

(5)患者需要特殊血液净化模式(如血液灌流、血浆置换等)或特殊技术(如围手术期、活动性出血时的抗凝等)。

(6)病情危重,合并多脏器功能衰竭等。

2. 预处理

(1)支持对症处理,尽可能纠正患者的急性心功能不全、严重水、电解质、酸碱平衡紊乱等并发症。

(2)拟行肾穿刺患者停用之前应用的抗凝、抗血小板或中药活血药物。如有房颤、支架植入病史,需重新评估停药血栓形成风险。

3. 注意事项

（1）少尿期液体摄入量应严格"量出为入"。多尿期仍应密切监测容量状态，防止容量不足、电解质紊乱，慎重使用降压药和利尿剂。

（2）重症患者如转送距离较远，途中需监测生命体征等。

第九节 慢性肾衰竭

【概述】

慢性肾衰竭，亦称尿毒症，是各种肾脏疾病发展到终末期造成不可逆的肾小球滤过率（GFR）下降，引起代谢产物潴留，水、电解质和酸碱平衡失调和内分泌紊乱，累及全身各系统的临床综合征。常见的病因包括原发性肾病（慢性肾炎综合征、小管间质性肾病、遗传性肾脏病等），继发性肾脏病（糖尿病肾病、结缔组织病肾损害等），在我国以慢性肾炎综合征最为常见。临床按照肾小球滤过率将慢性肾衰竭分为 5 期：CKD1〔GFR ≥ 90ml/（min/1.73m^2）〕，CKD2〔GFR 60～89ml/（min/1.73m^2）〕，CKD3〔GFR 30～59ml/（min/1.73m^2）〕，CKD4〔GFR 15～29ml/（min/1.73m^2）〕，CKD5〔GFR < 15ml/（min/1.73m^2）〕。当达到 CKD5 期，需进行肾脏替代治疗。

【临床表现】

早期可以没有任何临床症状，尿常规和肾功能的筛查对于早期发现和诊断非常重要，全身各系统均可能受累，临床表现广泛。

1. 消化系统 多为最早出现的症状，表现为畏食、恶心、呕吐、口腔尿臭味及消化道出血。

2. 心血管系统

（1）高血压：由水钠潴留和肾素、血管紧张素增高所致。最常见且难以控制。

（2）心力衰竭：心脏扩大、心排出量减少。

（3）动脉硬化：由高血压、血脂异常造成。可出现心绞痛、心肌梗死。

（4）心包炎：由毒素和水钠潴留引起，为纤维素性，有渗出和出血。

3. 血液系统

（1）贫血：促红细胞生成素分泌减少。毒素破坏红细胞使其寿命缩短。营养不良和铁、叶酸以及维生素 B12 缺乏。

（2）出血：表现为皮肤瘀斑、鼻衄、牙龈出血、黑便，由血小板功能异常、凝血因子活性降低和毛细血管壁脆性增高所致。

4. 运动系统　由钙磷代谢异常、继发性甲旁亢和活性维生素 D3 缺乏等引起，表现为关节炎、骨痛、骨折、骨质疏松和转移性钙化等

5. 神经系统

（1）中枢神经：表现为注意力不集中、记忆力减退、情绪异常、失眠，晚期出现嗜睡、谵妄、幻觉和昏迷，即尿毒症脑病。

（2）周围神经：不安腿、蚁走感及瘙痒感。

（3）自主神经：胃肠道功能紊乱、汗腺功能异常、低血压、心律失常、排尿和性功能异常。

6. 呼吸系统　酸中毒时呼吸深长。尿毒症毒素和水潴留可引起尿毒症肺炎、胸膜炎和肺水肿。胸膜炎为纤维素性，可造成胸腔积液、胸膜粘连。

7. 内分泌系统　性功能低下、胰岛素分泌减少和抵抗、甲减或甲亢。

8. 免疫系统　因免疫功能低下，抗感染能力差，极易发生感染。

9. 水、电解质和酸碱平衡紊乱　高血钾、低血钙、高血磷和代谢性酸中毒。

10. 皮肤　皮肤瘙痒、尿素霜，皮肤干燥、脱屑，色素改变，钙化。

【诊治原则】

1. 诊断

（1）有慢性肾病病史。

（2）有肾衰各个系统症状。

（3）有血肌酐增高伴贫血、酸中毒、高磷低钙。

（4）B超示双肾缩小，肾皮质变薄。

2. 治疗　治疗原则为饮食控制、治疗原发病、去除诱因、对症处理及肾脏替代治疗。

（1）饮食控制：低盐低磷优质低蛋白质饮食，透析治疗开始后蛋白量可正常摄取。

（2）一般治疗：治疗原发病，休息，防止感冒，避免使用肾毒性药，定期随访。

（3）对因治疗：去除诱因，部分患者尿毒症症状可明显改善。

3. 对症处理

（1）高钾血症：排钾利尿剂、碳酸氢钠、葡萄糖酸钙、降钾树脂、葡萄糖加胰岛素，无效则透析治疗。

（2）代谢性酸中毒：轻者口服碳酸氢钠，纠正水、电解质紊乱。重者静脉补碱。无效者予透析治疗。

（3）心力衰竭：有条件应首选透析治疗，洋地黄药物多无效，且易中毒。可予药物扩张血管，降低血压，暂时缓解心衰，等待透析。

（4）肾性贫血：促红细胞生成素 $100 \sim 150u/(kg/w)$ 分 $2 \sim 3$ 次皮下注射，同时补铁和叶酸。血红蛋白低于 $50g/L$ 时输新鲜血或红细胞悬液。

（5）改善钙磷代谢：根据患者钙磷代谢水平使用补钙，骨化三醇等治疗。

（6）控制血压：严格控制血压，根据年龄将血压控制于 $110 \sim 140/70 \sim 90mmHg$ 之间。

4. 肾脏替代治疗　肾脏替代治疗主要有三种方式：血液透析、腹膜透析和肾移植。

【二级医院向三级医院的转诊标准及处置】

1. 标准

（1）无肾脏专科医生及相关诊治经验。

（2）患者存在病因不明，急性加重因素需行肾活检检查患者。

（3）患者肾功能进行性恶化，寻找可逆因素困难。

（4）患者出现心功能不全、电解质酸碱平衡紊乱、肺部感染、肾性骨病等严重并发症，治疗后不能缓解。

（5）患者需要进行替代治疗，无血管通路、腹透管置入等手术技术或条件。

（6）血液透析、腹膜透析相关并发症。

2. 预处理

（1）慢性肾衰竭患者的对症支持治疗，包括控制血压、纠正贫血、纠正低钙高磷，维持水电解质内环境平衡。

（2）患者出现高钾血症而无血液透析条件时，应立即予以纠正酸中毒、利尿、聚磺苯乙烯钠散、葡萄糖酸钙、葡萄糖加胰岛素对症降钾治疗，转送过程中监测心率及心电图变化。

（3）慢性肾衰竭急性加重时注意控制血压、避免肾损伤药物。

3. 注意事项　注意转送过程中，密切监测生命体征，保持相对平稳。

第十节　腹膜透析相关性腹膜炎

【概述】

腹透相关性腹膜炎指患者在腹膜透析治疗过程中由于接触污染、胃肠道炎症、导管相关感染及医源性操作等原因造成致病原侵入腹腔引起的腹腔内急性感染性炎症。腹透相关性腹膜炎是腹膜透析最常见的急性并发症，也是造成腹膜透析技术失败和患者死亡的主要原因之一。

【临床表现】

腹膜透析相关性腹膜炎临床可表现为腹痛，透出液浑浊。伴或不伴发热，有些患者可出现恶心、呕吐和腹泻等消化道症状,严重者可出现休克。透出液中白细胞计数>100×10⁶/L,中性粒细胞比例>50%,培养可有病原微生物生长。

【诊治原则】

1. 腹膜透析患者具备以下 3 项中的 2 项或以上可诊断腹膜炎。

(1) 腹痛、透出液浑浊,伴或不伴发热。

(2) 透出液中白细胞计数>100×10⁶/L,中性粒细胞比例>50%。

(3) 透出液中培养有病原微生物生长。

2. 腹膜透析相关性腹膜炎的治疗要求如下。

(1) 一旦明确诊断后应立即开始抗感染治疗,包括经验性治疗和后续治疗。

(2) 经验性治疗根据本地区常见的致病菌谱和药物敏感情况,结合患者既往腹膜炎病史,选择覆盖革兰氏阳性菌和革兰氏阴性菌的抗生素,如第一代头孢菌素+广谱抗革兰氏阴性菌药物或万古霉素+广谱抗革兰氏阴性菌药物。推荐腹腔内使用抗生素。在获得透出液微生物培养和药敏试验结果后,立即据此调整抗生素进行后续治疗。

(3) 抗感染疗程至少需要 2 周,重症或特殊感染需要 3 周甚至更长时间。

(4) 难治性腹膜炎、复发性腹膜炎、真菌性腹膜炎、药物治疗无效的分枝杆菌或多种肠道细菌导致的腹透相关性腹膜炎须拔管,拔管后应进行腹透管残端培养和药敏试验以指导后续用药。

【二级医院向三级医院的转诊标准及处置】

1. 标准

(1) 无腹膜透析资质医生及相关诊治经验。

(2) 经治疗腹膜炎难以控制,出现中毒性休克等严重并发症。

(3) 病原学检查证实为耐药菌,缺乏敏感药物。

(4) 患者多次腹部手术史,拔管和(或)重置腹透管手术难度大。

2. 预处理

（1）怀疑腹膜炎时，立即采集首袋浑浊透出液标本送检，进行细胞计数分类、革兰染色和微生物培养，留取过程中注意避免污染。

（2）若不能立即送检，透出液袋应存放于冰箱中冷藏。

5

3. 注意事项　留取标本后立即反复以腹透液冲洗腹腔，直至透出液转清。

第六章

内分泌学

【县级医院内分泌专科诊治要求】

县级医院内分泌专业应该掌握如下常见疾病的表现及特殊疑难问题处理。包括甲状腺功能亢进症、甲状腺危象，桥本甲状腺炎，亚急性甲状腺炎，甲状腺功能减退症，甲状腺结节与肿瘤，糖尿病及糖尿病酮症酸中毒、糖尿病高渗性高血糖状态，低血糖症，骨质疏松症，腺垂体功能减退症及垂体危象，库欣综合征等。

应能够开展如下诊疗技术：各种激素测定，包括甲状腺激素（T3、T4 或 FT3、FT4）、胰岛素、肾上腺激素（皮质醇、醛固酮）、垂体激素（促甲状腺激素 TSH，黄体生成素 LH，促卵泡激素 FSH，生长激素 GH）；甲状腺自身抗体（TPO-Ab，TgAb）。应开展如下诊疗技术：葡萄糖耐量+胰岛素释放试验；禁水加压试验；胰岛素低血糖兴奋试验；地塞米松抑制试验；甲状腺、肾上腺超声和 CT 检查；下丘脑、垂体 CT 或 MRI 检查。

第一节　甲状腺功能亢进症

【概述】

甲状腺功能亢进症（简称甲亢）是指甲状腺组织增生、功能亢进，产生和分泌甲状腺激素过多，引起机体代谢亢进。引起甲亢的病因有甲状腺性、垂体性及异位

TSH综合征，其中甲状腺性甲亢最为常见，其主要疾病为Graves病，其他少见原因为结节性甲状腺肿伴甲亢等。Graves病约占所有甲亢的90%左右，为一种自身免疫性甲状腺疾病，其发病确切机制尚不明确。患者血清中存在多种自身抗体，TgAb、TPOAb及针对TSH受体的抗体TRAb，TRAb与TSH受体结合后导致TSH受体构型改变而持续激活，引起甲状腺组织增生，甲状腺激素合成和分泌增加，进而导致甲亢。结节性甲状腺肿伴甲亢系在多年甲状腺肿的基础上发展而来，故多见于老年人。还有一部分患者临床有甲亢症状，但甲状腺组织功能不亢进，系因其他疾病致甲状腺组织破坏、甲状腺激素释放入血所致。常见疾病有亚急性甲状腺炎和产后甲状腺炎。本节主要讨论Graves病。

【临床表现】

Graves病的临床表现包括机体代谢亢进、甲状腺肿大及眼病。Graves病患者血中升高的甲状腺激素使全身代谢亢进，但临床主要表现在心血管系统、消化系统和神经精神系统。有怕热、出汗，乏力、消瘦，烦躁、失眠，心悸、气促，食纳亢进，大便次数增多等表现。大部分患者甲状腺弥散性肿大，质地软，两侧对称。Graves眼病分非浸润性突眼和浸润性突眼二种，前者又称良性突眼，主要改变为眼裂增宽，突眼度<18mm；浸润性突眼又称内分泌性突眼或恶性突眼，主要由于眼外肌和球后组织淋巴细胞浸润和水肿所致，病情多较严重，有畏光、流泪，眼球疼痛、复视、眼球明显突出等。

甲亢病史较久者可累及心脏，当出现心脏扩大、心律失常、或伴有心力衰竭者称甲亢性心脏病。

【诊治原则】

如有甲亢的高代谢表现及甲状腺肿大和眼球突出则Graves病诊断不难。不典型者需要仔细了解病史，并进行相关实验检查做出诊断。

Graves病的治疗方法有三种。

1. 药物治疗 主要治疗药物有甲巯咪唑（他巴唑）

和丙硫氧嘧啶（propylthiouracil，PTU）二种。此二种药物治疗甲亢的机制为通过抑制甲状腺过氧化物酶阻滞甲状腺激素的合成，从而减少甲状腺激素的合成和释放，使血中甲状腺激素水平逐渐降低。通常情况下初用药剂量较大，甲巯咪唑剂量为 30mg/d，或丙硫氧嘧啶 300mg/d，分三次服用。治疗 4~6 周，血中 T3、T4 水平降至正常或接近正常后逐渐减量。治愈甲亢通常需要较长时间的药物治疗（约二年左右）。故一般从开始治疗到减量及维持治疗的时间在二年左右。疗程短者停药后易复发。抗甲状腺药物的主要副作用是白细胞减少和粒细胞缺乏，故在服药期间需要定期检测白细胞。丙硫氧嘧啶可引起较严重的肝损伤，故服用丙硫氧嘧啶者注意肝功检测。皮疹也较常见，可给予一般抗过敏治疗。

2. 碘 131 治疗　碘 131 口服后基本被甲状腺所摄取和浓聚，碘 131 可释放 β 射线杀伤甲状腺细胞，使甲状腺组织减少达到治疗甲亢的目的。妊娠和哺乳期妇女应避免应用。主要的副作用为永久性甲状腺功能减退。

3. 手术治疗　手术切除大部分甲状腺组织。通常情况下首选抗甲状腺药物治疗，治愈率较低（约 50%）为主要缺点。碘 131 治疗适用于老年、经抗甲状腺药物治疗后反复复发者、抗甲状腺药物过敏或其他原因不能坚持服药者、手术后复发者。手术治疗的适应证为甲状腺明显肿大或伴有甲状腺癌或可疑结节者。

【二级医院向三级医院的转诊标准及处置】

1. 标准

（1）无内分泌专科医生及诊治经验。

（2）不具备甲状腺激素的检查条件。

（3）临床表现特殊，诊断和鉴别诊断有困难者。

（4）碘 131 治疗和手术治疗一般应在有条件和有经验的三级医院实施。

（5）甲亢性心脏病。

（6）粒细胞缺乏。

（7）浸润性突眼。

（8）甲亢伴严重肝损害或抗甲状腺药物致严重肝损害。

（9）甲亢合并妊娠且甲状腺功能明显异常者。

2. 预处理 症状明显者可给予镇静、安眠治疗，心悸症状重者可给予β受体阻滞剂。尚未诊断者应禁碘。

3. 注意事项 重症患者、一般情况很差者可给予支持治疗后转诊。

第二节 甲状腺危象

【概述】

甲状腺危象（thyroid crisis）又称甲亢危象，是甲亢的急性加重，多发生于较重甲亢未予治疗或治疗不充分的患者。常见诱因有感染、手术、精神刺激等。病死率高达20%以上。

【临床表现】

在原有甲亢的基础上出现高热、大汗、心动过速、烦躁、焦虑不安、谵妄、恶心、呕吐、腹泻，严重患者可有心衰，黄疸，休克和昏迷等。

【诊治原则】

1. 诊断 主要靠临床表现综合判断。临床高度疑似本症及有危象前兆者应按本症处理。

2. 治疗 采用以下措施积极抢救。

（1）快速抑制甲状腺激素的合成，PTU（或甲巯咪唑），首剂600mg（60mg），口服或由胃管灌入；以后每次PTU 200mg（20mg），每日3次，口服，待危象消除后改用常规剂量。

（2）阻止甲状腺激素的释放：服用抗甲状腺药1小时后，用卢格氏碘液，首剂30~60滴，以后5~10滴，每8小时1次，口服或由胃管灌入，或碘化钠0.5~1.0g加入5%葡萄糖盐水500ml中，缓慢静脉滴注12~24小时，视病情好转后逐渐减量，危象消除即可停用。

（3）降低周围组织对甲状腺激素的反应：应用肾上

腺素能阻滞普萘洛尔。若无心功能不全，40~80mg，每6~8小时口服1次。或1~2mg加于5%葡萄糖盐水250ml中缓慢静脉滴注。同时密切注意心率、血压变化。一旦危象解除改用常规剂量。伴有哮喘者禁用。

（4）拮抗应激，可用地塞米松2mg每6小时一次。危象解除后可逐渐减量停用。

（5）去除诱因、抗感染、监护各重要器官功能和防治各种并发症。

（6）支持和对症治疗。有高热者积极物理降温或给以人工冬眠治疗。

【二级医院向三级医院的转诊标准及处置】

1. 标准　本症病情危重凶险，应在三级以上且有诊治经验的医院治疗。由于本症诊断主要靠临床表现综合判断，故疑似病例应尽快转诊。

2. 预处理　可给予镇静、补液、激素等治疗。

3. 注意事项　由于本症危重、变化快、病死率高。临床疑似病例尽快转诊。临床诊断明确或高度疑似病例可先按上述方法处理，并积极联系三级医院指导治疗。避免在转诊过程中发生不测事件。

第三节　桥本甲状腺炎

【概述】

桥本甲状腺炎又称慢性淋巴细胞性甲状腺炎，是甲状腺的一种自身免疫性疾病，由日本九州大学Hashimoto首先（1912年）报道。

【临床表现】

本病早期仅表现为甲状腺肿大和甲状腺自身抗体阳性。甲状腺呈弥散性肿大，二侧对称，质地较韧；部分患者可有结节。需注意与同时合并的肿瘤鉴别。晚期可发生甲状腺功能减退。甲状腺肿大和甲低是患者就诊的主要原因。近年来由于在健康查体中对甲状腺的关注使很多患者在早期被发现。

【诊治原则】

甲状腺肿大、质韧，甲状腺自身抗体阳性即可确定诊断。同时有甲状腺功能低下更支持本病诊断。不典型患者可行超声、甲状腺穿刺等协助诊断。

甲状腺轻度肿大、甲状腺功能正常者可不予治疗，仅定期随访。甲状腺明显肿大或有甲低给予甲状腺制剂治疗，常用药物为左旋甲状腺素钠片或甲状腺片，剂量以保持甲状腺功能指标在正常范围为宜。

【二级医院向三级医院的转诊标准及处置】

1. 标准 合并结节需要与恶性结节进行鉴别者，甲状腺巨大、尤其近期增长明显者。

2. 预处理 无。

3. 注意事项 本发病率高，但预后良好。大部分病例可在基层治疗，但少数患者治疗反应较差，或合并甲状腺癌或甲状腺淋巴瘤。故特殊患者应及时转诊。

第四节 亚急性甲状腺炎

【概述】

亚急性甲状腺炎又称亚急性肉芽肿性甲状腺炎、巨细胞甲状腺炎、DeQuervain甲状腺炎等。本病可因季节或病毒流行而有人群发病的特点。为自限性疾病，大部分患者痊愈后甲状腺功能恢复正常。

【临床表现】

发病前可有病毒感染史。典型临床表现分为甲亢期、过渡期、甲减期和恢复期。甲状腺部位疼痛和压痛是本病的主要表现，通常疼痛较剧，可向耳后、枕部放射，吞咽时加重。一般位于一侧，但可一侧好转后再转向对侧。并有发热、全身不适等症状。因甲状腺破坏和甲状腺激素释放而有"症状性"甲亢表现，如心悸、出汗、怕热等。经治疗上述症状可迅速好转，但可反复发作。部分患者可自愈。

【诊治原则】

短期出现的甲状腺肿大或结节伴有明显疼痛和压痛，伴有发热、全身不适及甲亢症状即可确定诊断。本病注意与化脓性甲状腺炎鉴别，白细胞升高及甲状腺部位有红肿热痛是化脓性甲状腺炎的特点。

轻症患者给予一般解热镇痛药即可。症状较重者可给予糖皮质激素治疗，糖皮质激素对解除亚急性甲状腺炎患者的疼痛和发热等症状有特效。甲亢不需要抗甲状腺药物治疗，如症状重可给予β受体阻滞剂对症治疗。

【二级医院向三级医院的转诊标准及处置】

1. 标准　反复复发迁延不愈者，或与化脓性甲状腺炎鉴别有困难者。

2. 预处理　无。

3. 注意事项　本病的主要治疗药物为糖皮质激素，而糖皮质激素对化脓性甲状腺炎有不利影响。故与化脓性甲状腺炎不能明确鉴别者应及时转诊，避免盲目使用激素。

第五节　甲状腺功能减退症

【概述】

甲状腺功能减退症（简称甲减），是由于甲状腺激素合成及分泌减少，或其生理效应不足致机体代谢降低的一种疾病。按其病因分为原发性甲减，中枢性甲减及周围性甲减三类。原发性甲减指甲状腺本身病变所致甲减；中枢性甲减是指下丘脑或垂体病变使得甲状腺激素分泌减少，进而引起甲状腺激素合成或分泌减少；周围性甲减患者血中甲状腺激素水平并不降低甚或升高，但临床有甲减表现，其病因为甲状腺激素受体突变引起的甲状腺激素抵抗，临床很少见。

【临床表现】

怕冷、乏力、记忆力减退、反应迟钝、嗜睡、浮肿、便秘。体重增加，皮肤干燥，病久者手足皮肤呈姜黄色。

心率减慢，或可出现心包积液。

【诊治原则】

由于甲状腺功能检查方法的普及使得对甲状腺功能减退的诊断变得十分容易，很早期甲减（亚临床甲减）也可通过甲状腺功能检查准确诊断。故临床疑似病例尽快进行甲状腺功能检查确诊。

甲减的治疗主要为补充甲状腺激素，常用药物为左旋甲状腺激素（L-T4）或干甲状腺片。一般从小剂量开始，逐渐增加剂量，最终剂量以维持甲状腺检查指标在正常范围为宜。

【二级医院向三级医院的转诊标准及处置】

1. 标准　重症甲减，尤其伴有心包积液或冠心病者。

2. 预处理　可先行甲状腺制剂治疗。

3. 注意事项　有心脏疾患、尤其伴有冠心病者对甲状腺激素很敏感，故甲状腺激素补充一定从最小剂量开始，逐渐增加剂量，并严密监测甲状腺功能及临床反应。

第六节　甲状腺结节与肿瘤

【概述】

甲状腺结节和肿瘤是临床常见甲状腺疾患。甲状腺结节是一个笼统的称谓，凡体格检查或影像学检查发现甲状腺内部有结节、包块、突起者均可称为结节。而肿瘤是指经病理检查诊断的病变，包括良性肿瘤和恶性肿瘤。良性肿瘤即甲状腺腺瘤，有完整包膜；恶性肿瘤包括甲状腺癌及甲状腺淋巴瘤等。甲状腺恶性肿瘤中约90%为乳头状甲状腺癌，生物学行为相对良好，不少病例经规范治疗可治愈。近年来由于超声等影像学检查的广泛应用使甲状腺结节和肿瘤的检出率急剧增高。其中的很大一部分为微小结节或肿瘤，也可称为亚临床甲状腺结节或肿瘤（包括甲状腺癌）。

【临床表现】

表现为颈部包块或可触及的结节。通常无任何不适，当肿块增大到一定程度可引起压迫症状，如咳嗽、气促，呼吸困难及咽下不适等。甲状腺恶性肿瘤有淋巴结转移者可触及肿大的淋巴结。由超声等影像学检查发现的甲状腺微小结节临床可无任何症状和体征。

【诊治原则】

甲状腺结节诊断的核心是确定结节为良性还是恶性，良性结节大部分仅需临床随访，当结节增长到一定程度可能需要手术治疗。大部分甲状腺恶性肿瘤必须进行手术治疗，并辅以必要的放疗等治疗。甲状腺恶性结节临床诊断线索有：结节质地较硬、增长快、边界欠清、与周围有粘连。超声对甲状腺结节的良恶性鉴别有较重要价值，低回声、微钙化、血运丰富等是倾向于恶性结节的征象。细针穿刺细胞学检查是诊断甲状腺结节的金标准，有条件者均应行此项检查诊断。但该检查对滤泡性甲状腺腺瘤和滤泡性甲状腺癌的鉴别诊断帮助不大。

【二级医院向三级医院的转诊标准及处置】

1. 标准

（1）甲状腺结节良恶性诊断不明确者。

（2）已诊断明确或高度疑似恶性肿瘤者。诊断明确的良性结节或肿瘤可以在二级医院随访观察或保守治疗。

2. 预处理 无。

3. 注意事项 尽管大部分甲状腺癌预后相对良好，但仍有部分预后差、或可危及生命。所以对每一位甲状腺结节患者都应进行认真评估，已经诊断的甲状腺恶性肿瘤或高度疑似者均应在有条件的三级医院进行规范治疗。

第七节 糖 尿 病

【概述】

糖尿病是一组以高血糖为特征的代谢性疾病。其病因为胰岛素分泌缺陷或其生物作用降低（胰岛素抵抗），或两者兼有。长期的高血糖引起眼、肾、心脏、血管、神经等慢性损害、功能障碍。继发的心脑血管病变和肾功能衰竭是导致糖尿病患者死亡的主要原因。糖尿病是近年来发病率急剧增高、对人类危害最大的疾病之一，已经成为严重危害人类健康的公共卫生问题。糖尿病发病率急剧增高的原因是社会富裕、生活方式改变后热量摄入过多、运动减少等。

糖尿病分四型：1 型糖尿病，以胰岛素缺乏为主，主要见于青少年，因自身免疫使胰岛细胞破坏、胰岛素分泌明显减少所致，需要终身补充胰岛素治疗；2 型糖尿病，占所有糖尿病患者的 95% 左右，主要因生活方式改变、热量摄入过多所致；其他原因糖尿病，如胰腺毁损，服用拮抗胰岛素的药物等所致糖尿病；妊娠糖尿病，因妊娠胰岛素抵抗引发的糖尿病，如果患者的胰岛功能是正常的，分娩后血糖会恢复正常。

【临床表现】

糖尿病患者最常见的症状为多饮、多食、多尿、体重减轻和乏力（三多一少）。可有皮肤瘙痒和视力模糊。外阴瘙痒是女性患者常见而特殊的表现。病史较久者可因抵抗力下降而易于发生各种感染。发生并发症后会出现视力下降、或失明；手足麻木；蛋白尿、肾功能减退；冠心病、脑血管病等。

不少患者因健康查体和其他原因化验发现血糖高而发现糖尿病，这些患者可无任何表现。

【诊治原则】

糖尿病的诊断主要靠检测血糖，其诊断标准为：空腹血糖 ≥ 7.0mmol/L，或餐后血糖 ≥ 11.1mmol/L；或葡萄糖耐量试验（OGTT）2 小时血糖 ≥ 11.1mmol/L。

糖尿病的治疗首要的是控制饮食和增加运动。不少轻型的 2 型糖尿病患者经控制饮食和增加运动及生活规律后可在很长一段时间内保持血糖在正常范围。肥胖者减轻体重。经上述措施治疗后血糖仍不达标者给予口服降糖药治疗，治疗药物包括二甲双胍、α糖苷酶抑制剂、胰岛素增敏剂及胰岛素促泌剂等。口服药物治疗失效或经口服药物治疗血糖仍不达标者可换用或加用胰岛素治疗。1型糖尿病宜采用以胰岛素为主的治疗。

【二级医院向三级医院的转诊标准及处置】

1. 标准

（1）糖尿病诊断分型及治疗方案制定有困难者。

（2）糖尿病治疗效果差、血糖波动大者。

（3）糖尿病合并心脑血管病变、肾脏病变和神经病变、糖尿病足、增殖期视网膜病变应定期到三级医院进行评估，并进行相应的治疗。

2. 预处理 有感染等并发症者积极治疗后转诊。血糖明显高、症状重者给予积极降糖治疗。

3. 注意事项 一般糖尿病患者在转诊前不需要停用降糖治疗，只在就诊当天空腹即可。

第八节 糖尿病酮症酸中毒

【概述】

糖尿病酮症酸中毒（diabetic ketoacidosis，DKA）是由于体内胰岛素严重缺乏或升糖激素显著增高，引起糖、脂肪和蛋白质代谢严重紊乱，导致血糖、血酮明显增高及水、电解质平衡失调和代谢性酸中毒。严重者可致昏迷及死亡，是糖尿病常见的急性并发症。胰岛素使用中断或感染等为常见诱因。

【临床表现】

早期表现为糖尿病原有的三多一少症状明显加重，进一步发展出现酸中毒的表现，如明显疲乏无力、食欲减退、恶心呕吐、头痛、嗜睡、呼吸深快，呼气中有烂苹果味。后期有严重失水及循环衰竭表现，尿量减少、眼眶下陷，皮肤黏膜干燥，血压下降，心率增快，四肢厥冷。再发展可出现不同程度的意识障碍，反射迟钝、消失、昏迷。少数患者表现为腹痛，酷似急腹症。

【诊治原则】

有糖尿病病史加上述表现可临床初步诊断为本症。部分患者无糖尿病病史，直接进展为本症来诊。故无糖尿病病史出现上述表现也要想到本病可能。尽快安排行血糖、尿酮体检查。血糖升高、尿糖、尿酮体阳性可确定诊断。

早期轻症患者，仅酮体阳性，无明显脱水和酸中毒者，使用胰岛素皮下注射并口服补液即可。有酮症酸中毒和明显脱水者应积极治疗。治疗原则为积极补液以恢复血容量、纠正缺水状态，并使用小剂量持续静脉滴注胰岛素降低血糖，纠正代谢紊乱。同时积极寻找和消除病因，防治并发症。补液是治疗的关键，重症患者脱水量大约为体重的10%左右，以先快后慢的原则在24小时内补足。开始用生理盐水，当血糖降至15.0mmol/L左右时酌情增加葡萄糖，以免发生低血糖。胰岛素使用剂量约为 $0.05 \sim 0.1 U/(kg \cdot h)$。

本症患者通常失钾较严重，但治疗初期因脱水、血液浓缩及酸中毒等原因使测得的血清钾不一定低，甚至可能高于正常，但随着补液、使用胰岛素等血清钾会快速降低，故治疗过程中注意适时补钾，避免发生严重低血钾。随着补液和使用胰岛素酸中毒会逐渐纠正，一般不需要补碱，但严重酸中毒（血 pH<7.1）会影响心、肺和神经系统的功能，可补5%碳酸氢钠50~100ml，以后是否要补充酌情而定。

【二级医院向三级医院的转诊标准及处置】

1. 标准

（1）无内分泌专科医生及诊治经验。

（2）血糖波动大、酸中毒反复出现者。

（3）有较重感染等并发症治疗反应差者。

2. 预处理 先行输液、使用胰岛素，并在转送途中持续应用。

3. 注意事项 如果转送距离较远者中途需监测血压、血糖等，并适时调整胰岛素用量，避免血糖过高、过低。

第九节 糖尿病高渗性
高血糖状态

【概述】

糖尿病高渗性高血糖状态（Hyperosmolar Hyperglyce-mia State，HHS），也称为高渗非酮症性昏迷（DHNKC），是糖尿病患者未经有效治疗，并因发热、应激、脱水，或使用脱水剂、葡萄糖、激素等药物，加之肾功能较差不能有效发挥调节血糖的作用，致使血糖明显升高、血浆渗透压升高，并引起一系列神经精神症状。血糖显著升高，引起渗透性利尿，使水和电解质大量丢失。患者有严重的高血糖、脱水、高血钠、血浆渗透压升高，但无明显的酮症酸中毒，常有意识障碍或昏迷。老年糖尿病患者多见。

【临床表现】

诱因为引起高血糖和脱水的因素，如感染、发热、外伤、手术、脑血管意外；使用糖皮质激素、脱水剂、利尿剂、甘露醇、静脉高营养等。或输入较多葡萄糖和口服较多含糖饮料等。本病起病缓慢，早期表现为多尿、多饮，多食不明显甚或食欲减退。渐出现严重脱水和神经精神症状。患者反应迟钝、烦躁或淡漠、嗜睡、逐渐陷入昏迷、抽搐。可有神经损害的定位体征。

【诊治原则】

血糖≥33.3mmol/L，有效血浆渗透压≥320mOsm/L可诊断为本病。尿酮阴性或低度阳性。

治疗原则基本同糖尿病酮症酸中毒。积极补液纠正脱水和血容量不足，本病缺水程度要重于糖尿病酮症酸中毒，但补液要谨慎，避免渗透压下降太快。胰岛素的需要可能略高于糖尿病酮症酸中毒，同样要密切监测血糖，避免血糖下降太快甚或低血糖的发生，诱发脑水肿。本症也有钾的丢失，应积极补钾，但血钾不会发生大的波动。不需要纠酸。

【二级医院向三级医院的转诊标准及处置】

1. 标准

（1）已经明确诊断为本症，或疑似患者。

（2）老年糖尿病患者病情控制差，血糖明显升高者。

2. 预处理　给予补液并小剂量胰岛素〔0.1U/（kg·h）〕持续滴注。

3. 注意事项　糖尿病非酮症高渗综合征病情危重、复杂多变，病死率较高。故已诊断为本症或高度疑似病例均应转诊至有经验的上级医院。

第十节　低血糖症

【概述】

指由多种原因引起的血糖浓度过低所致的综合征。一般以血浆葡萄糖浓度<2.8mmol/L，或全血葡萄糖<2.5mmol/L作为低血糖的诊断依据。低血糖为单一的生化异常，主要原因有摄入不足，如饥饿、重度营养不良等；消耗过多，如剧烈运动、重度腹泻等；糖原分解与糖异生不足，如肝病、升糖激素缺乏等；糖原合成或转化为非糖物质过多；降糖激素分泌过多，如胰岛素瘤，降糖药过量等。

【临床表现】

临床表现可大致归纳为交感神经兴奋性增高和脑功能障碍两个方面。急性低血糖及病程短者以交感神经兴奋症群为主，如激动不安、饥饿、软弱、出汗、心动过速、收缩压升高、舒张压降低、震颤等。可有一过性黑朦；重者可有意识障碍，甚至昏迷。亚急性及缓慢低血糖以脑功能障碍较突出，初期表现为精神不集中、思维和语言迟钝，头晕、嗜睡、视物不清、步态不稳，可有幻觉、躁动、易怒、行为怪异等精神症状。长期严重低血糖可致永久性脑损害。

【诊治原则】

血糖低于 2.8mmol/L 即可诊断为低血糖。低血糖确定后需进一步分析和查找原因。如有糖尿病史且使用降糖药物或胰岛素者基本可确定为胰岛素或口服降糖药过量或进食不足。无糖尿病史，且表现为持续顽固的低血糖要高度怀疑胰岛素瘤，应进行胰岛素测定并行相应的影像学检查。身体羸弱者要考虑腺垂体功能减退或肾上腺皮质功能减退可能。

一旦发现低血糖应积极补充含糖量较多的食物或饮料。重症低血糖且不能口服者立即静脉注射 50% 葡萄糖 30~50ml，继以 5%~10% 葡萄糖滴注。对补充葡萄糖无明显反应者加用氢化可的松 100~200mg 与葡萄糖混合滴注。还可用胰高糖素肌内注射或静推。神志不清者，切忌喂食以避免呼吸道窒息。

【二级医院向三级医院的转诊标准及处置】

1. 标准

（1）反复发作的严重低血糖。

（2）低血糖疑有胰岛素瘤者。

（3）糖尿病患者反复发生低血糖，经调整治疗后仍不能有效预防者。

（4）有明显脑功能障碍者。

2. 预处理　重症低血糖患者应先补充葡萄糖待血糖稳定后再转诊。

3. 注意事项　严重低血糖可引起意识障碍，需注意与脑血管意外鉴别，及时检查血糖可确定诊断。长期慢性低血糖所致的脑功能障碍应与老年痴呆鉴别。

第十一节　骨质疏松症

【概述】

骨质疏松症（osteoporosis）是一种多因素所致的慢性疾病，以骨量减少，骨微结构破坏为特征，导致骨脆性增加及易发生骨折的一种全身性代谢性骨骼疾病。在骨折发生之前，通常无特殊临床表现。该病女性多于男性，常见于绝经后妇女和老年人。没有特殊原因者称为原发性。有其特殊疾病和原因引起者称为继发性，如皮质醇增多症、甲亢、肾功能不全等所致骨质疏松等。

【临床表现】

腰背痛是原发性骨质疏松症最常见的症状，疼痛多为弥散性，无固定部位，劳累或活动后加重，负荷增加时疼痛加重或活动受限，严重时翻身、起坐及行走困难。老年骨质疏松症时，椎体骨小梁萎缩，数量减少，椎体压缩变形，脊柱前屈，肌肉疲劳甚至痉挛，产生疼痛，相应部位的脊柱棘突可有压痛及叩击痛，若压迫相应的脊神经可产生四肢放射痛，双下肢感觉运动障碍等。脆性骨折，即低能量或非暴力骨折，从站高或者小于站高跌倒或因其他日常活动而发生的骨折。多发生于脊柱、髋部和前臂。

【诊治原则】

X线和骨密度检查是诊断骨质疏松的常用检查方法，可诊断骨质疏松及其程度。进食富含钙、低盐和适量蛋白质的均衡膳食，注意适当户外活动是预防骨质疏松和增进骨健康的有效手段。适量补充钙、维生素D。我国营养学会制定成人每日钙摄入推荐量 800mg（元素钙量），绝经后妇女和老年人每日钙摄入推荐量为 1000mg。我国老年人平均每日从饮食中获钙约 400mg，故平均每日应补充的元素钙量为 500~600mg。成年人推荐维生素D剂量为 200IU（5ug）/d，老年人因缺乏日照以及摄入和吸收障碍常有维生素D缺乏，故推荐剂量为 400~800IU（10~20ug）/d。

双膦酸盐类可有效抑制破骨细胞活性、降低骨转换。是目前应用较多的治疗骨质疏松的药物。雌激素及雌激素受体调节剂是治疗绝经后妇女骨质疏松的有效药物，但要注意雌激素的副作用，特别是雌激素依赖肿瘤的发生。

【二级医院向三级医院的转诊标准及处置】

标准

（1）疑似骨质疏松者均应转诊至上级医院检查确定诊断并制定治疗方案。

（2）已诊断明确但治疗效果差、骨疼等症状不能缓解者。

（3）发生骨折等并发症。

第十二节 腺垂体功能减退症及垂体危象

【概述】

腺垂体功能减退症，又被称为腺垂体功能减退症，是多种原因造成因腺垂体分泌的激素不足，引起相应靶腺激素分泌下降及甲状腺、肾上腺、性腺功能低下。依其病变性质和程度不同可为单一激素不足，也可为二种或多种激素不足，所有激素都减退者称为全垂体功能减退。由于产后大出血致腺垂体坏死引起者称为希恩（Sheehan）综合征。垂体功能减退由垂体分泌细胞本身损害引起者称为原发性垂体功能减退症；由下丘脑、垂体柄或门脉系统障碍引起者称为继发性垂体功能减退症。生长缺乏也属于腺垂体功能减退的范畴，但通常另立章节介绍。

垂体危象是指在全垂体功能减退的基础上，因各种应激导致外周激素（主要是糖皮质激素）急性严重不足，出现循环衰竭、休克、昏迷等严重表现。

【临床表现】

希恩综合征是女性原发性腺垂体功能减退的常见原因，有产后大出血、休克、昏迷史。表现为产后无乳、闭经、乳房萎缩，阴毛、腋毛脱落；甲状腺功能减退的表现有怕冷、皮肤干燥等；肾上腺皮质功能减退的表现有畏食、软弱、低血压等。

垂体危象的表现有高热、或低体温、循环衰竭、休克、恶心、呕吐、神志不清、谵妄、昏迷等严重表现。

垂体危象的诱因有感染、腹泻、呕吐、脱水、饥饿、寒冷、手术、外伤、镇静麻醉等。

【诊治原则】

有上述外周靶腺功能减退的临床表现，化验外周靶腺激素降低、垂体促激素降低或不升高可确定诊断。治疗的基本措施为补充相应的靶腺激素，维持正常的代谢和生理功能。全垂体功能减退者注意先补充糖皮质激素，再补充甲状腺激素。最后考虑性激素的补充。

垂体危象的治疗：首先静脉推注 50% 葡萄糖 60ml，继之 10% 葡萄糖盐水 500～1000ml＋氢化可的松 50～100mg 静脉滴注。有感染迹象者给予抗生素治疗。低体温者给以小剂量甲状腺激素。积极对症治疗，并去除诱因。

【二级医院向三级医院的转诊标准及处置】

1. 标准

（1）初诊患者均应在有经验的三级医院确定诊断并制定治疗方案后再转到下级医院治疗。

（2）怀疑垂体危象或已经诊断为垂体危象者。

2. 预处理 重症患者，一般情况极差者，或疑似垂体危象者可适当补液并补充糖皮质激素。

3. 注意事项腺垂体 功能减退一旦发生通常为终身性疾病，需要终身治疗，在随访过程中要结合临床表现及化验结果调整治疗用药，尽可能保持良好的身体状况、维持正常的生理功能。

第十三节 库欣综合征

【概述】

库欣综合征又称皮质醇增多症。1932 年，由美国外科医师 Cushing Harvey 首先提出。本征是由多种病因引起的以高皮质醇血症为特征的临床综合征。主要表现为满月脸、多血质外貌、向心性肥胖、痤疮、紫纹、高血压、继发性糖尿病和骨质疏松等。应用外源性糖皮质激素引起者称为药物性库欣综合征。长期饮用酒精饮料等也可以引起类似库欣综合征的临床表现，称为类库欣综合征。

【临床表现】

临床主要有向心性肥胖，满月脸，水牛背，多血质，皮肤紫纹，多毛，痤疮等。月经紊乱，高血压，骨质疏松也不少见，少数可伴有雄激素，盐皮质激素，泌乳素和 ACTH 过多分泌的表现，如男性化，低钾血症，溢乳，色素沉着等。部分患者血糖明显升高可达糖尿病水平，称为类固醇性糖尿病，经治疗皮质醇水平正常后血糖随之降低。

临床分 ACTH 依赖性和非 ACTH 依赖性。前者包括下丘脑垂体性库欣综合征和异位 ACTH 综合征。垂体性库欣综合征又称为库欣病，占所有库欣综合征的 60%~70%，因垂体瘤分泌 ACTH 过多、刺激双侧肾上腺弥散性增生，分泌过多的皮质醇。少数患者是由于下丘脑功能异常，CRH 过量分泌刺激垂体 ACTH 细胞增生引起。异位 ACTH 综合征是指垂体以外的肿瘤组织分泌过量的 ACTH 或 ACTH 类似物引起，约 90% 的异位 ACTH 肿瘤在肺或纵隔内。

非 ACTH 依赖性库欣综合征是由于肾上腺自身分泌过量的皮质醇激素，反馈抑制垂体 ACTH 的分泌。常见病因为肾上腺皮质腺瘤或癌，约占所有库欣综合征的 20% 左右。

【诊治原则】

根据临床表现及实验室检查可做出库欣综合征的诊断，再通过诊断性实验（地塞米松抑制试验）和影像学检查进行定位诊断，即判断皮质醇增高的病因来自垂体还是肾上腺。手术治疗是本病的基本治疗措施，垂体腺瘤引起的库欣病可行经蝶垂体瘤切除；肾上腺腺瘤或癌直接行肾上腺手术。手术治疗不彻底者可辅以放疗和化疗。

【二级医院向三级医院的转诊标准及处置】

1. 标准 已确诊为本病或高度疑似患者均应转至有条件的上级医院检查确诊并治疗。

2. 预处理 有明显高血压和电解质紊乱者可对症治疗。

3. 注意事项 无。

6

第七章

风湿病学

县级（二甲）医院在风湿免疫科应该掌握 19 种常见病种和疑难病种，包括系统性红斑狼疮、类风湿性关节炎、强直性脊柱炎、银屑病关节炎、反应性关节炎、骨关节炎、痛风、干燥综合征、自身免疫性肝病、多发性肌炎和皮肌炎、纤维肌痛综合征、系统性硬化病、血管炎（大动脉炎、白塞病、显微镜下多血管炎等）、混合性结缔组织病、成人 Still's 病、风湿热、复发性多软骨炎、风湿性多肌痛和巨细胞动脉炎及抗磷脂综合征。

应该能够开展本专科关键诊疗技术 3 种：（1）应具备实验室规范检查项目，包括血清 10 多种自身抗体的定量检测，如 ANA、ds-DNA、抗 RNP、Jo-1、Scl-70、SSA、SSB；自身免疫性肝炎的 AMA-M2；血管炎相关的 ANCA；RF 和抗 CCP；抗磷脂综合征抗体和 β 糖蛋白；维生素 D、成骨和破骨相关的血清学指标等。（2）骨关节影像学检查包括 X 线〔和（或）CT、MR〕和 B 超。（3）骨密度检查。

第一节　系统性红斑狼疮

【概述】

系统性红斑狼疮（Systemic lupus erythematosus，SLE）

是一种由自身免疫介导的、以免疫性炎症为突出表现的弥散性结缔组织病。其主要临床特征是血清中出现以抗核抗体为代表的多种自身抗体和多器官多系统受累。本病好发于育龄期女性（多见于 15～45 岁），女：男为 7～9：1。SLE 的自然病程多表现为病情的加重与缓解交替，其治疗因临床异质性和病程难以预测而充满挑战。

【临床表现】

SLE 临床表现复杂多样，可累及全身各个系统，严重者危及生命。

1. SLE 常见临床表现　鼻梁和双颧部呈蝶形分布的红斑是 SLE 特征性的改变；SLE 的皮肤损害还包括光敏感、脱发、手足掌面和甲周红斑、盘状红斑、结节性红斑、脂膜炎、网状青斑、雷诺现象等。常见口或鼻黏膜溃疡；多关节疼痛、肿胀，但通常不引起骨质破坏。可伴有发热、疲乏、肌肉酸痛。

2. SLE 重要脏器受累及的表现　脏器累及时可出现相应的症状，如蛋白尿、肾功能减退等狼疮肾炎表现；贫血和（或）白细胞减少和（或）血小板减少等血液系统受累表现；心包积液、心肌炎、心律失常、心肌缺血，甚至心功能不全等心脏受累表现；胸膜炎、胸腔积液、间质性肺炎、肺动脉高压，甚至弥散性出血性肺泡炎等肺部受累表现；偏头痛、性格改变、记忆力减退或认知障碍，甚至出现脑血管意外、昏迷、癫痫持续状态等神经精神狼疮，或横贯性脊髓炎、外周神经炎；肠系膜血管炎、急性胰腺炎、蛋白丢失性肠病、肝脏损害等消化系统受累情况；结膜炎、葡萄膜炎、眼底改变、视神经病变等眼部情况。

3. 实验室检查 SLE　可出现脏器损害相对应的实验室检查异常，如蛋白尿、血尿、管型尿；贫血、白细胞或淋巴细胞减少、血小板减少；肝肾功能损害等。最重要免疫学异常是出现多种自身抗体。免疫荧光抗核抗体（IFANA）是 SLE 的初筛检查；抗双链 DNA（dsDNA）抗体与 SLE 的疾病活动性相关；抗

Sm 抗体是 SLE 的特异性抗体，但敏感性仅 25%。抗核小体抗体、抗核糖体 P 蛋白抗体、抗组蛋白、抗u1RNP、抗 SSA、抗 SSB 抗体也可以出现在 SLE 的血清中。其他如抗磷脂抗体、抗血细胞抗体、类风湿因子都可以出现。此外，患者常出现低补体血症、高免疫球蛋白血症及血沉、C 反应蛋白的轻度升高。B 超能够发现多浆膜腔积液、肝脾淋巴结肿大、心脏瓣膜及心脏情况、血管病变等。CT 和 MRI 能够发现相应脏器损害（如肺间质病变，出血性肺泡炎、中枢神经系统损害等）。肾脏活检能够明确狼疮肾炎诊断，并进行分型、病情评估、指导治疗。

【诊断要点】

目前常用的是 1997 年 ACR 推荐的 SLE 分类标准；该分类标准的 11 项中，符合 4 项或 4 项以上者，在除外感染、肿瘤和其他结缔组织病后，可诊断 SLE。此外，还有 2009 年新提出的 SLICC（SLE 国际临床协作组）分类标准；与 1997 年 ACR 分类标准相比，2009 年的新标准有着更高的敏感性（97% vs 83%），但特异性较低（84% vs 96%）。

【治疗方法】

SLE 目前还不能够根治，强调早期诊断和早期治疗，以避免或延缓不可逆的组织脏器的病理损害。治疗目标是通过控制疾病活动度、减少并发症和药物毒性，确保患者长期生存、防治器官损伤及保持相对健康的生活质量。治疗往往是综合的、个体化的，有时需要多学科参与。

1. 一般治疗 患者宣教，使其正确认识疾病，消除恐惧心理，遵从医嘱，配合治疗，定期随诊。

2. 药物治疗 SLE 是一种高度异质性的疾病，临床医生应根据病情的轻重程度，掌握好治疗的风险与效益之比。

（1）轻型 SLE：可以用非甾体类药物、羟氯喹（HCQ）等药物治疗，在治疗无效时，小剂量糖皮质激素（泼尼松≤10mg/d）有助于控制病情，必要时可使用免疫抑制剂。

（2）中型SLE：需要个体化使用糖皮质激素治疗，通常泼尼松剂量为0.5～1.0mg/（kg·d），并需要联用其他免疫抑制剂（如甲氨蝶呤、硫唑嘌呤等）。

（3）重型SLE：治疗分为诱导缓解和巩固治疗两个阶段。诱导缓解目的在于迅速控制病情，阻止或逆转内脏损害，力求疾病完全缓解，但应注意过分免疫抑制诱发的并发症，尤其是感染。常用的诱导缓解的方案有标准剂量的糖皮质激素〔泼尼松1.0mg/（kg·d）〕联合免疫抑制剂，如环磷酰胺（CTX）、霉酚酸酯（MMF），或其他免疫抑制剂如甲氨蝶呤、硫唑嘌呤、环孢素A、来氟米特、他克莫司等。抗疟药（氯喹、羟氯喹）的使用被认为与不可逆的器官损害成反比。

（4）狼疮危象：指急性的危及生命的重症SLE，如急进性狼疮性肾炎、严重中枢神经系统损害、严重的血液系统受累、严重心脏损害，严重狼疮性肺炎或肺出血、严重的血管炎等。狼疮危象需要用大剂量糖皮质激素冲击治疗，通常甲泼尼松琥珀酸钠500～1000mg/d，冲击3天，此后按重症SLE治疗方案。如效果不理想，可于5～30天后重复冲击。需要强调的是，大剂量激素冲击治疗前、治疗中和治疗后应密切观察有无感染发生，对可疑感染应采取积极的抗感染治疗。

（5）难治性或重症SLE：可以考虑使用丙种球蛋白冲击治疗，300～400mg/（kg·d）连用3～7天，必要时可以重复冲击，对于合并感染的重症患者可以减少感染加重的风险。

3. 其他治疗　对于常规治疗效果不佳的SLE患者，也可以采用血液净化治疗（血浆置换、免疫吸附），或试用生物试剂（如抗CD20单抗）、间充质干细胞等前瞻性治疗。重要脏器功能损害的则采取相应治疗（如肾衰的行透析治疗）。

【二级医院向三级医院的转诊标准及处置】

1. 符合下列标准之一,可向上级医院转诊

(1) 当地无风湿免疫科专科医生及诊治经验。

(2) 疑似系统性红斑狼疮而未确诊的患者。

(3) 有发热、乏力、皮疹、关节痛、浆膜炎、肾脏损害、血液系统损害、神经系统损害、心肺损害、消化系统损害、血管炎或伴有眼病变等狼疮活动临床表现。

(4) 经一段时间规范治疗疗效欠佳者。

(5) 常规用药出现严重药物不良反应者。

(6) 经过系统治疗后,病情相对稳定,需要根据病情变化调整治疗方案者。

(7) 需要进行特殊检查而当地无此条件者(如自身抗体检测、免疫抑制剂血药浓度检测、肾脏穿刺、彩超或右心导管测肺动脉压等)。

(8) 难治性患者,采用特殊治疗方案者(如血浆置换、免疫吸附、间充质干细胞治疗等)。

(9) 合并感染等并发症。

(10) 特殊人群,如计划妊娠、已妊娠或哺乳期妇女。

(11) 不典型或不能确诊的疑似病例或复杂病例。

2. 预处理

(1) 轻症病例对症治疗或维持原治疗方案,直接转诊治至三级医院。

(2) 如出现严重的脏器功能损害,在转运途中则需要监测心率、血压、呼吸等生命体征,行生命支持治疗。如果转送距离较远,则需要在生命体征相对平稳后再转运。

第二节 类风湿关节炎

【概述】

类风湿关节炎(Rheumatoid arthritis,RA)是一种以侵蚀性关节炎为主要表现的全身性自身免疫病。本病以

女性多发，男女患病比例约 1：3。RA 可发生于任何年龄，以 30~50 岁为发病的高峰。我国大陆地区的 RA 患病率约为 0.2%~0.4%。本病表现为以双手和腕关节等小关节受累为主的对称性、持续性多关节炎。病理表现为关节滑膜的慢性炎症、血管翳形成，并出现关节的软骨和骨破坏，最终可导致关节畸形和功能丧失。此外，患者尚可有发热及疲乏等全身表现。血清中可出现类风湿因子（RF）及抗环瓜氨酸多肽（CCP）抗体等多种自身抗体。

【临床表现】

1. 症状和体征　RA 的主要临床表现为对称性、持续性关节肿胀和疼痛，常伴有晨僵。受累关节以近端指间关节、掌指关节、腕、肘和足趾关节最为多见；同时，颈椎、颞颌关节、胸锁和肩锁关节也可受累。中、晚期的患者可出现手指的"天鹅颈"及"纽扣花"样畸形，关节强直和掌指关节半脱位，表现掌指关节向尺侧偏斜。除关节症状外，还可出现皮下结节，称为类风湿结节；血管、心、肺、血液、神经系统等都可受累。

2. 实验室检查　RA 患者可有轻度至中度贫血，红细胞沉降率（ESR）增快、C 反应蛋白（CRP）和血清 IgG、IgM、IgA 升高，多数患者血清中可出现 RF、抗 CCP 抗体、抗角蛋白抗体（AKA）等多种自身抗体。

3. 影像学检查　双手、腕关节以及其他受累关节的 X 线片对本病的诊断有重要意义。早期 X 线表现为关节周围软组织肿胀及关节附近骨质疏松；随病情进展可出现关节面破坏、关节间隙狭窄、关节融合或脱位。磁共振成像（MRI）在显示关节病变方面优于 X 线，近年已越来越多地应用到 RA 的诊断中。MRI 可以反映关节炎初期出现的滑膜增厚、骨髓水肿和轻度关节面侵蚀，有益于 RA 的早期诊断。高频超声能清晰显示关节腔、关节滑膜、滑囊、关节腔积液、关节软骨厚度及形态等，还可用以指导关节穿刺及治疗。

【诊断标准】

RA 的诊断主要依靠临床表现、实验室检查及影像学检查。典型病例按 1987 年美国风湿病学会（ACR）的分类标准诊断并不困难，但对于不典型及早期 RA 易出现误诊或漏诊。对这些患者，除 RF 和抗 CCP 抗体等检查外，还可考虑关节 MRI 及超声检查，以利于早期诊断。2009 年 ACR 和欧洲抗风湿病联盟（EULAR）提出了新的 RA 分类标准和评分系统，即：至少 1 个关节肿痛，并有滑膜炎的证据（临床或超声或 MRI）；同时排除了其他疾病引起的关节炎，并有典型的常规放射学 RA 骨破坏的改变，可诊断为 RA。不典型及早期 RA 可参照此分类标准进行分类，大于 6 分可诊断 RA，小于 6 分目前不能诊断 RA，须密切观察。

【治疗方法】

RA 治疗的目的在于控制病情，改善关节功能和预后。应强调早期治疗、联合用药和个体化治疗的原则。治疗方法包括一般治疗、药物治疗、外科手术和其他治疗等。

1. 一般治疗　强调患者教育及整体和规范治疗的理念。适当的休息、理疗、体疗、外用药、正确的关节活动和肌肉锻炼等对于缓解症状、改善关节功能具有重要作用。

2. 药物治疗

（1）非甾体抗感染药（NSAIDs）：具有抗感染、止痛、退热及减轻关节肿胀的作用，是临床最常用的 RA 治疗药物，但不能阻止病情进展，一般用于控制 RA 的急性期症状。

（2）抗风湿药（DMARDs）：较 NSAIDs 发挥作用慢，大约需 1~6 个月，可延缓或控制病情的进展。临床上对于 RA 患者应强调早期应用 DMARDs，甲氨蝶呤应作为 RA 的首选药，病情较重、有多关节受累、伴有关节外表现或早期出现关节破坏等预后不良因素者应考虑 2 种或 2 种以上 DMARDs 的联合应用。

（3）糖皮质激素：能迅速改善关节肿痛和全身症状。在重症 RA 伴有心、血管、肺或神经系统等受累的患者，可给予短效激素，其剂量依病情严重程度而定。针对关节病变，如需使用，通常为小剂量激素（泼尼松 ≤10mg/d），关节腔内注射一年内不宜超过 3 次。激素治疗 RA 的原则是小剂量、短疗程。使用激素必须同时应用 DMARDs。在激素治疗过程中，应补充钙剂和维生素 D，伴有骨质疏松的患者应加用抗骨质疏松药物。

（4）生物制剂：对于病情严重，传统 DMARDs 疗效不佳或不能耐受的患者可以酌情选择使用，主要包括肿瘤坏死因子（TNF-α）拮抗剂、IL-1 和 IL-6 拮抗剂、抗 CD20 单抗等。主要不良反应是增加感染风险，使用前应该筛查病毒性肝炎、活动性结核等。

（5）植物药对缓解关节症状有一定效果，常用的有雷公藤、白芍总苷等。雷公藤对于性腺抑制明显，慎用于有生育要求的患者。

3. 外科治疗　RA 患者经过积极内科正规治疗，病情仍不能控制，为纠正畸形，改善生活质量可考虑手术治疗。但手术并不能根治 RA，故术后仍需药物治疗。常用的手术主要有滑膜切除术、人工关节置换术、关节融合术以及软组织修复术。

4. 其他治疗　对于少数经规范用药疗效欠佳，血清中有高滴度自身抗体、免疫球蛋白明显增高者可考虑血液净化，如血浆置换或免疫吸附等治疗。

【二级医院向三级医院的转诊标准及处置】

1. 标准

（1）无风湿免疫科专科医生及诊治经验。

（2）伴有严重全身症状，如发热、严重贫血、乏力等，或伴有血管炎、心包炎、肺、肾病变等关节外表现的重症 RA。

（3）经一段时间规范用药疗效欠佳，血清中仍有持续高滴度自身抗体、免疫球蛋白明显增高、持续血沉加快、C 反应蛋白增高等提示活动期 RA 或预后不良者。

（4）非单纯病种，合并其他结缔组织病，如系统性红斑狼疮、银屑病关节炎等，经规范治疗后疗效欠佳者。

（5）不典型及不能确诊的疑似病例或复杂病例。

（6）特殊人群，如妊娠或哺乳期妇女，RA 病情复发加重者。

（7）常规用药后出现严重药物不良反应者。

（8）经过积极内科正规治疗，病情仍不能控制，关节畸形、破坏明显，需外科手术治疗，而当地医院技术水平、设施设备条件不具备者。

2. 预处理

（1）对关节疼痛明显，可先予非甾体抗感染药（NSAIDs）或小剂量糖皮质激素缓解症状。

（2）对危急重症病例，应先行紧急处理，确保生命体征稳定，在转送途中监控心率、血压、呼吸等生命体征。

第三节　强直性脊柱炎

【概述】

强直性脊柱炎（Ankylosing spondylitis，AS）是一种慢性炎症性疾病，主要侵犯骶髂关节、脊柱骨突、脊柱旁软组织及外周关节，并可伴发关节外表现，严重者可发生脊柱畸形和强直。AS 的患病率在各国报道不一，日本本土人为 0.05%~0.2%，我国患病率初步调查为 0.3%左右。本病男女之比约为 2~3∶1，女性发病较缓慢且病情较轻。发病年龄通常在 13~31 岁，高峰为 20~30 岁，40 岁以后及 8 岁以前发病者少见。AS 的病因未明。从流行病学调查发现遗传和环境因素在本病的发病中发挥作用。已证实 AS 的发病和人类白细胞抗原（HLA）-B27 密切相关，并有明显家族聚集倾向。AS 的病理性标志和早期表现之一为骶髂关节炎。脊柱受累晚期的典型表现为"竹节样改变"。外周关节的滑膜炎在组织学上与类风湿关节炎（RA）难以区别。肌腱端炎为本病的特征之一。

【临床表现】

1. 症状

（1）腰背痛：常常是早期首发症状，可表现为单侧、双侧或交替性臀部、腹股沟向下肢放射的酸痛。症状在夜间休息或久坐时加重，可有夜间痛醒，活动后可减轻。对 NSAIDS 反应良好。

（2）晨僵：可表现为晨起或休息后脊柱、关节僵硬，活动后减轻。

（3）外周关节炎：部分患者可能以外周关节疼痛为首发症状，常为非对称性、反复发作与缓解、较少伴发骨关节破坏，常累及髋、膝、踝关节等。

（4）附着点炎：部分患者可出现足跟、足掌部肿胀、疼痛，也见于膝关节、胸肋关节、脊椎骨突、坐骨结节等部位韧带附着点疼痛。

（5）其他：30% 左右患者可出现反复葡萄膜炎。还有很少部分患者可出现肾功能异常、间质性肺病、肢体感觉、运动异常、肌肉萎缩等。晚期病例常伴发骨密度下降甚至严重骨质疏松、骨折。

2. 实验室检查

（1）90% 左右患者 HLA-B27 阳性。HLA-B27 阳性对诊断 AS 有重要参考价值。

（2）RF 阴性。

（3）活动期可有血沉、CRP 升高。

3. 影像学检查

（1）骨盆 X 线表现具有诊断意义。AS 最早的改变在骶髂关节，主要表现为 X 线软骨下骨缘模糊、骨质糜烂，关节间隙模糊、骨密度增高及关节融合。

（2）脊柱 X 线主要表现有椎体骨质疏松和方形变，椎小关节模糊，椎旁韧带钙化以及骨桥形成。晚期广泛而严重的骨化性骨桥表现称为"竹节样脊柱"。

（3）骶髂关节 MRI 有较高的软组织分辨率。骶髂关节 MRI 检查不仅能显示骨关节结构，还能显示 X 线片不能显示的软骨、滑膜、骨髓和肌腱的病变，如骨质的水肿、脂肪变等急慢性炎症改变。骶髂关节 MRI 检查能帮助 AS 的早期诊断。

【诊断】

近年来较多采用 1984 年修订的 AS 纽约标准：必须有 3～4 级单侧骶髂关节炎或者 2～4 级双侧骶髂关节炎，并符合下述 3 个临床标准中的至少 1 个标准：①腰痛≥3 个月，活动后改善（休息后无改善）；②矢状面和冠状面腰椎活动受限；③相对于同年龄和同性别正常值，胸廓扩张度下降。

对一些不符合该标准的患者可参考 2009 年 ASAS 推荐的中轴型脊柱关节炎的分类标准（如下）。对于腰背痛 3 个月以上，起病年龄小于 45 岁的患者，符合以下标准：影像学骶髂关节炎证据+1 条或 1 条以上的 SpA 特征或 HLA-B27 阳性+2 条或 2 条以上的其他 SpA 特征。其中 SpA 特征包括：炎性腰背痛、关节炎、肌腱炎、眼葡萄膜炎、指（趾）炎、银屑病皮疹、克罗恩病或溃疡性结肠炎、对 NSAIDs 反应性好、SpA 家族史、HLA-B27（+）、CRP 水平增高。

【治疗原则】

目前尚无根治方法。但如能及早诊断及合理治疗，可控制患者症状并改善预后。总体治疗原则为通过非药物、药物、及手术等综合治疗，减轻炎症，缓解和控制患者症状和体征，保持良好的姿势，防止脊柱或关节变形，以达到改善和提高患者生活质量的目的。

1. 非甾体药物（NSAIDs） 可改善患者腰背部疼痛和晨僵，减轻关节肿胀和疼痛，增加脊柱活动度，是目前 AS 治疗推荐的一线药物，建议至少足量治疗 4 周后评估疗效，无效者可换用另一种 NSAIDs。目前尚无足够证据证实 DMARDs 包括柳氮磺吡啶和甲氨蝶呤对 AS 中轴症状有效，但有外周关节炎患者可考虑应用柳氮磺吡啶。

2. TNF-α 拮抗剂能迅速改善 AS 的中轴和外周关节

症状，在至少 2 种 NSAIDS 足量治疗无效的活动性 AS 患者、有髋关节受累、有持续性外周关节炎 DMARDs 治疗效果不佳或肌腱端炎常规治疗无效的患者推荐使用，在使用前应常规进行肝炎、结核、严重感染等的筛查。

【二级医院向三级医院的转诊标准及处置】

1. 标准

（1）起病年龄小于 45 岁，有慢性炎性腰背痛 3 个月以上疑似患者无法确诊。

（2）无风湿免疫专科医生及诊治经验。

（3）无法进行 HLA-B27 基因检测。

（4）骨盆 X 线片未达到双侧 II 级或单侧 III 级，当地无法进行骶髂关节 MRI 检测。

（5）无法排除骶髂关节结核、感染等疾病。

（6）已经诊断为 AS，有以下情况可向三级医院转诊：①髋关节受累患者；②反复外周肌腱端炎症，常规治疗效果不佳；③有严重关节外表现如反复葡萄膜炎、炎症性肠病、肾功能异常、间质性肺病或严重骨质疏松等；④使用足量足疗程 NSAIDs 治疗效果不佳，当地无法进行 TNF-α 拮抗剂治疗；⑤拟进行 TNF-α 拮抗剂治疗前，无法进行肝炎、结核等疾病的筛查；⑥同时合并胃溃疡、心血管疾病、肝炎、结核等疾病，影响治疗方案制定；⑦病情复杂，可能合并其他风湿免疫性疾病；⑧晚期患者需要手术进行脊柱矫形治疗或髋关节置换；⑨计划生育或哺乳期患者，当地医生无法制定治疗方案。

2. 预处理　在排除禁忌证后，可先予 NSAIDs 治疗控制患者症状。

第四节　银屑病关节炎

【概述】

银屑病关节炎（Psoriasis arthritis，PsA）是一种与银屑病相关的炎性关节病，具有银屑病皮疹并导致关节和周围软组织疼痛、肿、压痛、僵硬和运动障碍，部分患者可有骶髂关节炎和（或）脊柱炎。病程迁延、易复发，晚期可关节强直，导致残疾。约75%PsA患者皮疹出现在关节炎之前，同时出现者约15%，皮疹出现在关节炎后者约10%。该病可发生于任何年龄，高峰年龄为30~50岁，无性别差异，但脊柱受累以男性较多。美国PsA患病率为0.1%，银屑病患者约5%~7%发生关节炎。我国PsA患病率约为1.23%。

【临床表现】

本病起病隐袭，约1/3呈急性发作，起病前常无诱因。

1. 症状和体征

（1）关节症状：关节症状多种多样，除四肢外周关节病变外，部分可累及脊柱。受累关节疼痛、压痛、肿胀、晨僵和功能障碍，依据临床特点分为5种类型，包括单关节炎或少关节型、远端指间关节炎型、残毁性关节炎型、对称性多关节炎型、脊柱关节病型。60%类型间可相互转化，合并存在。

（2）皮肤表现：根据银屑病的临床特征，一般可分为寻常型、脓疱型、关节病型及红皮病型4种类型。皮肤银屑病变好发于头皮及四肢伸侧，尤其肘、膝部位，呈散在或泛发分布，要特别注意隐藏部位的皮损如头发、会阴、臀、脐等。存在银屑病是与其他炎性关节病的重要区别，皮肤病变严重性和关节炎程度无直接关系，仅35%二者相关。

（3）指（趾）甲表现：约80%PsA患者有指（趾）甲病变，而无关节炎的银屑病患者指甲病变为20%。因此，指（趾）甲病变是PsA的特征，常见表现为顶针样凹陷。炎症远端指间关节的指甲有多发性凹陷是PsA的特征性变化。

（4）其他：少数患者有发热、体重减轻、贫血等。部分患者可出现足跟痛附着点炎表现。也有少部分患者有眼部病变，如结膜炎、葡萄膜炎等；也可见合并心脏、肺部、系统受累。

2. 实验室检查　本病无特殊实验室检查，病情活动时红细胞沉降率（ESR）加快，C 反应蛋白（CRP）增加。IgA、IgE 增高，补体水平增高等。类风湿因子（RF）阴性，少数患者可有低滴度的 RF 和抗核抗体。

3. 影像学检查　周围关节炎者 X 线片可出现骨质破坏和增生表现，铅笔帽样或望远镜样畸形是 PsA 典型影像学表现。中轴关节炎者可表现为不对称骶髂关节炎，椎间隙变窄、不对称性韧带骨赘形成。

【诊断】

银屑病患者伴有上述炎性关节炎表现即可诊断。因部分 PsA 患者银屑病出现在关节炎后，此类患者的诊断较困难，应注意临床和放射学线索，如银屑病家族史，寻找隐蔽部位的银屑病变，注意受累关节部位，有无脊柱关节病等来做出诊断并排除其他疾病。关于 PsA 的诊断标准，目前尚未统一，较简单而实用的标准有 Moll 和 Wright 的 PsA 分类标准。

【治疗原则】

PsA 治疗目的在于缓解疼痛和延缓关节破坏，应兼顾治疗关节炎和银屑病皮损，制定的治疗方案应因人而异。

【二级医院向三级医院的转诊标准及处置】

1. 标准

（1）任何首诊可疑患者无法确诊的情况下，可及时向三级医院转诊；2008 年银屑病和银屑病关节炎研究组（GRAPPA）的风湿病专家和皮肤病专家共同对银屑病关节炎诊断方面提出分类标准：有炎性关节疾病（包括关节炎、脊柱炎、附着点炎），同时以下评分 ≥3 的患者应诊断为银屑病关节炎。银屑病的证据：①现患有银屑病（2 分）；②银屑病史（1 分）；③银屑病家族史（1 分）；④银屑病指甲改变（1 分）；⑤类风湿因子阴性（1 分）；⑥现患有指（趾）炎或既往有指（趾）炎（1 分）；⑦X 线片示关节旁新骨生成（1 分）；初诊有上述表现之一，但由于症状评分未达诊断标准或因条件限制无法进行相关检查，无法明确诊断的，可由二级医院转诊三级医院。

（2）临床出现或发展到大面积的脓疱型、红皮病型等危重症、或短时间出现脊柱或关节破坏迅速加重等类型，由于临床条件、诊疗水平限制而导致在二级医院难以实施有效救治者，需及时向三级医院转诊。

（3）对于就诊后，虽然按诊断标准能明确诊断，但在诊治过程中，患者病情不断加重或无法改善者，超出自身处置能力的病例，需及时向上级医院转诊，如：①关节症状出现急速加重的毁损性关节炎，脊柱短时间内出现明显骨化，活动受限等；②皮肤出现重症的脓疱型、红皮病型患者，影响到生命安全等重症患者；③其他：少数患者有发热、体重减轻、贫血等，且经治疗后无法改善者，出现葡萄膜炎等二级医院处理能力限制等原因者；还有合并心脏、肺部、系统受累等少见受累的患者，二级医院无法予以处理的患者。

（4）对于 PsA 患者，如果因为外伤其他原因出现重大损伤、并发症或病情急速加重者，超出自身处置能力受限的病例，需及时向上级医院转诊。

（5）对于 PsA 患者，当疾病出现并发症或共患疾病等诊治超出核准诊疗登记科目的病例，需及时向上级医院转诊。

（6）对于 PsA 患者，如果患者在诊断、治疗等方面，经过诊治后，认为无法明确或有效改善的病例，需及时向上级医院转诊。

（7）对于 PsA 患者，由于技术、设备条件限制不能处置的病例，需及时向上级医院转诊。

2. 预处理　对于关节痛、关节炎、发热可予NSAIDs 退热止痛等对症处理，对于红皮病等重症皮肤病变者，则迅速予以恰当的皮肤护理和处理后，及时转运三级医院。

3. 注意事项　如患者一般情况良好可在开出转诊证明后嘱患者自行转诊到上级医院；如果患者病情较重需要护送者，转送中途应注意监测体温、心率、呼吸、血氧等生命体征，建立静脉输液通道，生命体征不稳定者应及时予以对症处理。

第五节 反应性关节炎

【概述】

反应性关节炎（Reactive arthritis，ReA）是一种发生于某些特定部位（如肠道和泌尿生殖道）感染之后而出现的关节炎。因为与人类白细胞抗原（HLA）-B27 的相关性、关节受累的模式（非对称性、以下肢关节为主）以及可能累及脊柱，因此被归于脊柱关节病的范畴。它曾被称为 Reiter 综合征（具有典型尿道炎、结膜炎和关节炎三联征者）、Fiessinger-Leroy 综合征等。1969年 Ahvonen 首先将其命名为 ReA，目前已被广泛采用。

本病有 2 种起病形式：性传播型和肠道型。前者主要见于 20~40 岁男性，因衣原体或支原体感染泌尿生殖系统后发生。后者男女发病率基本相等，肠道感染菌多为革兰阴性杆菌，包括志贺菌属、沙门菌属、耶尔森菌属及弯曲杆菌属等。ReA 的发病与感染、遗传标记（HLA-B27）和免疫失调有关。患者亲属中骶髂关节炎、强直性脊柱炎和银屑病发病数增加。滑膜的病理改变为非特异性炎症。韧带及关节囊附着点的炎症性病变是 ReA 病变活动的常见部位。本病多见于青年男性。国外的发病率在 0.06%~1%，国内尚无相关的流行病学数据报道。

【临床表现】

1. 症状

（1）全身症状：常突出，一般在感染后数周出现发热、体质量下降、严重的倦怠无力和大汗。热型为中至高热。每日 1~2 个高峰，多不受退热药物影响。通常持续 10~40 天，自行缓解。

（2）典型关节炎：出现在尿道或肠道感染后 1~6 周，呈急性发病。多为单一或少关节炎，主要累及膝及踝等下肢大关节，非对称性分布，呈现伴有关节周围炎症的腊肠样指（趾）。关节炎一般持续 1~3 个月，个别病例可长达半年以上。

（3）典型泌尿生殖道炎症：在性接触或痢疾后 7~14 天发生无菌性尿道炎。男性患者有尿频和尿道烧灼感，也可出现自发缓解的出血性膀胱炎或前列腺炎。女性患者可表现为无症状或症状轻微的膀胱炎和宫颈炎，有少量阴道分泌物或排尿困难。

（4）其他：超过 50% 的患者可出现皮肤黏膜症状；1/3 的 ReA 患者可出现结膜炎，5% 患者出现急性葡萄膜炎；少数患者也可出现肾脏、心脏受累等。

2. 实验室检查 有尿道炎症状者可作培养；有肠道症状时，大便培养对确定诱发疾病的微生物有帮助。急性期可有白细胞增高，红细胞沉降率（ESR）增快，C 反应蛋白（CRP）升高。慢性患者可出现轻度正细胞性贫血。补体水平可以增高。HLA-B27 阳性与中轴关节病、心肌炎和眼葡萄膜炎相关。

3. 影像学检查 虽然放射学检查并非诊断的必要条件。但是对于患者的评价仍非常重要。在病程的早期，放射学的表现可以是完全正常的或仅显示软组织的肿胀，当关节炎反复发作，约 20% 的患者可以出现放射学异常。最具特征性的受累部位包括足小关节、跟骨、踝和膝关节，在中轴部位则包括骶髂关节、脊柱、耻骨联合和胸肋关节等。炎症部位非对称的骨化是具有诊断价值的放射学特征。

【诊断】

ReA 是一种与特定部位感染相关的脊柱关节炎，因此诊断时需注意寻找泌尿生殖道或肠道前驱感染的证据，同时具备脊柱关节病常见的临床表现。目前多沿用 1996 年 ReA 分类标准。

【治疗原则】

目前尚无特异性或根治性治疗方法。和其他炎性关节病一样，治疗目的在于控制和缓解疼痛，防止关节破坏，保护关节功能。

【二级医院向三级医院的转诊标准及处置】

1. 标准

（1）任何首诊可疑患者无法确诊的情况下，可及时向三级医院转诊；诊断标准目前多沿用 1996 年 Kingsley 与 Sieper 提出的 ReA 的分类：1）外周关节炎：下肢为主的非对称性寡关节炎；2）前驱感染的证据：①如果 4 周前有临床典型的腹泻或尿道炎，则实验室证据可有可无；②如果缺乏感染的临床证据，必须有感染的实验室证据；3）排除引起单或寡关节炎的其他原因，如其他脊柱关节病、感染性关节炎、莱姆病及链球菌 ReA；4）HLA-B27 阳性，ReA 的关节外表现（如结膜炎、虹膜炎、皮肤、心脏与神经系统病变等），或典型脊柱关节病的临床表现（如炎症性腰痛、交替性臀区疼痛、肌腱端炎或虹膜炎）不是 ReA 确诊必须具备的条件。初诊有上述表现之一，但由于症状评分未达诊断标准或因条件限制无法进行相关检查，无法明确诊断的，可由二级医院转诊三级医院。

（2）对于就诊后，虽然按诊断标准能明确诊断，但在诊治过程中，患者病情不断加重或无法改善者，超出自身处置能力受限的病例，需及时向上级医院转诊，如：

1）全身症状常突出，持续高热无法缓解、体质量下降、严重的倦怠无力和大汗。在二级医院抗感染治疗效果不佳者，考虑重症感染或二级医院抗生素药物覆盖的限制不足以进一步加强抗感染治疗的能力者。

2）关节炎受累范围广，症状重，二级医院处理效果不佳者。

3）泌尿生殖道炎症反复，甚至出现出血性膀胱炎者，女性患者宫颈炎等情况加重者，二级医院抗感染无效者。

4）其他：出现急性葡萄膜炎并出现虹膜粘连者，或少数患者也可出现肾脏、心脏受累等系统受累者。

（3）对于经过就诊而不能明确诊断的疑难复杂病

例，需在完善能力范围内的相关检查后，排除常见的能处置的疾病后，及时向上级医院转诊。

（4）对于反应性关节炎患者，如果因为外伤其他原因出现重大损伤、并发症或病情急速加重者，超出自身处置能力受限的病例，需在稳定患者生命体征后，及时向上级医院转诊。

（5）对于反应性关节炎患者，当疾病出现并发症或共患疾病等诊治超出核准诊疗登记科目的病例，需及时向上级医院转诊。

（6）对于反应性关节炎患者，如果患者在诊断、治疗等方面，经过诊治后，认为无法明确或有效改善的病例，需及时向上级医院转诊。

（7）对于反应性关节炎患者，由于技术、设备条件限制不能处置的病例，需及时向上级医院转诊。

2. 预处理　对于关节痛、关节炎、发热可予NSAIDs退热止痛等对症处理，及时转运三级医院。

3. 注意事项　如患者一般情况良好可在开出转诊证明后嘱患者自行转诊到上级医院；如果患者病情较重需要护送者，转送中途应注意监测体温、心率、呼吸、血氧等生命体征，建立静脉输液通道，生命体征不稳定者应及时予以对症处理。

第六节　骨关节炎

【概述】

骨关节炎（Osteoarthritis，OA）是一种最常见的关节疾病，是以关节软骨的变性、破坏及骨质增生为特征的慢性关节病。本病的发生与衰老、肥胖、炎症、创伤、关节过度使用、代谢障碍及遗传等因素有关。OA 在中年以后多发，女性多于男性。本病在 40 岁人群的患病率为 10%~17%，60 岁以上为 50%，而在 75 岁以上人群则高达 80%。该病有一定的致残率。

【临床表现】

1. 临床症状本病好发于膝、髋、手（远端指间关节、第一腕掌关节）、足（第一跖趾关节、足跟）、脊柱（颈椎及腰椎）等负重或活动较多的关节。关节局部的疼痛和压痛是最常见的表现。负重关节及双手最易受累，休息后好转，活动后加重。严重时可出现活动受限。也可出现晨僵，但一般持续时间<0.5小时，关节摩擦音。伴有炎症时，可出现关节肿胀。

2. 实验室检查伴有滑膜炎的患者可出现 CRP 和 ESR 轻度升高。出现滑膜炎者可有关节积液。一般关节液透明、淡黄色、黏稠度正常或略降低，但黏蛋白凝固良好。可显示轻度白细胞增多，以单个核细胞为主。滑液分析有助于排除其他关节疾病。

3. 影像学检查不仅可以帮助诊断 OA，而且有助于评估关节损伤的严重程度，评价疾病进展性和治疗反应；及早发现疾病或相关的并发症。X 线是常规检查，放射学的特征性表现为：软骨下骨质硬化、软骨下囊性变及骨赘形成、关节间隙变窄等。严重时关节变形及半脱位。超声有助于检测关节少量渗出、滑膜增殖、骨赘、腘窝囊肿、炎症反应，也有助于鉴别手的侵蚀性和非侵蚀性 OA。磁共振检查不常用，仅有助于发现关节相关组织的病变。如软骨损伤、关节滑液渗出、软骨下骨髓水肿、滑膜炎和半月板或韧带损伤；还可用于排除肿瘤和缺血性骨坏死等。

【诊断】

诊断 OA 主要根据患者的症状、体征、影像学检查及实验室检查。目前采用美国风湿病协会 1995 年修订的诊断标准，该标准包含临床和放射学标准。

【治疗】

治疗目的在于缓解疼痛、阻止和延缓疾病的进展、保护关节功能、改善生活质量。治疗方案应个体化，充分考虑患者的患病危险因素、受累关节的部位、关节结构改变、炎症情况、疼痛程度、伴发病等具体情况及病情。治疗原则应以非药物治疗联合药物治疗为主,必要时手术治疗。药物治疗主要分为控制症状的药物、改善病情的药物及软骨保护剂。

【二级医院向三级医院的转诊标准及处置】

1. 标准

(1) 无风湿科专科医生及诊治经验。

(2) 不能确诊的疑难复杂病例。

(3) 认为需要到上一级医疗机构做进一步检查,明确诊断的病例。

(4) 患者或其家属自行要求转至三级医院诊治。

(5) 因医疗纠纷或法律程序相关鉴定需要上级医院确诊。

(6) 患者必需的检查或治疗无法在二级医院得到社保补偿。

(7) 非单纯病种,合并多种并发症,如骨折、关节明显畸形等,经规范治疗后疗效欠佳者。

(8) 伴有严重全身症状,如营养不良、褥疮、感染等。

(9) 常规用药后出现严重药物不良反应者。

(10) 其他因药物、技术、设备条件限制不能处置的病例。

(11) 经治疗病情无好转、效果欠佳或持续恶化的病例。

2. 预处理

(1) 对关节疼痛明显,排除禁忌,可先予非甾体抗感染药 (NSAIDs)、曲马多等缓解症状。

(2) 对于营养不良、褥疮、感染、发热等患者,应予基本的营养支持、局部创面处理、抗感染、退热等对症支持治疗。

(3) 对患者原有其他基础病给予相应的处理。

(4) 有骨折等不宜搬动等情况,要做好固定、评估搬运风险及做好应对措施。

(5) 监测患者基本情况,如生命体征、出入量、电解质、血常规、肝肾功能等，并做出相应处理。对危急重症病例，应先行紧急处理，稳定生命体征、水电解质平衡，在转送途中监控心率、血压、呼吸等生命体征。

3. 注意事项 重症患者较远距离转运，途中需监测生命体征及必要的生命支持。

第七节 痛 风

【概述】

痛风（Gout）是一种单钠尿酸盐（monosodium urate，MSU）沉积所致的晶状体相关性关节病，与嘌呤代谢紊乱及（或）尿酸排泄减少所致的高尿酸血症直接相关，属于代谢性风湿病范畴。痛风特指急性特征性关节炎和慢性痛风石疾病，可并发肾脏病变，重者可出现关节破坏、肾功能受损，也常伴发代谢综合征的其他表现，如腹型肥胖、高脂血症、高血压、2 型糖尿病以及心血管疾病。原发性痛风由遗传因素和环境因素共同致病，具有一定的家族易感性，但除 1% 左右由先天性嘌呤代谢酶缺陷引起外，绝大多数病因未明。痛风见于世界各地区、各民族，患病率有所差异，在我国的患病率约为 0.15%～0.67%，较以前有明显升高。

【临床表现】

1. 症状 95% 的痛风发生于男性，起病一般在 40 岁以后，且患病率随年龄而增加，但近年来有年轻化趋势；女性患者大多出现在绝经期以后。

（1）急性发作期：发作前可无先兆，多在午夜或清晨突然起病，受累关节剧烈疼痛，伴红肿、热和功能障碍，多在数天或 2 周内可自行缓解。首次发作多侵犯单关节，50% 以上发生在第一跖趾关节，在以后的病程中，90% 患者累及该部位。足背、足跟、踝、膝等关节也可受累。部分患者也可出现发热、寒战、头痛等全身症状，伴白细胞升高，血沉增快。

（2）间歇发作期：急性关节炎缓解后一般无明显后

遗症状，多数患者在初次发作后 1~2 年内复发，随着病情的进展，发作次数逐渐增多，症状持续时间延长，无症状间歇期缩短，甚至症状不能完全缓解，且受累关节逐渐增多，使痛风的症状和体征渐趋不典型。

（3）慢性痛风石病变期：长期显著的高尿酸血症控制不满意时，导致体内尿酸池扩大，大量 MSU 沉积在皮下、关节滑膜、软骨及关节周围软组织等，形成皮下痛风石和慢性痛风石性关节炎。关节内大量沉积的痛风石可造成关节骨质破坏、关节周围组织纤维化、继发退行性改变等。

（4）肾脏病变：长期高尿酸血症使尿酸盐晶状体沉积在肾间质，导致慢性肾间质性肾炎；尿中尿酸盐浓度过饱和，在泌尿系沉积可形成尿路结石；当血和尿中尿酸水平急剧升高，大量尿酸盐晶状体沉积在尿路系统，造成急性尿路梗阻。

2. 实验室检查　大部分患者血尿酸水平升高；根据 24 小时尿酸排泄量可分为尿酸生成过多（约占 10%）和尿酸排泄减少型（约占 90%）；关节液检查可见双折光的 MSU 晶状体；急性期患者可见血沉或 CRP 升高。

3. 影像学检查　急性发作期仅见受累关节周围非对称性软组织肿胀；反复发作的间歇期可出现一些不典型的放射学改变；慢性痛风石病变期可见 MSU 晶状体沉积造成关节软骨下骨质破坏。近年来发现，关节超声在痛风的诊断和鉴别具有重要意义。超声还可以用于尿路系统结石的排查。双能 CT 能够直视 MSU 沉积，提高诊断的敏感性和特异性，有助于早期诊断。

【诊断】

目前常用的是 1997 年 ACR 痛风分类标准。2015 年 ACR 提出新的分类标准，将关节超声检查与双能 CT 纳入分类标准中，采用记分方法，总分合计最多 23 分，如果患者评分≥8 分，则考虑诊断为痛风。

【治疗原则】

痛风治疗的目的：

1. 迅速有效地缓解和消除急性发作症状。

2. 预防急性关节炎复发。

3. 纠正高尿酸血症，促使组织中沉积的尿酸盐晶状体溶解，并防止新的晶状体形成，从而逆转和治愈痛风。

4. 治疗其他伴发的相关疾病。痛风最佳治疗方案应包括非药物治疗和药物治疗综合治疗。

【二级医院向三级医院的转诊标准及处置】

1. 标准

（1）无风湿免疫专科医生及诊治经验。

（2）反复发作关节红肿热痛，但不符合典型痛风临床表现，疑诊而不能明确诊断者。

（3）无关节滑液尿酸盐结晶分析经验，无关节超声检查痛风技术，或需双能 CT 检查而无设备与技术的。

（4）发生别嘌醇严重皮肤过敏者。

（5）伴有多器官系统并发，治疗反应差者。

（6）无治疗相关药物者：如秋水仙碱、别嘌醇、苯溴马隆、非布司他等。

（7）以下情况可在二级医院和患者达成共识，并得到三级医院转院申请许可的情况下转院：①患者或其家属自行要求转至三级医院诊治；②因医疗纠纷或法律程序相关鉴定需要上级医院确诊；③患者必需的检查或治疗无法在二级医院得到社保补偿；④治疗反应差者或原治疗方案失效，病情加重或反复复发，二级医院医师无足够能力调整治疗方案的情况下；⑤原治疗方案出现明显副作用，二级医院医师无足够能力调整治疗方案的情况下；⑥按上级医疗机构原定诊疗计划向下转诊，复查过程中出现病情变化者。

2. 预处理

（1）无风湿免疫科专科医生及诊治经验者，可先查血常规，肝肾功能，血清尿酸，尿常规，无其他并发症的，可予非甾体抗感染药口服或肌注倍他米松后转诊。

（2）发生别嘌醇严重皮肤过敏者，立即停用别嘌醇，及早给予糖皮质激素 2mg/（kg·d）~6mg/（kg·d）抗过敏，并预防感染治疗。

（3）合并冠心病者，给予阿司匹林，他汀类降脂；合并心肌梗死者，就近抢救。

3. 注意事项 如患者一般情况良好可在开出转诊证明后嘱患者自行转诊到上级医院；如果患者病情较重需要护送者，转送中途应注意监测体温、心率、呼吸、血压等生命体征，建立静脉输液通道，生命体征不稳定者应及时予以对症处理。

第八节 干燥综合征

【概述】

干燥综合征（Sjogren's syndrome，SS）是一种主要累及外分泌腺体的慢性炎症性自身免疫病。由于其免疫性炎症反应主要表现在外分泌腺体的上皮细胞，故又名自身免疫性外分泌腺体上皮细胞炎或自身免疫性外分泌病。临床除有涎腺和泪腺受损功能下降而出现口干、眼干外，尚有其他外分泌腺及腺体外其他器官受累而出现多系统损害的症状。其血清中存在多种自身抗体和高免疫球蛋白。

本病分为原发性和继发性两类，前者指不具另一诊断明确的结缔组织病（CTD）的 SS。后者是指发生于另一诊断明确的 CTD，如系统性红斑狼疮（SLE）、类风湿关节炎（RA）等的 SS。原发性干燥综合征（pSS）女性多见，男女比为 1∶9～1∶20。发病年龄多在 40～50 岁，也见于儿童。

【临床表现】

1. 症状

（1）口干：70%～80%患者诉有口干，但不一定是首症或主诉，严重口干者讲话时需频频饮水，进食固体食物必须伴水或流质送下。

（2）猖獗性龋齿：也是本病的特征之一。

（3）干眼症：眼干涩、异物感、泪少等也是常见症状，严重患者出现干燥性角结膜炎。

（4）其他：部分患者可出现全身症状如乏力、发热等。2/3患者可出现系统损害，如皮肤局部血管炎，关节痛；国内报道约有30%～50%患者有肾损害，主要累及远端肾小管，表现为因Ⅰ型肾小管酸中毒而引起的低血钾性肌肉麻痹，严重者出现肾钙化、肾结石及软骨病。部分患者出现肺脏受累，可表现为肺间质性病变，严重者可出现肺纤维化及肺动脉高压；也可出现血液系统受累，血小板严重低下者可伴出血现象；少数患者可以出现消化系统、神经系统受累。本病合并淋巴瘤的发生率约为健康人群的44倍。

2. 辅助检查

（1）眼部

1）Schirmer（滤纸）试验（+）：即 ≤ 5mm/5min（健康人为>5mm/5min）。

2）角膜染色（+）：双眼各自的染点>10个。

3）泪膜破碎时间（+）：即≤10s（健康人>10s）。

（2）口腔

1）涎液流率（+）：即15min内收集到自然流出涎液≤1.5ml（健康人>1.5ml）。

2）腮腺造影（+）：即可见末端腺体造影剂外溢呈点状、球状的阴影。

3）涎腺核素检查（+）：即涎腺吸收、浓聚、排出核素功能差。

4）唇腺活检组织学检查（+）：即在$4mm^2$组织内有50个淋巴细胞聚集则称为1个灶，凡是有淋巴细胞灶≥1者为（+）。

（3）尿：尿pH多次>6则有必要进一步检查肾小管酸中毒相关指标。

（4）周围血检测：可以发现血小板低下，或偶有的溶血性贫血。

（5）血清免疫学检查

1）抗SSA抗体：是本病中最常见的自身抗体，约见于70%的患者。

2）抗SSB抗体：有称是本病的标记抗体，约见于

45%的患者。

3）类风湿因子：约见于70%～80%的患者，且滴度较高，常伴有高球蛋白血症。

4）高免疫球蛋白血症，均为多克隆性，约见于90%患者。

（6）如肺影像学、肝肾功能测定可以发现相应系统损害的患者。

【诊断】

主要依据2002年干燥综合征国际分类标准。2012年ACR提出新的分类标准。

【治疗原则】

尚无可以根治疾病的方法。对pSS的理想治疗不但是要缓解患者口、眼干燥的症状，更重要的是终止或抑制患者体内发生的异常免疫反应，保护患者脏器功能，并减少淋巴瘤的发生。pSS的治疗包括3个层次：①涎液和泪液的替代治疗以改善症状；②增强pSS外分泌腺的残余功能，刺激涎液和泪液分泌；③系统用药改变pSS的免疫病理过程，最终保护患者的外分泌腺体和脏器功能。

【二级医院向三级医院的转诊标准及处置】

1. 标准

（1）任何首诊可疑患者但无法确诊的情况下：

1）符合2002年干燥综合征国际分类标准中口干症状或眼干症状的患者，在二级医院缺乏分类标准中包含的以下所有检查项目无法确诊该病的情况下可转至三级医院以进一步确诊该疾病：①二级医院没有角膜染色检查项目；②二级医院没有以下所有项目：唾液腺核素动静态显像、唾液腺流率或腮腺造影；③二级医院没有唇腺活检及唇腺病理检查项目。

2）无法排除2002年干燥综合征国际分类标准要求排除的引起继发性干燥综合征的疾病。二级医院没有以下任一项目：ANA、ENA系列（抗可溶性抗原抗体谱）、补体、免疫球蛋白、抗心磷脂抗体、抗磷脂综合征抗体、自身溶血性贫血coombs试验、自身免疫性肝炎抗体系列，无法排除继发性干燥综合征。

3）无法排除 2002 年干燥综合征国际分类标准要求除外的疾病如 HCV、HIV、淋巴瘤、唾液腺肿瘤、结节病、IgG4 相关性疾病。

（2）有以下严重系统性受累表现的可疑或确诊患者应尽快转送三级医院诊治。

1）任何部位淋巴结 ≥2cm 或在腹股沟淋巴结 ≥3cm，和（或）脾大（临床上可触及或影像学评估）。

2）弥散皮肤血管炎，包括荨麻疹样血管炎、弥散紫癜或任一部位出现血管炎性溃疡。

3）除外非本病导致的呼吸道受累下，持续性咳嗽且有胸片或 HRCT 证实有间质性肺病。

4）肾损害：肾小管酸中毒；肾小球损害，蛋白尿>0.5g/d；血尿；肾功能衰竭（GFR<60ml/min）；冷球蛋白血症相关的肾损害；肾小管损害，无法纠正的低钾血症，K<3mmol/L；排除其他疾病下，无法纠正的尿崩症表现，尿量>4L/d。

5）肌酸激酶升高大于 2 倍，肌无力≤4 级，肌电图或肌活检提示重度活动性肌炎。

6）神经传导证实周围神经受累：包括感觉、运动神经、由于神经节病变所致的严重共济失调；炎症性脱髓鞘性多神经病（CIDP）。

7）有任何症状表现的中枢神经受累。

8）自身免疫性血细胞减少：中性粒细胞减少<1.5×10^9/L，贫血<80g/L，血小板<50×10^{12}/L，淋巴细胞<0.5×10^9/L；

9）以下情况均符合重症转院情况：①其他可能出现不可逆的系统性受累表现；②无法进行以上 1）～8）点要求的检查项目但达到以上的临床症状表现的患者；③无法排除其他疾病合并干燥综合征导致 1）～8）点临床症状出现的初诊患者。

（3）无以下必需治疗药物或治疗因而无法得到有效治疗的患者应转诊至三级医院接受治疗：泼尼松、甲泼尼龙（针剂/口服剂型）、羟氯喹、甲氨蝶呤、霉酚酸酯、环孢素、硫唑嘌呤、环磷酰胺、丙种球蛋白、免疫吸附、血浆置换、利妥昔。

（4）以下情况可在二级医院和患者达成共识，并得到三级医院转院申请许可的情况下转院：

1）患者、家属或患者授权委托人要求转至三级医院诊治。

2）因医疗纠纷或法律程序相关鉴定需要上级医院确诊。

3）患者必需的检查或治疗无法在二级医院得到社保补偿。

4）原治疗方案失效，病情复发，二级医院副主任以上医师判断无足够能力调整治疗方案。

5）原治疗方案出现明显副作用，二级医院副主任以上医师判断无足够能力调整治疗方案。

6）患者病情稳定，因发育、生育等需求要求调整治疗方案，二级医院副主任以上医师判断无足够能力调整治疗方案。

第九节　自身免疫性肝病

自身免疫性肝病与病毒感染、酒精、药物、遗传等其他因素所致肝病不同，是一组由于自身免疫异常导致的肝脏疾病，突出特点是血清中存在自身抗体，包括原发性胆汁性肝硬化（primary biliary cirrhosis，PBC）、自身免疫性肝炎（autoimmune hepatitis，AIH）、原发性硬化性胆管炎以及其他自身免疫病，如系统性红斑狼疮（SLE）、干燥综合征（SS）等肝脏受累等。本章重点介绍 PBC 和 AIH。

一、PBC

【概述】

PBC 是一种自身免疫性肝脏疾病，好发于 50 岁以上女性,是由于肝内小叶间胆管肉芽肿炎症导致小胆管破坏减少、胆汁淤积,最终出现纤维化、肝硬化甚至肝功能衰竭。多数病例明确诊断时可无临床症状。血清抗线粒体抗体(AMA)阳性率很高,但并非100%。尽管PBC通常进展缓慢,但其生存率较同性别及同龄人群为低。近年来诊断为PBC越来越多,但其发病机制至今仍未完全阐明,治疗上也缺乏特异手段。

【临床表现】

1. 症状 症状无特异性,可表现为乏力、皮肤瘙痒、门静脉高压、骨质疏松、黄疸、脂溶性维生素缺乏、复发性无症状尿路感染等。此外,尚可伴有其他自身免疫病,如SS、系统性硬化、自身免疫性甲状腺炎等。

2. 实验室检查

(1)肝源性血清碱性磷酸酶和γ-谷氨酰转肽酶升高是PBC最常见的生化异常。尽管诊断时少数患者有以直接胆红素为主的血清胆红素升高,但高胆红素血症升高多为PBC晚期的表现,并提示PBC预后不佳。血清总胆固醇可升高。

(2)自身抗体:血清 AMA 阳性是诊断 PBC 的重要免疫指标。通常以大鼠肾组织为底物进行间接免疫荧光法测定。在PBC患者,AMA通常呈现为高滴度(>1:40),而低滴度(<1:40)AMA阳性对PBC诊断并无特异性。AMA的M2亚型对PBC诊断的特异性可高达95%。PBC可出现血清抗核抗体和抗平滑肌抗体(SMA)阳性。间接免疫荧光法抗核抗体表型可出现核被膜型、核点型以及着丝点型等。如合并其他自身免疫病,如SS、自身免疫性甲状腺炎血清也可出现抗SSA抗体、抗SSB抗体、抗甲状腺抗体等。

(3)免疫球蛋白:PBC患者免疫球蛋白的升高以IgM为主,IgG通常正常。合并其他自身免疫病如SS较易出现IgG升高。

3. 影像学检查 对所有胆汁淤积患者均应进行肝胆系统的B超检查。B超提示胆管系统正常而AMA阳性的患者，一般不需进行胆管成像来排除原发性硬化性胆管炎。如果 PBC 的诊断不明确或有血清胆红素的突然升高，则需进行胆管成像检查。

4. 肝活检 PBC　组织学上分为 4 期。Ⅰ期为门管区炎伴有胆小管肉芽肿性破坏；Ⅱ期为门静脉周围炎伴胆管增生；Ⅲ期可见纤维间隔和桥接坏死形成；Ⅳ期为肝硬化期。肝活检见肝纤维化和肝硬化提示预后不良。由于 PBC 组织学表现主要为胆管破坏，因此标本必须具有足够数量的汇管区组织。尽管 PBC 在组织学上明确分为 4 期。但在同一份活检标本上，可同时具有不同时期表现的典型特征。有学者认为对 AMA 阳性并具有 PBC 典型临床表现和生化异常的患者，肝活检对诊断并非必需。

【诊断】

PBC 诊断基于 3 条标准：血清 AMA 阳性，血清胆汁淤积、酶升高超过 6 个月，以及肝脏组织病理提示或支持 PBC。一般符合 2 条标准高度提示 PBC 诊断，符合 3 条标准则可确诊。诊断时需要排除其他肝病，如血清 AMA 阴性，需行胆管成像排除原发性硬化性胆管炎。如患者有难以解释的碱性磷酸酶升高（超声示胆管正常），需警惕 PBC，可进行 AMA 检查，如 AMA 阴性，应进行抗核抗体、sMA 和免疫球蛋白的测定，必要时肝活检组织学检查。AMA 阳性而碱性磷酸酶正常的患者，应随访并每年进行肝功能检查。

【治疗原则】

所有肝功能异常的患者均应进行治疗。至今尚无应用免疫抑制剂治疗延长 PBC 患者寿命的报道，熊去氧胆酸（UDCA）可全面改善胆汁淤积的血清生化指标，延缓患者需要进行肝移植的时间，并有可能延长患者寿命。

二、AIH

【概述】

AIH 是一种慢性进展性自身免疫性肝病，女性患者多见，主要临床表现为血清转氨酶升高、高丙种球蛋白血症和自身抗体阳性等，组织病理学检查主要表现为界面性肝炎和门管区浆细胞浸润。若未予有效治疗，可逐渐进展为肝硬化，最终致肝功能失代偿导致死亡或需要进行肝移植。随着对 AIH 认识加深以及有关实验室检查的普及，AIH 的诊断率较前明显增加，但目前尚没有关于我国 AIH 的流行病学调查资料。

【临床表现】

1. 症状　AIH 大多隐袭性起病，临床症状及体征各异。大部分患者临床症状及体征不典型。常见症状包括乏力、恶心、呕吐、上腹部不适或疼痛、关节痛、肌痛、皮疹等。部分患者无明显临床症状及体征，只有在生化检查出肝功能异常后才发现。少数患者表现为急性、亚急性甚至暴发性起病。部分患者伴发其他自身免疫性疾病，如自身免疫性甲状腺炎、Grave's 病、干燥综合征、类风湿关节炎等。

2. 实验室检查

（1）AIH 的实验室检查可有血清转氨酶升高，早期患者胆红素水平正常或仅有碱性磷酸酶水平轻度升高。

（2）免疫球蛋白：高丙种球蛋白血症，主要表现为 IgG 水平升高。

（3）自身抗体：血清中主要自身抗体为抗核抗体和（或）SMA 和（或）抗肝肾微粒体-1 抗体阳性（滴度≥1∶80），其他可能出现的自身抗体还包括核周型抗中性粒细胞胞质抗体（ANCA）、抗可溶性肝抗原抗体，肝胰抗原抗体、抗肌动蛋白抗体、抗肝细胞质Ⅰ型抗体和抗唾液酸糖蛋白受体抗体等。

3. 影像学检查　无特异性影像学改变，一般需完善肝胆超声检查予以排除其他疾病。

4. 病理学　AIH 的病理学表现以界面性肝炎为主要特征，在较严重的病例可发现桥接坏死、肝细胞玫瑰花结样改变、结节状再生等组织学改变。随着疾病的进展，肝细胞持续坏死，肝脏出现进行性纤维化，最终可发展为肝硬化。

【诊断】

主要参照国际 AIH 小组诊断建议。确诊主要取决于血清丙种球蛋白或 IgG 的升高水平以及抗核抗体、SMA 或抗肝肾微粒体-1 抗体的滴度，并排除酒精、药物、肝炎病毒感染等其他肝损害因素。如血中没有抗核抗体、SMA 或抗肝肾微粒体-1 抗体，则血中存在核周型 ANCA、抗可溶性肝抗原抗体，肝胰抗原抗体、抗肌动蛋白抗体、抗肝细胞质 I 型抗体和抗唾液酸糖蛋白受体抗体支持 AIH 的诊断。根据自身抗体可分为 2 型。I 型 AIH 患者血清中主要自身抗体为抗核抗体和（或）SMA 和（或）抗肌动蛋白抗体阳性，其他可能出现的自身抗体还包括核周型 ANCA、抗可溶性肝抗原抗体/肝胰抗原抗体，后者对于 I 型 AIH 特异性很高。II 型 AlH 患者血清中主要自身抗体为抗肝肾微粒体-1 抗体和（或）抗肝细胞质 I 型抗体。肝脏病理尽管不特异，但对鉴别诊断和判断病情严重程度很重要。

【治疗原则】

目前尚无特效药物治疗，单独应用泼尼松或联合硫唑嘌呤治疗 AIH 能明显缓解症状，改善生化指标异常及组织学改变，延缓病情进展并提高生存率，有效率可达 80%~90%。目前 AIH 倾向使用联合方案，以减少激素相关性不良反应。同时应定期检测肝功能、药物不良反应等。

【二级医院向三级医院的转诊标准及处置】

1. 标准

（1）所在医院无风湿免疫科专科或专业医师。

（2）不典型及不能确诊的疑似病例或复杂病例，当地医院的实验室检查、影像学检查、病理检查的软硬件条件不足。

（3）严重肝功能不全、或肝功能进行性下降，如严重乏力、食欲减退，中重度黄疸，胆红素进行性上升，凝血功能异常等。

（4）严重门脉高压表现，如白细胞减低、血小板减少，胃底食管静脉曲张出血等。

（5）出现肝性脑病。

（6）出现肝肾综合征。

（7）非单纯病种，合并其他结缔组织病，如系统性红斑狼疮、银屑病关节炎、干燥综合征等，或合并有甲状腺功能异常者。

（8）经当地规范用药疗效欠佳者、病情仍处于活动期者。

（9）特殊人群，如妊娠或哺乳期妇女，病情复发加重者。

（10）常规用药后出现严重药物不良反应者。

（11）并发症：出现肝肾综合征、肺部感染、深部侵袭性真菌感染等并发症。

2. 预处理 尽可能维持内环境稳定，维持水、电解质、酸碱平衡，适度营养支持，纠正凝血功能异常，保持呼吸道通畅，防治感染等并发症，稳定患者情绪。

第十节 多发性肌炎和皮肌炎

【概述】

特发性炎性肌病（Idiopathic inflammatory myopathy，IIM）是一组以四肢近端肌肉受累为突出表现的异质性疾病。其中以多发性肌炎（Polymyositis，PM）和皮肌炎（dermatomyositis，DM）最为常见。我国 PM/DM 的发病率尚不十分清楚，国外报告的发病率约为（0.6~1）/万，女性多于男性，DM 比 PM 更多见。PM 主要见于成人，儿童罕见。DM 可见于成人和儿童。

【临床表现】

1. 症状和体征

（1）骨骼肌受累：近端肢体肌无力是 PM/DM 的特征性表现。约 50% 的患者可同时伴有肌痛或肌压痛。远端肌无力不常见，随着病程的延长，可出现肌萎缩。约一半的患者有颈屈肌无力，1/4 可见吞咽困难。眼轮匝肌和面肌受累罕见。

（2）皮肤受累：DM 有特征性的皮肤表现，主要包括：眶周皮疹、Gottron 征、甲周病变、技工手等，还可见皮肤血管炎、脂膜炎表现；部分患者出现皮下钙化等。

（3）其他：可出现内脏受累而出现相应症状，常见有间质性肺炎、肺纤维化、胸膜炎；吞咽困难、饮水呛咳；心律不齐或传导阻滞；少数可有肾脏受累，罕见暴发性 PM 表现横纹肌溶解、肌红蛋白尿及肾功能衰竭。

2. 实验室检查

（1）血象：患者可有轻度贫血、白细胞增多，少数患者急性期可出现血沉升高；急性肌炎患者血中肌红蛋白含量增加。

（2）肌酶：PM/DM 患者急性期血清肌酶谱明显增高，临床最常用的是肌酸激酶（CK），其升高程度与肌肉损伤的程度平行。

（3）自身抗体：抗氨基酰 tRNA 合成酶抗体有十余种，其中检测率较高的为抗 Jo-1 抗体；抗 SRP 抗体、抗 Mi-2 抗体等。约 60%~80% 的患者可出现抗核抗体（ANA）。约 20% 的患者类风湿因子（RF）可阳性。

3. 肌电图 肌电图检查对 PM/DM 而言是一项敏感但非特异性的指标，90% 的活动期患者可出现肌源性肌电图异常。

4. 肌活检 肌活检病理是 PM/DM 诊断和鉴别诊断的重要依据。

【诊治原则】

1. 诊断 目前临床上大多数医生对 PM/DM 的诊断仍然采用 1975 年 Bohan/Peter 建议的诊断标准（简称 B/P标准）。B/P 标准会导致对 PM 的过度诊断，它不能将 PM 与包涵体肌炎（IBM）等其他炎性肌病相鉴别。因此欧洲神经肌肉疾病中心和美国肌肉研究协作组（ENMC）在 2004 年提出了另一种 IIM 分类诊断标准。

2. 治疗原则 PM/DM 是一组异质性疾病。临床表现多种多样且因人而异，治疗方案也应遵循个体化的原则。糖皮质激素仍然是治疗 PM 和 DM 的首选药物。但糖皮质激素的用法尚无统一标准,一般开始剂量为泼尼松 $1\sim2mg/(kg \cdot d)$ $(60\sim100mg/d)$ 或等效剂量的其他糖皮质激素。根据患者内脏受累情况,可联合使用免疫抑制剂治疗,可选用的有甲氨蝶呤、硫唑嘌呤、环孢素A、环磷酰胺等。

【二级医院向三级医院的转诊标准及处置】

1. 标准

(1) 任何首诊可疑患者无法确诊下。

1) 符合 2004 年特发性炎性肌病分类诊断标准的 PM/DM 诊断标准中肌无力和萎缩症状或出现特异性皮疹症状患者,在二级医院缺乏分类标准中包含的以下所有检查项目无法确诊该病的情况下可转至三级医院以进一步确诊该疾病。①二级医院没有血清肌酶(如肌酸激酶、醛激酶、谷丙转氨酶、谷草转氨酶、乳酸脱氢酶等)、肌炎相关自身抗体(如抗 Jo-1 抗体等)检查项目;②二级医院没有肌电图检查项目;③二级医院没有肌肉活检及肌肉病理检查项目。

2) 无法排除 2004 年 PM/DM 诊断标准要求除外的疾病如药物中毒性肌病、内分泌疾病(甲状腺功能亢进症、甲状旁腺功能亢进症、甲状腺功能低下)、淀粉样变、家族性肌营养不良病或近端运动神经病。

(2) 有以下严重系统性受累表现的可疑或确诊患者应尽快转送三级医院诊治。

1) 排除喉部其他疾病所致情况下,出现发音困难、声嘶等喉部肌肉无力的表现。

2) 出现膈肌受累,表现为呼吸表浅、呼吸困难或引起急性呼吸功能不全,出现血氧进行性下降:$PaO_2 < 60mmHg$ 或伴 $PaCO_2 > 50mmHg$。

3) 累及咽、食管上端横纹肌时,表现为吞咽困难、饮水呛咳、反酸、食管炎、上腹胀痛和吸收障碍等。

4) 心脏受累出现心律不齐和传导阻滞,严重时可出现充血性心力衰竭和心包压塞。

5) 肾损害:肾小球损害,蛋白尿 $>0.5g/d$、血尿;

肾功能衰竭（GFR<60ml/min）；暴发性可出现横纹肌溶解、肌红蛋白尿及急性肾衰。

6）以下情况均符合重症转院情况：①其他可能出现不可逆的系统性受累表现以及无法进行以上 1）～5）点要求的检查项目但达到以上的临床症状表现的患者；②无法排除其他疾病合并 PM/DM 导致 1）～5）点临床症状出现的初诊患者。

（3）无以下必需治疗药物或治疗因而无法得到有效治疗的患者应转诊至三级医院接受治疗：泼尼松、甲泼尼龙（针剂/口服剂型）、甲氨蝶呤、丙种球蛋白、环孢素、硫唑嘌呤、环磷酰胺、羟氯喹、免疫吸附、血浆置换、利妥昔。

（4）以下情况可在二级医院和患者达成共识，并得到三级医院转院申请许可的情况下转院。

1）患者或其家属自行要求转至三级医院诊治。

2）因医疗纠纷或法律程序相关鉴定需要上级医院确诊。

3）患者必需的检查或治疗无法在二级医院得到社保补偿。

4）原治疗方案失效，病情复发，二级医院医师无足够能力调整治疗方案。

5）原治疗方案出现明显副作用，二级医院医师无足够能力调整治疗方案。

6）患者病情稳定，因发育、生育等需求要求调整治疗方案，二级医院医师无足够能力。

2. 预处理 对危急重症病例，应先行紧急处理，确保生命体征稳定，在转送途中监控心率、血压、呼吸等生命体征。

第十一节 纤维肌痛综合征

【概述】

纤维肌痛综合征（Fribromyalgia syndrome，FMS）是

一种病因不明的以全身广泛性疼痛以及明显躯体不适为主要特征的一组临床综合征，常伴有疲劳、睡眠障碍、晨僵以及抑郁、焦虑等精神症状。FMS 可分为原发性和继发性两类。前者为特发性，不合并任何器质性疾病；而后者继发于骨关节炎、类风湿关节炎、系统性红斑狼疮等各种风湿性疾病，也可继发于甲状腺功能低下、恶性肿瘤等非风湿性疾病。FMS 病因及发病机制目前尚不清楚。

FMS 在临床上比较常见，好发于女性，多见于 20~70 岁人群。在美国，人群中 FMS 患病率为 2%，其中男女患病率分别为 0.5% 和 3.4%，患病率随年龄增长而升高；风湿科门诊中该病所占比率高达 15%~17%，仅次于骨关节炎。国内目前尚无确切的流行病学统计资料。

【临床表现】

1. 症状

（1）疼痛：全身广泛存在的疼痛是 FMS 的主要特征。一般起病隐匿，也有部分患者疼痛出现于外伤之后，并由局部逐渐扩展到其他部位。FMS 的疼痛呈弥散性，一般很难准确定位，常遍布全身各处，以颈部、肩部、脊柱和髋部最常见。疼痛性质多样，疼痛程度时轻时重，休息常不能缓解，不适当的活动和锻炼可使症状加重。劳累、应激、精神压力以及寒冷、阴雨天气等均可加重病情。

（2）全身对称分布的压痛点：FMS 唯一可靠的体征。在压痛点部位，患者对"按压"反应异常敏感，出现痛苦的表情或拒压、后退等防卫性反应。这些压痛点弥散分布于全身，常位于骨突起部位或肌腱、韧带附着点等处，仔细检查这些部位均无局部红肿、皮温升高等客观改变。

（3）疲劳及睡眠障碍：约 90% 以上的患者主诉易疲劳，约 15% 可出现不同程度的劳动能力下降，甚至无法从事普通家务劳动。患者常诉即使在清晨醒后也有明显疲倦感，90%~98% 的患者伴有睡眠障碍。精神紧张、过度劳累及气候变化等均可加重上述症状。

(4) 神经、精神症状：表现为情绪低落，对自己病情的过度关注，甚至呈严重的焦虑、抑郁状态；很多患者出现注意力难以集中、记忆缺失、执行功能减退等认知障碍。一半以上 FMS 患者伴有头痛，以偏头痛最为多见。眩晕、发作性头晕以及四肢麻木、刺痛、蚁走感也是常见症状，但无任何神经系统异常的客观证据。

(5) 关节症状：患者常诉关节疼痛，但无明显客观体征，常伴有晨僵，活动后逐渐好转，持续时间常>1h。

(6) 其他症状：约 30% 以上患者可出现肠激惹综合征，部分患者有虚弱、盗汗、体质量波动以及口干、眼干等表现，也有部分患者出现膀胱刺激症状、雷诺现象、不宁腿综合征等。

2. 实验室检查　血常规、血生化检查、红细胞沉降率（ESR）、C 反应蛋白（CRP）、肌酶、类风湿因子等均可无明显异常。

3. 影像学检查　功能性磁共振成像（fMRI）：FMS 患者可能出现额叶皮质、杏仁核、海马和扣带回等激活反应异常，以及相互之间的纤维联络异常。

4. 评估量表　纤维肌痛影响问卷（FIQ）、疼痛视觉模拟评分法（VAS）, Beck 抑郁量表（BDI）、McGill 疼痛问卷调查、汉密尔顿焦虑量表、汉密尔顿抑郁量表等可以出现异常，有助于评价病情。

【诊断】

目前诊断多参照 1990 年美国风湿病学会提出的 FMS 分类标准，其内容如下：

1. 持续 3 个月以上的全身性疼痛：身体的左、右侧，腰的上、下部及中轴骨骼（颈椎或前胸或胸椎或下背部）等部位同时疼痛。

2. 18 个已确定的解剖位点中至少 11 个部位存在压痛，已确定的 9 对（18 个）解剖位点为：枕骨下肌肉附着点两侧、第 5、7 颈椎横突间隙前面的两侧、两侧斜方肌上缘中点、两侧肩胛棘上方近内侧缘的起始部、两侧第 2 肋骨与软骨交界处的外上缘、两侧肱骨外上髁远端 2 厘米处、两侧臀部外上象限的臀肌前皱襞处、两侧大转子的后方、两侧膝脂肪垫关节褶皱线内侧。检查时医师用右手拇指平稳按压压痛点部位，相当于 $4kg/cm^2$ 的压力，使得检查者拇指指甲变白，恒定压力几分钟。各压痛点检测方法一致，同时需使用相同方法按压前额中部、前臂中部、手指中节指骨、膝关节内外侧等部位，排除患者"伪痛"。同时满足上述 2 个条件者，可诊断为纤维肌痛综合征。需与慢性疲劳综合征、风湿性多肌痛、肌筋膜痛综合征、神经、精神疾病相鉴别。

7

[治疗原则]

FMS 不造成脏器损害，预后良好。目前 FMS 仍以药物治疗为主，辅以非药物治疗，最佳治疗方案应由风湿科、神经科、医学心理科、康复科及疼痛科等多学科医生共同参与制定，针对不同个体采取药物和非药物联合的协同治疗。

1. 药物治疗

（1）抗抑郁药：为治疗 FMS 的首选药物，可明显缓解疼痛、改善睡眠、调整全身状态，但对压痛点改善不理想。

（2）肌松类药物：如环苯扎林。

（3）第 2 代抗惊厥药：普瑞巴林（Pregabalin）是首个被美国食品药品监督管理局（FDA）批准用于 FMS 治疗的药物，临床主要用于治疗外周神经痛以及辅助性治疗局限性部分癫痫发作。

（4）镇痛药物：包括非阿片类中枢性镇痛药和非甾体抗感染药（NSAIDs）。

（5）非麦角碱类选择性多巴胺 D2 和 D3 受体激动剂。

（6）镇静药：如唑吡坦。

（7）其他：5-羟色胺受体拮抗剂托烷司琼，也有研究提出 S-腺苷蛋氨酸、5-羟色胺、L-色氨酸等有一定疗效，结果尚不肯定。

2. 非药物治疗包括

（1）患者宣教：通过医患沟通、知识讲座、宣传手册、患者间交流讨论等多种形式引导患者正确认识 FMS，使其认识到紧张、压力是病情持续及加重的重要因素；给患者以安慰和解释，使其理解该病的确存在，无任何内脏器官受损，可以得到有效的治疗，不会严重恶化或致命。

（2）认知行为疗法和操作行为疗法：对伴有认知、执行功能障碍的 FMS 患者为首选。

（3）水浴疗法：可明显缓解疼痛、疲劳症状，提高生活质量。

（4）功能锻炼：包括需氧运动和力量训练等。

（5）其他：针灸、按摩、低中频电疗、局部痛点封闭等治疗方法均有报道，疗效尚不肯定。

【二级医院向三级医院的转诊标准及处理】

1. 标准

（1）此疾病诊断为风湿免疫科较难诊断的病种，二级医院无风湿专科医师及诊治经验，未经压痛点检查规范化培训均须转诊至三甲医院的风湿免疫科就诊。

（2）临床不能确诊的全身广泛性疼痛、躯体明显不适伴精神、神经症状的患者。

（3）经二级医院积极规范治疗，病情不能缓解者。

按上级医疗机构原定诊疗计划向下转诊，复诊过程中出现病情变化或副作用者。

2. 预处理

（1）对患者进行宣教，予安慰和解释，使患者克服紧张情绪、焦虑和抑郁。

（2）避免症状加重的因素：如避免寒冷潮湿，躯体和神经疲劳，不能复原的睡眠、体力活动过度或过少；视病情给予药物治疗，以改善睡眠状态、减低痛觉感觉器的敏感性、改善肌肉血流等。

（3）未确诊患者如无明显躯体及精神障碍，暂不予药物治疗，以免影响诊断。

第十二节 系统性硬化病

【概述】

系统性硬化病 (Systemic sclerosis, SSc) 是一种以皮肤变硬和增厚为重要特征的结缔组织病。根据患者皮肤受累的情况将 SSc 分为 5 种亚型:①局限性皮肤型 SSc (Limited cutaneous SSc):皮肤增厚限于肘 (膝) 的远端,但可累及面部、颈部;②CREST 综合征 (CREST syndrome):局限性皮肤型 SSc 的一个亚型,表现为钙质沉着 (Calcinosis, C),雷诺现象 (Raynaud's phenomenon, R),食管功能障碍 (Esophageal dysfunction, E),指端硬化 (Sclerodactyly, S) 和毛细血管扩张 (Telangiectasia, T);③弥散性皮肤型 SSc (diffuse cutaneous SSc):除面部、肢体远端外,皮肤增厚还累及肢体近端和躯干;④无皮肤硬化的 SSc (SSc sine scleroderma):无皮肤增厚的表现,但有雷诺现象、SSc 特征性的内脏表现和血清学异常;⑤重叠综合征 (overlap syndrome):弥散或局限性皮肤型 SSc 与其他诊断明确的结缔组织病同时出现,包括系统性红斑狼疮、多发性肌炎、皮肌炎或类风湿关节炎。

【临床表现】

(1) 早期症状:SSc 最多见的初期表现是雷诺现象和隐袭性肢端和面部肿胀,并有手指皮肤逐渐增厚。

(2) 皮肤:几乎所有病例皮肤硬化都从手开始。临床上皮肤病变可分为水肿期、硬化期和萎缩期。

(3) 骨和关节:可出现明显的关节炎,并可出现关节挛缩和功能受限。可发生指端骨溶解。

(4) 消化系统:消化道的任何部位均可受累,其中食管受累最为常见。另可见张口受限,舌系带变短、腹痛、腹泻、假性肠梗阻、便秘。

(5) 肺部:在硬皮病中肺脏受累普遍存在。肺动脉高压是肺脏受累的严重表现。

（6）心脏：病理检查80%患者有片状心肌纤维化。

（7）肾脏：有些在病程中出现肾危象，即突然发生严重高血压，急进性肾功能衰竭。如不及时处理，常于数周内死于心力衰竭及尿毒症。

（8）其他：SSc也可出现周围神经病变、口干、眼干、甲状腺功能低下等。免疫学检查：血清抗核抗体阳性，抗Scl-70抗体是SSc的特异性抗体。影像学检查：胸部CT可见间质性肺病。钡餐检查可显示食管、胃肠道蠕动减弱或消失，下端狭窄，近侧增宽，小肠蠕动亦减少，结肠袋可呈球形改变。硬变皮肤活检见网状真皮致密胶原纤维增多。表皮变薄，表皮突消失，皮肤附属器萎缩。真皮和皮下组织内（也可在广泛纤维化部位）可见T细胞大量聚集。甲褶毛细血管显微镜检查显示毛细血管襻扩张与正常血管消失。

【治疗原则】

虽然近年来SSc的治疗有了较大进展。但有循证医学证据的研究仍然很少。皮肤受累范围及程度、内脏器官受累的情况决定其预后。早期治疗的目的在于阻止新的皮肤和脏器受累。而晚期的目的在于改善已有的症状。应加强个人防护，手足避冷保暖，养成良好生活习惯。戒烟、避免受凉、注意全身保暖及生物反馈性锻炼对预防雷诺现象有效；症状严重或合并指端溃疡时应使用血管扩张剂。早期诊断、早期治疗，有利于防止疾病进展，原则是扩血管、抗纤维化、免疫抑制与免疫调节，但无特效药物。

（1）针对血管及改善微循环的药物包括改变血小板功能的阿司匹林、双嘧达莫等。钙通道阻滞剂（如尼群地平）是有效的血管扩张剂。血管紧张素转换酶抑制剂如琉甲丙脯酸、依那普利可有效控制高血压及早期肾功能不全。改善微循环的药物还有丹参及低分子右旋糖酐注射液对皮肤硬化、关节僵硬及疼痛有一定的作用。

（2）糖皮质激素及免疫抑制剂。甲氨蝶呤可改善早期弥散性皮肤硬化，其他药物如环孢素A、他克莫司、青霉胺对皮肤硬化及内脏损害有一定作用。对于肺间质病变患者，用糖皮质激素和 CTX 可以改变病情。ACEI 或 ARB 类降压药物能逆转严重的高血压、肾性贫血并控制高血压。血液透析和肾脏透析疗法的改进也给肾危象带来了希望，肾脏移植使得生存率提高。

【二级医院向三级医院的转诊标准及处置】

1. 标准

(1) 无风湿科专科医生及诊治经验，或二级医院无条件排除其他出现同样临床症状的疾病。

(2) 经治疗病情无好转或持续恶化。

(3) 任一部位出现血管炎性溃疡、坏疽以及肢端缺血、坏死性结节。

(4) 除外非本病导致的呼吸道受累下，咳嗽加重且有胸片或高分辨 CT（HRCT）证实有间质性肺病，伴（不伴）活动后气促。

(5) 间质性肺病合并严重感染和（或）呼吸衰竭。

(6) 系统性硬化相关肾危象。

(7) 其他可能出现不可逆的系统性受累表现的临床症状表现的患者。

(8) 无以下治疗必需的相关药物因而无法得到有效治疗的患者应转诊至三级医院接受治疗：泼尼松、甲泼尼龙（针剂/口服剂型）、沙利度胺、甲氨蝶呤、来氟米特、硫唑嘌呤、环磷酰胺、吗替麦考酚酯、丙种球蛋白、血浆置换。

(9) 以下情况可在二级医院和患者达成共识，并得到三级医院转院申请许可的情况下转院：

1）患者或其家属自行要求转至三级医院诊治。

2）因医疗纠纷或法律程序相关鉴定需要上级医院确诊。

3）患者必需的检查或治疗无法在二级医院得到社保补偿。

4）原治疗方案失效，病情复发，二级医院医师无足够能力调整治疗方案。

5）原治疗方案出现明显副作用，二级医院医师无足够能力调整治疗方案。

6）患者病情稳定，因发育、生育等需求要求调整治疗方案，二级医院医师无足够能力调整治疗方案。

2. 预处理 稳定生命体征，水电解质平衡。

3. 注意事项 重症患者较远距离转运，途中需监测生命体征。

第十三节 血 管 炎

一、大动脉炎

【概述】

大动脉炎（Takayasu arteritis，TA）是指主动脉及其主要分支的慢性进行性非特异性炎性疾病。病变多见于主动脉弓及其分支，其次为降主动脉、腹主动脉和肾动脉。主动脉的二级分支，如肺动脉、冠状动脉也可受累。受累的血管可为全层动脉炎。早期血管壁为淋巴细胞、浆细胞浸润，偶见多形核中性粒细胞及多核巨细胞。由于血管内膜增厚，导致管腔狭窄或闭塞，少数患者因炎症破坏动脉壁中层，弹力纤维及平滑肌纤维坏死，而致动脉扩张、假性动脉瘤或夹层动脉瘤。本病多发于年轻女性，30 岁以前发病约占 90%，40 岁以后较少发病，国外资料患病率 2.6/百万人。病因迄今尚不明确，可能与感染引起的免疫损伤等因素有关。

【临床表现】

1. 症状

（1）全身症状：在局部症状或体征出现前，少数患者可有全身不适、易疲劳、发热、食欲不振、恶心、出汗、体重下降、肌痛、关节炎和结节红斑等症状，可急性发作，也可隐匿起病。当局部症状或体征出现后，全身症状可逐渐减轻或消失，部分患者则无上述症状。

（2）局部症状与体征：按受累血管不同，出现相应器官缺血的症状与体征，如头痛、头晕、晕厥、卒中、视力减退、四肢间歇性活动疲劳，肱动脉或股动脉搏动减弱或消失，颈部、锁骨上下区、上腹部、肾区出现血管杂音，两上肢收缩压差>10mmHg。

（3）根据病变部位可分为 4 种类型：头臂动脉型（主动脉弓综合征），胸-腹主动脉型，广泛型和肺动脉型。每种类型因受累血管不同而症状有所不同。

2. 实验室检查

（1）常规检查：少数患者在疾病活动期白细胞增高或血小板增高，也为炎症活动的一种反应。可出现慢性轻度贫血，高免疫球蛋白血症比较少见。

（2）炎症指标：疾病活动期可有血沉（ESR）增快和 C 反应蛋白（CRP）升高，病情稳定后 ESR、CRP 可恢复正常。

（3）抗结核菌素试验：如发现活动性结核灶，应抗结核治疗。对结核菌素强阳性反应的患者，在经过仔细检查后，仍不能除外结核感染者，可试验性抗结核治疗。

3. 影像学检查　彩色多普勒超声检查：可探查主动脉及其主要分支狭窄或闭塞（颈动脉、锁骨下动脉、肾动脉等），但对其远端分支探查较困难。CT 和磁共振成像（MRI）：增强 CT 可显示部分受累血管的病变，发现管壁强化和环状低密度影提示为病变活动期，MRI 还能显示出受累血管壁的水肿情况，有助于判断疾病是否活动。血管造影：可直接显示受累血管管腔变化、管径大小、管壁是否光滑、受累血管的范围和长度，但不能观察血管壁厚度的改变。数字减影血管造影（DSA）：是一种数字图像处理系统，为一项较好的筛选方法，本法优点为操作较简便，反差分辨率高，对低反差区域病变也可显示。对头颅部动脉、颈动脉、胸腹主动脉、肾动脉、四肢动脉、肺动脉及心腔等均可进行此项检查。

【诊断】

目前主要采用 1990 年美国风湿病学会的分类标准：①发病年龄≤40 岁：40 岁前出现症状或体征；②肢体间歇性运动障碍：活动时 1 个或多个肢体出现逐渐加重的乏力和肌肉不适，尤以上肢明显；③肱动脉搏动减弱：一侧或双侧肱动脉搏动减弱；④血压差>10mmHg：双侧上肢收缩压差>10mmHg；⑤锁骨下动脉或主动脉杂音：一侧或双侧锁骨下动脉或腹主动脉闻及杂音；⑥血管造影异常：主动脉一级分支或上下肢近端的大动脉狭窄或闭塞，病变常为局灶或节段性，且不是由动脉硬化、纤维肌发育不良或类似原因引起。符合上述 6 项中的 3 项者可诊断本病。

【治疗原则】

本病约 20%为自限性，在发现时疾病已稳定，对这类患者如无并发症可随访观察。对发病早期有上呼吸道、肺部或其他脏器感染因素存在，应有效地控制感染，对防止病情的发展可能有一定意义。高度怀疑有结核菌感染者，应同时抗结核治疗。常用的药物有糖皮质激素和免疫抑制剂。动脉狭窄计划介入治疗前，评估血管炎活动性。本病血沉与 C 反应蛋白正常不一定病情无活动性。

【二级医院向三级医院的转诊标准及处置】

1. 标准

1）首诊可疑患者具有以下情况时：①患者出现大动脉炎相关的临床症状；②二级医院无条件排除其他出现同样临床症状的疾病。

2）无风湿免疫专科医生，或无大动脉诊治经验。

3）不典型及不能确诊的疑似病例或复杂病例。

4）无大动脉炎疾病活动性监测经验，无大动脉炎病情评估经验。

5）无大动脉炎疾病评估所需设备和技术：大动脉彩超检查技术；动脉 CTA 检查技术；动脉 MRA 检查评估技术。

6）伴有多器官系统并发症或重要脏器受累：如心脏、脑和肾脏受累。

7）无治疗相关药物而无法得到有效治疗者：泼尼松，甲泼尼龙，甲氨蝶呤，环磷酰胺，硫唑嘌呤，来氟米特，环孢素，他克莫司，霉酚酸酯，TNF-α 抑制剂，IL-6 抑制剂，CD20 单抗等。

8）二级医院医师无足够能力进行手术治疗或介入治疗及介入治疗前病情活动性评估的经验、设备与检查技术缺乏时：如肾动脉狭窄造成的难治性高血压；严重的、有症状的冠状动脉疾病或脑血管疾病；严重的主动脉瓣反流或主动脉缩窄；引起肢体严重缺血的狭窄或闭塞性病变；破裂或夹层危险的动脉瘤等。

9）以下情况可在二级医院和患者达成共识，并得到三级医院转院申请许可的情况下转院：①患者或其家属自行要求转至三级医院诊治；②因医疗纠纷或法律程序相关鉴定需要上级医院确诊；③患者必需的检查或治疗无法在二级医院得到社保补偿；④治疗反应差者或原治疗方案失效，病情加重或复发，二级医院医师无足够能力调整治疗方案；⑤原治疗方案出现明显副作用，二级医院医师无足够能力调整治疗方案情况下；⑥患者病情稳定，因发育、生育等需求要求调整治疗方案，二级医院医师无足够能力调整治疗方案情况下。

10）按上级医疗机构原定诊疗计划向下转诊，复查过程中出现病情变化者。

2. 预处理

（1）糖皮质激素治疗：初诊无禁忌者，可给予 1mg/kg 泼尼松口服或等效剂量糖皮质激素。

（2）出现高血压的，予以降压治疗。

3. 注意事项　如患者一般情况良好可在开出转诊证明后嘱患者自行转诊到上级医院；如果患者病情较重需要护送者，转送中途应注意监测体温、心率、呼吸、血氧等生命体征，建立静脉输液通道，生命体征不稳定者及时予以对症处理。

二、结节性多动脉炎

【概述】

结节性多动脉炎（Polyarteritis nodosa，PAN）是一种以中小动脉的节段性炎症与坏死为特征的非肉芽肿性血管炎。主要侵犯中小肌性动脉，呈节段性分布，易发生于动脉分叉处，并向远端扩散。病因不明，可能与感染（病毒、细菌）、药物及注射血清等有一定关系，尤其是乙型肝炎病毒（HBV）感染。该病在美国的发病率为 1.8/10 万人，我国尚无详细记载。男性发病为女性的 2.5~4.0 倍，年龄几乎均在 40 岁以上。起病可急骤或隐匿。

【临床表现】

1. 症状 PAN 多有不规则发热、头痛、乏力、周身不适、多汗、体重减轻等非特异症状。可累及多个器官系统。肾脏受累最多见，以肾脏血管损害为主，可致肾性恶性高血压，多发梗死可致急性肾功能衰竭。周围神经受累表现为多发性单神经炎和（或）多神经炎、末梢神经炎，中枢神经受累临床表现取决于脑组织血管炎的部位和病变范围。消化系统受累见于约 50% 患者，肠系膜上动脉损害可导致肠梗阻、肠套叠、肠壁血肿、肠穿孔或腹膜炎，出现胃肠道溃疡、出血，胆囊、胰腺、肝脏的炎症和坏死等。皮肤损害表现为痛性红斑性皮下结节，沿血管成群分布，也可为网状青斑、紫癜、溃疡、远端指（趾）缺血性改变。心脏损害包括心肌梗死、充血性心力衰竭、心包炎等。生殖系统损害累及睾丸、附睾及卵巢，以疼痛为主要特征。

2. 辅助检查 PAN 缺乏特异的实验室检查，常规检查如 ESR 升高、CRP 水平升高、正细胞正色素性贫血，肾脏损害时尿检异常。7%~36% 的患者 HBsAg 阳性。约 20% 抗中性粒细胞胞质抗体（ANCA）阳性，主要是核周型。影像学检查包括血管彩超、CT、MRI、血管造影等可显示受累血管的节段性狭窄、闭塞或动脉瘤形成。

病理活检包括皮肤、腓肠神经、睾丸以及骨骼肌，表现为灶性的坏死性血管炎，血管壁通常伴有炎症细胞浸润。

【诊治原则】

目前采用 1990 年美国风湿病学会（ACR）的分类标准：①体质量下降 ≥4kg（无节食或其他原因所致）；②网状青斑（四肢和躯干）；③睾丸痛和（或）压痛（并非感染、外伤或其他原因引起）；④肌痛、乏力或下肢压痛；⑤多发性单神经炎或多神经炎；⑥舒张压 ≥90mmHg；⑦血尿素氮>400mg/L 或肌酐>15mg/L（非肾前因素）；⑧血清乙型肝炎病毒标记阳性；⑨动脉造影见动脉瘤或血管闭塞（除外动脉硬化、纤维肌性发育不良或其他非炎症性病变）；⑩中小动脉壁活检见中性粒细胞和单核细胞浸润。上述 10 条中至少有 3 条阳性者可诊断为 PAN。

该病治疗的主要用药是糖皮质激素联合免疫抑制剂。糖皮质激素是治疗本病的首选药物。一般口服相当于泼尼松 1mg/（kg·d），3~4 周后逐渐减量，直至小剂量长期维持一段时间。病情严重如肾损害较重者，可用甲泼尼龙冲击治疗 3~5 天后用泼尼松口服，服用糖皮质激素期间要注意不良反应。免疫抑制剂通常首选环磷酰胺，环磷酰胺用法可为口服、隔日小剂量静脉注射或间隔冲击治疗。伴乙肝病毒感染者要加用抗病毒药物。如出现血管闭塞性病变，加用阿司匹林、双嘧达莫、低分子肝素等。对高血压患者应积极控制血压。肿瘤坏死因子（TNF）拮抗剂近年来也用于治疗 PAN，但仍有待进一步研究。

【二级医院向三级医院的转诊标准及处置】

1. 标准

（1）结节性多动脉炎是风湿免疫科中较难诊治的病种，原则上确诊病例均需到三甲医院的风湿免疫科就诊。

（2）无风湿免疫专科的县级医院遇此病例均须向上转诊。

（3）不明原因的反复发热、肢体疼痛或麻木、关节痛、肾脏受损表现、器官梗死表现、肢端坏疽，或超声检查发现血管狭窄、闭塞或动脉瘤伴炎性指标升高，须转诊至上一级医疗机构风湿免疫科行进一步检查。

（4）按上级医疗机构原定诊疗计划向下转诊，复查过程中出现病情变化者。

（5）核准诊疗登记科目中无该病种者。

2. 预处理　对于发热、关节痛、关节炎等可予NSAIDs 退热止痛处理，血压需适当控制，最好先予建立静脉输液通道。

3. 注意事项　如患者一般情况良好可在开出转诊证明后嘱患者自行转诊到上级医院；如果患者病情较重需要护送者，转送中途应注意监测体温、心率、呼吸、血氧等生命体征，建立静脉输液通道，若生命体征不稳定及时对症处理。

三、肉芽肿性血管炎

【概述】

肉芽肿性血管炎，既往称韦格纳肉芽肿病（Wegener's granulomatosis，WG），是一种坏死性肉芽肿性血管炎，目前病因不明。病变累及小动脉、静脉及毛细血管，偶尔累及大动脉，其病理以血管壁的炎症为特征，主要侵犯上、下呼吸道和肾脏，通常从鼻黏膜和肺组织的局灶性肉芽肿性炎症开始，逐渐进展为血管的弥散性坏死性肉芽肿性炎症。临床常表现为鼻窦炎、肺病变和进行性肾功能衰竭。还可累及关节、眼、耳、皮肤，亦可侵及心脏、神经系统等。无肾脏受累者被称为局限性 WG。该病男性略多于女性，发病年龄在 5~91 岁，40~50 岁是本病的高发年龄。国外资料显示该病发病率 3~6/10 万人，我国发病情况尚无统计资料。

【临床表现】

1. 症状

（1）WG 表现多样，病初症状发热最常见，其他包括疲劳、抑郁、食欲减退、体重下降等。

（2）上呼吸道症状：大部分为首发症状。通常是持续性流涕，可有鼻黏膜溃疡、出血等，严重者出现鞍鼻。咽鼓管阻塞引发中耳炎能影响听力。声门下狭窄可出现声嘶及喘鸣。

（3）肺部受累是 WG 基本特征之一，胸闷、气短、咳嗽、咯血以及胸膜炎最常见。大量肺泡性出血较少见，可有呼吸困难和衰竭。

（4）肾脏损害：存在于大部分病例，严重者有高血压和肾病综合征，最终可致肾衰，是 WG 的重要死因之一。

（5）眼受累：可累及眼的任何结构。

（6）常见还有皮肤黏膜、关节病变；近 1/3 患者可出现神经系统症状，多发性单神经炎为主；也可出现心脏、消化系统、尿道等脏器受累的表现。

2. 实验室检查

（1）尿常规可出现血尿、红细胞管型等。

（2）ANCA 有提示诊断意义。

（3）严重肾损可出现肾衰表现。

3. 影像学检查　鼻窦和肺 CT 扫描对诊断有辅助意义。约 1/3 的患者肺部影像学检查有肺内阴影但缺乏症状。因支气管内膜受累以及瘢痕形成，可出现肺功能异常。

4. 病理学检查　气道内膜及肾活检是重要诊断依据，必要时可进行胸腔镜或开胸活检。病理显示肺小血管壁中性粒及单个核细胞浸润，可见巨细胞、多形核巨细胞肉芽肿，可形成空洞。肾病理为局灶性、节段性、新月体性坏死性肾小球肾炎，免疫荧光检测无或很少免疫球蛋白及补体沉积。

【诊断】

目前 WG 的诊断标准采用 1990 年美国风湿病学会（ACR）分类标准。WG 在临床上常被误诊，为了能早期诊断，对有以下情况者应反复进行活组织检查：不明原因的发热伴有呼吸道症状；慢性鼻炎及鼻窦炎，经检查有黏膜糜烂或肉芽组织增生；眼、口腔黏膜有溃疡、坏死或肉芽肿；肺内有可变性结节状阴影或空洞；皮肤有紫癜、结节、坏死和溃疡等。

【治疗原则】

WG 病情复杂，应综合患者病情，制定个体化治疗方案，严重患者应联合多学科综合治疗，并加强护理，防止严重并发症。目前治疗大致可分为 3 期，即诱导缓解、维持缓解以及控制复发。循证医学显示糖皮质激素加环磷酰胺联合治疗有显著疗效，特别是肾脏受累以及具有严重呼吸系统疾病的患者，应作为首选治疗方案。

【二级医院向三级医院的转诊标准及处置】

1. 标准

（1）无风湿科专科医生及诊治经验。

（2）韦格纳肉芽肿是风湿免疫科中较难诊治的病种，原则上确诊病例均需到三甲医院的风湿免疫科就诊。

（3）不明原因发热、反复流脓血涕、胸闷、气促、咯血、肾脏受损等表现，须转诊至上一级医疗机构风湿免疫科行进一步检查。

（4）伴有严重全身症状，如严重贫血、咯血、呼吸困难、肾功能急剧下降等。

（5）常规用药后出现严重药物不良反应者。

（6）按上级医疗机构原定诊疗计划向下转诊，复查过程中出现病情变化者。

（7）其他因药物、技术、设备条件限制不能处置的病例。

（8）经治疗病情无好转、效果欠佳或持续恶化的病例。

2. 预处理

（1）对于明显高热、出血、贫血、关节疼痛等患者，排除禁忌应给予对症处理，如退热、止血、输血、镇痛等处理。

（2）对患者原有其他基础病给予相应的处理。

（3）评估搬运风险，如途中可能出现的咯血、误吸、心律失常等需评估其可能性及做好应对措施。

（4）监测患者基本情况，如生命体征、出入量、电解质、血常规、肝肾功能等，并做出相应处理。对危急重症病例，应先行紧急处理，稳定生命体征、水电解质平衡，在转送途中监控心率、血压、呼吸等生命体征。

3. 注意事项　重症患者较远距离转运，途中需监测生命体征及必要的生命支持。

四、显微镜下多血管炎

【概述】

显微镜下多血管炎（Microscopic polyangiitis，MPA）是一种主要累及小血管的系统性坏死性血管炎。可侵犯肾脏、皮肤和肺等脏器的小动脉、微动脉、毛细血管和微小静脉。常表现为坏死性肾小球肾炎和肺毛细血管炎。因其主要累及包括静脉在内的小血管，故现多称为MPA。1990年的美国风湿病学会（ACR）血管炎的分类标准并未将 MPA 单独列出，因此既往 MPA 大多归属于结节性多动脉炎，极少数归属于韦格纳肉芽肿病（WG）。目前认为 MPA 为一独立的系统性坏死性血管炎，很少或无免疫复合物沉积，常见坏死性肾小球肾炎以及肺的毛细血管炎。1993 年 Chapel Hill 会议将 MPA定义为一种主要累及小血管（如毛细血管、微小静脉或微小动脉）无免疫复合物沉积的坏死性血管炎。结节性多动脉炎（PAN）和 MPA 的区别在于：前者缺乏小血管的血管炎，包括微小动脉、毛细血管和微小静脉。本病男性多见。男女比约 2：1，多在 50~60 岁发病，国外发病率为（1~3）/10 万人，我国的发病率尚不清楚。

【临床表现】

1. 症状

（1）MPA 可呈急性起病，表现为快速进展性肾小球肾炎和肺出血，有些也可非常隐匿起病数年，以间断紫癜、轻度肾脏损害、间歇的咯血等为表现。全身症状可有发热、乏力、畏食、关节痛和体重减轻。典型病例多具有皮肤-肺-肾的临床表现。

（2）皮肤：可出现各种皮疹，以紫癜及可触及的充血性斑丘疹多见。还可有网状青斑、皮肤溃疡、皮肤坏死、坏疽以及肢端缺血、坏死性结节、荨麻疹，血管炎相关的荨麻疹常持续 24 小时以上。

（3）肾脏损害：是本病最常见的临床表现，多数患者出现蛋白尿、血尿、各种管型、水肿和肾性高血压等，部分患者出现。肾功能不全，可进行性恶化致肾功能衰竭。但是极少数患者可无肾脏病变。

（4）肺部损害：有一半的患者有肺部损害发生肺泡壁毛细血管炎，12%～29%的患者有弥散性肺泡出血。约1/3的患者出现咳嗽、咯血、贫血，大量的肺出血导致呼吸困难，甚至死亡。部分患者可在弥散性肺泡出血的基础上出现肺间质纤维化。

（5）神经系统：部分患者有神经系统损害的症状，出现多发性单神经炎或多神经病，还可有中枢神经系统受累，常表现为癫痫发作。

（6）消化系统：表现为消化道出血、胰腺炎以及由肠道缺血引起的腹痛，严重者可出现穿孔等。

（7）心血管系统：部分患者还有胸痛和心力衰竭症状，临床可见高血压、心肌梗死以及心包炎。

（8）其他：部分患者也有耳鼻喉的表现。如鼻窦炎。少数患者还可有关节炎、关节痛和睾丸炎所致的睾丸痛。眼部症状包括眼部红肿和疼痛以及视力下降，眼科检查表现为视网膜出血、巩膜炎以及葡萄膜炎。

2. 实验室检查

（1）常规检查：反映急性期炎症的指标如红细胞沉降率（ESR）、C 反应蛋白（CRP）升高，部分患者有贫血、白细胞和血小板增多。累及肾脏时出现蛋白尿、镜下血尿和红细胞管型，血清肌酐和尿素氮水平升高。

（2）自身抗体：抗中性粒细胞胞质抗体（ANCA）：约80%的 MPA 患者 ANCA 阳性，是 MPA 的重要诊断依据，也是监测病情活动和预测复发的重要血清学指标，其滴度通常与血管炎的活动度有关。其中约 60% 抗原是髓过氧化物酶（MPO）-ANCA（核周型-ANCA）阳性，肺受累者常有此抗体，另有约 40% 的患者为抗蛋白酶-3（PR3）-ANCA（胞质型-ANCA）阳性。约 40% 的患者可查到抗心磷脂抗体（ACL），少部分患者抗核抗体、类风湿因子（RF）阳性。

3. 影像学检查 胸部 X 线检查在早期可发现无特征性肺部浸润影或小泡状浸润影、双侧不规则的结节片状阴影，肺空洞少见，可见继发于肺泡毛细血管炎和肺出血的弥散性肺实质浸润影。中晚期可出现肺间质纤维化。

4. 活组织检查 病理病变累及肾脏、皮肤、肺和胃肠道，病理特征为小血管的节段性纤维素样坏死，无坏死性肉芽肿性炎，在小动脉、微动脉、毛细血管和静脉壁上，有多核白细胞和单核细胞的浸润，可有血栓形成。在毛细血管后微静脉可见白细胞破碎性血管炎。肾脏病理特征为肾小球毛细血管丛节段性纤维素样坏死、血栓形成和新月体形成，坏死节段内和周围偶见大量嗜中性粒细胞浸润。免疫学检查无或仅有稀疏的免疫球蛋白沉积，极少有免疫复合物沉积，这具有重要的诊断意义。肺组织活检示肺毛细血管炎、纤维化，无或极少免疫复合物沉积。肌肉和腓肠神经活检可见小到中等动脉的坏死性血管炎。

【诊断】

本病诊断尚无统一标准，如出现系统性损害并有肺部受累、肾脏受累及出现可触及的紫癜应考虑 MPA 的诊断，尤其是还有 MPO-ANCA 阳性者。肾活检及皮肤或其他内脏活检有利于 MPA 的诊断。部分患者需除外感染性心内膜炎。确定诊断之前，需与 PAN 和 WG 相鉴别。

【治疗原则】

MPA 治疗可分 3 个阶段：诱导期、维持缓解期和治疗复发，积极控制病情，防治并发症。糖皮质激素联合免疫抑制剂是治疗一线方案，在病情严重者可能需要考虑血浆置换治疗。

【二级医院向三级医院的转诊标准及处置】

1. 标准

（1）任何首诊可疑患者具有以下情况时：

1）患者出现显微镜下血管炎相关的任何2条或以上临床症状。

2）二级医院无条件排除其他出现同样临床症状的疾病。

（2）有以下严重系统性受累表现且可以确诊的患者：

1）弥散皮肤网状青斑、紫癜、荨麻疹样血管炎，任一部位出现血管炎性溃疡、坏疽以及肢端缺血、坏死性结节。

2）除外非本病导致的呼吸道受累下，咳嗽和（或）咯血加重且有胸片或 HRCT 证实有间质性肺病，伴或不伴活动后气促。

3）肾损害：肾小球损害，蛋白尿 >0.5g/d；血尿；肾功能衰竭（GFR<60ml/min）。

4）弥漫性消化道出血、自身免疫性胰腺炎、肠道缺血引起的肠绞痛、穿孔。

5）该病导致的视网膜出血、视力下降。

6）该病导致的心力衰竭、心包炎、心梗。

7）以下情况均符合重症转院情况：①其他可能出现不可逆的系统性受累表现的患者；②无法排除其他疾病合并显微镜下血管炎导致1）~6）点临床症状出现的患者。

（3）无以下治疗必需的相关药物因而无法得到有效治疗的患者应转诊至三级医院接受治疗：泼尼松、甲泼尼龙（针剂/口服剂型）、沙利度胺、甲氨蝶呤、来氟米特、硫唑嘌呤、环磷酰胺、丙种球蛋白、血浆置换、利妥昔。

（4）以下情况可在二级医院和患者达成共识，并得到三级医院转院申请许可的情况下转院：

1）患者或其家属或患者授权委托人要求转至三级

医院诊治。

2）因医疗纠纷或法律程序相关鉴定需要上级医院确诊。

3）患者必需的检查或治疗无法在二级医院得到社保补偿。

4）原治疗方案失效，病情复发，二级医院副主任及以上职称的医师判断无足够能力调整治疗方案的情况下。

5）原治疗方案出现明显副作用，二级医院副主任及以上职称的医师判断无足够能力调整治疗方案的情况下。

6）患者病情稳定，因发育、生育等需求要求调整治疗方案，二级医院副主任及以上职称的医师判断无足够能力调整治疗方案的情况下。

五、白塞病

【概述】

白塞病（Behcet's disease，BD）又称贝赫切特病、口-眼-生殖器三联征等，是一种慢性全身性血管炎症性疾病，主要表现为复发性口腔溃疡、生殖器溃疡、眼炎及皮肤损害，也可累及血管、神经系统、消化道、关节、肺、肾、附睾等器官，大部分患者预后良好，眼、中枢神经系统及大血管受累者预后不佳。本病在东亚、中东和地中海地区发病率较高，又被称为"丝绸之路病"。好发年龄为 16~40 岁。男性患者血管、神经系统及眼受累较女性多且病情重。

【临床表现】

1. 症状　本病的基本病变为血管炎，全身系统均可受累。

（1）几乎 100% 患者均有复发性、痛性口腔溃疡（Aphthous ulceration，阿弗他溃疡），多数患者为首发症状。复发性口腔溃疡是诊断本病的最基本必备症状。

（2）75% 患者出现生殖器溃疡，病变与口腔溃疡基本相似，但出现次数少。

（3）约 50% 患者有眼炎，双眼各组织均可累及，致盲率可达 25%，是本病致残的主要原因。最常见的眼部病变为葡萄膜炎（uveitis）。

（4）皮损发生率高，可达 80%～98%，表现多种多样，同一患者可有一种以上的皮损。特别有诊断价值的皮肤体征是结节红斑样皮损和对微小创伤（针刺）后的炎症反应。

（5）神经系统受累，称神经白塞，常提示预后不佳，多见于中枢神经系统受累，周围神经受累较少。

（6）消化系统受累称肠白塞，发病率为 10%～50%。溃疡可为单发或多发，累及全消化道；严重者可有溃疡穿孔，甚至可因大出血等并发症而死亡。

（7）全身大小血管均可累及，约 10%～20% 患者合并大中血管炎，是致死致残的主要原因。

（8）肺部损害发生率较低，但大多病情严重。肺受累时患者有咳嗽、咯血、胸痛、呼吸困难等。大量咯血可致死。

（9）其他：半数左右的患者有关节症状，表现为局限性、非对称性关节炎。HLA-B27 阳性患者可出现与强直性脊柱炎相似表现。肾脏、心脏损害较少见。附睾炎发生率不高但较具特异性。妊娠可使多数患者病情加重，可有胎儿宫内发育迟缓，产后病情大多加重。

2. 实验室检查 无特异性实验室检查异常。活动期患者可有血沉增快，C 反应蛋白升高，部分患者冷球蛋白阳性。HLA-B5 阳性率较高，与眼、消化道病变相关。

3. 针刺反应试验（Pathergytest） 用 20 号无菌针头在前臂屈面中部斜行刺入约 0.5cm 沿纵向稍作捻转后退出，24～48h 局部出现直径 >2mm 的毛囊炎样小红点或脓疱疹样改变为阳性。此试验特异性较高且与疾病活动性相关，阳性率约 60%～78%。静脉穿刺或皮肤创伤后出现的类似皮损具有同等价值。

4. 影像学检查 神经白塞患者急性期头颅 MRI 可以

发现在脑干、脑室旁白质和基底节处的增高信号。慢性期 MRl 检查时应注意与多发性硬化相鉴别。肠白塞行内镜检查；胸片、胸部 CT 检查均有助于肺部病变诊断。

【诊断】

本病诊断主要根据临床症状，应注意详尽的病史采集及典型的临床表现。目前较多采用国际白塞病研究组于 1989 年制定的诊断标准。

【治疗原则】

本病目前尚无公认的有效根治办法。多种药物均可能有效，但停药后易复发。治疗的目的在于控制现有症状，防治重要脏器损害，减缓疾病进展。治疗方案依临床表现不同而采取不同的方案。治疗包括局部外用药和全身药物治疗。全身药物主要包括非甾体抗感染药（NSAIDs）、秋水仙碱、沙利度胺、糖皮质激素和免疫抑制剂，难治性白塞病可考虑应用生物制剂。

【二级医院向三级医院的转诊标准及处理】

1. 标准

（1）二级医院无眼科或眼科无法确诊是否为白塞病所致眼病变。

（2）二级医院无皮肤科或二级医院医生无法确定皮肤改变为白塞病引起。

（3）经二级医院治疗仍有反复口腔或外阴溃疡。

（4）合并有深静脉血栓、动脉栓塞和（或）动脉瘤，二级医院无介入手术或溶栓治疗经验。

（5）合并消化道出血，经二级医院治疗后仍反复出现肠白塞。

（6）合并有中枢神经系统病变，二级医院无 MRI 仪器或缺乏相应影像科医生协助诊断。

（7）妊娠合并白塞病，患者为生育安全要求转三级医院治疗。

（8）合并有血管炎或心脏受累，二级医院无相应的免疫抑制剂或生物制剂时。

（9）合并血管瘤二级医院外科无相应治疗经验时。

（10）二级医院无自身抗体检测条件，无法排除系统性红斑狼疮。

2. 预处理 有出血患者先予止血、输血、补液等处理，并在转送途中密切观察患者生命体征。

3. 注意事项 如患者生命体征不稳，可先于当地医院处理，待生命体征相对平稳转院。

第十四节 混合性结缔组织病

【概述】

混合性结缔组织病（Mixed connective tissue disease，MCTD）是一种血清中有高滴度的斑点型抗核抗体（ANA）和抗 U1RNP（nRNP）抗体，临床上有雷诺现象、双手肿胀、多关节痛或关节炎、肢端硬化、肌炎、食管运动功能障碍、肺动脉高压等特征的临床综合征。部分患者随疾病的进展可成为某种确定的弥散性结缔组织病，如系统性硬化病（SSc）、系统性红斑狼疮（SLE）、多发性肌炎/皮肌炎（PM/DM）、类风湿关节炎（RA）。

该病病因及发病机制尚不明确。目前认为 B 细胞的高反应性导致高滴度的抗 U1RNP 抗体及抗 U1-70kd 抗体；外周血中抗 U1-70kd 反应性 T 细胞的存在及 T 细胞的活化；U1-70kd 抗原的凋亡修饰和针对修饰抗原的自身免疫以及与人类白细胞抗原（HLA）-DRB1*04/*15 的遗传学相关因素参与 MCTD 发病。我国 MCTD 发病率不明，但并非少见。

【临床表现】

1. 症状和体征 大多数患者有易疲劳、肌痛、关节痛和雷诺现象，除此之外还可有食管功能障碍、间质性肺病、狼疮样皮疹、黏膜溃疡、心包炎等。不明原因发热可能是 MCTD 最显著的临床表现和首发症状。若患者出现手指肿胀、高滴度斑点型 ANA 时，应仔细随诊。未分化结缔组织病（UCTD）患者若出现高滴度抗 U1RNP

抗体预示以后可能进展为 MCTD；急性起病的 MCTD 较少见，临床表现包括 PM、急性关节炎、无菌性脑膜炎、指趾坏疽、高热、急性腹痛和三叉神经病。该病皮肤、骨关节、肌肉、心、肺、肾、血管、血液、消化、神经等系统均可受累。

2. 实验室检查

（1）常规检查：血象可出现贫血、白细胞减少；肾脏受累者尿常规可见蛋白尿、管型尿等。

（2）免疫学检查：高滴度抗核抗体和抗 U1RNP 抗体对诊断本病有重要提示作用；60%~70%患者的类风湿因子（RF）阳性，抗内皮细胞抗体阳性、抗心磷脂抗体（ACL）或狼疮抗凝物阳性也有见报道。部分患者可出现低补体血症。

3. 影像学检查　高分辨率 CT（HRCT）是诊断间质性肺病最敏感的检查方法。99Tcm-二乙烯三胺戊乙酸（DTPA）肺扫描用于筛查和观察疗效。HRCT 的最常见早期征象是小叶间隔增厚、周边和下肺叶为主的磨砂玻璃样改变。多普勒超声检查可用于肺动脉高压检测。关节受累者应行 X 线检查。血管造影可显示 MCTD 患者中等大小血管闭塞的情况。

[诊断标准]

对有雷诺现象、关节痛或关节炎、肌痛、手肿胀的患者，如果有高滴度斑点型 ANA 和高滴度抗 U1RNP 抗体阳性，而抗 Sm 抗体阴性者要考虑 MCTD 的可能，高滴度抗 U1RNP 抗体是诊断 MCTD 必不可少的条件。如果抗 Sm 抗体阳性，应首先考虑 SLE。目前尚无 MCTD 的美国风湿病学会（ACR）诊断标准，但对照研究显示：Alarcon-Segovia（1986）和 Kahn（1991）提出的 2 个诊断标准敏感性和特异性最高（分别为 62.5%~81.3% 和 86.2%）。部分患者起病时倾向 MCTD 诊断，进一步发展的临床表现更符合 SLE 或 RA；在长期随诊中仍有 50% 以上的患者符合 MCTD 的诊断标准。

【治疗原则】

本病的治疗以 SLE、PM/DM、RA 和 SSc 的治疗原则为基础。①疲劳、关节和肌肉痛者，可应用非甾体抗感染药、抗疟药、小剂量泼尼松（<10mg/d）；②以关节炎为主要表现者，轻者可应用非甾体抗感染药，重症者加用抗疟药或甲氨蝶呤或肿瘤坏死因子（TNF）抑制剂；③雷诺现象：注意保暖，避免手指外伤和使用 β 受体阻滞剂、戒烟等。应用二氢吡啶类钙通道阻滞剂，如硝苯地平；α 受体阻滞剂，如哌唑嗪；④急性起病的指坏疽：局部药物性交感神经阻断（受累指趾基部利多卡因浸润）、抗凝、局部应用硝酸盐类药物；输注前列环素；可使用内皮素受体拮抗剂，如波生坦；⑤以肌炎为主要表现者，给予泼尼松 1～1.5mg/（kg·d），难治者加用甲氨蝶呤、静脉滴注免疫球蛋白（IVIG）治疗；⑥肺动脉高压是 MCTD 患者致死的主要原因，应该早期、积极治疗原发病，酌情使用内皮素受体拮抗剂，如波生坦，酌情使用西地那非；⑦肾脏病变者，按不同类型处理；⑧食管功能障碍者，吞咽困难：轻者无需治疗；伴反流者应用质子泵抑制剂及胃肠动力药；⑨心肌炎：试用糖皮质激素和环磷酰胺，避免应用地高辛。不完全心传导阻滞：避免应用氯喹。

【二级医院向三级医院的转诊标准及处置】

1. 标准

（1）无风湿免疫科专科医生及诊治经验。

（2）伴有严重全身症状，如发热、感染、贫血、乏力等，或伴有进展性肺动脉高压、心肌炎、肾血管性高血压、肾病综合征，间质性肺病变，指趾坏疽等重要脏器受累的 MCTD 需做紧急处理者。

（3）急性起病的 MCTD，表现包括多发性肌炎、急性关节炎、无菌性脑膜炎、指趾坏疽、高热、急性腹痛和三叉神经病等，对症处理后病情控制不满意者。

（4）症状不典型或较复杂、不能确诊者。

（5）特殊人群，如妊娠或哺乳期妇女等。

（6）用药后出现严重药物不良反应者。

2. 预处理

（1）对骨关节疼痛、发热等症状，可先预非甾体抗感染药（NSAIDs）或小剂量激素对症处理。

（2）急重症病例，应先行紧急处理，确保生命体征稳定，在转送途中监控生命体征。

第十五节 成人 Still's 病

【概述】

斯蒂尔病本是指系统性起病的幼年型慢性关节炎，但相似的疾病也可发生于成年人，称为成人斯蒂尔病（Adult onset Still's disease，AOSD）。本病曾称为"变应性亚败血症"，1987 年以后统一称为 AOSD。

本病病因尚不清楚。临床特征为发热、关节痛和（或）关节炎、皮疹、中性粒细胞增多，严重者可伴系统损害。由于无特异性的诊断方法和标准，诊断及鉴别诊断较为困难。多种疾病，如肿瘤、感染性疾病、以及类风湿关节炎（RA）、强直性脊柱炎（AS）、系统性红斑狼疮（SLE）、皮肌炎/多肌炎（PM/DM）、干燥综合征（SS）等风湿性疾病的早期阶段，酷似 AOSD 样的特征，故需排除肿瘤、感染以及其他结缔组织病后才考虑其诊断。某些患者即便诊断为 AOSD，也需要在治疗中密切随诊，以进一步除外上述疾病的可能。本病男女患病率相近，各地无地域差异。

【临床表现】

1. 症状和体征 发热是本病最常见、最早出现的症状。80% 以上的患者呈典型的弛张热，体温常达 39℃以上。皮疹是本病的另一主要表现，皮疹形态多变，典型皮疹为橘红色斑疹或斑丘疹，有时可呈荨麻疹样皮疹；主要分布于躯干、四肢，也可见于面部；常与发热伴行，热退后皮疹亦消失。关节疼痛/关节炎很常见，四肢关节均可受累，膝、腕关节最常累及。肌肉疼痛常见，部分

患者出现肌无力及肌酶轻度增高。多数患者在疾病早期
有咽痛，发热时咽痛出现或加重，退热后缓解。可出现
周围淋巴结肿大、肝脾大、腹痛、胸膜炎、心包积液、
心肌炎和肺炎等，少数患者可出现重要器官功能衰竭。

2. 实验室检查 在疾病活动期，90%以上患者中性
粒细胞增高，80%左右的患者血白细胞计数$\geq 15\times10^9/L$，
可合并血小板计数升高及正细胞正色素性贫血。几乎所
有患者红细胞沉降率（ESR）增快。类风湿因子（RF）
和抗核抗体（ANA）一般阴性，仅少数患者可呈低滴度
阳性。血细菌培养阴性。血清铁蛋白（SF）水平增高，
且其水平与病情活动呈正相关。糖化铁蛋白比值下降是
本病的另一个实验室特征。

【诊治原则】

本病无特异性诊断方法，是建立在排除性诊断的基
础上。至今仍未有公认的统一标准。推荐应用较多的是
美国 Cush 标准和日本标准。

1. Cush 标准必备条件：①发热>39℃；②关节痛或
关节炎；③RF<1：80；④ANA<1：100。另需具备下列
任何2项：①血白细胞$\geq 15\times10^9/L$；②皮疹；③胸膜炎
或心包炎；④肝大或脾大或淋巴结肿大。

2. 日本标准主要条件：①发热$\geq$39℃并持续1周以
上；②关节痛持续2周以上；③典型皮疹；④血白细胞
$\geq 15\times10^9/L$。次要条件：①咽痛；②淋巴结和（或）脾
肿大；③肝功能异常；④RF 和 ANA 阴性。此标准需排
除：感染性疾病、恶性肿瘤、其他风湿性疾病。符合5
项或更多条件（至少含2项主要条件），可做出诊断。

【治疗】

本病尚无根治方法，治疗目的是控制发作和防止复
发。急性发热炎症期的可先单独使用 NSAIDs；对单用
NSAIDs 不缓解，加用糖皮质激素，并合用 DMARDs，首
选 MTX；部分难治或重症患者，可予糖皮质激素冲击治
疗，生物制剂如抗 TNF、抗 IL-1 及抗 IL-6 制剂亦可考
虑。病情缓解后递减激素用量，并逐个减停 DMARDs。

AOSD 患者的病情、病程呈多样性，多数患者易反复发作。同时需强调的是 AOSD 是一种排除性诊断的疾病，即使在确诊后，仍要长期观察随访，注意转化为诸如肿瘤、感染和其他疾病的可能。

【二级医院向三级医院的转诊标准及处置】

1. 标准

（1）成人 Still's 病是风湿免疫科中较难诊治的病种，原则上确诊病例均需到三甲医院的风湿免疫科就诊。

（2）无风湿免疫专科的二级医院遇此病例均须向上转诊。

（3）临床上遇反复高热、皮疹、关节痛，持续 1 周以上，经验性抗感染治疗 1 周无效，医疗条件不足以行血培养、各种传染病检查、骨髓穿刺、淋巴结活检者须转诊至上一级医疗机构行进一步检查。

（5）按上级医疗机构原定诊疗计划向下转诊，复查过程中出现病情变化者。

（6）核准诊疗登记科目中无该病种者。

2. 预处理 对于关节痛、关节炎、发热可予 NSAIDs 退热止痛等对症处理。

3. 注意事项 如患者一般情况良好可在开出转诊证明后嘱患者自行转诊到上级医院；如果患者病情较重需要护送者，转送中途应注意监测体温、心率、呼吸、血氧等生命体征，建立静脉输液通道，遇生命体征不稳定及时对症处理。

第十六节 风湿热

【概述】

风湿热（Rheumatic fever，RF）是一种由咽喉部感染 A 组乙型溶血性链球菌后反复发作的急性或慢性的全身结缔组织炎症，主要累及关节、心脏、皮肤和皮下组织，偶可累及中枢神经系统、血管、浆膜及肺、肾等内脏。发病可见于任何年龄，最常见为 5~15 岁的儿童和青少年，3 岁以内的婴幼儿极为少见。男女患病概率大致相等。流行病学研究显示：A 组乙型溶血性链球菌感染与风湿热密切相关，并且感染途径也至关重要，链球菌咽部感染是本病发病的必要条件。发病率的高低往往与生活水平有关，居住过于拥挤、营养低下和医药缺乏有利于链球菌繁殖和传播，多构成本病的流行。20 世纪中期世界各国风湿热发病率明显下降。尤其是发达国家，但近 20 年风湿热发病率开始回升，且城市中产阶级、比较富裕家庭的儿童发病率高。说明急性风湿热的流行病学规律在发生改变。而且随着流行病学的变化。风湿热的临床表现也发生变异，暴发型少，隐匿型发病较多，轻度或不典型病例增多。

【临床表现】

1. 症状

（1）前驱症状：在典型症状出现前 1~6 周。常有咽喉炎或扁桃体炎等上呼吸道链球菌感染表现，50%~70% 的患者有不规则发热，轻、中度发热较常见，亦可有高热。脉率加快，大量出汗，往往与体温不成比例。

（2）风湿热的 5 个主要表现：游走性多发性关节炎、心肌炎、皮下结节、环形红斑、舞蹈病。这些表现可以单独出现或合并出现。

（3）其他症状：多汗、鼻出血、瘀斑、腹痛也不少见。

2. 实验室检查

（1）链球菌感染指标：咽拭子培养链球菌、抗链球菌溶血素"O"（ASO）、抗 DNA 酶-B 可为阳性，后两者联合阳性率可提高到 90%。以上检查只能证实近期内有 A 组乙型溶血性链球菌有感染，不能提示体内是否存在感染诱发的自身免疫反应。

（2）急性期炎症指标：急性期红细胞沉降率（ESR）和 C 反应蛋白（CRP）阳性率较高，可达 80%。

（3）免疫学指标：非特异性免疫指标如免疫球蛋白（IgM、IgG）、循环免疫复合物（CIC）和补体 C3 增高约占 50%~60%。抗心肌抗体（AHRA）和抗 A 组链球菌菌壁多糖抗体（ASP）可阳性，外周血淋巴细胞促凝血活性试验（PCA）阳性率在 80%以上。

3. 心电图及影像学检查 对风湿性心肌炎有较大意义。心电图检查有助于发现窦性心动过速、P—R 间期延长和各种心律失常。超声心动图可发现早期、轻症心肌炎以及亚临床型心肌炎，对轻度心包积液较敏感。心肌核素检查（ECT）可检测出轻症及亚临床型心肌炎。

【诊治原则】

1. 诊断 风湿热临床表现多种多样，迄今尚无特异性的诊断方法，临床上沿用美国心脏协会 1992 年修订的 Jones 诊断标准，主要依靠临床表现，辅以实验室检查。需要说明的是，该标准只能指导诊断，并不意味着它是"金标准"。但由于抗生素的使用，风湿热发病不典型表现增加，针对近年发现的问题，2002~2003 年 WHO 在 1965 年及 1984 年诊断标准基础上对其进行修订。新标准最大的特点是对风湿热进行分类地提出诊断标准。

2. 治疗原则 清除链球菌感染，去除诱发风湿热病因；控制临床症状，使心肌炎、关节炎、舞蹈病及风湿热症状迅速缓解，解除风湿热带来的痛苦；处理各种并发症，提高患者身体素质和生活质量，延长寿命。目前公认苄星青霉素是清除链球菌的首选药物。对于关节炎患者可使用非甾体类抗感染药，心肌炎患者根据具体情况需考虑予以糖皮质激素、阿司匹林治疗。风湿热患者应定期追踪。

【二级医院向三级医院的转诊标准及处置】

1. 标准

（1）任何首诊可疑患者无法确诊的情况下：

1）符合 2003~2004 年 WHO 对风湿热和风湿性心脏病诊断标准的 PM/DM 诊断标准中心肌炎、多关节炎、舞蹈病、环形红斑、皮下结节等症状的患者，在二级医院缺乏分类标准中包含的以下所有检查项目无法确诊该病的情况下可转至三级医院以进一步确诊该疾病：①二级医院没有能检出链球菌感染的证据的链球菌的检查项目：咽拭子培养、抗"O"、抗 DNA 酶 B、外周血淋巴细胞促凝血活性试验（PCA）；②二级医院没有以下所有项目：心电图、心脏彩超、心肌核素检查（ECT）；③二级医院没有血常规、红细胞沉降率、C 反应蛋白、体液免疫检查项目。

2）无法排除 2003~2004 年 WHO 对风湿热和风湿性心脏病诊断标准要求除外的疾病如感染性心内膜炎、先天性心脏病、病毒性心肌炎。

（2）有以下严重系统性受累表现的可疑或确诊患者应尽快转送三级医院诊治。

1）排除心脏其他疾病所致情况下，出现严重心包积液、心肌炎、心内膜炎、充血性心力衰竭、进行性心悸气促加重。

2）出现进行性加重的舞蹈样症状，表现为挤眉、弄眼、撅嘴、吐舌、扮鬼脸，上肢各关节交替伸屈、内收，下肢步态颠簸；精神紧张时加重，睡眠时消失。可有明显的肌张力减低和肌无力。

3）出现严重的、药物不能控制的精神障碍。

4）出现多关节疼痛、功能障碍。

5）出现肾损害：蛋白尿>0.5g/d、红细胞尿、肾功能衰竭（GFR<60ml/min）。

6）严重肺部感染，出现多个肺叶或一个肺叶多处严重病变，进行性呼吸困难，血氧下降，$PaO_2<60mmHg$ 或伴 $PaCO_2>50mmHg$。

7）以下情况均符合重症转院情况：①其他可能出现不可逆的系统性受累表现以及无法进行以上 1）~6）点要求的检查项目但达到以上的临床症状表现的患者；②无法排除其他疾病合并 PM/DM 导致 1）~6）点临床症状出现的初诊患者。

（3）无以下必需治疗药物或治疗因而无法得到有效治疗的患者应转诊至三级医院接受治疗：泼尼松、

甲泼尼龙（针剂/口服剂型）、乙酰水杨酸、苄星青霉素、丙戊酸、利培酮、丙种球蛋白、免疫吸附、血浆置换。

（4）以下情况可在二级医院和患者达成共识，并得到三级医院转院申请许可的情况下转院：

1）患者或其家属自行要求转至三级医院诊治。

2）因医疗纠纷或法律程序相关鉴定需要上级医院确诊。

3）患者必需的检查或治疗无法在二级医院得到社保补偿。

4）原治疗方案失效，病情复发，二级医院医师无足够能力调整治疗方案下。

5）原治疗方案出现明显副作用，二级医院医师无足够能力调整治疗方案下。

6）患者病情稳定，因发育、生育等需求要求调整治疗方案，二级医院医师无足够能力。

2. 预处理

（1）对关节疼痛明显，可先予非甾体抗感染药（NSAIDs）或小剂量糖皮质激素缓解症状。

（2）对危急重症病例，应先行紧急处理，确保生命体征稳定，在转送途中监控心率、血压、呼吸等生命体征。

第十七节　复发性多软骨炎

【概述】

复发性多软骨炎（Relapsing polychondritis，RP）是一种软骨组织复发性退化性炎症。表现为耳、鼻、喉、气管、眼、关节、心脏瓣膜等器官及血管等结缔组织受累。RP 的病因目前尚不清楚，实验证据提示和自身免疫反应有密切关系。软骨基质受外伤、炎症等因素的影响暴露出抗原性，导致机体对软骨局部或有共同基质成分的组织如葡萄膜、玻璃体、心瓣膜、气管黏膜下基底膜、关节滑膜和肾小球及肾小管基底膜等组织的免疫反应。RP 发病无性别倾向。多发于 30~60 岁。发病初期为急性炎症表现，经数周至数月好转。以后为慢性反复发作长达数年。晚期起支撑作用的软骨组织遭破坏。患者表现为松软耳、鞍鼻以及嗅觉、视觉、听觉和前庭功能障碍。

【临床表现】

1. 症状 RP 可隐匿起病，也可急性发病或病情突然加重。活动期可有发热、局部疼痛、疲乏无力、体质量减轻和食欲不振等。常见临床症状有：

(1) 耳廓软骨炎是最常见的临床表现，常呈对称性受累，多局限在耳廓软骨部分，耳垂不受累，有时可侵犯外耳道。耳廓软骨炎可自行消退，但反复发作，后期出现耳廓松软、变形；外耳道狭窄、中耳炎症、咽鼓管阻塞可致传导性耳聋。后期出现内耳受累，可出现听觉和前庭平衡功能损害。

(2) 鼻软骨炎可发现于 3/4 患者，反复发作可引起鼻软骨局限性塌陷，发展为鞍鼻畸形。

(3) 眼部受累可单侧或者双侧。最常见的临床表现是突眼、巩膜外层炎、角膜炎或葡萄膜炎。巩膜炎反复发作可导致角膜外周变薄。甚至造成眼球穿孔。随着病情的反复发作，可累及结膜、角膜、视网膜等，可同时患有数种眼疾。

(4) 关节损害多呈外周关节非侵蚀性、非畸形性多关节炎。大小关节均可受累，呈非对称性分布，多为间歇性发作。

(5) 约半数患者累及喉、气管及支气管软骨。表现为声音嘶哑，刺激性咳嗽，呼吸困难和吸气性喘鸣。严重者可致上呼吸道塌陷，造成窒息，需急诊行器官切开。

(6) 主动脉瓣关闭不全是常见而严重的心血管并发症，通常是由于主动脉炎症和主动脉瓣环和主动脉进行性扩张所致，而非主动脉瓣膜病变。

(7) 其他：RP 患者也常见血液系统累及，出现贫血、血小板减少；皮疹无特异性；少数可见神经系统受累和肾脏受累。

2. 实验室检查　急性活动期大多数患者有轻度正细胞正色素性贫血及白细胞中度增高，ESR 增快。少数患者有蛋白尿、血尿或管型尿。有时可出现类似肾盂肾炎的改变。急性活动期尿中酸性黏多糖排泄增加，对诊断有参考价值。约 20%~25% 的患者免疫荧光抗核抗体阳性及类风湿因子阳性。少数患者梅毒血清学反应假阳性或狼疮细胞阳性。总补体、C3、C4 多正常，偶有升高。IgA、IgG 在急性期可暂时性增高。间接荧光免疫法显示抗软骨细胞抗体阳性及抗 Ⅱ 型胶原抗体阳性对 RP 的诊断可能有帮助。

3. 其他辅助检查　X 线检查可发现耳软骨钙化，喉断层影响可见器官狭窄，胸部 X 线显示有肺不张、肺炎、程度不等的纤维化。气管支气管体层摄影可见气管、支气管普遍性狭窄。X 线检查可见心脏扩大，并以左心扩大为主。关节 X 线检查示关节旁的骨密度降低，可有关节腔狭窄，但无侵蚀性破坏。少数患者有脊柱后凸，腰椎和椎间盘有侵蚀及融合，骶髂关节狭窄及侵蚀，必要时行 CT 扫描检查。

纤维支气管镜检查及肺功能测定：纤维支气管镜检查可发现气管、支气管普遍狭窄，软骨环消失，黏膜增厚、充血水肿及坏死，内有肉芽肿样改变或黏膜苍白萎缩。由于气道狭窄或塌陷等改变肺功能测定显示阻塞性通气障碍。

【诊断】

根据典型的临床表现和实验室检查在考虑到 RP 的可能时，可按 1975 年 McAdam 的诊断标准。

【治疗原则】

应联合药物和非药物综合治疗。糖皮质激素可以抑制病变的急性发作，减少复发及严重程度，是一线治疗药物。严重者应联合使用免疫抑制剂。急性发作期应卧床休息，视病情给予流质或半流质饮食，以免引起会厌和喉部疼痛。注意保持呼吸道通畅，预防窒息。烦躁不安者可适当用镇静剂。让患者保持充足的睡眠。还应加强护理，注意预防继发感染。

【二级医院向三级医院的转诊标准及处置】

1. 标准

（1）所在医院无风湿免疫科专科或专业医师。

（2）不典型及不能确诊的疑似病例或复杂病例，当地医院的实验室检查、内镜检查、病理检查的软硬件不足。

（3）伴有急性、严重的呼吸道病变，如累及喉、气管及支气管软骨，有造成呼吸道塌陷、窒息的可能。

（4）出现内耳受累，有造成可听觉和前庭平衡功能损害的可能。

（5）严重眼部病变，如严重巩膜炎反复发作、角膜外周变薄、眼球穿孔等。

（6）全身严重非特异性炎症表现。

（7）心血管病变，如重度主动脉瓣关闭不全。

（8）其他器官系统受累：如重度血小板减少，中枢神经系统病变等。

（9）经当地规范用药疗效欠佳，病情仍处于活动期。

（10）非单纯病种，合并其他结缔组织病，如系统性红斑狼疮、银屑病关节炎等，病情复杂者。

（11）特殊人群，如妊娠或哺乳期妇女，病情复发加重者。

（12）常规用药后出现严重药物不良反应者。

（13）出现肺部感染、深部侵袭性真菌感染等并发症。

2. 预处置　保持呼吸道通畅，防治感染等并发症，维持水、电解质、酸碱平衡，稳定患者情绪，对关节疼痛明显，可先预非甾体抗感染药（NSAIDs）或小剂量糖皮质激素缓解症状。

第十八节　风湿性多肌痛和
巨细胞动脉炎

一、风湿性多肌痛

【概述】

风湿性多肌痛（Polymyalgia rheumatica，PMR）是以颈、肩胛带和骨盆带肌肉疼痛、晨僵伴有发热、红细胞沉降率（ESR）升高等全身反应的一种综合征。好发于50岁以上的老年人，50岁以下发病少见，随年龄增长发病渐增多，女性较男性多2~2.5倍。国外报道PMR发病率为（20.4~53.7）/10万。70岁以上发病率高达112.2/10万，我国虽无流行病学调查资料，但临床并不少见。PMR主要症状为四肢及躯干肌肉疼痛和僵硬，尤以肩胛带肌和骨盆带及颈肌疼痛和僵硬较重，可伴有全身反应如发热、贫血、ESR明显增快等。PMR病因不明，一般为良性过程，有家族聚集发病趋势。

【临床表现】

1. 症状　患者典型症状为颈肌、肩肌及髋部肌肉僵痛，严重者不能起床，上肢抬举受限，下肢不能抬举，不能下蹲，上下楼梯困难等，部分患者疼痛较剧以至不能翻身和深呼吸。肌痛多对称性分布，也可单侧或局限于某一肌群。但这些症状与多发性肌炎不同，活动困难并非真正肌肉无力，而是肌肉酸痛所致。如长期得不到确诊治疗者，关节肌肉活动障碍，晚期可发展为肌肉萎缩。关节主动和被动运动困难。也可累及肢带肌肌腱附着部，有些也可出现腕及指间关节疼痛和水肿，甚至出现胸锁、肩、膝或髋关节的一过性滑膜炎。全身症状包括全身酸痛、不适、乏力、消瘦、失眠、发热，以低热为主，少数也可高热，可突然起病，亦可隐袭起病，历时数周或数月。

2. 辅助检查

（1）常规检查：①可有轻至中度正细胞正色素性贫血；②ESR 显著增快；C 反应蛋白（CRP）增高，且与病情活动性相平行；③肝酶可轻度升高，但反映横纹肌炎症的血清肌酶多在正常范围内；④血清白细胞介素 IL-6 水平升高。

（2）肌电图和肌活检无炎性肌病的依据。

（3）自身抗体：抗核抗体和其他自身抗体及类风湿因子一般为阴性。

（4）影像学：B 超、磁共振成像（MRI）检查可发现肩、膝或髋关节滑膜炎，MRI 显示肩峰下/三角肌下滑膜炎是肩最常见的损伤。

【诊断】

PMR 主要依据临床经验排除性诊断，一般老年人有不明原因发热，ESR 和（或）CRP、血清 IL-6 升高和不能解释的中度贫血，伴有肩背四肢疼痛。活动障碍，在排除类风湿关节炎（RA）、肌炎、肿瘤、感染等其他疾病后要考虑 PMR 诊断。B 超和 MRI 检查有助于 PMR 诊断。

【治疗原则】

消除患者的顾虑至关重要，遵循医嘱，合理用药，防止病情复发；进行适当的锻炼，防止肌肉萎缩。小剂量糖皮质激素治疗为首选用药，但应该强调，对老年人长期使用糖皮质激素应特别注意其不良反应及并发症（如高血压、糖尿病、白内障、骨质疏松），应及时给予相应的治疗。对使用糖皮质激素有禁忌证，或效果不佳、或减量困难、或不良反应严重者，可联合使用免疫抑制剂，如甲氨蝶呤、来氟米特、硫唑嘌呤等。

【二级医院向三级医院的转诊标准及处置】

1. 标准

（1）风湿性多肌痛是风湿免疫科中较难诊治的病种，原则上确诊病例均需到三甲医院的风湿免疫科就诊。

（2）无风湿免疫专科医生及诊治经验的二级医院遇

此病例均须向上转诊。

（3）临床上遇颈肌、肩肌及髋部肌肉僵痛伴有发热、明显血沉增快的50岁以上老年人，二级医院医疗条件无肌电图、肌活检、关节彩超、MRI、自身免疫系列抗体等检查手段或检查设备者。

（4）对使用糖皮质激素有禁忌证，或效果不佳、或减量困难、或不良反应严重者，需要联合使用免疫抑制剂者。

（5）按上级医疗机构原定诊疗计划向下转诊，复查过程中出现病情变化或控制不良者。

2. 预处理　一般无需预处理；如有发热、关节肌肉疼痛显著者，可先予NSAIDs治疗。

二、巨细胞动脉炎（GCA）

【概述】

GCA是一种原因不明，以侵犯大动脉为主并以血管内层弹性蛋白为中心的坏死性动脉炎，伴肉芽肿形成，有淋巴细胞、巨噬细胞、多核巨细胞浸润，一般无纤维素样坏死。由于内膜增生血管壁增厚、管腔变窄和阻塞，造成组织缺血。血管病变常呈节段性、多灶性或广泛性损害。血管炎主要累及主动脉弓起始部的动脉分支，亦可累及主动脉的远端动脉以及中小动脉。因典型患者呈颞部头痛，头皮及颞动脉触痛，间歇性下颌运动障碍。因而，GCA又称为颞动脉炎（Temporal arteritis，TA）；又因累及颅内动脉称为颅动脉炎（cranial aneritis）。GCA在欧美国家50岁以上患者的发病率为20/10万，我国无流行病学资料，日本发病率为1.47/10万。40%~60%的GCA合并PMR。GCA绝大多数发生于50岁以上，女性发病高于男性2~3倍，有显著的地域分布。

【临床表现】

1. 症状

（1）前驱症状：包括乏力、食欲减退、体重减轻及低热等。发热无一定规律，多数为中等度（38℃左右）

发热，15%的患者也可高达39~40℃。器官受累症状以及累及部位及病程不同而表现不一，病情轻重不同。

（2）颞动脉、颅动脉受累而出现头部症状，以头痛最为常见，约半数患者为首发症状。头痛表现为新近发生的、偏侧或双侧或枕后部剧烈疼痛，呈刀割样或烧灼样或持续性胀痛，50%的患者有头皮触压痛或可触及的痛性结节，头皮结节如沿颞动脉走向分布，具有诊断价值。头痛可持续性也可间歇性发作。头痛剧烈程度与血管炎严重程度不一定一致。典型的颞动脉受累表现为动脉屈曲、怒张、搏动增强。也可因血管闭塞致搏动消失。

（3）眼部：常表现为黑矇、视物不清、眼睑下垂、复视、部分失明或全盲等。可为一过性症状，也可为永久性。

（4）约2/3患者因面动脉炎，局部血供不良，引致下颌肌痉挛，出现间歇性咀嚼不适、咀嚼疼痛、咀嚼停顿和下颌偏斜等；有时因舌肌运动障碍出现吞咽困难、味觉迟钝、吐字不清等。间歇性运动障碍也可影响到四肢，出现间歇性跛行、上肢活动不良。

（5）约1/3患者出现多种神经系统症状，如由于颈动脉或椎动脉病变而出现发作性脑缺血（TIA）、脑卒中、偏瘫或脑血栓等，是GCA主要死因之一。颅内或硬膜内动脉炎很少见。

（6）GCA躯体大血管常受累，受累血管可出现杂音，动脉搏动减弱或无脉症，动脉瘤等。

（7）呼吸系统受累较少；也可出现精神症状，甲状腺、肝功能异常等。

2. 实验室检查　无特异性检查指标。炎性指标如ESR和（或）CRP的正常不能排除GCA的诊断。①轻到中度正细胞正色素性贫血，有时贫血较重。白细胞计数增高或正常，血小板计数可增多；②活动期ESR增快和（或）CRP增高，绝大多数ESR升高；③白蛋白减少，多克隆高球蛋白血症和球蛋白增高，约1/3的GCA碱性磷酸酶轻度升高；④肌酶、肌电图、肌肉活检正常。

3. 颞动脉活检 诊断 GCA 的金标准，特异性较高。选择有触痛或有结节的部位可提高检出率，在局部麻醉下切取长度为 1.5~3cm 的颞动脉，做连续病理切片。活检的阳性率为 40%~80%，阴性不能排除 GCA 诊断。

4. 影像学检查 彩色多普勒超声、核素扫描、CT 血管成像或动脉造影等检查均可用于探查不同部位血管病变，根据具体情况选择合适的检查方法。

【诊断】

对有原因不明的老年人发热和 ESR 明显增快的，尤其有头皮触痛、颞动脉触痛或搏动减弱的，应考虑本病。目前采用 1990 年 ACR 巨细胞动脉炎分类标准。

【治疗原则】

本病治疗主要目标是控制血管炎症，减少并发症。还应根据患者受累器官情况选择个体化方案。糖皮质激素是治疗 GCA 的主要药物，联合免疫抑制剂（如环磷酰胺）治疗有利于尽快控制血管炎症，减少并发症。

【二级医院向三级医院的转诊标准及处置】

1. 标准

（1）无风湿免疫专科医生及诊治经验的二级医院遇此病例均须向上转诊。

（2）临床上遇到有原因不明的老年人发热、新近发生的头痛和 ESR 明显增快的，尤其有头皮触痛、颞动脉触痛或搏动增强（减弱）的，伴黑矇、视力下降，或出现间歇性咀嚼不适、咀嚼疼痛、咀嚼停顿和下颌偏斜者，二级医院医疗条件无肌电图、肌活检、颞动脉活检、MRI、动脉造影及自身免疫系列抗体等检查手段或检查设备的，建议转诊。

（3）巨细胞动脉炎是风湿免疫科中较难诊治的病种，一般为复杂疑难病例或复发危重病例，一旦怀疑此病建议转诊至三级医院进一步诊治。

（4）按上级医疗机构原定诊疗计划向下转诊，复查过程中出现病情变化者。

2. 预处理 一般无需预处理；如出现高热，可先给予退热药物治疗，如有较剧烈头痛，可先予 NSAIDs 止痛处理。

3. 注意事项 如患者一般情况良好可在开出转诊证明后嘱患者自行转诊到上级医院；如果出现脑血管意外，转送距离较远者中途需注意意识状态变化，监测体温、血压、脉搏、呼吸、血氧等生命体征，建立静脉输液通道，遇生命体征不稳定及时对症处理。

第十九节 抗磷脂综合征

【概述】

抗磷脂综合征（Antiphospholipid syndrome，APS）是一种非炎症性自身免疫病，临床上以动脉、静脉血栓形成，病态妊娠（妊娠早期流产和中晚期死胎）和血小板减少等症状为表现，血清中存在抗磷脂抗体（antiphospholipid antibody，aPL），上述症状可以单独或多个共同存在。APS 可分为原发性 APS 和继发性 APS，继发性 APS 多见于系统性红斑狼疮（SLE）或类风湿关节炎（RA）等自身免疫病（悉尼标准建议不用原发性和继发性 APS 这一概念，但目前的文献多仍沿用此分类）。此外，还有一种少见的恶性 APS（catastrophic APS），表现为短期内进行性广泛血栓形成，造成多器官功能衰竭甚至死亡。原发性 APS 的病因目前尚不明确，可能与遗传、感染等因素有关。多见于年轻人。男女发病比率为 1∶9，女性中位年龄为 30 岁。

【临床表现】

1. 症状

（1）动、静脉血栓形成：APS 血栓形成的临床表现取决于受累血管的种类、部位和大小，可以表现为单一或多个血管累。APS 的静脉血栓形成比动脉血栓形成多见。静脉血栓以下肢深静脉血栓最常见，此外还可见于肾脏、肝脏和视网膜。动脉血栓多见于脑部及上肢，还可累及肾脏、肠系膜及冠状动脉等部位。年轻人发生脑卒中或心肌梗死应排除原发性 APS 可能。

（2）产科表现：典型的 APS 流产常发生于妊娠 10 周以后，但亦可发生得更早，常见有习惯性流产、胎儿宫内窘迫、宫内发育迟滞或死胎，这与抗心磷脂抗体（anticardiolipin antibody，aCL）的滴度无关。APS 孕妇可发生严重的并发症，早期可发生先兆子痫，亦可伴有溶血、肝酶升高及血小板减少，即 HELLP 综合征。

（3）血小板减少：是 APS 的另一重要表现。

（4）APS 相关的肾病：主要表现为肾动脉血栓狭窄、肾脏缺血坏死、肾性高血压、肾静脉的血栓、微血管的闭塞性肾病和相关的终末期肾病统称为 APS 相关的肾病。

（5）其他：80% 的患者有网状青斑，心脏瓣膜病变是晚期出现的临床表现，严重者需要做瓣膜置换术。此外，APS 相关的神经精神症状包括偏头痛、舞蹈病、癫痫、吉兰-巴雷综合征、假性球麻痹等，缺血性骨坏死极少见。

2. 实验室检查　抗磷脂抗体检测主要包括狼疮抗凝物、抗心磷脂抗体、抗 $\beta 2$-糖蛋白 1（$\beta 2$-GP1）抗体等，抗磷脂抗体阳性对诊断 APS 有帮助，但阴性也不能排除 APS 的可能。此外应完善血常规、肝肾功能、抗核抗体、抗可溶性核抗原抗体等的检查。

3. 影像学检查　对血栓评估最有意义，动静脉血管造影可显示阻塞部位，磁共振成像（MRI）有助于明确血栓大小和梗死灶范围。血管多普勒超声有助于外周动、静脉血栓的诊断；M 型超声、切面超声则有助于心瓣膜结构和赘生物的检测；B 超还可监测妊娠中、晚期胎盘功能和胎儿状况。

【诊断】

原发性 APS 的诊断主要依靠临床表现和实验室检查，还必须排除其他自身免疫病和感染、肿瘤等疾病引起的血栓。至今国际上无统一的诊断标准，目前最常用的是 2006 年悉尼国际 APS 会议修订的分类标准。

【治疗原则】

对原发性 APS 的治疗主要是对症处理、防止血栓和流产再发生。一般不需用糖皮质激素或免疫抑制剂治疗，除非对于继发性 APS。如继发于 SLE 或伴有严重血小板减少（<50×10^9/L）或溶血性贫血等特殊情况。抗凝治疗主要应用于 aPL 阳性伴有血栓患者，或抗体阳性又有反复流产史的孕妇。对无症状的抗体阳性患者不宜进行抗凝治疗。应综合患者的情况，行个体化治疗。

【二级医院向三级医院的转诊标准及处置】

1. 标准

（1）任何首诊可疑患者无法确诊。

1）符合 2006 年悉尼国际 APS 会议修订的分类标准患者，在二级医院缺乏分类标准中包含的以下所有检查项目，无法确诊该病的情况下可转至三级医院以进一步确诊该疾病：①二级医院没有血管彩超、M 型超声、切面超声、动静脉血管造影、磁共振成像等检查项目；②二级医院没有血清学检查项目：狼疮抗凝物（LA）、aCL、抗 β2-糖蛋白 1（β2-GP1）抗体、抗核抗体、抗可溶性核抗原（ENA）抗体等；③二级医院没有皮肤、胎盘、肾脏等组织病理检查项目。

2）无法排除其他自身免疫病和感染、肿瘤等疾病引起的血栓。

3）无法排除母亲解剖、激素异常及双亲染色体异常引起的病态妊娠。

（2）以下情况可疑或确诊重症患者应尽快转送三级医院诊治。

1）急性期需要取血栓而无手术条件。

2）临床危急症病例，出现生命体征不平稳或有重要脏器衰竭，需要积极抢救的患者，如血小板重度降低、恶性高血压、ARDS、中风、肾衰等。

3）APS 孕妇可发生严重的并发症，早期可发生先兆子痫，亦可伴有溶血、肝酶升高及血小板减少，即 HELLP 综合征。

4）出现严重的肾脏系统受累，如肾动脉血栓/狭窄、肾脏缺血坏死、肾性高血压、肾静脉的血栓、微血管的闭塞性肾病和相关的终末期肾病而无治疗条件。

5）出现严重的相关的神经精神症状包括偏头痛、舞蹈病、癫痫、吉兰-巴雷综合征、假性球麻痹等、缺血性骨坏死而无诊治条件。

6）出现心脏瓣膜受累需做瓣膜置换术而无手术条件。

（3）无以下必需治疗药物或治疗因而无法得到有效治疗的患者应转诊至三级医院接受治疗：肝素及低分子量肝素（LMWH）、华法林、抗血小板药物（阿司匹林、双嘧达莫、噻氯匹定、氯吡格雷）、羟氯喹、泼尼松、甲泼尼龙（针剂/口服剂型）、丙种球蛋白、抗 CD20 单抗、免疫吸附、血浆置换。

（4）以下情况可在二级医院和患者达成共识，并得到三级医院转院申请许可的情况下转院。

1）患者或其家属自行要求转至三级医院诊治。

2）因医疗纠纷或法律程序相关鉴定需要上级医院确诊。

3）患者必需的检查或治疗无法在二级医院得到社保补偿。

4）原治疗方案失效，病情复发，二级医院医师无足够能力调整治疗方案。

5）原治疗方案出现明显副作用，二级医院医师无足够能力调整治疗方案。

6）患者病情稳定，因发育、生育等需求要求调整治疗方案，二级医院医师无足够能力调整治疗方案。

2. 预处理　重症患者转送途中密切监测患者血压、呼吸、脉搏等生命体征，并随行配备基本的抢救措施，必要时途中行输血、止血、无创呼吸机等支持治疗。

第八章

感染病学

第一节　病毒性肝炎

【概述】

病毒性肝炎是一组肝炎病毒感染引起的肝脏功能损害，可导致急性和慢性的肝损害，常见的肝炎病毒包括甲型肝炎病毒（HAV）、乙型肝炎病毒（HBV）、丙型肝炎病毒（HCV）以及戊型肝炎病毒（HEV）。HAV 与 HEV 是引起急性肝炎的主要病因，系经粪-口途径传播的疾病，临床特征为食欲减退、恶心、呕吐、疲乏、肝大及肝功能异常，部分病例有发热、黄疸，无症状感染者甚为常见，病程呈自限性，无慢性化。甲型肝炎与戊型肝炎的临床表现类似，甲型肝炎引起急性重症肝炎者较少，但老年人和孕妇戊型肝炎病情较重，病死率较高。乙型肝炎与丙型肝炎主要经血源性传播与性传播，乙型肝炎在我国还以母婴垂直传播为多见。乙型肝炎与丙型肝炎感染临床症状较轻或无明显症状，病程进展缓慢，易慢性化，可导致肝硬化和肝癌，是我国肝硬化与肝癌的主要病因。

【临床表现】

病毒性肝炎可分急性肝炎与慢性肝炎，前者多见于甲型肝炎与戊型肝炎，后者多见于乙型肝炎与丙型肝炎，乙型肝炎与丙型肝炎也可在急性肝炎后病程迁延转变为慢性肝炎。

1. 急性肝炎 可分为以下几种临床类型 急性黄疸型病程可分为黄疸前期（前驱期）、黄疸期和恢复期，在黄疸期尿色加深，巩膜、皮肤出现黄染，部分患者可有大便颜色变浅，皮肤瘙痒。可见肝脏明显肿大，部分病例有轻度脾大，血清胆红素和 ALT 明显升高。在恢复期，黄疸逐渐消退，症状减轻直至消失，肝、脾回缩，肝功能逐渐恢复正常。

急性无黄疸型症状类似急性黄疸型肝炎的黄疸前期，以乏力和消化道症状为主，无黄疸。血清转氨酶 ALT 明显升高。

2. 慢性肝炎 主要见于慢性乙型肝炎与慢性丙型肝炎（详见慢性乙型肝炎与慢性丙型肝炎），临床症状多样，轻者可无症状或症状轻，重者可出现食欲缺乏、恶心、呕吐、腹胀、全身乏力和黄疸等。慢性病毒性肝炎长期或反复发作，可引起肝脏和脾脏肿大、肝病面容、肝掌和蜘蛛痣，部分患者出现出血倾向、内分泌紊乱等。实验室检查显示 ALT、AST、球蛋白及胆红素反复或持续升高，A/G 比例倒置，凝血酶原时间延长，外周血白细胞和血小板减少等。慢性病毒性肝炎进展到肝硬化阶段时可出现门静脉高压症表现，如脾功能亢进及食管胃底静脉曲张等，至失代偿期肝硬化阶段时常可发生食管胃底静脉曲张破裂出血、肝性脑病、腹水等严重并发症。慢性病毒性肝炎发展至终末期肝病时亦可发生肝衰竭。肝衰竭在临床上表现为迅速加深的黄疸、凝血酶原活动度明显降低（<40%）和程度不等的肝性脑病。

【二级医院向三级医院的转诊标准及处置】

1. 转诊标准

（1）出现急性肝炎肝衰竭或者慢性肝炎出现严重慢加急性肝衰竭经积极处理病情进一步恶化。

（2）慢性肝炎出现终末期肝病的临床表现，有以下并发症者：如难以控制的上消化道大出血，难治性腹水，难以纠正的肝性脑病。

（3）发生肝衰竭，经过规范化治疗仍不能纠正肝功能，有人工肝或者肝移植指征者。

2. 预处理 先行对症支持治疗，并在转送途中持续监测生命体征。

3. 注意事项 生命体征不稳定时需要先就地抢救，生命体征较为平稳时转运。

【三级医院向二级医院的转诊标准及处置】

1. 转诊标准

（1）经过三级医院积极处理病情稳定，但仍需要住院作进一步巩固治疗或者康复治疗者。

（2）明确诊断后可以在二级医院进行治疗者。

2. 预处理 转诊前需要明确后续治疗方案，慢性肝炎患者需要给予详细的长期诊疗建议。

3. 注意事项 生命体征仍不稳定者不宜过早向二级医院转诊。

第二节 慢性乙型肝炎

【概述】

乙型病毒性肝炎是由乙型肝炎病毒（Hepatitis B Virus，HBV）引起的、主要通过血液途径传播的肝脏疾病，简称乙型肝炎。中国现有的慢性 HBV 感染者约9300 万人，其中慢性乙型肝炎患者约 2000 万例。慢性乙型肝炎若不治疗可进展至肝硬化、慢性肝功能，同时也是肝细胞肝癌的主要病因之一。目前通过正规的抗病毒药物如核苷（酸）类药物或者干扰素的治疗，可以控制疾病进展。但不正规的抗病毒治疗可能会出现耐药或者停药后复发导致病情加重。

【临床表现】

慢性乙型肝炎临床症状多样，轻者可无症状或症状轻，重者可出现食欲缺乏、恶心、呕吐、腹胀、全身乏力和黄疸等。慢性乙型肝炎长期或反复发作，可引起肝脏和脾脏肿大、肝病面容、肝掌和蜘蛛痣，部分患者出现出血倾向、内分泌紊乱等。实验室检查显示 ALT、AST、球蛋白及胆红素反复或持续升高，A/G 比例倒置，凝血酶原时间延长，外周血白细胞和血小板减少等。慢性乙型肝炎进展到肝硬化阶段时可出现门静脉高压症表现，如脾功能亢进及食管胃底静脉曲张等，至失代偿期肝硬化阶段时常可发生食管胃底静脉曲张破裂出血、肝性脑病、腹水等严重并发症。慢性乙型肝炎可以发生慢性乙型肝炎急性发作，重者可发生肝衰竭，或者发展至终末期肝病时亦可发生肝衰竭。肝衰竭在临床上表现为迅速加深的黄疸、凝血酶原活动度明显降低（<40%）和程度不等的肝性脑病。

8

【二级医院向三级医院的转诊标准及处置】

1. 转诊标准

（1）抗病毒治疗过程中出现难治的多药耐药。

（2）出现肝衰竭经积极处理病情进一步恶化。

（3）出现终末期肝病的临床表现，有以下并发症者：如难以控制的上消化道大出血，难治性腹水，难以纠正的肝性脑病、肝肾综合征等。

（4）发生肝衰竭，经过规范化治疗仍不能纠正肝功能，有人工肝或者肝移植指征者确诊或者疑似发生肝细胞肝癌，而诊治医院不具备肝癌手术、介入或者射频治疗技术。

2. 预处理　先行对症支持治疗，并在转送途中持续监测生命体征。

3. 注意事项　生命体征不稳定时需要先就地抢救，生命体征较为平稳时转运。

【三级医院向二级医院的转诊标准及处置】

1. 转诊标准

（1）经过三级医院积极处理病情稳定，但仍需要住院作进一步巩固治疗或者康复治疗者。

（2）明确诊断后可以在二级医院进行治疗者。

2. 预处理　转诊前需要明确后续治疗方案，特别是制定规范的抗病毒治疗方案。

3. 注意事项　生命体征仍不稳定者不宜过早向二级

医院转诊。

第三节 慢性丙型肝炎

【概述】

丙型病毒性肝炎，简称为丙型肝炎，是由丙型肝炎病毒（Hepatitis C virus，HCV）引起的肝脏疾病。丙型肝炎是一种流行较为广泛的病毒性疾病。丙型肝炎呈全球性流行，不同性别、年龄、种族、民族人群均对 HCV 易感。据世界卫生组织统计，全球 HCV 的感染率约为 2.8%，估计约 1.85 亿人感染 HCV，每年因 HCV 感染导致的死亡病例约 35 万例。2006 年全国血清流行病学调查显示，我国 1~59 岁人群抗-HCV 流行率为 0.43%，在全球范围内属 HCV 低流行地区，由此推算，我国一般人群 HCV 感染者约 560 万，如加上高危人群和高发地区的 HCV 感染者，约 1000 万人。HCV 主要经血液途径传播。在发达国家，最常见的传播方式是静脉吸毒，其次为使用未经 HCV 筛查的血液、血制品和器官。在许多欠发达国家，主要的传播方式是输血，其次为使用未经消毒的注射用具。

【临床表现】

部分急性丙型肝炎患者在发病 6 个月后，HCV RNA 持续阳性伴 ALT 异常者，称为慢性丙型肝炎。慢性丙型肝炎患者常表现为 ALT 反复波动，ALT 水平多在 100U/L 以内，部分患者表现为持续性 ALT 轻度升高。还有近 1/3 的慢性 HCV 感染者肝功能一直正常，抗 HCV 和 HCV RNA 持续阳性，肝活检可见慢性肝炎表现，甚至可发现肝硬化。慢性丙型肝炎进展到肝硬化阶段时可出现门静脉高压症表现，如脾功能亢进及食管胃底静脉曲张等，至失代偿期肝硬化阶段时常可发生食管胃底静脉曲张破裂出血、肝性脑病、腹水等严重并发症。与慢性乙型肝炎相似，重者可发生肝衰竭，或者发展至终末期肝病时亦可发生肝衰竭。

8

【二级医院向三级医院的转诊标准及处置】

1. 转诊标准

（1）标准干扰素加利巴韦林抗病毒治疗过程中出现难以控制的不良反应。

（2）标准干扰素加利巴韦林抗病毒治疗未能获得应答，或者在停药后出现复发。

（3）有难以处理的并发症，如合并肾功能衰竭，合并 HIV 感染，合并 HBV 感染等。

（4）出现肝衰竭经积极处理病情进一步恶化。

（5）出现终末期肝病的临床表现，有以下并发症者：如难以控制的上消化道大出血，难治性腹水，难以纠正的肝性脑病、肝肾综合征等。

（6）发生肝衰竭，有人工肝或者肝移植指征者。

（7）确诊或者疑似发生肝细胞肝癌，而诊治医院不具备肝癌手术、介入或者射频治疗技术。

2. 预处理　先行对症支持治疗，并在转送途中持续监测生命体征。

3. 注意事项　生命体征不稳定时需要先就地抢救，生命体征较为平稳时转运。

【三级医院向二级医院的转诊标准及处置】

1. 转诊标准

（1）经过三级医院积极处理病情稳定，但仍需要仔细随访和病情观察者。

（2）制定了抗病毒治疗方案可以回二级医院继续治疗者。

2. 预处理　转诊前需要明确后续治疗方案，特别是制定规范的抗病毒治疗方案。

3. 注意事项　生命体征仍不稳定者不宜过早向二级医院转诊。

第四节　肝衰竭

【概述】

肝衰竭是多种因素引起的严重肝脏损害，导致其合成、解毒、排泄和生物转化等功能发生严重障碍或失代偿，出现以凝血功能障碍、黄疸、肝性脑病、腹水等为主要表现的一组临床症候群。在我国引起肝衰竭的首要病因是肝炎病毒（主要是乙型肝炎病毒），其次是药物（如抗结核药物）及肝毒性物质（如乙醇、化学制剂等）；在欧美国家，药物是引起急性、亚急性肝衰竭的主要原因；酒精性肝损害常引起慢性或慢加急性肝衰竭。儿童肝衰竭还可见于遗传代谢性疾病。目前肝衰竭的内科治疗尚缺乏特效药物和手段。原则上强调早期诊断、早期治疗，针对不同病因采取相应的病因治疗措施和综合治疗措施，并积极防治各种并发症。肝衰竭患者诊断明确后，应进行病情评估和重症监护治疗。有条件者早期进行人工肝治疗，视病情进展情况进行肝移植前准备。

【临床表现】

根据临床表现的严重程度，亚急性肝衰竭和慢加急性（亚急性）肝衰竭可分为早期、中期和晚期。

1. 早期 ①有极度乏力，并有明显畏食、呕吐和腹胀等严重消化道症状。②黄疸进行性加深（血清 TBil ≥ 171μmol/L 或每日上升 ≥ 17.1μmol/L）。③有出血倾向，30% < PTA ≤ 40%，（或 1.5 < INR ≤ 1.9）。④未出现肝性脑病或其他并发症。

2. 中期 在肝衰竭早期表现基础上，病情进一步发展，出现以下两条之一者：①出现Ⅱ度以下肝性脑病和（或）明显腹水、感染。②出血倾向明显（出血点或瘀斑），20% < PTA ≤ 30%（或 1.9 < INR ≤ 2.6）。

3. 晚期 在肝衰竭中期表现基础上，病情进一步加重，有严重出血倾向（注射部位瘀斑等），PTA ≤ 20%，（或 INRl > 2.6），并出现以下四条之一者：肝肾综合征、上消化道大出血、严重感染、Ⅱ度以上肝性脑病。

【二级医院向三级医院的转诊标准及处置】

1. 转诊标准

（1）肝衰竭患者诊断明确后，应进行病情评估和重症监护治疗。有条件者早期进行人工肝治疗，视病情进展情况进行肝移植前准备。无人工肝条件或者需要做肝移植者需转诊。

（2）出现严重并发症，如脑水肿，肝性脑病，合并不能控制的细菌或者真菌感染，难以纠正的低钠血症以及顽固性腹水，急性肾损伤以及肝肾综合征需要持续人工肝支持和肾脏透析者，大出血反复发作难以控制者。

（3）病因不明，经过初步处理后病情持续加重者。

2. 预处理　先行对症支持治疗，并在转送途中持续监测生命体征。

3. 注意事项　考虑到中晚期肝衰竭预后较差，病死率高，故对于出现以下肝衰竭前期临床特征的患者，须引起高度的重视，预先进行积极处理：（1）极度乏力，并有明显厌食、呕吐和腹胀等严重消化道症状。（2）黄疸升高（TBil ≥ 51μmol/L，但 ≤ 171μmol/L），且每日上升 ≥ 17.1μmol/L。（3）有出血倾向，40% < PTA ≤ 50%（或 1.5 < INR ≤ 2.6）。

【三级医院向二级医院的转诊标准及处置】

1. 转诊标准

（1）经过三级医院积极处理病情稳定，但仍需要住院作进一步巩固治疗或者康复治疗者。

（2）明确诊断后可以在二级医院进行治疗者。

2. 预处理　转诊前需要明确后续治疗方案，包括病因治疗方案。

3. 注意事项　生命体征仍不稳定者不宜过早向二级医院转诊。

第五节　肝炎肝硬化

【概述】

肝硬化是多种因素（慢性病毒性肝炎、酒精性肝病、wilson病等）引起的进行性肝脏损害，在病理组织学上的表现为广泛的肝细胞坏死、残存肝细胞结节性再生、结缔组织增生与纤维隔形成，导致肝小叶结构破坏和假小叶形成，肝脏逐渐变形、变硬而发展为肝硬化。肝硬化属于终末期肝病，在出现肝功能衰竭之前通过针对病因（如针对慢性乙型肝炎或者丙型肝炎的抗病毒治疗）的治疗可以取得一定效果，可以阻止甚至逆转疾病进展，否则除肝移植外有效的治疗方法较少。肝硬化患者的治疗应多方面综合考虑，主要包括生活方式干预及监测、针对病因的特异性治疗（抗病毒、戒酒、wilson病治疗等）及针对肝硬化相关并发症（腹水、肝性脑病等）的治疗。

【临床表现】

肝硬化是多种因素引起的进行性肝脏损害的结果，肝硬化在肝功能代偿期由于肝脏代偿功能较强可无明显症状，也可有轻度乏力、腹胀、肝脾轻度肿大、轻度黄疸、肝掌、蜘蛛痣的表现；而肝硬化处于失代偿期时则可出现不同程度的肝功能损害和门静脉高压为主要表现，并伴有多系统受累，可出现消化道出血、肝性脑病、脾功能亢进、腹水等并发症，在肝硬化基础上易发生肝细胞癌。临床可分为代偿期和失代偿期肝硬化，在此基础上可再分为活动期或静止期。Child-Pugh 分级标准是一种临床上常用的，以对肝硬化患者的肝脏储备功能进行量化评估的分级标准，一般用于对肝硬化临床类型进行分期。

1. 代偿期肝硬化 一般属 Child-Pugh A 级。影像学、生化学或血液学检查有肝细胞合成功能障碍或门静脉高压症（如脾功能亢进及食管胃底静脉曲张）证据，或组织学符合肝硬化诊断，但无食管胃底静脉曲张破裂出血、腹水或肝性脑病等严重并发症。

2. 失代偿期肝硬化 一般属 Child-Pugh B、C 级。患者已发生食管胃底静脉曲张破裂出血、肝性脑病、腹水等严重并发症。

【二级医院向三级医院的转诊标准及处置】

1. 转诊标准

（1）肝硬化病因不明，难以制定针对病因的治疗方案，并出现疾病进展者。

（2）出现严重并发症，如难以控制的上消化道大出血，难治性腹水，难以纠正的肝性脑病，严重感染经积极治疗仍难控制者。

（3）发生肝衰竭，经过规范化治疗仍不能纠正肝功能，有人工肝或者肝移植指征者。

（4）确诊或者疑似发生肝细胞肝癌，而诊治医院不具备肝癌手术、介入或者射频治疗技术。

2. 预处理　先行对症支持治疗，并在转送途中持续监测生命体征。

3. 注意事项　生命体征不稳定时需要先就地抢救，生命体征较为平稳时转运。当地需要配备三腔管等基本的上消化道大出血抢救设施，并进行人员培训。

【三级医院向二级医院的转诊标准及处置】

1. 转诊标准

（1）经过三级医院积极处理病情稳定，但仍需要住院作进一步巩固治疗或者康复治疗者。

（2）明确诊断后可以在二级医院进行治疗者。

2. 预处理　转诊前需要明确后续治疗方案，特别是给予详细的病因治疗与随访计划。

3. 注意事项　生命体征仍不稳定者不宜过早向二级医院转诊。

第六节　原发性肝癌

【概述】

原发性肝癌（primary liver cancer，PLC）是常见恶性肿瘤，由于起病隐匿，早期没有症状或症状不明显，进展迅速，确诊时大多数患者已经达到晚期或发生远处转移，治疗困难，预后很差，如果仅采取支持对症治疗，自然生存时间很短。原发性肝癌主要包括肝细胞癌（HCC）、肝内胆管细胞癌和肝细胞癌-肝内胆管细胞癌混合型等不同病理类型，在其发病机制、生物学行为、组织学形态、临床表现、治疗方法以及预后等方面均有明显的不同，由于其中 HCC 占到 90% 以上，故"原发性肝癌"主要是指 HCC。

【临床表现】

在诊断为肝癌之前，患者往往没有临床症状与体征，临床上难以发现在肝癌亚临床期（早期），瘤体约 3~5cm，大多数患者仍无典型症状，诊断仍较困难，多为血清 AFP 普查发现，在肝癌早期少数患者可以有上腹闷胀、腹痛、乏力和食欲不振等慢性基础肝病的相关症状，而多数患者没有明显的相关阳性体征。少数患者体检可以发现轻度的肝肿大、黄疸和皮肤瘙痒，常被视为基础肝病的非特异性表现。因此，对于具备发生肝癌高危因素者，发生上述情况时应该警惕肝癌的可能性。一旦出现典型症状，往往已达肝癌中、晚期，此时，病情发展迅速，其主要表现：肝区疼痛、食欲减退、消瘦、乏力、全身衰弱，少数晚期患者可呈现恶病质状况。发热比较常见，多为持续性低热，即癌性热，与肿瘤坏死物的吸收有关。中晚期肝癌常见黄疸、肝脏肿大（质地硬、表面不平，伴有或不伴结节、血管杂音）和腹腔积液等。如果原有肝炎、肝硬化的背景，可以发现肝掌、蜘蛛痣、红痣、腹壁静脉曲张及脾脏肿大等。当出现肝外转移灶症状时提示有远处转移。晚期患者常出现黄疸、出血倾向、上消化道出血、肝性脑病以及肝肾功能衰竭等。伴癌综合征是临床较易被误诊的临床症候群，即肝癌组织本身代谢异常或癌组织对机体产生的多种影响引起的内分泌或代谢紊乱的症候群，临床表现多样且缺乏特异性，常见的有自发性低血糖症和红细胞增多症；其他有高脂血症、高钙血症、性早熟、促性腺激素分泌综合征、皮肤卟啉症、异常纤维蛋白原血症和类癌综合征等，但比较少见。

【二级医院向三级医院的转诊标准及处置】

1. 转诊标准

（1）疑似肝癌但难以确诊的病例。

（2）需要手术切除但无条件开展肝癌切除时。

（3）适合非手术治疗，但接诊医院无条件开展局部消融治疗、肝动脉介入治疗。

（4）出现严重并发症的患者。

（5）单纯外科或者非手术治疗难以奏效，需要多学科综合治疗的患者。

（6）适合肝移植的患者。

2. 预处理　先行对症支持治疗，及早开始针对病因（如慢性肝炎）的治疗、保肝治疗与并发症的治疗，为进一步肿瘤治疗创造条件。

3. 注意事项　由于 HCC 的特殊性，多发生在有慢性肝病或者肝硬化疾病的基础上，强调多学科规范化的综合治疗，并且在此基础上，提倡针对不同的患者或者同一患者的不同阶段实施个体化治疗。应避免一刀切的手术治疗。

【三级医院向二级医院的转诊标准及处置】

1. 转诊标准

（1）经过三级医院积极处理病情稳定，但仍需要住院作进一步巩固治疗或者康复治疗者。

（2）明确诊断后可以在二级医院进行治疗者。

2. 预处理　转诊前需要明确后续治疗方案，特别是随访计划与出现复发后的诊疗建议。

3. 注意事项　生命体征仍不稳定者不宜过早向二级医院转诊。

第七节　手足口病

【概述】

手足口病是一组以出现短期发热和典型皮疹为临床特征的儿童常见疾病，可伴有或不伴有口腔溃疡。人类肠道病毒 A 组是引起手足口病的主要病原，尤其是柯萨奇病毒 A 组 16 型（Cox A16）和肠道病毒 71 型（EV71）。这些肠道病毒均可引起儿童感染，大多为轻症，临床表现为典型的手足口病特征：发热、手足部皮疹、口腔疱疹。但少数病例会累及到中枢神经系统和（或）引起肺水肿。在过去十多年，亚太地区多起大规模的手足口病暴发中，EV71 还引起神经系统并发症和死亡。

【临床表现】

典型的病例皮疹通常是丘疱疹，出现在手掌或足底，或同时分布在这两个部位。有些病例，特别是小年龄的幼儿和婴儿，其皮疹可为没有水泡的斑丘疹，也会出现在臀部、膝盖或手肘等部位。某些儿童可出现口腔溃疡，可出现在口腔内各个部位，包括颊黏膜及舌头等，在口腔后部反而相对较少。实际上儿童常常首诊主诉的是口腔溃疡造成的疼痛，比手掌和足底出现皮疹要早 1 天或 2 天。从临床表现看，手足口病和疱疹性咽峡炎是儿童发热伴皮疹综合征中以黏膜皮肤损害为主要临床谱的两个代表性疾病。疱疹性咽峡炎仅单独累及口腔黏膜，而手足口病会同时出现口腔黏膜损伤、手掌和脚掌皮疹的病变。EV71 流行引起的手足口病，约 10%~30%住院病例可能出现中枢神经系统并发症表现，其包括无菌性脑膜炎、脑炎和急性弛缓性麻痹，其中脑干脑炎是一种特殊的伴有明显的神经病理损害的脑炎，已成为 EV71 导致的重症手足口病一种特征性表现。死亡病例通常会先出现短暂的发热和轻微的神经系统症状，然后出现心动过速、外周血灌注不足和呼吸急促，并在数小时内发展为难治性心功能衰竭、急性暴发性肺水肿。出现以下表现者，可诊断为重症重症手足口病。

患儿频繁出现肌阵挛性抽搐、脑脊液细胞增多可诊断脑干脑炎。脑炎意识障碍，包括嗜睡、昏睡、昏迷、癫痫或肌阵挛。

脑脊髓炎急性发病，反射减弱，伴有弛缓性肌无力、肌阵挛、共济失调、眼球震颤、动眼神经麻痹和延髓性麻痹等多种临床表现。

急性弛缓性麻痹急性发作的弛缓性肌肉无力和反射

消失。

自主神经系统失调，冒冷汗、皮肤花纹、心动过速、呼吸急促和高血压。

肺水肿（出血），出现呼吸困难并伴有心动过速、呼吸急促、啰音、粉红色泡沫痰，胸片表现为双肺浸润阴影但无心脏扩大。

心肺功能衰竭的定义为出现心动过速、呼吸窘迫、肺水肿、末梢循环灌注不良，需使用正性肌力药物纠正；胸片表现为肺充血，超声心动图表现为心肌收缩力下降。

【二级医院向三级医院的转诊标准及处置】

8

1. 标准　出现重症手足口病临床表现，且接诊医院不具备抢救条件可及早转诊。

2. 预处理　转诊前早期使用 IVIG 可以阻止病情进展至自主神经系统（ANS）功能失调，从而阻止可引起死亡的肺水肿发生。需要对重症患儿进行重症监护，及对其血流动力学状态进行持续监测（心率、血压、动脉血气分析、超声心动图）。对患儿的血流动力学和体液状态的评估可以指导静脉输液治疗，同时应用正性肌力药物辅助心脏功能。临床治疗时要避免过度补液，因为它可能会诱发肺水肿（肺出血）。

3. 注意事项

（1）在流行季节要及时诊断手足口病（疱疹性咽峡炎），识别中枢神经系统受累的预警症状和体征；及时发现自主神经系统功能失调的体征。

（2）密切监测中枢神经系统受累患儿的心率和血压。

（3）避免使用快速液体输入方法抢救心功能不全的患儿。

（4）因频繁的肌阵挛性抽搐导致患儿的不安和激动，建议早期气管插管，不要等待转诊后再抢救。其他气管插管的指征包括出现中枢神经系统受累表现、呼吸异常、持续性室性心动过速、末梢循环灌注不良、低氧血症和血氧饱和度波动。

【三级医院向二级医院的转诊标准及处置】

1. 标准

（1）经过三级医院积极处理病情稳定，但仍需要住院作进一步巩固治疗或者康复治疗者。

（2）明确诊断后可以在二级医院进行治疗者。

2. 注意事项 生命体征仍不稳定者不宜过早向二级医院转诊。

第八节 麻 疹

8

【概述】

麻疹（measles，rubeola）是由麻疹病毒引起的具有高度传染性的急性呼吸系统传染病，临床主要特征为皮肤出现弥漫性红色斑丘疹、口腔麻疹黏膜斑、发热、咳嗽、鼻咽炎及眼结膜炎等。在疫苗前时代，该病在儿童中广为流行。1954 年 Enders 等成功分离麻疹病毒，20 世纪 60 年代初开始全球推广应用麻疹疫苗，发病率明显下降。全球普遍推广麻疹疫苗后发病率大幅度下降。一些发达国家麻疹已获得控制，我国部分地区麻疹仍呈现地方性流行，主要见于未接种的人群中。

【临床表现】

潜伏期较规则，约 10~14 日，成人潜伏期通常长于儿童。接受被动免疫者潜伏期可延至 21~28 日。典型麻疹可分以下三期：

1. 前驱期（从发病到出疹 3~5 日） 主要症状有发热和上呼吸道卡他症状。低到中等度发热，亦可突发高热，婴幼儿可伴惊厥，年长儿童或成人常诉头痛、头昏、乏力。流涕、刺激性干咳、眼结膜充血、流泪、畏光等卡他症状日渐加重，伴精神不振、畏食，可出现腹泻呕吐。起病第 2~3 日可于双侧近白齿，颊黏膜处出现细砂样灰白色小点，绕以红晕，称麻疹黏膜斑（Koplik's spots），为本病早期特征，黏膜斑可逐渐增多，互相融合，也可见于下唇内侧及齿龈黏膜，偶见于上腭，一般维持 16~18 小时，有时延至 1~2 日，大多于出疹后 1~2 日内消失。

2. 出疹期（起病 3~5 日后） 全身症状及上呼吸道症状加剧，体温可高达 40℃，精神萎靡，嗜睡或烦躁。常在见到黏膜斑后 1~2 日，首先于耳后发际出现皮疹，迅速发展到面颊部，自上而下逐渐蔓延到胸、背、腹及四肢，约 3~4 日内遍及全身至手掌足底，此时头面部皮疹已可开始隐退。皮疹为 2~5mm 大小，初呈淡红色，散在，后渐密集呈鲜红色，进而转为暗红色，疹间皮肤尚正常。出疹时全身淋巴结、肝、脾可增大，肺部可闻及干湿啰音。皮疹约延续 5 日。成人出疹期中毒症状较严重，皮疹多而融合。

3. 皮疹出齐后按出疹顺序隐退 色素斑伴糠麸样脱屑，可存在 2~3 个月。随皮疹隐退全身中毒症状减轻，热退，精神及食欲转好，咳嗽也逐渐改善而消失，整个病程约 10~14 日。

【二级医院向三级医院的转诊标准及处置】

1. 转诊标准 麻疹一般预后良好，但在体弱免疫力低下者，如伴有营养不良或其他疾病，或并发肺炎、心血管功能不全等患者中可出现重症。以下情况经过初步处理病情仍出现进展则可以考虑转诊：①高热中毒症状重，出现心力衰竭和中枢神经系统症状，气促、心率快、发绀、嗜睡、昏迷、惊厥等。②皮疹密集融合或色淡透不出或出而又退，皮疹出血，甚至大片瘀斑，伴内脏出血，称出血性麻疹，预后差。③出现急性喉炎影响呼吸者。

2. 预处理 先行对症支持治疗，并在转送途中持续监测生命体征。

3. 注意事项 对于特殊类型麻疹要特殊处理，包括：①免疫力低下者，如细胞免疫抑制或缺陷者如恶性肿瘤治疗患者、移植后患者、AIDS 患者及先天性免疫缺陷者可发生严重麻疹，病死率高，临床上常不出疹，易发生巨细胞肺炎、脑炎、细菌或腺病毒肺炎等，诊断较

8

困难。无麻疹史的免疫抑制者一旦接触麻疹应采取被动免疫措施，使用免疫球蛋白。②孕妇可导致流产和早产。孕妇患麻疹病情相对较重，易并发肺炎，大多需住院治疗。患麻疹的孕妇可经胎盘将病毒传给胎儿，发生新生儿麻疹，病情轻重不等，因此建议对麻疹孕妇所分娩的新生儿生后即采取给予免疫球蛋白的被动免疫措施。

【三级医院向二级医院的转诊标准及处置】

1. 转诊标准

（1）经过三级医院积极处理病情稳定，但仍需要住院作进一步巩固治疗或者康复治疗者。

（2）明确诊断后可以在二级医院进行治疗者。

2. 预处理　转诊前需要明确后续治疗方案。

3. 注意事项　生命体征仍不稳定者不宜过早向二级医院转诊。

第九节　肺 结 核

【概述】

结核病（tuberculosis）是结核分枝杆菌引起的慢性感染性疾病，可累及全身多个脏器，以肺结核（pulmonary tuberculosis）最为常见，占各器官结核病总数的80%~90%，是最主要的结核病类型。痰中排菌者称为传染性肺结核病，除少数可急起发病外，临床上多呈慢性过程。目前我国结核病年发病患者数约为130万。高耐药率是我国结核病难以控制的原因之一。来自中国疾病控制与预防中心（CDC）的报告，在新发肺结核患者中 MDR-TB 比例为 5.7%，而复治肺结核患者中MDR-TB比例高达 25.6%。

【临床表现】

原发结核感染后结核菌可向全身传播，可累及肺脏、胸膜以及肺外器官。免疫功能正常的宿主往往将病灶局限在肺脏或其他单一的脏器，而免疫功能较弱的宿主往往造成播散性结核病或者多脏器的累及。浸润性肺部病灶咳嗽轻微，干咳或仅有少量黏液痰。有空洞形成时痰量增加，若伴继发感染，痰呈脓性。重度毒血症状和高热可引起气急，广泛肺组织破坏、胸膜增厚和肺气肿时也常发生气急，严重者可并发肺心病和心肺功能不全。临床体征取决于病变性质、部位、范围或程度。粟粒性肺结核偶可并发急性呼吸窘迫综合征，表现严重呼吸困难和顽固性低氧血症。病灶以渗出型病变为主的肺实变且范围较广或干酪性肺炎时，叩诊浊音，听诊闻及支气管呼吸音和细湿啰音。继发型肺结核好发于上叶尖后段，故听诊于肩胛间区闻及细湿啰音有较大提示性诊断价值。空洞性病变位置浅表而引流支气管通畅时有支气管呼吸音或伴湿啰音；巨大空洞可闻带金属调空瓮音。慢性纤维空洞性肺结核的体征有患侧胸廓塌陷、气管和纵隔移位、叩诊音浊、听诊呼吸音降低或闻及湿啰音，以及肺气肿征象。支气管结核患者可闻及局限性哮鸣音，于呼气或咳嗽末较为明显。肺结核是结核病的主要类型，此外，其他如淋巴结结核、骨关节结核、消化系统结核、泌尿系统结核病、生殖系统结核以及中枢神经系统结核构成整个结核病的疾病谱。腹腔内结核病变，包括肠结核、肠系膜淋巴结结核及输卵管结核等，在发展过程中往往涉及其邻近腹膜而导致局限性腹膜炎。

【二级医院向三级医院的转诊标准及处置】

1. 转诊标准

（1）无感染病、结核病专科医生及诊治经验。

（2）不属于肺结核定点医院（肺外结核可以在非定点医院感染科就诊）。

（3）合并严重并发症，收治科室无有经验的相关科室支持，或者无处置条件者，特别是涉及多器官累及或者播散的肺外结核，如结核性脑脓肿等经内科治疗无效或者疾病出现进展需要多学科合作处理，但相关科室无处置经验者可以转诊。

（4）耐多药结核病缺乏有效的二线治疗药物，或经加用二线抗结核药物治疗后仍疗效不佳并出现疾病进展者。

（5）抗酸涂片或者分枝杆菌培养阳性但经抗结核治疗无效，疑为耐多药结核病或者非结核分枝杆菌感染而收治医院无条件进一步明确诊断者。

2. 预处理　确诊结核病的患者在转诊前先行及早进行强化抗结核治疗，并加强对症支持治疗，并在转送途中持续监测生命体征。

3. 注意事项　抗结核治疗 2 个月仍抗菌涂片或者培养阳性者多提示疗效不佳，往往与耐药发生或者治疗依从性差有关，需要及早明确病因。治疗过程中需要密切监测抗结核治疗的不良反应，当出现抗结核药物治疗相关肝功能衰竭的早期表现时，要及时与具备处理肝功能衰竭与抗结核治疗能力的医院联系转诊。

【三级医院向二级医院的转诊标准及处置】

1. 转诊标准

（1）经过三级医院积极处理病情稳定，但仍需要住院作进一步巩固治疗或者康复治疗者。

（2）明确诊断后可以在二级医院进行治疗者。

2. 预处理　转诊前需要明确后续治疗方案，特别是定期随访计划与复发后的诊疗建议。

3. 注意事项　生命体征仍不稳定者不宜过早向二级医院转诊。

第十节　伤　寒

【概述】

伤寒（typhoid fever）是由伤寒杆菌引起的急性传染病，以持续菌血症、单核-吞噬细胞系统受累、回肠远端微小脓肿及小溃疡形成为基本病理特征。典型的临床表现包括持续高热、表情淡漠、腹部不适、肝脾大和周围血象白细胞低下，部分患者有玫瑰疹和相对缓脉。肠出血和肠穿孔为其严重并发症。

【临床表现】

潜伏期平均 1~2 周，其长短与感染菌量有关，食物型暴发流行可短至 48 小时，而水源性暴发流行可长达 30 日。

1. 典型伤寒临床已较少见，自然病程约 4 周，根据其临床表现分为 4 期：①初期，相当于病程第 1 周，起病大多缓慢（75%~90%），发热是最早出现的症状，常伴有全身不适、乏力、食欲减退、咽痛和干咳等症状。病情逐渐加重，体温呈梯形上升，于 5~7 日内达 39~40℃，发热前可有畏寒而少寒战，热退时出汗不显著。半数以上患者有腹痛，呈弥漫性或位于右下腹回肠末端处。约 1/3 患者可出现腹泻，为水样或稀便，黑便少见。②极期，相当于病程第 2~3 周，常有伤寒的特征性表现，如高热、皮疹、相对缓脉、肝脾大等表现，同时消化系统症状如食欲低下、腹胀、便秘等症状加重，部分患者有腹泻症状。重症患者可出现精神恍惚、反应迟钝、谵妄、昏迷或出现脑膜刺激征（虚性脑膜炎）等中枢神经系统症状。此等神经系统症状多随体温下降而逐渐恢复。③缓解期，相当于病程第 3~4 周，体温出现波动并开始下降，食欲逐渐好转，腹胀逐渐消失，脾大开始回缩。但本期内有发生肠出血或肠穿孔的危险，需特别警惕。④恢复期，相当于病程第 4 周末开始。体温恢复正常，食欲好转，一般在 1 个月左右完全恢复健康。

2. 不典型伤寒根据发病年龄、人体免疫状态、致病菌的毒力与数量、病程初期不规则应用抗菌药物以及有无基础疾病等夹杂因素，伤寒又可分为下列几种类型：①轻型，表现为全身毒血症症状轻，发热 38℃ 左右，病程短，1~2 周内痊愈。②暴发型，表现为起病急，毒血症症状严重，有畏寒、高热、腹痛、腹泻、中毒性脑病、心肌炎、肝炎、肠麻痹、休克等表现。常有显著皮疹，也可并发 DIC。③迁延型，起病与典型伤寒相似，由于人体免疫功能低下，发热持续不退，可达 45~60 日之久。④逍遥型，在起病时毒血症症状较轻，患者可照常

8

281

工作。部分患者因突发性肠出血或肠穿孔就诊时才被发现。

【二级医院向三级医院的转诊标准及处置】

1. 标准　伤寒的病死率约为 1%~5%。老年人、婴幼儿预后较差，明显贫血、营养不良、胃酸缺乏者预后也差，并发肠穿孔、肠出血、心肌炎、严重毒血症等病死率高。一般县级医院均有条件处置伤寒病。但有以下情况时可以考虑转诊：

（1）发生肠出血经积极治疗仍出血不止者，考虑手术治疗但收治医院手术治疗经验不足者。

（2）出现肠穿孔并发腹膜炎，考虑手术治疗但收治医院手术治疗经验不足者。

（3）发生中毒性心肌炎并出现心力衰竭，积极处理临床症状仍恶化者。

（4）出现中毒性肝炎甚至肝衰竭者。

（5）出现多脏器功能衰竭与 DIC，经积极治疗病情仍恶化者。

2. 预处理　疑似伤寒考虑转诊前先行强化抗菌治疗，并加强对症支持治疗，并在转送途中持续监测生命体征。

3. 注意事项　应在抗菌药物应用之前采血，骨髓涂片伤寒细胞有助于伤寒的早期诊断。转诊前及时做好血培养与骨髓培养，可以增加确诊机会。有严重毒血症者，不宜随意给予糖皮质激素，可在足量有效抗菌药物治疗下使用糖皮质激素。对兼有毒血症症状和明显鼓肠、腹胀的患者，糖皮质激素的使用宜慎重，以免发生肠出血和肠穿孔。

【三级医院向二级医院的转诊标准及处置】

1. 转诊标准

（1）经过三级医院积极处理病情稳定，但仍需要住院作进一步巩固治疗或者康复治疗者。

（2）明确诊断后可以在二级医院进行治疗者。

2. 预处理　转诊前需要明确后续治疗方案。

3. 注意事项　生命体征仍不稳定者不宜过早向二级医院转诊。

第十一节　艾滋病的转诊

【概述】

艾滋病，即获得性免疫缺陷综合征（acquired immunodeficiency syndrome，AIDS），其病原为人类免疫缺陷病毒（Human immunodeficiency virus，HIV），亦称艾滋病病毒。HIV 主要侵犯人体的免疫系统，包括 CD4+T 淋巴细胞、巨噬细胞和树突状细胞等，主要表现为 CD4+ T 淋巴细胞数量不断减少，最终导致人体细胞免疫功能缺陷，引起各种机会性感染和肿瘤的发生。

【临床表现】

1. 急性期　通常发生在初次感染 HIV 后 2~4 周左右。部分感染者出现 HIV 病毒血症和免疫系统急性损伤所产生的临床症状。大多数患者临床症状轻微，持续 1~3 周后缓解。临床表现以发热最为常见，可伴有咽痛、盗汗、恶心、呕吐、腹泻、皮疹、关节痛、淋巴结肿大及神经系统症状。

2. 无症状期　可从急性期进入此期，或无明显的急性期症状而直接进入此期。

3. 艾滋病期　为感染 HIV 后的最终阶段。患者CD4+T 淋巴细胞计数明显下降，多数患者<200/mm³，HIV 血浆病毒载量明显升高。此期主要临床表现为 HIV 相关症状、各种机会性感染及肿瘤。HIV 相关症状主要表现为持续 1 个月以上的发热、盗汗、腹泻，体重减轻 10% 以上。另外还可出现持续性全身性淋巴结肿大。由于患者的免疫缺损，所以机会性感染的种类极多，包括：肺孢子菌肺炎、结核病、非结核分枝杆菌感染、巨细胞病毒视网膜炎、弓形虫脑病以及真菌感染等。机会肿瘤中则以淋巴瘤与卡波西肉瘤为最常见的肿瘤。

【二级医院向三级医院的转诊标准及处置】

1. 转诊标准

（1）无感染病专科医生及诊治经验。

（2）非定点医院。

（3）合并严重感染并发症或者肿瘤，当地医院相关科室无处置条件或者能力。

2. 预处理 先行对症支持治疗，并在转送途中持续监测生命体征。

3. 注意事项 注意隔离与医务人员职业暴露的防护，有可能接触患者血液、体液的工作人员，必须佩戴手套。操作完毕脱去手套后，立即洗手，医务人员手部皮肤存在破损时，必须戴双层手套。在进行有可能发生血液、体液飞溅的诊疗和护理操作过程中，医务人员除需佩戴手套和口罩外，还应戴防护眼镜；当有可能大面积飞溅时，还应穿上具有防渗透性能的隔离服。使用后的锐器应当直接放入坚固、安全的利器盒中作安全处置；抽血时应使用真空采血器和蝶形采血针；禁止对使用后的一次性针头复帽；禁用手直接接触使用过的针头、刀片等锐器。

【三级医院向二级医院的转诊标准及处置】

1. 转诊标准

（1）经过三级医院积极处理病情稳定，但仍需要住院作进一步巩固治疗或者康复治疗者。

（2）明确诊断后可以在二级医院进行治疗者。

2. 预处理 转诊前需要明确后续治疗方案，特别是长期诊疗的依从性管理与不良反应监测与处置。

3. 注意事项 生命体征仍不稳定者不宜过早向二级医院转诊。

第九章

神经病学

【县级医院神经内科专科诊治要求】

县级医院神经病学专业应该掌握如下常见疾病的表现及特殊疑难问题处理，包括脑血管疾病、常见的颅内感染性疾病、癫痫、帕金森病、吉兰-巴雷综合征、重症肌无力、多发性硬化、视神经脊髓炎、运动神经元病等。

应能够开展如下诊疗技术：脑 CT、MRI 检查，肌电图，脑电图，经颅多普勒超声，颈部动脉超声，脑脊液常规、细菌培养、生化检测等。

第一节 脑梗死

【概述】

脑梗死（cerebral infarction）又称缺血性卒中，是指各种原因所致脑部血液供应障碍，导致局部脑组织缺血、缺氧性坏死，而出现相应神经功能缺损的一类临床综合征。脑梗死是临床最常见的急性脑血管病类型。

【临床表现】

根据脑血管闭塞及梗死部位的不同，患者有不同临床表现。颈内动脉系统梗死多表现为对侧偏瘫、偏身感觉障碍，累及底节区可出现同向性偏盲；优势半球受累可出现失语症，非优势半球受累可有体象障碍；累及侧视中枢时出现凝视麻痹；大面积梗死常伴意识障碍。椎基底动脉系统梗死通常多出现眩晕、恶心症状以及肢体活动、感觉障碍、眼球运动及构音障碍、共济失调等症状，病变严重可出现意识障碍，累及大脑后动脉可出现偏盲。基底动脉完全闭塞是危及生命的严重脑血管事件，可造成四肢瘫痪、意识障碍、高热、呼吸衰竭甚至死亡等。

【诊治原则】

诊断相对简单，中年以上的高血压、糖尿病、心脏病等脑卒中高危人群，急性迅速出现局灶性脑损害的症状和体征，并能用某一动脉供血区功能损伤来解释，且 CT 或 MRI 检查发现相应部位梗死灶即可明确诊断。此外风湿系统疾病、血液系统疾病、发育异常及遗传性疾病等可成为青年缺血性卒中的病因，须注意识别。

治疗主要有：

1. 静脉溶栓发病 4.5 小时以内的急性缺血性卒中符合溶栓适应证，并且排除禁忌证的可予以静脉"重组组织型纤溶酶原激活物（rt-PA）"溶栓或发病 6 小时内予以"尿激酶"溶栓。

2. 机械取栓及动脉溶栓对于大动脉闭塞引起的严重卒中，可在静脉溶栓基础上（无指征时可不溶），行动脉取栓（颈动脉系统发病 8 小时内，椎基底动脉系统可酌情延长到 24 小时）及或动脉溶栓（颈动脉系统发病 8 小时内，椎基底动脉系统发病 24 小时），静脉溶栓效果差者可进行补救性动脉内治疗。

3. 抗血小板不符合溶栓适应证且无禁忌证的患者发病后尽早口服阿司匹林 150~300mg/d 或氯吡格雷 75mg/d 单药治疗。具有高卒中复发风险或轻型脑卒中患者在发病 24 小时内可予以阿司匹林、氯吡格雷双联抗血小板治疗 21 天，之后改阿司匹林或氯吡格雷单用作为二级预防用药。

4. 他汀类药物进行调脂、稳定斑块治疗。此外可予以依达拉奉、丁苯酞等脑保护治疗。中药制剂也具有一定的效果。幕上大面积脑梗死伴严重脑水肿、中线偏移、脑疝形成者，小脑梗死伴四脑室、脑干受压者急诊手术开颅减压。

【二级医院向三级医院的转诊标准及处置】

1. 标准

（1）不具备 CT 检查手段。

（2）无神经内科专科医生及诊治经验。

（3）不具备静脉溶栓条件。

（4）机械取栓或动脉溶栓需在有条件和有经验的三级医院实施。

（5）大面积脑梗死，有手术指征而医院不具备开颅减压手术条件。

（6）治疗过程中病情进行性加重。

（7）脑梗死病因疑难、复杂、下级医院不具备诊治能力。

2. 预处理　颅高压患者需先行脱水、降颅压治疗。呼吸衰竭者建立人工气道后运送。

3. 注意事项　转运途中密切监测生命体征及意识、瞳孔、肢体活动状况。脑梗死患者已处重度昏迷，瞳孔散大、固定，或（及）呼吸停止、血压不稳定等濒死状况者不适合转诊，建议就地抢救。

第二节　脑　出　血

【概述】

脑出血（intracerebral hemorrhage，ICH）是指非外伤性脑实质内出血。高血压性小动脉硬化、破裂是本病最常见的原因，此外，脑淀粉样血管病、动静脉畸形、动脉瘤、脑梗死、动脉炎、凝血功能异常等为 ICH 相对于高血压较为少见的原因。ICH 虽发病率低于脑梗死，但其致死率却明显高于后者。

【临床表现】

高血压性 ICH 男性稍多于女性，冬季发病率较高。多在情绪激动、运动中发病。突发头痛、恶心、呕吐是 ICH 最常见的症状，其次为神经系统局灶性症状，如大脑半球出血多表现突发偏瘫、偏身感觉障碍，病变近优势半球皮层的出血可导致失语、凝视麻痹等；出血量多、破入脑室者易伴意识障碍。而脑干出血最多见于脑桥，背盖部多表现为凝视麻痹，同侧展、面神经麻痹等。大于 5ml、组织结构破坏严重者多突发昏迷、呼吸异常、高热、针尖样瞳孔及四肢瘫痪，甚至去大脑强直发作等，预后差，多死亡。小脑出血常有头痛、呕吐、眩晕、眼震、共济失调等，较大血肿易于压迫第四脑室和大脑导水管造成急性梗阻性脑积水导致昏迷、脑疝，较为凶险。

【诊治原则】

中老年高血压患者急性起病，迅速出现局灶性神经功能缺损症状以及突出的头痛、呕吐等表现提示颅内出血可能。颅脑 CT 是诊断 ICH 最为直接、可靠的方法，可清楚显影出血部位、大小等。

治疗以休息，积极控制脑水肿，降低颅内压为主。常用药物为 20% 甘露醇注射液，可 125～250ml，静脉滴注，每 6～8 小时 1 次。也可适量应用呋噻米、甘油果糖、白蛋白作为辅助。小灶性的出血可不予脱水治疗。血压明显升高者酌情降压。大量脑出血内科保守治疗风险较高时考虑手术治疗，方法包括：去骨瓣减压术、开颅血肿清除术、钻孔血肿抽吸术及脑室穿刺引流术。

【二级医院向三级医院的转诊标准及处置】

1. 标准

（1）有手术适应证而医院无脑外科手术条件。

（2）合并严重内科疾患而医院无诊治经验。

（3）脑出血原因为脑血管畸形、动脉瘤等复杂血管病变者。

（4）医院不具备脑外科手术或介入治疗能力。

2. 预处理　伴有严重颅内高压的需先行脱水、降颅压治疗。呼吸衰竭者建立人工气道后运送。

3. 注意事项　转运途中继续脱水、降颅压治疗并严密观察生命体征及意识、瞳孔等变化。已处重度昏迷，瞳孔散大、固定，呼吸停止、血压不稳定等濒死状况者不适合转诊，建议就地抢救。

第三节　中枢神经系统感染

【概述】

是病原微生物侵犯中枢神经系统的实质、被膜及血管等引起的急性或慢性炎症性（或非炎症性）疾病。这些病原微生物包括病毒、细菌、真菌、螺旋体、寄生虫、立克次体和朊蛋白等。根据感染的部位不同可分为：1. 脑炎、脊髓炎或脑脊髓炎；2. 脑膜炎、脊膜炎或脑脊膜炎；3. 脑膜脑炎。本章重点介绍病毒性脑炎、化脓性脑膜炎、结核性脑膜炎、神经布氏杆菌病、神经梅毒。

【临床表现】

1. 急性或亚急性起病，任何年龄均可发病。

2. 前驱症状　发热、头痛、食欲减退、全身乏力、肌痛、嗜睡、腹痛、腹泻等。结核感染还可以出现低热、盗汗、精神萎靡不振。

3. 主要症状　及体征发热、头痛、呕吐、意识和人格改变、精神行为异常、癫痫发作、局灶性神经功能障碍、脑膜刺激征等。重症患者可因广泛脑实质坏死和脑水肿引起颅内压增高，甚至脑疝形成而死亡。脑室系统梗阻出现脑积水，脑底部蛛网膜粘连而引起多数脑神经受损的症状，常累及动眼、外展和面神经，其中外展神经最易受累。视神经受累常为颅高压导致。

4. 其他神经型布氏杆菌病　有明确的流行病学接触史，如密切接触病畜、病畜体液（奶、分泌物等）、畜产品、布氏杆菌培养物，或生活在疫区。神经梅毒包括：无症状型神经梅毒，脑膜梅毒，脑膜、脊髓膜血管梅毒，脊髓痨（起病隐匿，表现为脊髓后侧索症状，如进行性感觉性共济失调、腱反射消失、肌张力降低、括约肌及性功能障碍；早期见瞳孔对光反应迟钝，晚期见阿-罗瞳孔、视神经萎缩和内脏危象），麻痹性神经梅毒（以进行性痴呆合并神经精神损害为主），先天性神经梅毒（可出现脑积水及哈钦森三联征：间质性角膜炎、畸形齿、听力丧失）。

5. 脑脊液检查

（1）病毒性脑炎：脑脊液压力正常或增高，白细胞数正常或增高，可达（100~1000）×10^6/L，早期以多核细胞为主，8~48小时后以淋巴细胞（单核细胞）为主。蛋白可轻度增高，糖和氯化物含量正常。

（2）化脓性脑膜炎：脑脊液压力常显著升高，外观混浊或呈脓性，细胞数明显升高，以中性粒细胞（多核细胞）为主，通常为（1000~10000）×10^6/L，蛋白升高，糖含量下降，氯化物降低，涂片革兰氏染色阳性率在60%以上，细菌培养阳性率在80%以上。

（3）结核性脑膜炎：脑脊液压力增高，外观无色透明或微黄，静置后可有薄膜形成，淋巴细胞（单核细胞）增多，常为（50~500）×10^6/L；蛋白增高，糖和氯化物降低，脑脊液墨汁染色或培养出结核菌可确诊。

（4）神经型布氏杆菌病：患者血、脑脊液和骨髓标本中分离出布氏杆菌，或血清学凝集试验效价>1：160，或脑脊液布氏杆菌抗体阳性。

（5）神经梅毒：脑脊液检查淋巴细胞数增多，血清和脑脊液梅毒试验阳性。

6. 头颅CT或MRI

（1）病毒性脑炎：部分无明显异常表现，可出现额叶、颞叶及边缘系统弥漫性异常信号，严重者可以有局灶性、出血性病灶。

（2）化脓性脑膜炎：头颅 MRI 早期可正常，随病情进展，增强扫描可见脑膜强化（多以软脑膜为主，硬脑膜可以受累）；后期可显示弥散性脑膜强化、脑水肿等。

（3）结核性脑膜炎：头颅 MRI 主要表现为脑膜强化（颅底常见），也可发现梗阻性脑积水、交通性脑积水、脑梗死、结核球等。

（4）神经型布氏杆菌病：头颅 MRI 可表现为炎性改变、白质改变、卒中样改变。

【诊治原则】

1. 诊断　根据急性或亚急性起病的发热、头痛、呕吐，神经系统的相关临床表现，脑脊液改变，流行病学接触史，性混乱、艾滋病的病史或先天性梅毒感染史，有助于诊断。确诊须有病原学证据，包括脑脊液细菌涂片、抗酸涂片、细菌培养、结核分枝杆菌培养和 PCR，血、脑脊液和骨髓标本中分离出布氏杆菌，或血清学布氏杆菌凝集试验效价>1∶160，或脑脊液布氏杆菌抗体阳性。血清和脑脊液梅毒试验阳性。

2. 治疗

（1）病毒性脑（膜）炎：主要以抗病毒治疗为主，病情严重者可酌情予以肾上腺皮质激素减轻炎症。头痛严重者可用止痛药，癫痫发作可首选丙戊酸钠，脑压高者可用甘露醇等脱水降颅压治疗。加强营养支持，注意水、电解质的平衡。

（2）化脓性脑膜炎：未确定病原菌时依据经验选用抗生素，常用头孢曲松或头孢噻肟等较易透过血-脑脊液屏障的药物。确定病原菌后应根据病原菌选择敏感的抗生素。

（3）结核性脑膜炎：早期、足量、联合治疗为原则。常采用异烟肼（INH）+利福平（RFP）+吡嗪酰胺（PZA）的三联治疗，疗程 1~2 年。可辅以糖皮质激素减轻炎症、颅底粘连。蛋白质定量明显增高、有早期椎管梗阻、肝功能异常致使部分抗结核药物停用，慢性迁延、复发或耐药的情况下，可予以抗结核药及糖皮质激素鞘内注射。

（4）神经型布氏杆菌病：利福平（600～900mg/d，持续6周）和多西环素（100mg，每日2次，持续6周），可再联合环丙沙星、头孢曲松钠、链霉素或复方磺胺甲恶唑中的一种，疗程上根据病情从6周到4~6个月不等。

（5）神经梅毒：应早期开始青霉素治疗。青霉素过敏者可选用头孢曲松钠。β-内酰胺类抗生素过敏者可选多西环素100mg，每日2次口服，连用30天。

【二级医院向三级医院的转诊标准及处置】

1. 标准

（1）疑诊颅内感染，但不能行脑脊液检查，或没有诊治经验。

（2）诊断为颅内感染，但感染类型不明确或经验性给予抗感染等治疗后仍疗效不佳者。

（3）伴有脑积水不能行脑室穿刺引流手术。

2. 预处理

（1）脑压升高者，给予脱水降颅压治疗。

（2）累及呼吸者予以气管插管及或机械辅助通气，改善缺氧。

（3）癫痫持续状态者给予抗癫痫等对症治疗。

3. 注意事项　确保呼吸道通畅。

第四节　癫　痫

【概述】

癫痫（epilepsy）是一组由已知或未知病因所引起，脑部神经元高度同步化，且常具有自限性的异常放电所导致的综合征。以反复、发作性、短暂性、刻板性的中枢神经系统功能失常为特征。临床上每次发作称为痫性发作，诊断癫痫至少需要一次的痫性发作，持续存在的癫痫易感性所导致的发作称为癫痫。所谓易感性包括有明确的癫痫家族史，发作间期脑电图的癫痫样放电，有确切的不能根除的病因存在等。在癫痫中，由特定症状和体征组成的，特定的癫痫现象称为癫痫综合征。

【临床表现】

根据发作表现分为：部分性发作、全面性发作、不能分类的发作。

1. 部分性发作根据发作时有无意识障碍分为简单部分发作和复杂部分发作。

（1）单纯部分性发作：发作过程不伴有意识障碍，表现为运动性、感觉性、自主神经性和精神性发作四类。表现为身体某一局部发生不自主抽动或麻木、针刺感或视觉、嗅觉、听觉异常或腹痛、多汗、呕吐、欲排尿感或情绪、记忆障碍、幻觉等。

（2）复杂部分性发作：发作时伴有不同程度的意识障碍，往往有自主神经症状和精神症状发作。可仅表现为意识障碍，类似小儿"失神发作"或表现为意识障碍和自动症（反复咂嘴、舔舌、搓手、摸索、奔跑、自言自语等）或运动症状伴意识障碍。

（3）部分性发作继发全面性强直阵挛发作。

2. 全身性发作发作起源于双侧脑部，多在发作初期就有意识丧失，发展期 EEG 为双侧半球广泛性放电。最常见的类型为：全面强直-阵挛发作。

（1）强直-阵挛发作：表现为发作性肢体强直、阵挛或强直-阵挛，并伴意识表现为意识丧失、双眼上翻、口舌咬伤、口吐白沫，大小便失禁，发作时血压升高、瞳孔散大，发作后期，瞳孔、血压逐渐正常，肌肉松弛，意识逐渐恢复。

（2）强直发作：多见于儿童，表现为突然两侧对称性的短暂强直状态，并很快恢复，有短暂意识障碍。

（3）阵挛发作：几乎都发生在婴儿，特征是重复阵挛性抽动伴意识丧失。

（4）失神发作：表现为动作中止，凝视，呼之不应，持续约 5~20 秒，一般不会跌倒，事后对发作全无记忆，发作时 EEG 呈规律性双侧同步 3Hz 的棘慢波综合爆发。

（5）肌阵挛发作：表现为快速、短暂、触电样肌肉痉挛，可以单灶性，也可以为对称或不对称多灶性，多无意识障碍。

（6）失张力发作：部分或全身肌肉张力突然降低导致垂头、张口、跌倒、肢体下垂等。

3. 不能分类的发作如某些新生儿发作。

【诊治原则】

根据发作时临床症状确定发作类型、发作频率、发作诱因，仔细询问既往史、服药史及是否有发热等排除继发性癫痫发作，脑电图、血液检测和影像学检查有益于诊断和鉴别诊断，同时需排除非癫痫性发作。

治疗方法：

1. 药物治疗根据发作类型选择抗癫痫药物：全面性癫痫发作：丙戊酸是（全身强直-阵挛发作、失神发作、肌阵挛发作）一线药物和首选药物，其次为：托吡酯、拉莫三嗪、左乙拉西坦。肌阵挛发作一线用药为：左乙拉西坦，慎用卡马西平；部分性发作：初始治疗药物首选均为卡马西平或奥卡西平，一线用药还有拉莫三嗪、托吡酯、左乙拉西坦；典型失神发作可选用丙戊酸，慎用卡马西平。

2. 药物难治性癫痫、继发性癫痫（如脑寄生虫病、颞叶内侧硬化症、脑肿瘤、脑脓肿、脑血管畸形等）可考虑手术治疗。

3. 其他治疗生酮饮食、迷走神经刺激术。

【二级医院向三级医院的转诊的标准及处置】

1. 标准

（1）无癫痫诊疗经验。

（2）缺乏影像学、脑电图等辅诊手段。

（3）所在医院无法提供所需治疗药物，或患者口服抗癫痫药物出现严重不良反应。

（4）怀疑继发性癫痫，但不能确定病因。

（5）药物难治性癫痫、继发性癫痫等有手术指征，但无脑外科治疗技术者。

2. 预处理　积极控制癫痫发作，频繁发作者，可给予苯巴比妥肌内注射，癫痫持续状态者，可给予地西泮静推，但要防止呼吸抑制，保持呼吸道通畅。

3. 注意事项　危重患者，转运途中需医务人员陪同，同时记录发作情况及用药详细记录。注意保持呼吸道通畅，监测生命体征及意识状态，建立静脉通道，准备纱布、开口器，防止发作时舌咬伤，舌后坠窒息。

第五节　癫痫持续状态

【概述】

癫痫持续状态（status epilepticus，SE）传统定义认为癫痫持续状态指"癫痫连续发作之间意识尚未完全恢复又频繁再发，或癫痫发作持续 30 分钟以上未自行停止"。目前定义：1. 持续的癫痫临床发作或脑电图提示的痫样放电持续 5 分钟及以上。2. 反复癫痫发作 ≥5 分钟，发作间期意识未恢复到基线水平。

SE 是内科常见急症，若不及时治疗可因高热、循环衰竭、电解质紊乱、神经元兴奋毒性损伤导致永久性脑损害，致残率和死亡率均很高。任何类型的癫痫均可出现 SE，其中全面强直-阵挛发作最常见，危害性也最大。最常见的原因是突然停用抗癫痫药、或因饮酒、感染、药物中毒、脑血管病、代谢性脑病等引起。

【临床表现】

根据癫痫发作持续时间及治疗反应分为：早期癫痫持续状态（持续状态持续 ≥5 分钟）、确定性癫痫持续状态（持续时间 ≥30 分钟）、难治性癫痫持续状态（RSE）（持续时间 ≥60 分钟，足够剂量的一线抗癫痫药物治疗，仍无法终止发作，需全身麻醉治疗）、超难治性癫痫持续状态（super-RSE）（当全身麻醉治疗 24 小时仍不能终止发作，其中包括减停麻醉药过程中复发）。

根据癫痫发作类型分类：A. 全面性癫痫持续状态：①惊厥性癫痫持续状态：在所有 SE 发作类型中最急、最重，表现为持续的肢体强直、阵挛或强直-阵挛，并伴有意识障碍。②非惊厥性持续状态：指脑电图上持续的痫样放电，出现临床上的非惊厥性发作，可表现为失语、遗忘、意识障碍或行为改变，有时可出现自动症等，持续时间≥30 分钟，部分患者可产生长期的认知功能障碍。B. 局灶性癫痫持续状态。

【诊治原则】

根据发作时的临床表现、持续时间和脑电图异常痫样放电可诊断。惊厥性持续状态在临床上最常见、最重要、最需要紧急处理，如处理不及时可造成不可逆的脑损害或认知功能损害，本文主要重点介绍惊厥性癫痫持续状态的治疗。

1. 癫痫持续状态的一般处理

（1）应迅速将患者平卧，保持呼吸道通畅，吸氧，防止舌咬伤，必要时行气管插管。

（2）监测生命体征。

（3）建立外周静脉通路。

（4）查血糖、血常规、血气分析、血生化等检查，怀疑中毒查血尿毒物筛查。

（5）签署知情同意书，并告知终止 SE 药物不良反应及风险。

2. 终止惊厥性癫痫持续状态的药物治疗。

3. 非惊厥性癫痫持续状态的药物治疗 非惊厥性癫痫持续状态一般不危及生命，但可致不可逆性脑损伤，所以一旦诊断明确，应及时控制发作。复杂部分性癫痫持续状态可静脉用苯妥英钠、苯二氮䓬类药物治疗。失神癫痫持续状态可静脉用苯二氮䓬类药物、丙戊酸钠治疗。

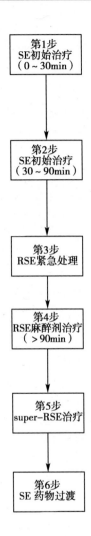

第1步
SE初始治疗
(0~30min)

地西泮10mg（2~5mg/min）静脉推注，可间隔10min重复一次；或咪达唑仑10mg肌内注射（静脉通路无法建立时）

第2步
SE初始治疗
(30~90min)

地西泮10mg（2~5mg/min）静脉推注，后续4mg/h持续静脉泵入维持，或丙戊酸钠注射液15~45mg/kg〔<6mg/（kg/min）〕静脉推注后，以1~2mg/（kg·min）速度静脉滴注维持或持续微量泵入，或苯巴比妥8mg/kg，肌内注射，后(100~200 mg/6~8h肌内注射。

第3步
RSE紧急处理

进入神经重症监护病房；气管插管/机械通气；保护重要器官系统和维持内环境恒定

第4步
RSE麻醉剂治疗
(>90min)

咪达唑仑0.2mg/kg静脉推注，后续以0.05~0.40mg/（kg·h），持续静脉泵入维持或丙泊酚2~3mg/kg静脉推注，可追加1~2mg/kg直至发作终止，后以4~10mg/（kg·h）持续静脉泵入维持脑电痫样放电消失后继续药物维持24~48h

第5步
super-RSE治疗

麻醉药物或AEDs联合其他治疗：氯胺酮麻醉剂、吸入麻醉剂、免疫调节剂、低温、外科手术、生酮饮食

第6步
SE 药物过渡

发作终止24~48h后向常规治疗过渡，首选同种AEDs静脉注射剂向肌肉注射剂或口服剂过渡，备选其他AEDs：左乙拉西坦、拉莫三嗪、加巴喷丁等口服剂，注意药物种类或药物剂型的过渡，参考血药浓度，以避免SE复发

图 2-9-1

【二级医院向三级医院的转诊标准及处置】

1. 标准 癫痫持续状态病情危重凶险，应在三级及

有经验的医院治疗。

2. 预处理　优先处理危及生命的并发症，积极控制癫痫发作并保持呼吸道通畅，必要建立人工气道。

3. 注意事项　同癫痫处理。

第六节　帕金森病

【概述】

帕金森病（Parkinson's disease，PD），又称震颤麻痹，是一种中老年人常见的运动障碍疾病，以黑质多巴胺能神经元变性缺失和路易小体形成为病理特征，临床表现为静止性震颤、运动迟缓、肌强直和姿势步态异常等。

【临床表现】

运动迟缓、静止性震颤、肌强直、姿势步态异常是帕金森病的四大运动症状，此外还可以有便秘、出汗增多、嗅觉减退等自主神经紊乱症状。其中，运动迟缓是帕金森病的核心症状，表现为各种动作的减慢、随意运动的减少及精细动作完成困难。静止性震颤多从一侧上肢远端开始，可逐渐扩展至四肢，口下颌及头部受累通常较晚。"铅管样肌强直"或"齿轮样肌强直"、"屈曲姿态"、"慌张步态"均为帕金森病的特征性表现。在病程中后期可出现运动并发症，主要有"剂末现象"、"开关现象"、"剂峰运动障碍"、"双向运动障碍"及"肌张力障碍"等运动并发症。

【诊治原则】

本病主要靠临床表现综合判断。静止性震颤、运动迟缓、姿势步态异常、联带运动减少等均是帕金森病的常见体征。但眼震阳性、病理征阳性、宽基地步态等体征常提示其他原因所造成的帕金森综合征。必要的辅助检查，如颅脑 MRI、甲状腺功能检查、血铜蓝蛋白含量等可以帮助我们排除引起类似表现的其他疾病。关于帕金森病，现有的治疗措施主要有以下几点：

1. 左旋多巴制剂 主要有多巴丝肼及卡左双多巴，前者为标准剂型，后者为控释剂型。推荐从小剂量开始，根据病情逐渐加量。

2. 多巴胺受体激动剂 常见药物主要有吡贝地尔缓释片及盐酸普拉克索。对于年轻患者可以作为起始治疗药物单用，也可以与左旋多巴制剂合用以提高疗效。

3. COMT 抑制剂包括恩他卡朋及托卡朋，每次 100~200mg，每日 2~3 次。该类药物必须与左旋多巴制剂合用。

4. 抗胆碱能药物 主要包括盐酸苯海索片，对震颤效果较好，但长期应用可引起认知功能下降，前列腺肥大和青光眼患者禁用。

5. 金刚烷胺 可轻度改善肌强直、运动迟缓和震颤。对减少左旋多巴诱发的异动症的控制也有效果。

6. 手术治疗 主要有脑深部电刺激术（DBS 术），主要应用于中晚期帕金森病患者，在此不做过多介绍。

【二级医院向三级医院的转诊标准及处置】

1. 无帕金森病或帕金森综合征的诊疗经验。

2. 无磁共振等必要的颅脑影像学检查。

3. 医院无治疗所需药物。

4. 中晚期帕金森病，出现症状波动或一系列非运动症状（包括抑郁状态、焦虑状态、睡眠障碍、幻觉等），需转诊至上级医院进行药物调整。

5. 需行脑深部电刺激术。

第七节　吉兰-巴雷综合征

【概述】

吉兰-巴雷综合征（Guillain-Barré syndrom，GBS）是自身免疫介导的周围神经病，主要损害多数脊神经根和周围神经，也常累及脑神经。急性起病，症状多在 2 周左右达到高峰，表现多发神经根及周围神经损害，常有脑脊液蛋白-细胞分离现象，多呈单时相自限性病程，静脉注射免疫球蛋白和血浆交换治疗有效。分型：急性炎症性脱髓鞘性多发性神经根神经病、急性运动轴索性神经病、急性运动感觉轴索性神经病、Miller Fisher 综合征、急性泛自主神经病、急性感觉神经病等。

【临床表现】

1. 急性炎症性脱髓鞘性多发性神经根神经病（AIDP） 经典型 GBS，是一种自身免疫介导的周围神经病，常累及脑神经，主要病理改变为周围神经组织小血管淋巴细胞、巨噬细胞浸润，神经纤维脱髓鞘，严重者可继发轴索变性。病前 1~3 周有感染史或疫苗接种史，急性起病，2 周左右达到高峰。首发症状为肢体对称性迟缓性肌无力，自远端向近端发展或自近端向远端加重，常由双下肢开始，逐渐累及躯干肌、脑神经。严重者可累及肋间肌和膈肌致呼吸麻痹。四肢腱反射减弱。多伴有肢体主观感觉异常（烧灼、麻木、刺痛和不适感），客观查体感觉缺失相对较轻，呈手套、袜套样分布。偶有 Kernig 征、Lassegue 征等神经根刺激症状。脑神经以面神经麻痹最常见，舌咽、迷走、动眼、展、舌下、三叉神经均可受累。部分患者可出现自主神经受损，如皮肤潮红、体位性低血压、出汗增多、心动过速、尿便障碍、瞳孔异常等。

2. 急性运动轴索性神经病（AMAN） 广泛的以运动颅神经和脊神经前根及运动纤维轴索病变为主，临床表现为运动神经麻痹，不伴感觉障碍，严重者可累及运动性颅神经及呼吸肌。与 AIDP 类似，自主神经可轻微受损。脑脊液蛋白-细胞分离，肌电图提示早期可见复合肌肉运动电位波幅降低，纯运动神经受累，并以运动轴索损害为主，感觉神经正常。病理为前根和运动神经纤维瓦勒变性。

3. 急性运动感觉轴索性神经病（AMSAN） 广泛的神经根和周围神经的运动与感觉纤维的轴索变性。预后不佳，多遗留后遗症。前驱感染多为空肠弯曲菌，2-7天发展至高峰，以四肢软瘫、明显感觉障碍、腱反射消

9

失为主要表现，可出现感觉性共济失调，常伴自主神经功能障碍，多数患者伴有呼吸肌麻痹。电生理检查可见运动神经电位、感觉神经动作电位时限延长、波幅下降或不能引出波形，F波多无异常，针极肌电图检查在2~3周后出现纤颤波正锐波及失神经电位。脑脊液蛋白-细胞分离。病理为运动感觉神经轴索变性。

4. Miller-Fisher 综合征（MFS） 也称 Fisher 综合征，呈良性病程，以眼外肌麻痹、共济失调、腱反射消失为临床特征。查体可见瞳孔对光反应减弱、步态不稳、步基增宽、肢体及躯干性共济失调，有时伴眼球震颤。大部分患者均可检出 GQ1b 抗体。预后较好，病后2~3周至数月基本可完全恢复。电生理检查瞬目反射可见 R1、R2 潜伏期延长或波形消失，可出现感觉神经动作电位波幅下降、传导减慢。脑脊液蛋白-细胞分离。腓肠神经活检提示有髓纤维脱髓鞘，伴散在单核细胞浸润。

5. 急性泛自主神经病（APN） 急性起病，主要为交感及副交感神经功能衰竭不伴躯体感觉和运动功能障碍。临床表现为无汗、眼干、头晕、视物不清、瞳孔散大、固定、光反应消失、体位性低血压、心律失常、腹胀、肠鸣音消失、膀胱直肠功能障碍。四肢肌张力低、腱反射减弱。肌电图提示轻微感觉运动传导速度减慢，脑脊液蛋白-细胞分离。腓肠神经活检提示有髓纤维脱髓鞘性改变，无髓纤维轴索变性减少，并可见散在单核细胞。

【诊治原则】

1. 诊断

（1）急性炎症性脱髓鞘性多发性神经根神经病（AIDP）：前驱感染史，急性起病，进行性加重，肢体对称性迟缓性瘫痪，可伴运动颅神经瘫痪、呼吸肌无力、感觉或自主神经功能障碍，脑脊液呈蛋白-细胞分离，电生理提示运动神经潜伏期延长、传导速度减慢、F波异常或传导阻滞、波形离散。

（2）急性运动轴索性神经病（AMAN）：前驱感染史，急性起病，进行性加重，肢体对称性弛缓性瘫痪，可伴运动颅神经瘫痪、呼吸肌无力、无感觉或自主神经功能障碍，脑脊液呈蛋白-细胞分离，电生理提示运动神经轴索损害。

（3）急性运动感觉轴索性神经病（AMSAN）：前驱感染，急性进展性四肢软瘫伴感觉障碍，多伴呼吸衰竭，电生理提示运动感觉神经轴索损害，脑脊液蛋白-细胞分离。

（4）Miller-Fisher 综合征（MFS）：急性起病，眼外肌麻痹、共济失调、腱反射消失三联征，脑脊液蛋白-细胞分离。

（5）急性泛自主神经病（APN）：急性起病，病前有感染史，以自主神经障碍为主要表现，脑脊液蛋白-细胞分离。

2. 治疗

（1）及早予以免疫球蛋白冲击治疗（0.4g/kg×5d）1个疗程，根据病情可重复使用。

（2）血浆交换治疗（每次血浆置换量 40~50ml/kg，每周 2~3 次，连用 3 周），需在心电监护下进行，心肺功能不全、心律失常患者慎用，免疫球蛋白冲击治疗后 3 月内不建议使用。

【二级医院向三级医院的转诊标准及处置】

1. 标准

（1）无诊治条件者。

（2）病情危重或经县级医院治疗效果不佳者。

2. 预处理　合并呼吸肌麻痹者注意加强气道护理，预防窒息，必要时进行气管插管或气管切开并机械通气辅助通气。

3. 注意事项　保持运送过程中呼吸通畅。

第八节　重症肌无力

【概述】

重症肌无力（myasthenia gravis，MG）是一种获得性自身免疫性神经肌肉接头突触后膜疾病。临床上表现为具有波动性和易疲劳性的肌无力，电生理学表现为低频重复电刺激波幅递减，药理学表现为胆碱酯酶抑制剂治疗有效。MG 本质是免疫失衡导致的免疫损伤，纠正免疫功能紊乱是 MG 治疗的核心。

【临床表现】

主要表现为受累肌肉呈病态疲劳，肢体近端肌群常受累。颅神经支配肌肉中眼外肌最常受累，延髓支配肌，也可累及颈肌和呼吸肌。如急骤发生延髓支配肌和呼吸肌严重无力，以致不能维持换气功能和保护气道时即为肌无力危象。发生危象后如不及时抢救可危及患者生命。临床常用 Osserman 分型指导临床治疗和判断预后。

【诊治原则】

将病态疲劳性及查体仅有运动受累并排除其他疾病作为核心证据，根据定量疲劳试验确定病态疲劳性的范围和程度；将新斯的明试验阳性作为主要诊断证据；将抗体和电生理作为 MG 支持诊断的依据；将神经系统检查发现其他异常作为怀疑诊断或合并其他疾病诊断的证据。

眼肌型以药物治疗为主，胆碱酯酶抑制剂及激素疗效不佳时，选择胸腺手术治疗；全身型患者均应在胆碱酯酶抑制剂的基础上联合激素并后续免疫抑制剂治疗，病情严重者在血浆置换或免疫球蛋白治疗的基础上再开始激素治疗，疑为胸腺瘤者应行胸腺摘除手术，术前应采用免疫抑制疗法，把 MG 患者的病情调整到最佳状态再进行手术。口咽功能障碍及上部气道无力的肌无力危象患者应及时气管插管，单纯呼吸肌无力的肌无力危象患者早期给予新斯的明 1mg 肌内注射并加强排痰可能避免气管插管。如发生胆碱能危象气管插管后可停用胆碱酯酶抑制，在 PE 或 IVIG 基础上联合激素治疗。

【二级医院向三级医院的转诊标准及处置】

1. 标准

（1）无神经内科专科医生及诊治经验。

（2）不具备肌电图的检查条件。

（3）临床表现特殊，诊断和鉴别诊断有困难者。

（4）无法行胸腺切除手术及胸腺放疗。

（5）发生危象的患者。

2. 预处理 转诊前有气短、咳痰无力或已经发生危象的患者，确认有无气道阻塞，积极吸痰后仍然表现为阻塞性呼吸困难时需要及时气管插管，必要时机械通气辅助呼吸。

3. 注意事项 转诊前应注意识别 MG 患者肌无力危象的早期症状，不能等患者出现明显气短、咳嗽无力再处理。当患者出现焦虑、心慌、明显疲劳、言语断续、鼻音、呛咳、坐位时头部下垂就应提高警惕。

第九节 多发性硬化

【概述】

多发性硬化（multiple sclerosis）是以中枢神经系统（CNS）多灶性血管周围炎性细胞浸润、脱髓鞘为特征的疾病，主要临床特点为：有中枢神经系统脱髓鞘，病灶具有空间多发性和时间多发性，患者临床表现复发-缓解，急性发作后患者可部分恢复，但复发的频率和严重程度难以预测。

【临床表现】

常见症状：肢体无力、感觉障碍、急性视神经炎、共济失调。

罕见症：失语、偏盲、锥体外系运动障碍。

发作性症状：莱尔米特征（Lhermitte sign）、强直痉挛、疼痛不适、感觉异常等。可有精神症状、二便障碍。感染易诱发复发，女性分娩后 3 个月易复发。复发次数可多达 10 余次或更多，多次复发后肢体无力、感觉障碍、视觉损害、尿失禁等愈来愈重。脑磁共振检查在辅助检查中最具特异性。诱发电位检查，50% ~ 90% 的 MS 患者可有一或多项异常。

【诊治原则】

1. 确诊 MS 准则缓解-复发病史，症状体征提示 CNS 一个以上分离病灶，起病年龄 10~50 岁之间。急性发作期抑制炎性脱髓鞘病变进展，缓解期疾病调节治疗，晚期对症、支持疗法，减轻神经功能障碍。急性期甲基泼尼松龙（methylprednisolone）大剂量短程疗法成人急性期：1.1g/d+5% 葡萄糖 500ml，静脉滴注，3~5d 一疗程，后改为泼尼松 1mg/（kg.d）口服，逐渐减量。

2. 大剂量免疫球蛋白静脉输注（IVIG），0.4g/（kg·d），3~5d。其他治疗包括：①β-干扰素疗法，IFN-b1a（Rebif）治疗首次发作 MS：22mg、44mg，皮下注射，1~2 次/w。②其他免疫抑制剂治疗。

3. 对症治疗。

【二级医院向三级医院的转诊标准及处置】

1. 标准

（1）无神经科专科医生、无磁共振等设备、无相关诊治经验。

（2）出现呼吸肌受累，需要气管插管人工辅助通气。

（3）治疗效果差，多次复发，合并多脏器损害。

2. 预处理　如有呼吸机麻痹或严重肺部感染，注意吸痰，必要时气管插管，维持呼吸通畅。

3. 注意事项　转运途中注意监测呼吸、血氧饱和度，必要时简易呼吸器辅助通气。

第十节　视神经脊髓炎

【概述】

视神经脊髓炎（neuromyelitis optica，NMO）是以视神经与脊髓同时或相继受累的急性或亚急性脱髓鞘病变，该病首先由 Devic（1894）首次描述急性或亚急性起病，临床上以视神经和脊髓同时或相继受累为特点，后本病也被称 Devic 病或 Devic 综合征。

【临床表现】

1. 发病年龄 5~60 岁，女性多见。

2. 视神经炎双侧同时或相继发生视神经炎（optic neuritis，ON）短时间内失明，病情进展迅速，视力部分或全部丧失，视力丧失前 1~2 天眶内疼痛，眼底视神经乳头炎或球后视神经炎。

3. 典型症状为横贯性脊髓损害：截瘫或四肢瘫，感觉障碍平面、二便障碍等。

4. 复发型脊髓炎患者常伴 Lhermitte 征、阵发性强直性痉挛、神经根痛。

【诊治原则】

急性或亚急性横贯性或部分脊髓损害，同时或相继发生视神经炎，MRI 显示视神经异常改变，和脊髓病灶，VEP 异常，CSF-IgG 指数增高，出现 OB 等可做出临床诊断。急性发作期：甲基泼尼松龙大剂量短程疗法 1g/d+5% 葡萄糖 500ml，静脉滴注，3~5d 一疗程，剂量依次递减，甲泼尼龙停止后改口服泼尼松 1mg/（kg·d）逐渐减量，对 NMO-IgG 阳性患者，激素减量过程要慢且维持时间较 MS 长。缓解期治疗：免疫抑制治疗，一线治疗硫唑嘌呤联合泼尼松或者利妥昔单抗。二线药物包括环磷酰胺、米托蒽醌、吗替麦考酚酯等，可以给予大剂量免疫球蛋白静脉输注（IVIG），0.4g/（kg·d），3~5d 或间断血浆交换。对症治疗。

【二级医院向三级医院的转诊标准及处置】

同多发性硬化。

第十一节 痴 呆

【概述】

痴呆（dementia）是慢性获得性进行性智能障碍综合征。它是一组综合征，病因多种，表现多样。通常引起痴呆的原因包括变性病性和非变性病性。前者主要包括阿尔茨海默病（AD）、路易体痴呆、Pick 病和额颞叶痴呆等；后者包括血管性痴呆（vascular dementia，VD）、感染性痴呆、代谢性或中毒性脑病等。轻度认知功能障碍（mild cognitive impairment，MCI）是介于正常老化与痴呆之间的过渡阶段。

【临床表现】

不同病因引起的痴呆除原发病的表现不同，智能损害的特点也不同。AD早期表现为情景记忆障碍，视空间功能受损；中期出现非流利性失语、失用、失认、失算，判断和概括能力下降。晚期智能全面严重衰退，并出现四肢僵直等运动障碍症状。AD可伴情感淡漠，抑郁，不安，兴奋，失眠，幻觉，妄想等精神症状。VD的临床特点是痴呆可突然发生、阶梯式进展、波动性或慢性病程、有卒中病史等。通常相对于AD其记忆力减退较轻，执行能力受损明显。其智能损害呈斑片状缺损，与血管病变的部位有直接关系。

【诊治原则】

根据临床表现及神经心理评估进行诊断。神经影像学、实验室检查可提供支持诊断及鉴别诊断的依据。根据病因确定治疗方法，对于正常颅压性脑积水、甲状腺功能低下等可治性痴呆，针对病因治疗即可。对于AD及VD，采用胆碱酯酶抑制剂为基础的药物治疗改善患者认知障碍，同时给予对症治疗并制定适合患者的优化护理方案。血管性痴呆还应有效控制血管性危险因素。

1. 改善认知障碍 轻-中度AD、VD患者首选胆碱酯酶抑制剂，其中以多奈哌齐证据最多，起始剂量5mg，1次/d，服用4周后可增至10mg，1次/d，晚上睡前服用。多奈哌齐无效或不能耐受可换用其他胆碱酯酶抑制剂。明确诊断为中-重度AD、VD患者可以选用兴奋性氨基酸受体拮抗剂美金刚或美金刚与多奈哌齐联合治疗。

2. 对症治疗 在使用促认知药物后，精神行为症状无改善时可酌情使用药物治疗。精神症状首选非典型抗精神病药，例如利培酮、奥氮平等；改善抑郁症状首选SSRI类抗抑郁药，例如西酞普兰、舍曲林等；尽量单药治疗，用药从小剂量开始，逐渐加量。

【二级医院向三级医院的转诊标准及处置】

1. 标准 多数县级医院不具备开展记忆门诊的条件，所有疑诊痴呆的患者，均应转诊上级医院。

2. 预处理 少数以严重的精神症状就诊的患者，转诊前有激越、冲动、攻击行为，应先给予言语安慰，保护性约束制动，必要时给予抗精神药物治疗。

3. 注意事项 注意识别 AD 的早期症状及 MCI 患者，及早转诊，以免丧失早期干预的时机。

第十二节 运动神经元病

9

【概述】

运动神经元病（motor neuron disease，MND）是一种选择性侵犯大脑皮质、脑干和脊髓运动神经元的神经系统变性疾病。临床上兼有上和（或）下运动神经元受损的体征。患者常因肌无力而逐渐丧失生活能力。

【临床表现】

运动神经元病的临床表现包括肌无力、肌萎缩、肌束颤动、反射亢进、阵挛、肌张力增高、病理征阳性；感觉、小脑和括约肌功能保留；肌无力和肌萎缩可累及肢体或躯干肌，亦可累及延髓支配肌出现构音障碍、吞咽困难、饮水呛咳。

【诊治原则】

根据中年以后隐袭起病，进行性加重，表现为上和（或）下运动神经元受累，无感觉障碍以及肌电图呈广泛或局限的失神经改变并除外其他疾病进行诊断。非典型病例需与其他肌电图表现为广泛神经源性损害的疾病鉴别。

运动神经元病的治疗：早期给予神经保护性治疗，中晚期给予对症治疗、无创或有创呼吸机辅助呼吸、肠内营养，终末期给予姑息治疗及临终前关怀。

1. 神经保护性治疗病程 早期可加用神经保护性药

物力鲁唑，用法为 50mg，每日 2 次口服。当病程晚期患者已经使用有创呼吸机辅助呼吸时，不建议继续服用。

2. 对症治疗　抑郁、失眠给予药物治疗；肌肉痉挛可给予巴氯酚；流涎给予颈部支持，头位校正；亦可通过按摩、理疗及被动运动等改善肢体状况。

3. 早期识别　患者的呼吸肌无力，定期复查患者的用力肺活量（FVC），给予无创呼吸机辅助呼吸，必要时气管切开。

4. 保证足够营养　吞咽困难明显或存在呛咳误吸风险时经皮胃造瘘（PEG）。PEG 应在用力肺活量降至预计值 50%以前尽早进行。

【二级医院向三级医院的转诊标准及处置】

1. 标准

（1）无神经内科专科医生及诊治经验。

（2）不具备肌电图的检查条件。

（3）临床表现特殊，诊断和鉴别诊断有困难者。

2. 预处理　对于已有呼吸肌无力或咳痰无力的患者，转诊时先给予呼吸支持、吸痰。

3. 注意事项　发现疑似患者尽早转诊，避免耽误早期诊断及治疗。

第十三节　遗传性共济失调

【概述】

遗传性共济失调（hereditary ataxia，HA）是一组以慢性进行性、小脑性共济失调为特征的遗传变性疾病。具有世代相传的遗传背景、共济失调的临床表现以及小脑损害为主的病理改变三大特征。可分为常染色体显性遗传、常染色体隐性遗传和 X 连锁性共济失调型。其中，以常染色体显性遗传共济失调为最常见类型，又称为脊髓小脑共济失调（spinocerebellar ataxia，SCA）。我们在此着重介绍脊髓小脑共济失调。

【临床表现】

脊髓小脑共济失调可以表现出多种神经系统症状，临床表现具有高度异质性，但共济失调为核心表现。常见于青少年和中年期，隐匿起病，缓慢进展；大多数以下肢共济失调为首发症状。可表现为走路摇晃、讲话含混不清、双手笨拙、意向性震颤、病理征阳性、腱反射亢进等。SCA 不同亚型临床表现差异较大，常见的几种亚型有各自的特点。SCA1 常见眼肌麻痹，尤其是上视困难；SCA2 可出现上肢腱反射减弱或消失；SCA3 可出现肌萎缩、肌阵挛、舌肌纤颤，眼睑退缩形成突眼。在我国，SCA3 是最常见的 SCA 亚型。

【诊治原则】

该病多在青中年时隐匿性起病，以小脑性共济失调为核心表现，可伴有突眼、听力异常、言语含混等症状，家族史常为阳性。患者可表现为肌张力增高、构音障碍、共济失调步态、眼球突出、眼球震颤、腱反射亢进、病理征阳性、舞蹈症、肌阵挛或震颤。可伴有痴呆或精神症状。SCA 的确诊应通过基因检测。但某些常规检查可以帮助我们排除其他可引起类似症状的疾病。SCA 患者颅脑 MRI/CT 可显示出明显的小脑萎缩，有时可显示出脑干萎缩；约半数患者肌电图可表现出神经源性损害。

本病暂时没有根治性的治疗方法，现有治疗方案均为对症治疗。SCA 的帕金森样症状可使用金刚烷胺、左旋多巴制剂来治疗；痉挛状态可使用巴氯芬、盐酸乙哌立松片缓解症状；小脑性共济失调症状可考虑加用丁螺环酮。如出现周围神经损害，可加用胞磷胆碱等营养神经药物治疗。此外，言语功能康复训练和规律的物理治疗可能对患者有益处。

【二级医院向三级医院的转诊标准及处置】

遇到怀疑 SCA 的患者，建议转诊至上级医院行基因检测。

第十四节 进行性肌营养不良

【概述】

进行性肌营养不良（progressive muscular dystrophy, PMD）是一组遗传性肌肉疾病，主要表现为进行性肌肉无力、萎缩，但不伴有感觉障碍。进行性肌营养不良可分为假肥大性肌营养不良、肢带型肌营养不良、面肩肱型肌营养不良、眼咽型肌营养不良、远端型肌营养不良以及先天性肌营养不良。

【临床表现】

1. 假肥大性肌营养不良。

2. Duchenne 型肌营养不良（DMD） 3~5 岁隐匿性起病，骨盆带肌无力，Gower 征阳性，可出现"翼状肩"。90%患儿有肌肉假性肥大，以腓肠肌最为明显。多数伴有心肌损害，可出现心律不齐等症状。随着症状加重，可出现跟腱挛缩、步行困难等。

3. Becker 型肌营养不良（BMD） 属于常染色体隐性遗传病，临床症状与 DMD 相似，病情较轻，心肌较少受累及，可接近正常寿命。

4. 肢带型肌营养不良 多表现为骨盆肌肉萎缩，逐渐出现肩胛带肌肉萎缩。

5. 面肩肱型肌营养不良 常染色体显性遗传，面部和肩胛带肌肉最先受累，表现为闭眼无力，吹口哨、鼓腮完成困难，逐渐累及肩胛带肌，最后可累及躯干及骨盆带肌。

【诊治原则】

该病常为幼年或青年起病，家族史常为阳性。不同类型的肌营养不良具有不同的临床表现。需要关注患者步态是否正常、有无肌肉萎缩、有无肌肉假性肥大、四肢肌力有无下降、有无肌肉压痛、是否存在"翼状肩"，Gower 征等特殊体征。在辅助检查中，肌酸激酶、肌酸激酶同工酶多增高，各种酶的增高水平与肌纤维破坏严

9

重程度相关。肌电图可表现为肌源性损害。心电图的检查也是有必要的。本病尚无有效的治疗方法。对症的支持治疗，适当的康复治疗及矫形治疗，对改善患者的生活能力非常必要。

【二级医院向三级医院的转诊标准及处置】

因本病暂无良好的治疗方法，一旦怀疑本病，应尽早转诊至上级医院行相关检查确诊，并建议患者行遗传咨询，避免出生缺陷患儿。

9

第三篇

外 科 学

第十章

普通外科学

【县级医院普通外科专科诊治要求】

县级医院在普通外科专业应该掌握如下常见疾病的表现及特殊疑难问题处理。包括肠梗阻、胆管癌，胆囊结石伴胆囊炎，胆囊肿瘤，胆总管结石，腹股沟疝，腹膜后肿瘤、肾动脉栓塞，腹主动脉瘤，肝癌，肝海绵状血管瘤和胰腺肿瘤等。

应能够开展如下诊疗技术：各种影像学检查，包括B超、CT、X线片和MRI等检查；介入性操作诸如胃镜等；各种创伤的处理和换药。

第一节 肠 梗 阻

【概述】

肠梗阻是外科常见急症，其病情变化快，需要尽早诊断处理。诊治延误会导致肠坏死，甚至会产生更严重的后果如感染中毒性休克，进而危及生命。肠梗阻根据其病因多可以分为机械性、动力性、血运性和原因不明性肠梗阻。肠梗阻会引起一系列局部和全身的病理生理变化，局部变化可以有积气积液和肠蠕动增强，全身变化可以有水电解质和酸碱平衡的失衡，未及时治疗的肠梗阻会导致肠壁破裂，肠道菌群移位，引起休克。

【临床表现】

肠梗阻的症状可以用四个字概括，即痛、吐、胀、闭。痛即腹痛，需要注意的是铅中毒等导致的麻痹性肠梗阻腹痛症状并不明显。吐即呕吐，是机械性肠梗阻的主要症状之一。根据梗阻的位置不同，呕吐的时间和内容物并不一样。结肠梗阻时少有呕吐。胀即腹胀，在麻痹性肠梗阻多见，腹壁较薄患者可见肠型。梗阻位置的高低决定了腹胀的范围。闭即停止排便排气。

肠梗阻的体征主要集中体现在腹部，如肠型，腹部触痛，叩诊鼓音及肠鸣音等。检查：水电解质、血象、血生化和 X 线等。

【诊治原则】

诊断主要靠详尽的病史、体格检查、化验检查和影像学检查等。治疗措施包括手术和非手术，但共有的治疗原则是纠正水电解质和酸碱平衡紊乱，改善全身状况。

【二级医院向三级医院的转诊标准及处置】

1. 标准

（1）需要手术者受限于技术设备无法医治者。

（2）肠坏死引起较重感染，进而引起多器官功能障碍危及生命者。

2. 预处理 首先禁食水，插胃管、持续胃肠减压，运送过程中及时补液，纠正酸碱平衡紊乱，应用抗生素，改善患者的一般状况。一般生命体征的监测。

3. 注意事项 运送过程中，记录必要的病史，收集关键信息，利于后续医院快速及时的诊治。安排车辆应尽量联系专业救护车辆。实在无机动车辆，危急情况下可拨打 110 求助。主动联系接收医院，获得许可后动身。未能安排专业救护车时，对于病情极其危重的患者，需有首诊机构人员护送到转入医院，做好交接后方可结束首诊。

10

第二节 胆管癌

【概述】

胆管癌统指胆管系统衬覆上皮发生的恶性肿瘤，按所发生的部位可分为肝内胆管癌和肝外胆管癌两大类。但一般是指原发于自左、右肝管至胆总管下端的肝外胆管癌，不包括肝内的胆管细胞癌、胆囊癌和壶腹部癌。根据肿瘤生长的位置，胆管癌又可以分为上段胆管癌、中段胆管癌、下段胆管癌。三者在临床病理、手术治疗方法、预后上均有一定的差别。

【临床表现】

1. 症状、体征 胆管癌因肿瘤部位及大小不同，临床表现不尽相同。黄疸，患者可出现逐渐加重的持续性黄疸，伴瘙痒和体重减轻。其他症状有食欲不振、恶心呕吐、乏力、消瘦。二便异常，黄疸加重后有大便灰白，呈白陶土色，尿色深黄，如浓茶。胆囊肿大，中、下段胆管癌患者有时可触及肿大的胆囊，但 Murphy's 征阴性；而肝门部胆管癌胆囊一般不肿大。肝脏损害，肝功能失代偿可出现腹水，或双下肢水肿。肿瘤侵犯或压迫门静脉，可造成门静脉高压；晚期患者可并发肝肾综合征。胆道感染，患者可合并胆道感染，感染细菌最常见为大肠杆菌、粪链球菌及厌氧性细菌。内镜和介入放射性检查可诱发或加重胆道感染，出现右上腹疼痛、寒战高热、黄疸，甚至出现休克。胆道出血，如癌肿破溃可导致上消化道出血，出现黑便，大便潜血阳性、贫血。

2. 检查 血常规、血生化、出凝血系列及肿瘤标记物等实验室检查及超声、CT、磁共振等影像学检查。

【诊治原则】

诊断主要靠详尽的病史、体格检查、化验检查和影像学检查等。治疗原则是：早期病例以手术切除为主，术后配合放疗及化疗，以巩固和提高手术治疗效果。对于不能切除的晚期病例，应施行胆道引流手术，控制胆道感染，改善肝脏功能，减少并发症，改善生活质量，延长生命。

【二级医院向三级医院的转诊标准及处置】

1. 标准 需要手术或放疗患者受限于技术设备无法医治者。限于技术手段无法做胆道引流手术或者无法放置胆道支架，进而引起多器官功能障碍危及生命者。

2. 预处理 合并胆道感染者，应用抗生素。合并胆道出血者，应用止血药。应用保肝药物，改善患者的一般状况。监测生命体征。

3. 注意事项 准备好第一手就诊资料，包括病史、实验室检查及影像检查资料，以备交接。主动联系接收医院，获得许可后动身。对于病情危重的患者，需有首诊医护人员护送到转入医院，做好交接后方可结束首诊。

第三节 胆囊结石伴胆囊炎

【概述】

胆囊结石伴胆囊炎是一种常见病，分为急性胆囊炎和慢性胆囊炎。急性胆囊炎是属于急性梗阻性胆囊炎，胆囊结石反复阻塞胆囊管或反复刺激胆囊壁而造成急性胆囊炎反复发作。慢性胆囊炎是因结石长期刺激胆囊黏膜发生炎症所致，部分病例系急性胆囊炎转变而来。胆囊结石并不表示一定有胆囊炎存在。本病在我国多见，女性发病率高，女：男为 2~3：1。其病因繁多复杂，包括年龄、性别、种族、饮食习惯、肥胖、遗传、胆道感染、胆汁滞留等诸多因素，多为综合因素作用的结果。

【临床表现】

1. 症状 急性结石性胆囊炎的症状主要有上腹部或右上腹疼痛、恶心、呕吐和发热等。深呼吸和改变体位常常能使疼痛加重。

慢性结石性胆囊炎症状不典型，常有右上腹不适或钝痛，畏食油腻、腹胀、腹泻等消化不良症状，反复发作，病程可长达数十年。大多数患者有急性胆囊炎发作史。

2. 体征　缓解期可无体征或胆囊区有深压痛，急性发作期，有急性胆囊炎的体征。

3. 检查　血常规、血生化、凝血系列等实验室检查及超声、CT、磁共振等影像学检查。

【诊治原则】

诊断主要靠详尽的病史、体格检查、化验检查和影像学检查等。治疗原则是：对症状较轻微的急性结石性胆囊炎，可考虑先用非手术疗法控制炎症，行择期手术。对较重的急性化脓性或坏疽性结石性胆囊炎或胆囊穿孔，应及时进行手术治疗。慢性结石性胆囊炎选择腹腔镜胆囊切除术或者开放手术等。

【二级医院向三级医院的转诊标准及处置】

1. 标准　胆囊炎症重，胆囊床分离困难或可能出血多。老年患者，一般情况较差或伴有严重的心肺疾病。有胆囊穿孔、弥散性腹膜炎、合并急性化脓性胆囊炎、急性重症胰腺炎等并发症者。

2. 预处理　禁食、输液、纠正水和电解质紊乱，应用抗生素及维生素，必要时进行胃肠减压。腹痛时可给予解痉剂和镇痛剂，如阿托品、盐酸哌替啶等，同时应密切观察病情变化。

3. 注意事项　收集首诊资料，包括病史、实验室检查及影像检查资料，以备交接。主动联系接收医院，获得许可后动身。对于病情危重的患者，需有首诊医护人员护送到转入医院，做好交接后方可结束首诊。

第四节　胆囊肿瘤

【概述】

胆囊肿瘤并不常见，包括胆囊良性肿瘤和胆囊癌两类，其中良性肿瘤多为非腺瘤性息肉，如胆固醇性息肉、炎症性息肉、腺肌增生或腺肌瘤等，而真正的腺瘤比例很低，不到 5%。胆囊息肉无特异性临床症状，多在常规查体或合并胆囊结石时偶然发现，超声常难以确定病变性质及是否发生恶变，而胆囊癌的治疗效果极差，因此对病变的鉴别诊断非常重要。胆囊癌多发生于中老年人，女性发病率高于男性，常合并胆囊结石，病因尚不清楚，可能与结石、炎症或胆汁中致癌物刺激有关。病理多为腺癌，分为浸润型和乳头状型，可由腺瘤癌变而来。

【临床表现】

胆囊肿瘤早期并没有典型的症状和体征，超声下见胆囊黏膜隆起性病变，固定且无结石样声影。良性息肉可发生出血、坏死，脱落后引起梗阻性或炎症性症状，如胆囊结石形成、阻塞胆管引起胆绞痛、黄疸、急性胰腺炎等。晚期胆囊癌除上述改变外，主要表现为浸润性或转移性症状，如右上腹痛，触及胆囊区硬块，广泛肝转移后胆管受压或梗阻引起严重黄疸，进行性肝衰竭以及其他重要脏器功能障碍等。

10

【诊治原则】

早期诊断主要依据超声或胆囊造影，中晚期要结合患者病史、症状、体征、血液及影像学检查等做出全面评估。良性息肉定期观察，如出现体积增大、并发症状等改变时应及时手术干预。胆囊癌的治疗以手术为主，早期可行根治性切除，晚期仅行姑息性手术。

【二级医院向三级医院的转诊标准及处置】

1. 标准 需根治性手术的胆囊癌患者；技术或设备受限无法诊治的患者；出现严重并发症，引起 MODS、SIRS 等危象的患者。

2. 预处理 病情危重患者，持续生命体征检测，给予减轻黄疸、补液、抗感染、纠正电解质紊乱、营养支持等基本治疗。

3. 注意事项 主动联系上级医院，获得批准后办理转诊；安排救护车辆，尤其病重患者需由专业医护人员全程护送，并做好交接程序；运送途中，记录必要病史，利于上级医院快速诊治。

第五节　胆总管结石

【概述】

结石可原发于胆管系统，成分以胆红素钙为主，色黑易碎，形态不规则，大小不一，亦可继发于胆囊结石排出，胆固醇为主，有时胆石外层因胆红素沉积而形成混合结石。原发性胆管结石形成病因较多，主要包括胆道炎症、细菌或寄生虫感染、胆汁淤积、胆道梗阻、营养不良等。患者病程一般较长，病情反复发作，小结石可经胆总管开口排出，引起暂时性症状，而较大结石易发生梗阻，导致严重并发症，需及时处理。

【临床表现】

胆总管结石的急性期症状主要由胆道梗阻和炎症引起。在排石过程中，胆管或 Oddi 括约肌痉挛引起剧烈胆绞痛，常伴有恶心、呕吐，需与其他急腹症导致的疼痛相鉴别。直径超过 1cm 的结石不易排出，胆总管下端梗阻，常致梗阻性黄疸、化脓性胆管炎，若病情不缓解，可出现腹痛、寒战发热、黄疸、休克、中枢神经系统抑制五联征为典型症状的急性梗阻性化脓性胆管炎。继发性胆总管结石多伴有胆囊结石，严重时可出现胆囊管梗阻、急性胆囊炎、胆囊胆管瘘等并发症。

体格检查，患者有轻中度黄疸，右上腹或剑突下触痛，腹壁紧张，有时可扪及肿大胆囊或肝下缘。

血象增高，肝功能受损，超声显示胆管扩张，胆管内强回声光团伴声影，X 线、CT 等影像学检查亦可显示。

【诊治原则】

诊断主要依据患者病史、体格检查、血液化验以及影像学检查等。治疗包括手术和非手术，其原则为排出结石、解除梗阻、控制炎症以及改善全身状况等。

【二级医院向三级医院的转诊标准及处置】

1. 标准　长期不愈、反复发作或诊断不明确的患者；技术或设备受限而无法诊治的患者；出现严重并发症，引起 MODS、SIRS、休克等危象的患者。

2. 预处理　病情危重患者，持续生命体征检测，给予减轻黄疸、补液、抗感染、纠正电解质紊乱、营养支持等基本治疗。

3. 注意事项　主动联系上级医院，获得批准后办理转诊；安排救护车辆，尤其病重患者需由专业医护人员全程护送，并做好交接程序；运送途中，记录必要病史，利于上级医院快速诊治。

第六节　腹股沟疝

【概述】

腹股沟疝是常见腹外疝之一，有斜疝和直疝之分，并以斜疝多见。患者以男性居多，右侧腹股沟疝多于左侧。根据疝环周围腹横筋膜的坚实程度和腹股沟管后壁的完整性，可分为Ⅰ、Ⅱ、Ⅲ和Ⅳ型。Ⅰ型，疝环直径 ≤1.5cm；Ⅱ型，疝环直径 1.5～3.0cm；Ⅲ型，疝环直径≥3cm；Ⅳ型为复发疝。发病原因可归结为两点：腹壁的缺损薄弱和局部压力的增高。

【临床表现】

易复性疝表现为时隐时现的包块并伴有坠胀感，平躺或休息时包块可消失。难复性疝多为进入阴囊的斜疝，除胀痛感外，还有疝不能或只有部分回纳的特点。嵌顿疝多发生在腹压突然增高如体力性劳动或排便时。此时，疝触感实而有张力。当嵌顿内容物为肠管时，会出现腹部绞痛、恶心、呕吐等肠梗阻的症状。嵌顿疝发生绞窄时，除了局部症状，还会伴有寒战、高热等全身症状。

【诊治原则】

要与阴囊鞘膜积液、睾丸下降不全、冷脓肿和急性肠梗阻相鉴别；临床检查可依赖 B 超、CT 等影像学检查，也可以依赖透光实验来区分鞘膜积液和疝；治疗手段主要分非手术治疗和手术治疗。对于婴幼儿、年老体弱和有其他手术禁忌者可以保守治疗；手术是治疗腹股沟疝最有效的方法，手术治疗的原理是填补缺损的腹壁，如今多采用假体材料等无张力修补办法。

【二级医院向三级医院的转诊标准及处置】

复发性疝、腹壁缺损较大，考虑传统手术方法容易复发而需要行无张力修补者，而当地无开展此手术经验；术前发现严重并发症，而当地无法实现良好的控制时；术后出现严重并发症需要再次手术者。

转诊注意事项：提前安排转诊交通和人力，通知上级做好准备；充分告知家属病情、转诊必要性及途中可能出现意外，签署知情同意书。

第七节　腹膜后肿瘤

【概述】

腹膜后肿瘤分为原发性腹膜后肿瘤和转移性腹膜后肿瘤。原发性腹膜后肿瘤是指起源于腹膜后潜在腔隙，并除外起源于胰、肾、肾上腺、血管等的肿瘤。该病发病率较低，仅占全身肿瘤的 0.07%~0.20%，约 60%~85% 为恶性。其组织类型繁多，主要来源于间叶组织、神经组织、胚胎残留组织及来源不明确四大类，早期通常无症状，主要治疗方式为手术切除。继发性腹膜后肿瘤为来自其他恶性肿瘤的腹膜后间隙转移，发现时已属晚期，大多不适宜手术治疗。

【临床表现】

原发性腹膜后肿瘤随其生长部位、大小、性质的不同而有不同的临床表现。腹部肿块、腹痛、腹胀、大小便困难、恶心、呕吐、食欲减退、下肢水肿等，主要与肿瘤压迫邻近器官有关；腰痛、下肢疼痛、麻木、直肠刺激征等，可能与肿瘤侵犯周围组织、器官有关；消瘦、乏力、发热等，可能与肿瘤性营养不良有关。

继发性腹膜后肿瘤的临床症状主要与原发瘤的性质有关。检查：CT、MRI、PET/CT、DSA 等检查可见腹膜后间隙异常肿物。

【诊治原则】

诊断依靠病史采集、体格检查、实验室检查和影像学检查以及穿刺活检等。治疗措施根据病情采取手术、放疗、化疗等治疗方式。

【二级医院向三级医院的转诊标准及处置】

1. 标准

（1）合并心、肺等脏器基础疾病，术中术后有诱发重要器官功能障碍危及生命者。

（2）因肿瘤位置深在、周围解剖关系复杂、性质不明确等导致诊断困难者。

（3）肿瘤侵犯周围脏器、血管、神经等，手术难度大、术后风险高者。

（4）术中发现病情复杂，难以完成肿瘤切除而终止手术者。

（5）术后出现脏器损伤、大出血、重度感染等严重并发症需行进一步治疗者。

2. 预处理　密切监护患者生命体征，维持水、电解质、酸碱平衡，纠正营养不良等。

3. 注意事项　诊断明确前避免给予手术、穿刺等治疗；对于病情危重的患者，需有首诊机构人员护送到转入医院，做好交接后方可结束首诊；出现生命体征不稳定、甚至休克者需先给予恢复血流动力学稳定，再考虑转诊处理。

第八节　肾动脉栓塞

【概述】

随着人口老龄化，患有动脉粥样硬化、高血压及房颤患者人群也与日俱增。曾经较为罕见的急性肾动脉血流中段所致的急性腹痛也日益增多。肾动脉栓塞是指肾动脉及其分支被栓子堵塞，导致肾脏缺血坏死，发病急，病情进展迅速。其栓子来源可是心源性、血管源性和医源性等。

【临床表现】

主要表现为剧烈而严重的腹痛，但缺乏腹膜刺激征的表现。容易误诊和漏诊。

【诊治原则】

1. 注意全身和局部病情的变化。

2. 诊断主要依靠 CTA 等影像学检查手段。

3. 治疗有以下几种：①普通肝素或低分子肝素抗凝治疗。②脱落栓子多为陈旧血栓，可尝试介入吸栓或溶栓治疗。③手术治疗，但时机需早。

【二级医院向三级医院的转诊标准及处置】

1. 需要介入或手术治疗而当地无手术条件，或没有行相关手术经验时。

2. 介入术后出现严重并发症。

转诊注意事项：除了常规性注意转诊车辆和人力置备及医疗文书的签订外，尤其需要注意生命体征的变化。

第九节 腹主动脉瘤

【概述】

腹主动脉瘤是外科疾病中致死率较高的疾病，但发病率并不高，且患者多见于男性，其主要风险在于一旦出现瘤体破裂，患者往往短时间内死于出血性休克，需要尽早诊断处理。腹主动脉瘤按肾动脉平面分为肾动脉平面以上（也称胸腹主动脉瘤），肾动脉平面以下腹主动脉瘤。其患者多有吸烟和高血压病史，有较显著的动脉粥样硬化改变，也可因动脉炎、创伤、遗传因素等致病。

【临床表现】

腹主动脉瘤患者多无明显的不适症状，很多都是查体或因其他疾病检查时偶然发现。腹部搏动性肿块，多数于脐周或脐旁。腹部感觉模糊的腹痛，部分患者可有或伴有腰背部疼痛。压迫症状：主要为瘤体压迫周围脏器、组织引起的不适，如消化道梗阻、输尿管梗阻等。急性动脉栓塞：瘤体内血栓脱落后导致相应脏器动脉栓塞、缺血引发的急性缺血表现。动脉瘤体破裂三联症：休克、搏动性包块和腹部（背部）疼痛。腹主动脉瘤的体征主要是脐周或中上腹可扪及搏动性包块。检查：超声、腹部 X 线检查、CT、MRI 和主动脉造影等。

【诊治原则】

诊断主要靠问诊病史、体格检查和影像学检查等。唯一有效的治疗措施为手术治疗，除传统开放式手术外，血管腔内介入疗法（也称经皮内支架主动脉瘤隔离术）为无法耐受开放手术的患者提供了治疗机会。

【二级医院向三级医院的转诊标准及处置】

1. 标准　明确诊断需要手术者，特别是瘤体直径>7cm 者。

2. 预处理　完善心肺肾功能检查，改善患者的一般状况。一般生命体征的监测。

3. 注意事项　运送过程中，记录必要的病史，收集关键信息，监测并维持生命体征。安排车辆应尽量联系专业救护车辆。实在无机动车辆，危及情况下可拨打110 求助。主动联系接收医院，获得许可后动身。未能安排专业救护车时，对于病情极其危重的患者，需有首诊机构人员护送到转入医院，做好交接后方可结束首诊。

第十节　肝　癌

【概述】

肝癌即肝脏恶性肿瘤，可分为原发性和继发性（即转移性）两大类。

原发性肝癌是我国常见的恶性肿瘤，近年来发病率逐年提高，男性比女性多见，肝癌年死亡率占我国肿瘤相关死亡率的第二位。目前认为原发性肝癌发病是多因素、多步骤的复杂过程，与乙型肝炎病毒（HBV）和丙型肝炎病毒（HCV）感染、黄曲霉素等相关。

继发性肝癌，又称转移性肝癌，指全身多个器官起源的恶性肿瘤侵犯至肝脏，其中57%来自消化系统的原发肿瘤，尤其以结直肠多见。肝脏是最常见的血行转移器官。

【临床表现】

早期肝癌症状不典型。中晚期肝癌症状常见临床表现为：肝区疼痛，可牵涉至右肩背部；癌坏死、破裂后出现急腹症表现。全身及消化道症状：腹胀、食欲减退、乏力、消瘦；部分患者有低热、黄疸、腹泻、上消化道出血、贫血、下肢浮肿、皮下出血、恶病质及转移灶症状等。肝大，为中晚期肝癌最常见的体征。常见的并发症有上消化道出血、肝癌破裂出血、肝性昏迷及继发感染等。继发性肝癌常以肝外原发性肿瘤引起的症状为主要表现。

【诊治原则】

诊断主要靠详尽的病史、体格检查、血清标志物检测（AFP及血清酶学指标）和影像学检查（B超、CT、MRI）。肝穿刺针吸细胞学检测有助于确诊。肝癌的治疗方式是以外科为主的综合治疗方式，转移性肝癌的治疗需要进行多学科讨论（MDT）制定个体化的治疗方案。早期患者可以考虑行微创腹腔镜切除，晚期患者术前需要充分评估残余肝体积。

【二级医院向三级医院的转诊标准及处置】

1. 标准

（1）需要手术者受限于技术设备无法医治者。

（2）需要行腹腔镜或者机器人腹腔镜微创手术的患者，需转诊至经验丰富的微创中心。

（3）解剖部位复杂，位于右后肝脏的肿瘤；肝癌局部侵犯；肝癌多灶，位于多个肝段，占据肝体积较大；需要肝移植患者。

（4）转移性肝癌，需要进行 MDT 讨论的患者。

（5）存在并发症的肝癌患者。

2. 预处理

（1）完善必要的检查，收集病例资料。

（2）加强营养支持，改善患者的一般状况。

（3）一般生命体征的监测，控制并发症。

3. 注意事项　运送过程中，记录必要的病史，收集关键信息，利于后续医院及时制定治疗方案。主动联系接收医院，获得许可后动身。对于病情极其危重的患者，需联系救护车辆或由首诊机构人员护送到转入医院，做好交接后方可结束首诊。

第十一节　肝海绵状血管瘤

【概述】

肝海绵状血管瘤是最常见的肝良性肿瘤，约占肝良性肿瘤的74%。肝海绵状心血管瘤的发生，多认为起源于肝内的胚胎性血管错构芽，由于某种因素作用，如服用类固醇激素，避孕药以及妇女怀孕等，引起肿瘤样增生而形成。肿瘤质地柔软，切面呈蜂窝状，内充满血液，可压缩，状如海绵，故称海绵状血管瘤，多见于女性，发病于任何年龄。可单发，也可多发，左右肝叶均可发生，但以肝右叶多见。

【临床表现】

根据临床表现及瘤体大小归纳为四种类型：①无症状型：肿瘤<4cm，一般查体发现。②腹部包块型：肿瘤增长至一定大小，虽无自觉症状，但无意中发现肿块。③肿瘤压迫性，肿瘤生长至相当程度，压迫相近脏器，产生相应症状。④内出血性：根据出血速度和出血量，发生不同程度的休克症状，死亡率极高。常见体征为上腹部肿块，偶尔在肝区可闻及血管性杂音。

辅助检查：血常规、血生化、腹部 B 超、CT、MRI 等。

【诊治原则】

肝海绵状血管瘤的治疗取决于肿瘤的大小、部位、生长速度、有无临床症状及诊断的正确性。小的无症状

10

的肝血管瘤不需治疗，但需定期复查，动态观察肿瘤变化。手术治疗的指征为：①血管瘤直径>10cm。②肿瘤直径为5~10cm，但是位于肝脏边缘，有发生外伤破裂大出血的可能。③肿瘤直径为3~5cm，肿瘤虽小，但是症状明显，或不能排除肝癌。肝切除是治疗肝海绵状血管瘤最有效的方法，根据肿瘤大小决定肝切除范围，包括肿物切除、肝段、肝叶切除术、规则性肝切除术。亦可选择冷冻、微波固化等治疗。如遇极为罕见的内出血，按急腹症处理原则进行抢救治疗。

【二级医院向三级医院的转诊标准及处置】

1. 标准

（1）有手术适应证，但是切除范围大、部位难度大的择期手术。

（2）急诊手术在患者情况允许的情况下，尽可能按急诊救治原则转诊有条件的医院。

2. 预处理　择期手术者，完善病历资料、做好术前评估。急诊手术者，积极抗休克治疗，确保生命体征平稳，准确快速收集发病信息，配合上级医师治疗。

第十二节　甲状旁腺肿瘤

【概述】

甲状旁腺肿瘤是发病率较少的临床外科疾病。一般为甲状旁腺增生，从而分泌大量的甲状旁腺素作用于骨、肾、小肠引起高血钙、低血磷等一系列钙磷代谢紊乱。临床上称为原发性甲状旁腺亢进症。

【临床表现】

早期患者可无临床症状，晚期主要因为骨质疏松及泌尿系结石以及高血钙引起的临床症状而被发现。由于PTH的作用，临床上会出现骨疼痛、骨质疏松，严重者会出现骨骼畸形、病理性骨折、身高缩短。个别患者会产生厌世的想法。在消化系统方面，引起促胃液素分泌增多，引起溃疡的发病率增高。由于高血钙，肾不能充分吸收导致钙离子随尿排出，出现高尿钙，其结果易导致钙盐结石，形成肾结石，肾结石可导致肾衰竭。局部一般无明显变化。瘤体较大者会出现可因位置的关系出现下咽障碍感。侵犯一侧喉返神经时，可引起声音嘶哑。

【治疗原则】

诊断一般以详细的病史及体格检查、化验检查和影像学超声检查。如为甲状腺旁腺瘤，由于有癌变的可能及引起甲状旁腺功能亢进等症状，所以建议尽早切除。切除后行冷冻切片处理，如果为癌，则行甲状腺旁癌根治术。

【二级医院向三级医院的转诊标准及处置】

1. 标准

（1）需要手术者受限于技术设备无法医治者。

（2）肿瘤较大及肿瘤侵犯神经、气管等组织需要多学科辅助治疗的患者以及其他引起患者呼吸困难和其他危重患者。

2. 预处理　首先对症处理，有呼吸困难者应及时进行气管插管。改善患者的一般状况。一般生命体征的监测，尽量完善术前检查。

3. 注意事项　运送过程中，记录必要的病史，收集关键信息，利于后续医院快速及时的诊治。安排车辆应尽量联系专业救护车辆。实在无机动车辆，危及情况下可拨打110求助。主动联系接收医院，获得许可后动身。未能安排专业救护车时，对于病情极其危重的患者，需有首诊机构人员护送到转入医院，做好交接后方可结束首诊。

第十三节　甲状腺肿瘤

【概述】

甲状腺肿瘤为常见的外科疾病之一。分为良性和恶性，良性以腺瘤为主，恶性以乳头状癌为主。甲状腺肿瘤的危险程度与肿瘤的大小、部位、生长速度及肿瘤侵犯的组织有关。外科手术可能引起喉返神经损伤及气管塌陷，严重会导致患者呼吸困难，窒息死亡。

【临床表现】

甲状腺腺瘤患者一般没有不适的感觉，当腺瘤出现短期内迅速增大的情况，局部出现疼痛的感觉可能是由于囊内出血导致的。如腺瘤体积较大则会引起气管压迫及颈部胀痛等不适感。

甲状腺癌一般有三大症状，分别是甲状腺肿瘤迅速增大、质地变硬、腺体不随吞咽而上下移动。如肿瘤较晚，则会出现颈部淋巴结转移等症状。晚期如压迫气管则会导致呼吸困难，远处转移可以到肺和骨等器官。

【治疗原则】

诊断一般以详细的病史及体格检查、化验检查和影像学超声检查。如为甲状腺腺瘤，由于有癌变的可能及引起甲状腺功能亢进等症状，所以建议尽早切除。一般切除腺瘤周围 1cm 正常甲状腺组织。切除后行冷冻切片处理，如果为癌，则行甲状腺癌根治术。

【二级医院向三级医院的转诊标准及处置】

1. 标准 标准需要手术者受限于技术设备无法医治者。肿瘤较大及肿瘤侵犯神经、气管等组织需要多学科辅助治疗的患者以及其他引起患者呼吸困难和其他危重患者。

2. 预处理 首先对症处理，有呼吸困难者应及时进行气管插管。改善病人的一般状况。保持患者的一般生命体征，尽量完善术前的相关检查。

3. 注意事项 运送过程中，记录必要的病史，收集关键信息，利于后续医院快速及时地诊治。安排车辆应尽量联系专业救护车辆。实在无机动车辆，危及情况下可拨打 110 求助。主动联系接收医院，获得许可后动身。未能安排专业救护车时，对于病情极其危重的患者，需有首诊机构人员护送到转入医院，做好交接后方可结束首诊。

第十四节　结直肠癌

【概述】

结直肠癌是我国常见的恶性肿瘤，5年生存率约为50%~80%。结肠癌的发病与饮食、环境、遗传及炎症疾病等因素密切相关，其组织学类型以腺癌为主。结直肠癌患者常见腹痛、贫血、黑便、便血、直肠刺激症状、粪便性状改变等临床表现，可以通过内镜检查、直肠指诊、影像学检查及实验室检查等方法做出诊断。结直肠癌可以通过直接浸润、血性转移、淋巴转移及种植转移等方式发生扩散和转移，目前的主要治疗方式为手术切除，还可以采取化疗、放疗、靶向治疗等综合治疗方式。

【临床表现】

结直肠癌早期无明显症状，依其生长部位、大小的不同而有不同的临床表现。右半结肠癌，腹痛：多为隐痛；贫血：50%~60%患者血红蛋白低于100g/L。左半结肠癌，腹痛：多为隐痛，合并肠梗阻时可为绞痛；便血：超过70%患者出现便血。直肠癌，直肠刺激症状：便频、排便习惯改变、里急后重、排便不尽感等；粪便性状改变：大便变形、变细、排稀便、黏液脓血便等；肠梗阻：可有机械性肠梗阻的表现。周围组织浸润转移，尿道刺激征：膀胱或前列腺受侵可出现尿频、尿痛、血尿；骶尾部剧痛：由骶前神经受侵引起。

结直肠癌的体征主要有：触及腹部肿块、直肠指诊触及异常肿物等。检查：内镜检查、CT、MRI、PET/CT等可见腹部异常肿物。

【诊治原则】

诊断依靠详细的病史采集、体格检查、实验室检查和影像学检查等。治疗措施根据病情采取手术、化疗、放疗、靶向治疗、支持治疗等治疗方式。

10

【二级医院向三级医院的转诊标准及处置】

1. 标准

（1）合并心、肺等脏器基础疾病，术中术后有诱发重要器官功能障碍危及生命者。

（2）有肝脏等脏器转移，需行转化治疗者。

（3）需行联合脏器切除及低位保留肛门手术等，而当地医院技术难以完成者。

（4）术后出现吻合口瘘、大出血、重度感染等严重并发症需行进一步治疗者。

2. 预处理　转送前检查患者生命体征，必要时给予心电监护、吸氧、补液，保持血容量稳定、水电解质、酸碱平衡。

3. 注意事项　联系转诊医院，沟通患者病情；出现生命体征不稳定、休克者需先给予恢复血流动力学稳定，再考虑转诊处理；对于病情危重的患者，需有首诊机构人员护送到转入医院，做好交接后方可结束首诊；接诊医院应再次明确诊断并尽快给予恰当治疗。

第十五节　腹部损伤

【概述】

腹部损伤是平时和战时最常见的疾病，腹部损伤可分为开放性和闭合性两大类。在开放性损伤中，以分为穿透伤（多伴内脏损伤）和非穿透伤（有时伴内脏伤）。根据入口与出口的关系，分为贯通伤和盲管伤。根据致伤源的性质不同，也有将腹部损伤分为锐器伤和钝性伤。锐器伤引起的腹部损伤均为开放性；钝性伤一般为闭合性损伤。

【临床表现】

腹部损伤因损伤程度不同，临床表现差异很大，从轻症到休克、濒死状态不等。

1. 单纯腹壁损伤，可表现为受伤部位疼痛、局限性腹壁肿胀、压痛，或有时可见皮下瘀斑，重者可有腹腔出血。

2. 实质脏器肝脾胰肾以及大血管损伤以"腹腔内（或腹膜后）出血"为主要表现，面色苍白、脉率加快，严重时脉搏微弱，血压不稳甚至休克。

3. 胃肠道、胆道、膀胱等空腔脏器损伤主要表现为"弥漫性腹膜炎"。

【诊治原则】

诊断主要靠详尽的询问受伤经过、生命体征检测、重点的体格检查、必要的化验检查和影像学检查等。诊断思路：有无内脏损伤——什么脏器受损——是否多发伤——辅助检查协助明确诊断。诊断性腹腔穿刺很有帮助，必要时可以重复穿刺。密切观察期间要做到"三不"：不动、不饮食、不止痛，病情变化应及时进行腹腔探查。对于已确诊或高度可疑手术的患者应该做好紧急手术准备，力争尽早手术治疗。

【二级医院向三级医院的转诊标准及处置】

1. 标准

（1）受限于技术设备无法实施创伤救治的二级医院应该尽早转诊。

（2）腹部多发伤，病情复杂，手术难度大，而暂时尚未危及生命。

（3）腹部多发伤、出血性休克等，进行液体复苏、简单探查、快速止血、控制腹腔感染后需要行重症监护和确定性手术的患者。

2. 预处理 首先禁食水，快速有效止血，持续胃肠减压，运送过程中监测生命体征，进行液体复苏，纠正酸碱平衡紊乱，应用抗生素控制感染，改善患者的一般状况。

3. 注意事项 二级医院实施的损伤控制手术目的明确：控制出血、减轻污染、避免加重损害。运送过程中，详细询问及记录受伤史，收集关键受伤时间、地点、条件、伤情并详细记录处理措施，利于后续医院快速及时地诊治。应联系专业救护车辆。主动联系接收医院，获

10

得许可后动身。

第十六节 消化道穿孔

【概述】

消化道穿孔主要指胃肠道穿孔，是常见的急腹症，多继发于胃肠道溃疡、炎症、肿瘤及腹部外伤等。消化道穿孔患者常常突发剧烈刀割样腹痛，可伴腹胀、发热、恶心、呕吐，腹部可有明显腹膜刺激征，腹部 X 线平片检查可见膈下游离气体。消化道穿孔可合并出血，继发腹腔感染，严重者可出现休克危及生命，因此需要积极确诊和治疗。

【临床表现】

消化道穿孔通常起病较急，主要表现为腹痛、发热、恶心、呕吐等症状。腹痛：常为突发烧灼样或刀割样剧烈腹痛，可迅速蔓延至全腹。发热：患者可出现高热。恶心、呕吐：患者可出现有恶心、呕吐，主要为胃肠道内容物可带有鲜血。直肠刺激征：严重的穿孔患者可出现便频、里急后重、肛门坠胀等。黑便或血便：上消化道穿孔者可有黑便，而下消化道穿孔者可出现血便。

消化道穿孔的体征主要有：腹胀、腹膜刺激征等。

检查：腹部 X 线平片、腹部 CT、B 超以及诊断性腹腔穿刺或腹腔灌洗可用于明确诊断。

【诊治原则】

诊断：依靠详细的病史采集、体格检查、实验室检查和影像学检查等。

治疗措施：病情较轻者可采取内科保守治疗，病情较重或内科治疗无效者需行手术治疗。

【二级医院向三级医院的转诊标准及处置】

1. 标准

（1）合并有重要器官基础疾病，麻醉风险较大。

（2）胃肠道晚期恶性肿瘤破裂穿孔，手术难度较大。

（3）多次腹部手术后或腹腔感染后，腹腔粘连严重。

2. 预处理 给予禁食水、胃肠减压处理，如有休克表现需先补液、抗感染等，恢复血流动力学稳定。

3. 注意事项 主动联系转诊医院，明确转送行程计划及负责人，尽量使用专业救护车辆；运送过程中，转送过程中密切监测患者生命体征，记录必要的病史，收集关键信息；转送过程中给予吸氧、补液，保持血容量稳定、水电解质、酸碱平衡，给予抗生素控制感染，给予生长抑素抑制消化液分泌；接诊医院明确诊断后应尽快给予恰当治疗。

第十七节　门脉高压症

【概述】

门静脉的血流因各种原因运行受阻，血液瘀滞时，则会引起门静脉压力的增高，进而出现脾大、交通支扩张和腹水等症状，具有这些症状的疾病称为门静脉高压症。门脉高压症的常见病因为肝炎后肝硬化、血吸虫感染等，按病因位置可将门脉高压症分为肝前型、肝内型和肝后型三类。门脉高压症最凶险的并发症即食管胃底静脉曲张破裂，由于解剖结构距离门脉主干和腔静脉最近，压力差大，可发生致命性的大出血，需要引起临床医师高度重视。

【临床表现】

门脉高压症主要表现为脾大、脾功能亢进、消化道出血、腹水及其他全身症状（乏力、食欲减退、嗜睡等）。消化道出血常为急性，呕吐大量鲜红色血液，不易止住。辅助检查中常有血象降低；肝功能受损；腹部超声可发现腹水、肝密度及质地异常、门静脉扩张（内径≥1.3cm）；上消化道钡餐检查可发现串珠状充盈缺损；内镜下常可见曲张的食管胃底静脉，曲张程度按曲张的食管胃底静脉直径可分为三度：轻度（直径<

3mm)、中度（直径 3~6mm）、重度（直径>6mm）。

【诊治原则】

肝炎和血吸虫病史可提示其病因，结合临床表现和辅助检查可进一步明确诊断。治疗的首要原则是预防和控制食管胃底曲张静脉破裂出血，待出血有效控制后再治疗原发疾病。视患者病情严重程度和就诊医院条件，可采用药物治疗、介入治疗和手术治疗多种手段。其中，一线治疗为药物和内镜治疗，二线治疗为分流术和断流术，终末期肝病需行肝移植治疗。

【二级医院向三级医院的转诊标准及处置】

1. 标准

（1）中重度静脉曲张者。

（2）有反复出血病史，需要内镜、介入或手术治疗者。

（3）门脉高压原因不明者。

2. 注意事项　如患者有急性期曲张静脉破裂出血者，不宜转院，应以非手术治疗控制活动性出血后再行转院。转运救护过程中，应及时开放静脉通道，扩充血容量。救护车除配备基本生命支持设备，也应当备有止血药物和器械。

第十八节　乳腺恶性肿瘤

【概述】

乳腺恶性肿瘤包括乳腺癌、乳腺恶性淋巴瘤和乳腺间叶组织肉瘤等，由于乳腺恶性淋巴瘤和乳腺间叶组织肉瘤临床较少见，本文以乳腺癌为研究对象进行论述。乳腺癌是女性最常见的恶性肿瘤，好发年龄为 40~60 岁，绝经期前后妇女多见；其发病原因尚未完全明了，可能与机体内分泌、饮食、肥胖、射线照射和乳汁因子等因素有关。

【临床表现】

主要症状：乳房发现无痛性肿块，多为患者无意间发现，但应注意的是有一部分乳腺癌肿块可能伴有疼痛，随着肿瘤进展，患者乳房出现酒窝征、橘皮样改变等；乳头症状，包括乳头溢液、糜烂或萎缩等；少数淋巴结或血道转移者可出现上肢青紫、水肿、手臂和肩部酸胀疼痛。主要体征：乳腺可触及肿块和（或）触及腋窝肿大淋巴结。检查，超声、乳腺 X 线片、MRI、CT、脱落细胞检查和穿刺活检等。

【诊治原则】

正确诊断主要依靠详细的病史询问，全面的体格检查和完善的影像学及细胞学检查；根据病理分期，早期和部分中期（包括Ⅰ、Ⅱ和部分Ⅲ期）患者的治疗以手术切除病灶为主，根据术后病理情况确定是否需要辅以放疗、化疗或内分泌治疗；晚期和部分中期（Ⅳ和部分Ⅲ期）患者的治疗以保守治疗为主，手术可作为综合治疗的一部分。

【二级医院向三级医院转诊的标准及处置】

1. 标准　二级医院由于软、硬件水平所限无法完成手术者或无资质开展该类手术者；患者健康基础条件较差，二级医院无法提供围手术期生命支持者；患者术后出现较为严重并发症者。

2. 预处置　完善相关检验检查，以便后期诊治；对于出现严重并发症者应详细写明治疗全过程，抗感染补液，如有必要转诊过程中要监测患者的生命体征。

3. 注意事项　妥善保管患者就医资料，保护患者个人隐私；对于出现严重并发症需要转诊者，二级医院要主动联系上级医院，获得许可后方可转诊；需用配备有专业救护人员和设备的车辆进行转运，首诊医生需要参与转诊，以便上级医院快速判断病情。

第十九节　肾动脉狭窄

【概述】

肾动脉狭窄是一种以难治性高血压为主要表现的肾

血管疾病，延误诊治会导致心力衰竭、心肌梗死、肾功能衰竭和严重视网膜病变等并发症。肾动脉狭窄常见的病因为动脉粥样硬化、纤维肌性结构不良和大动脉炎，其中动脉粥样硬化是肾动脉狭窄最常见病因，约占80%，主要见于有吸烟史的老年人，后两种病因主要见于 35 岁以下的青年女性。肾动脉狭窄分为单侧狭窄和双侧狭窄两种，对高度怀疑者，应首先进行筛选检查，进行狭窄分级，以评估患者是否需要手术治疗。

【临床表现】

1. 症状 肾血管性高血压，患者多无高血压病史，病情发展快，常见于腹部或腰部疼痛后血压急剧升高，一般降压药物治疗效果不满意。缺血性肾病，肾功能缓慢进行性衰退，主要表现为夜尿增多、肾区疼痛。

2. 体征 恶性高血压：血压常大于 200/120mmHg，以舒张压升高较明显，四肢血压不对称。腹部或腰部可闻及高调、粗糙收缩期或双期的血管杂音。

3. 检查 早期可发现尿比重及渗透压减低。中期可发现肾小球滤过率下降、血清肌酐增高、轻度蛋白尿和少量红细胞及管型。后期可发现肾脏体积缩小，两肾大小常不对称。

【诊治原则】

诊断主要靠详尽的病史、体格检查、化验检查和影像学检查等，辅助检查主要包括：多普勒超声技术、CT扫描、磁共振成像、卡托普利-肾素激发试验和卡托普利-放射性核素肾图等。治疗措施包括手术和非手术，手术治疗常做肾血管成形术，非手术治疗以药物控制高血压为主，可以改善症状，但不能阻止肾动脉狭窄的进展。

【二级医院向三级医院的转诊标准及处置】

1. 标准

（1）需要手术者受限于技术或设备无法手术者。

（2）急性高血压或肾功能衰竭危及生命者。

2. 预处理 实时监测血压变化，完成肾功能和肾血管多普勒超声检查。常需多种降压药物配合降压，运送过程中注意一般生命体征的监测。

3. 注意事项 降压药物要从小量开始，逐渐加量，以免血压下降过快。双侧肾动脉狭窄或单功能肾（自然或人工移植）者禁用血管紧张素转换酶抑制剂降压，老年患者可应用保护心脑功能的药物，预防心脑血管意外的发生。运送过程中，记录必要的病史，收集关键信息，利于后续医院快速及时的诊治。

第二十节　切　口　疝

【概述】

切口疝通常指腹壁切口疝，是外科开腹手术后并发症之一，其发病因素包括切口感染、引流物留滞、手术切口选择、手术操作粗糙、麻醉配合等，多数患者为慢性病程，可形成局部瘢痕，当出现嵌顿且疝内容物为肠管、系膜等腹腔内脏器组织时，需尽早诊断处理。诊治延误会导致肠坏死，甚至会产生更严重的后果如感染中毒性休克，进而危及生命。

【临床表现】

切口疝的症状主要是站立或用力时手术瘢痕处可见局部膨隆，或有肿块出现，而在平卧位或静息状态下膨隆或局部包块可缩小或消失，即卧隐立现。疝口较大者可有腹部隐痛、食欲减退、便秘等伴随症状。

切口疝的体征表现为瘢痕处局部区域的肿块，大小不定，当疝内容物为肠管时，可见肠蠕动波和肠型，听诊可闻及肠鸣音。严重者可有肠梗阻体征，特别是绞窄性疝往往局部可出现压痛、反跳痛、肌紧张等腹膜炎体征。

检查：超声、腹部 X 线检查、CT 等。

【诊治原则】

诊断主要靠详尽的病史、体格检查和影像学检查等。治疗措施以手术治疗为有效措施，根据切口疝的大小可选择单纯缝合关闭或疝成形术（即补片等修补腹壁缺损）。

【二级医院向三级医院的转诊标准及处置】

1. 标准

（1）需要手术者受限于技术设备无法医治者（如疝口瘢痕粘连严重等情况）。

（2）绞窄性疝出现肠坏死，引起较重感染，进而导致多器官功能障碍危及生命者。

2. 预处理

（1）因技术设备受限无法医治者，可完成基本的手术前血液检测、心肺肾功能检查等。

（2）对于绞窄性疝引起感染患者，应予禁食水，插胃管、持续胃肠减压，运送过程中及时补液维持水电解质平衡，给予抗生素抗感染治疗，注意监测生命体征。

3. 注意事项　运送过程中，记录必要的病史，注意维持生命体征。安排车辆应尽量联系专业救护车辆。实在无机动车辆，危及情况下可拨打 110 求助。主动联系接收医院，获得许可后动身。未能安排专业救护车时，对于病情极其危重的患者，需有首诊机构人员护送到转入医院，做好交接后方可结束首诊。

第二十一节　食管裂孔疝

【概述】

食管裂孔疝是膈疝中最常见的种类，可与反流性食管炎同时存在，女性患病较男性多见，无明显的年龄差异。发病原因主要有先天性食管发育不全、食管裂孔部位结构异常（肌肉萎缩等）、腹腔内压力长期增高（妊娠、慢性咳嗽、习惯性便秘等）、手术或创伤。食管裂孔疝病情变化多较缓慢，也可出现嵌顿性疝导致病情急剧变化，可有呕吐、消化道出血等，处理不及时可出现失血性休克、严重感染，危及生命。

【临床表现】

食管裂孔疝的临床症状多不明显，很多患者因同时伴有反流性食管炎而未能及时明确诊断。胃食管反流症状：剑突下或胸骨后烧灼感、上腹部饱胀感、反酸、嗳气等，疼痛感多为烧灼样疼痛、针扎样痛，可向肩背部及颈部放射。平卧位、进食酸性食物等可加重不适症状。疝囊压迫症状：当疝囊较大时可有心、肺压迫表现，如发绀、心悸、气短等，如压迫食管可有吞咽困难、胸骨后阻塞感等。并发症：出血、疝囊嵌顿、反流性食管狭窄。

食管裂孔疝的体征可不明显，以上腹部或剑突下压痛多见，仅在疝囊嵌顿时可有疼痛加重。

检查：上消化道造影检查、CT、电子胃镜检查和食管测压检查等。

【诊治原则】

诊断主要靠详尽的病史、体格检查和影像学检查等。治疗措施包括手术和非手术，非手术治疗适于反流症状较轻的患者，而对于嵌顿性疝患者需急诊手术治疗，内科治疗效果差、合并幽门梗阻或十二指肠瘀滞、食管裂孔巨大、可疑癌变等情况均应选择手术治疗。手术方式主要有疝修补术和抗胃食管反流术等。

【二级医院向三级医院的转诊标准及处置】

1. 标准　明确诊断需要手术者。

2. 预处理　对于嵌顿性疝患者应禁食水，运送过程中及时补液，纠正酸碱平衡紊乱，预防性应用抗生素，有消化道出血者可予抑酸、止血治疗，维持生命体征平稳。

3. 注意事项　运送过程中，记录必要的病史，收集关键信息，利于后续医院快速及时的诊治。安排车辆应尽量联系专业救护车辆。实在无机动车辆，危急情况下可拨打110求助。主动联系接收医院，获得许可后动身。未能安排专业救护车时，对于病情极其危重的患者，需有首诊机构人员护送到转入医院，做好交接后方可结束首诊。

第二十二节 胃 癌

【概述】

胃癌是消化系统常见的恶性肿瘤之一。我国胃癌目前的早诊率较低，仍以进展期为主。胃癌发生的病因尚不十分清楚，已经明确的危险因素包括吸烟、幽门螺旋杆菌感染、高盐及其他饮食、遗传因素等。精准分期是胃癌合理治疗的前提，对于早期及可切除的局限性胃癌，手术是主要的治疗方法；对于晚期及发生转移的胃癌，则应采用其他辅助治疗或姑息治疗的方法；对于局限性胃癌患者而言，治疗应首选在大型肿瘤治疗中心。

【临床表现】

症状：早期症状不明显，随着肿瘤不断进展，症状逐渐显著。可有进食后饱胀感、上腹部不适、"心窝部"隐痛、恶心、呕吐、食欲减退、消瘦、乏力、出血和黑便，有时也可出现下腹不适、便秘及腹泻等其他症状。体征：胃癌早期体征不明显，上腹部深部触诊时可有压痛。晚期胃癌患者由于肿瘤已发生转移，可见上腹部肿块、脐部肿块、左锁骨上淋巴结肿大、直肠前凹肿块等。

【诊治原则】

诊断：肿瘤组织的病理学检查是胃癌确诊的"金标准"。主要的检查手段包括：普通胃镜及超声胃镜、X线造影、腹部CT、腹部B超及血液相关指标检测。治疗：（1）外科手术是胃癌的主要治疗手段。对于早期胃癌，可采用内镜下切除或缩小手术；对于进展期胃癌，应采用标准胃癌根治手术；对于晚期胃癌，可采用原发灶的姑息性切除或胃旁路手术。（2）其他辅助治疗：包括化疗、放疗、化放疗联合、靶向药物治疗、免疫治疗、中药治疗及基因治疗等。

【二级医院向三级医院的转诊标准及处置】

1. 标准　病理学确诊为胃癌，但接诊二级医院无丰富胃癌根治术手术经验。病理学诊断不明确，需进一步确诊者。身体一般情况较差，有严重基础疾病者。胃癌并发出血、梗阻或穿孔者。

2. 预处理

（1）对身体一般情况良好，无相关并发症者，可指导患者自行前往三级医院就诊。

（2）对合并并发症发生者，应禁食水，留置胃管，完善术前相关检查，纠正水电解质和酸碱平衡紊乱，同时使用抑制胃酸分泌的药物。另需根据不同类型的并发症做如下针对性处理措施：

1）合并出血者，迅速建立静脉补液通道，根据失血情况选择输注平衡盐溶液或新鲜血制品，并监测生命体征和尿量，可经胃管灌注去甲肾上腺素联合冰生理盐水。胃镜诊治经验丰富的医院可选择在内镜下做止血处理。

2）合并穿孔者，预防性使用抗生素，可选用头孢菌素类、氨基糖苷类或氟喹诺酮类，同时联合抗厌氧菌药物，如甲硝唑。

3）合并梗阻者，积极补液，可输注血液制品，如营养障碍严重可行胃肠外营养支持。

3. 注意事项

（1）对于身体一般情况尚可，有轻度贫血或营养不良者，应补充铁剂、维生素B，必要时给予口服营养液。

（2）如并发症病情紧急，患者已出现休克征象者，可进行急诊手术处理并发症后，待病情平稳再转入上级医院。

第二十三节 胃间质瘤

【概述】

胃间质瘤起源于胃间质有分化潜能的干细胞，是一类比较少见的消化系统肿瘤，恶性占20%～30%，特异性体征不明显。分类标准：（1）良性，肿瘤最大径≤5cm，核分裂象<5个/50HPF。（2）交界性，肿瘤最大径

>5cm，核分裂象<5 个/50HPF；（3）恶性，核分裂象>5 个/50HPF。

【临床表现】

症状：腹痛或上腹部不适，是最常见的症状。上消化道出血，由肿瘤表面破溃导致。还可有黑便、贫血、腹部包块及幽门或贲门梗阻。体征：体征不明显，上腹部压痛，肿瘤体积较大时，可在上腹部触及肿块。

【诊治原则】

诊断：胃镜下组织活检，明确病理性质。超声胃镜、腹部 CT、X 线造影可协助判断肿瘤大小、位置、浸润深度、内部结构、与周围脏器位置关系等。免疫组化病理检测 CD117、CD34、S-100 和 NSE 等肿瘤标记物，有助于诊断及鉴别诊断。治疗：（1）外科治疗手术是治疗的主要手段，对于无转移的局部肿瘤，可采用胃大部切除，无须淋巴结清扫。已转移的肿瘤，可采用姑息切除手术。（2）内科治疗术后辅助治疗，采用酪氨酸激酶抑制剂伊马替尼。

【二级医院向三级医院的转诊标准及处置】

1. 标准　病理学确诊为胃间质瘤，但接诊二级医院无丰富胃肿瘤切除手术经验。病理学诊断不明确，需进一步确诊者。身体一般情况较差，有严重基础疾病者。胃间质瘤并发出血、梗阻或穿孔者。

2. 预处理

（1）身体一般情况尚可，无并发症发生者，可指导患者自行前往三级医院就诊。

（2）有出血、梗阻或穿孔者，应禁食水，留置胃管，纠正水电解质和酸碱平衡紊乱，同时使用抑制胃酸分泌的药物，并监测生命体征和血液循环状况。出血量较大者，可建立输液通道，补充平衡盐溶液或新鲜血液。可经胃管灌注去甲肾上腺素联合冰生理盐水，如出血症状仍无法有效控制，应选择在内镜下做止血处理。

3. 注意事项　如并发症病情紧急，患者已出现休克或脏器功能衰竭征象者，可立即行急诊手术处理并发症，待病情平稳再转入上级医院。

第二十四节 小肠肿瘤

【概述】

小肠肿瘤是较为少见的消化道肿瘤，分为良性肿瘤与恶性肿瘤。良性肿瘤中平滑肌瘤与腺瘤最为常见，恶性肿瘤中则腺癌较多。根据小肠肿瘤所在肠壁的位置可将其分为腔内、壁间或腔外三型。可无症状但易引起肠套叠而出现肠梗阻，若有肿瘤表面溃烂者更会出现出血或穿孔等紧急情况需急诊手术处理。治疗方法主要以手术切除为主，可适当辅助以放射治疗和化学治疗。

【临床表现】

部分小肠肿瘤无明显自觉症状，仅在查体或因其他原因而行腹腔手术中探查到。良性肿瘤原发症状较少，偶有腹部隐痛，肿瘤较大或患者腹壁较薄时偶可触及肿块。恶性肿瘤还可出现食欲减退，体重下降等消耗性症状。并发症：肿块较大时可出现肠梗阻。易诱发肠套叠。肿块表面破溃出血会引起腹胀、腹痛、黑便等症状。小肠肿瘤穿孔继发腹膜炎。

检查：首选方法为胃肠道钡餐，此方法无创但检出率不高。十二指肠镜、小肠镜可适当使用。

【诊治原则】

诊断主要靠详尽的病史、体格检查、钡餐、内镜检查等。治疗措施主要为手术治疗，出现梗阻、出血、穿孔等并发症时需紧急处理。术后根据肿瘤性质适当辅助以放射治疗或化学治疗等。

【二级医院向三级医院的转诊标准及处置】

1. 标准

（1）需要手术者受限于技术设备无法医治者。

（2）肠坏死引起较重感染，进而引起多器官功能障碍危及生命者。

（3）肿瘤性质为恶性，切除范围较大技术要求较高，或需进一步放射治疗或化学治疗，所在医院无相关条件者。

2. 预处理 无并发症者无需特殊预处理，有并发症者需及时对症治疗保证生命体征平稳。如出现肠梗阻或穿孔等情况需禁食水，插胃管、持续胃肠减压，运送过程中及时补液，纠正酸碱平衡紊乱，适当应用抗生素。

3. 注意事项 运送过程中，记录必要的病史，收集关键信息，利于后续医院快速及时的诊治。安排车辆应尽量联系专业救护车辆。实在无机动车辆，危急情况下可拨打 110 求助。主动联系接收医院，获得许可后动身。未能安排专业救护车时，对于病情极其危重的患者，需有首诊机构人员护送到转入医院，做好交接后方可结束首诊。

10

第二十五节 胰腺肿瘤

【概述】

胰腺癌是一种恶性程度很高，诊断和治疗都很困难的消化道恶性肿瘤，约 90% 为起源于腺管上皮的导管腺癌。其发病率和死亡率近年来明显上升。胰腺癌被称为"癌症之王"，因其早期确诊率不高，手术死亡率高，而治愈率很低，5 年生存率<1%。本病发病率男女之比为 1.5~2：1。胰腺癌易发生淋巴转移及癌浸润。

胰腺内分泌肿瘤主要指来源于胰岛的肿瘤，包括胰岛素瘤、促胃液素瘤、肠肽瘤等。

【临床表现】

胰腺癌的最常见的临床表现为腹痛、黄疸和消瘦。上腹疼痛、不适：最常见的首发症状，早期胰管梗阻，压力增高，引起上腹不适，或隐痛、钝痛、胀痛。黄疸：进行性加重。小便深黄，大便白陶土样，伴有皮肤瘙痒等。全身及消化道症状：食欲减低，消瘦、恶病质，腹泻、消化不良或便秘等。

晚期患者可触及上腹部包块、质硬、固定、腹水征阳性，少数患者可触及左锁骨上淋巴结及直肠指诊触及盆腔结节。

检查：①血清标志物。②影像学检查：B 超显示胰管扩张，胰头占位；内镜超声钡餐造影；CT；ERCP；经皮肝穿胆道造影；MRI 或 MRCP；选择性动脉造影；经皮细针穿刺细胞学检查。

【诊治原则】

诊断主要靠详尽的病史、体格检查、化验检查和影像学检查等。胰腺癌的治疗方式是以外科为主的综合治疗方式。早期患者可以考虑行微创腹腔镜切除。

【二级医院向三级医院的转诊标准及处置】

1. 标准

（1）需要手术者受限于技术设备无法医治者。

（2）需要行腹腔镜或者机器人腹腔镜微创手术的患者，需转诊至经验丰富的微创中心。

（3）解剖部位复杂，位于胰头部位肿瘤；胰腺癌局部侵犯，如肠系膜根部、门静脉根部等。

（4）存在并发症的胰腺癌患者。

2. 预处理

（1）完善必要的检查，收集病例资料。

（2）加强营养支持，改善患者的一般状况。

（3）一般生命体征的监测，控制并发症。

3. 注意事项　运送过程中，记录必要的病史，收集关键信息，利于后续医院及时制定治疗方案。主动联系接收医院或专家，获得许可后动身。对于病情极其危重的患者，需联系救护车辆或由首诊机构人员护送到转入医院，做好交接后方可结束首诊。

10

第十章

神经外科学

县级医院在神经外科专业应该掌握如下常见疾病的表现及特殊疑难问题处理。包括颅脑外伤、颅内血管性疾病、颅脑肿瘤、脊髓疾病等。应能够开展如下诊疗技术：头颅 CT 或 MRI 检查；磁共振血管造影（MRA）；数字减影血管造影（DSA）。各种内分泌激素测定。

第一节　颅脑外伤

一、脑挫裂伤

【概述】

脑挫裂伤常发生于暴力打击的部位和对冲部位，多见于额、颞叶，这是由于脑组织在颅腔内的滑动及碰撞所引起的；脑实质内的挫裂伤常因脑组织变形和剪应力损伤引起，以脑挫伤和点片状出血为主。

【临床表现】

1. 意识障碍　最突出的症状之一。持续时间长短不一，与脑损伤的轻重有关。

2. 头痛、恶心、呕吐等颅高压症状，1～2 周内明显。

3. 生命体征改变　轻度和中度脑挫裂伤患者变化不

明显。严重者出现血压升高，脉搏缓慢，呼吸深慢。

4. 局灶症状和体征　运动区损伤出现对侧偏瘫，言语中枢损伤导致失语等。额叶和颞叶前端等"哑区"损伤可无明显的局灶症状或体征。

【影像学检查】

CT检查示：低密度脑水肿区出现多发散在点片状高密度出血灶。病变广泛者有占位效应。出血灶吸收则出现低密度区。

【诊治原则】

患者多有明确外伤史，有阳性体征者可根据定位征象和昏迷情况大致判断受损的部位和程度，常需依靠CT、MRI明确诊断，以CT检查为首选。

1. 严密观察病情　密切观察瞳孔、意识、生命体征、肢体活动的变化，必要时定期复查颅脑CT。

2. 一般处理　抬高床头15~30°，但昏迷患者，取侧卧位；保持呼吸道通畅；营养支持；躁动和癫痫的处理；高热的处理；脑保护、促苏醒和功能恢复的治疗。

3. 防止脑水肿或脑肿胀。

4. 手术治疗　继发性脑水肿严重，脱水治疗无效，病情日趋恶化；颅内血肿清除后，颅内压无明显缓解，脑挫裂伤区继续膨出，而又除外颅内其他部位血肿；脑挫裂伤灶或血肿清除后，伤情一度好转，以后又恶化出现脑疝。手术方式包括脑挫裂伤灶清除术、额极或颞极切除、颞极下去骨瓣减压等。

【二级医院向三级医院的转诊标准及处置】

1. 标准　意识障碍加重；出现严重的精神障碍，需转精神科或者精神病医院治疗；躯体功能障碍进行性加重。

2. 预处理　脱水、激素、亚低温等对症处理。

3. 注意事项　密切观察患者生命体征、意识、瞳孔的变化。

二、急性硬膜外血肿

【概述】

发生于颅骨内板与硬脑膜之间的血肿称为硬膜外血肿，占外伤性颅内血肿的 20%～30%；在闭合性颅脑损伤中其发生率 2.5%～3.5%，仅次于硬膜下血肿。外伤性硬膜外血肿以特急性或急性多见，约占 85%，一般为单发，但可合并其他类型的血肿，合并对冲部位硬膜下血肿多见。其出血来源包括：脑膜中动脉、颅内静脉窦、脑膜中静脉、板障静脉或导血管。好发部位有：颞部（主干）、额顶部（前支）和颞顶部（后支）。

【临床表现】

1. 意识障碍 进行性意识障碍为颅内血肿的主要症状。临床三种情况：

（1）原发脑损伤较轻，伤后无原发昏迷，待血肿形成后始出现意识障碍（清醒-昏迷）。

（2）原发脑损伤略重，伤后一度昏迷，随后完全清醒或好转，但不久又陷入昏迷（昏迷-中间清醒期或好转-昏迷）。

（3）原发脑损伤较重，伤后昏迷进行性加重或持续昏迷。

2. 颅内压增高。

3. 瞳孔改变 幕上血肿早期患侧动眼神经受牵扯刺激，患侧瞳孔可缩小，对光反射迟钝。持续受压，患侧瞳孔进行性散大，对光反射消失、上睑下垂，脑疝继续发展，对侧瞳孔散大。幕下血肿较少出现瞳孔变化，而容易出现呼吸紊乱甚至骤停。

4. 神经系统体征 偏瘫、失语。小脑幕切迹疝时可出现对侧锥体束征，脑干受压严重可导致去脑强直。

【影像学检查】

CT 扫描提示颅骨内板和脑表面有双凸镜密度增高影。

【诊治原则】

头部受伤史；伤时清醒，以后昏迷或出现中间清醒期；CT 扫描提示颅骨内板和脑表面有双凸镜密度增高影。

1. 手术治疗手术指征：有明显颅内压增高症状和体征；CT 扫描提示明显脑受压的颅内血肿；幕上血肿量>40ml、颞区血肿量>20ml、幕下血肿量>10ml。手术方式：骨瓣或骨窗开颅、清除血肿、妥善止血。

2. 非手术治疗非手术治疗指征：无明显意识障碍，病情稳定，CT 扫描提示幕上血肿量<40ml、幕下血肿量<10ml、中线结构移位<1.0cm。

【二级医院向三级医院的转诊标准及处置】

1. 标准 CT 提示血肿过大，手术风险大。

2. 预处理 维持有效通气；建立输液通道；给予早期应急治疗药物（如 20%甘露醇）；伤口及全身的对症处理；加强生命体征监测。

3. 注意事项 密切观察患者生命体征、意识、瞳孔的变化。

三、急性硬膜下血肿

【概述】

是创伤性颅脑损伤中最常见的颅内血肿，发生率最高达 70%。血肿多位于额极、颞极及其底面，继发于对冲性脑挫裂伤。急性硬膜下血肿，尤其是特急性病例，发展快，伤情重，死亡率高达 50%~80%。出血来源为挫裂的脑皮层血管，另一种少见的血肿是桥静脉或静脉窦撕裂出血。

【临床表现】

意识障碍严重；颅内压增高明显；病情进展迅速，发生脑疝而出现瞳孔改变；容易出现神经系统定位体征如偏瘫等。

【影像学检查】

CT 扫描表现为脑表面新月形高密度、混杂密度或等密度影，多伴有脑挫裂伤。

【诊治原则】

头部外伤史，伤后临床表现及体征，CT扫描表现为脑表面新月形高密度、混杂密度或等密度影，多伴有脑挫裂伤。

治疗措施：一经确诊既需要开骨窗或骨瓣手术清除血肿，必要时需去骨瓣减压术。

手术指征：1. 幕上血肿量大于30ml，颅后窝血肿量大于10ml，中线移位超过5mm。2. 意识障碍进行性加重或出现再昏迷。3. 神经系统症状进行性加重或出现新的阳性体征。4. 颅内压大于40mmHg或进行性升高等患者均是去骨瓣减压的手术指征。

【二级医院向三级医院的转诊标准及处置】

1. 标准　CT提示血肿过大，中线移位明显，手术风险巨大。

2. 预处理　维持有效通气；建立输液通道；给予早期应急治疗药物（如20%甘露醇）；伤口及全身的对症处理；加强生命体征监测。

3. 注意事项　密切观察患者生命体征、意识、瞳孔的变化。

四、创伤性蛛网膜下腔出血

【概述】

创伤性蛛网膜下腔出血是指颅脑外伤后，脑组织挫裂伤，脑皮层细小血管损伤出血，血液流入蛛网膜下腔。其引起神经元损害和脑水肿的机制包括：血液的毒性直接作用于神经组织；脑血管痉挛，脑缺血；脑缺血引起延迟性神经元坏死。

【临床表现】

1. 轻者在伤后1~2天出现头痛、呕吐、高热、脑膜刺激征，持续1~2周。

2. 重者有意识障碍如躁动不安、恍惚、定向不清、甚至癫痫、昏迷；原有局灶体征加重或出现脑缺血症状和体征。

【影像学检查】

CT 检查示蛛网膜下腔出血主要见颅内蛛网膜下腔形状不规则的条索状高密度影，多见于侧裂池、纵裂以及脑表面蛛网膜下腔。

【诊治原则】

头部外伤史，伤后临床表现及体征；腰椎穿刺脑脊液呈均匀血性，颅内压增高。

1. 对轻型者对症治疗，运用适当的镇痛或镇静剂以缓解症状。

2. 早期应用钙通道阻滞剂、尼莫地平等治疗可缓解脑血管痉挛。

3. 降低颅内压，减轻脑水肿（甘露醇）。

4. 防治脑血管痉挛，需保持高血容量（3500 ~ 4000ml/d）、较高血压（收缩压维持在 140mmHg）、维持血液的低黏稠度（止血药）。合并颅内血肿时，基本按重型颅脑损伤脑挫裂伤治疗。

【二级医院向三级医院的转诊标准及处置】

1. 标准 合并其他重型颅脑损伤，手术风险巨大。

2. 预处理 维持有效通气；建立输液通道；给予早期应急治疗药物（如 20% 甘露醇）；伤口及全身的对症处理；加强生命体征监测。

3. 注意事项 密切观察患者生命体征、意识、瞳孔的变化。

第二节 颅内血管性疾病

一、高血压脑出血

【概述】

高血压脑出血多发生于中、老年人群，表现为脑实质内突然自发性出血，多有明确高血压病史。患者多因情绪激动、过度脑力与体力劳动或其他因素引起血压剧烈升高，导致已病变的脑血管破裂出血所致。其中豆纹动脉破裂最为多见，其他依次为丘脑穿通动脉、丘脑膝状动脉和脉络丛后内动脉等。目前治疗高血压脑出血的手术主要为：开颅清除血肿术、穿刺吸除血肿术、神经内镜清除血肿。手术治疗高血压脑出血的目的主要在于清除血肿、降低颅内压，使受压（而非坏死）神经元尽可能恢复，减少出血后一系列继发性病理变化，阻止病情进一步恶化。

【临床表现】

患者症状和体征与出血部位、出血量、全身情况等因素有关。一般发病为突然出现程度不等头痛，恶心、呕吐，言语不清，肢体活动障碍，并且多伴有躁动、嗜睡或昏迷。血肿对侧出现偏瘫、瞳孔变化，早期双侧瞳孔缩小；当血肿扩大，脑水肿加重，遂出现颅内压增高，引起血肿侧瞳孔散大等脑疝危象。

【影像学检查】

头颅 CT 是最重要的辅助检查手段。初发脑内血肿在 CT 平扫呈现明显的不规则片状高密度，边缘清楚，与周围的脑组织极易区别。数小时后，血肿周围脑组织可出现低密度区，脑内结构受压移位。4~7 天后血肿密度逐渐降低，2~3 周后血肿的 CT 值近脑组织。

头颅磁共振（MRI）不同时期的脑内血肿在 MRI 扫描影像上有不同的特点。由于 CT 可以快速准确地做出脑出血的诊断，完全能满足临床治疗的需要，因此一般不用 MRI 作为脑出血患者的首选检查。

【诊治原则】

1. 控制患者动脉血压脑出血后可选用有效的降压药物将血压控制在发病前的基础水平，可快速将收缩压控制在 140mmHg。

2. 合理使用止血药物发病早期可以适当使用止血药物，发病 24h 以上出血通常已经停止，慎用止血药物，因可能引起其他部位血管发生血栓。

3. 患者出血量不多（幕上出血量<30ml，幕下出血

量<10ml），且无意识障碍者，可于县级医院接受保守治疗；出现明显意识障碍、脑疝尚不明确时，外科治疗优于内科。应于县级医院行开颅清除血肿术或穿刺吸除血肿术。高血压脑出血患者应早期或超早期手术，及早减轻血肿对脑组织的压迫，打破出血后一系列继发性改变所致的恶性循环，以提高治愈率及生存质量。对于发展缓慢的血肿，病情稳定患者，可择期手术。

【二级医院向三级医院的转诊标准及处置】

1. 标准 血部位深在，手术风险巨大。

2. 预处理 维持有效通气；建立输液通道；给予早期应急治疗药物（如20%甘露醇）；加强生命体征监测。

3. 注意事项 密切观察患者生命体征、意识、瞳孔的变化。

二、自发性蛛网膜下腔出血

【概述】

自发性蛛网膜下腔出血是由于多种原因使血液进入颅内或椎管内的蛛网膜下腔所引起的综合征。引起蛛网膜下腔出血的原因很多，主要有动脉瘤、脑血管畸形、高血压动脉硬化、烟雾病、肿瘤等出血。其中，以动脉瘤出血最常见。蛛网膜下腔出血一旦发生，易于复发，且再出血死亡率极高。第一次出血后的死亡率约为12%，而再出血患者死亡率高达70%左右。因此，及早明确出血来源，消除病因是治疗的关键所在。

【临床表现】

蛛网膜下腔出血的最常见的症状为突然发生的剧烈头痛、恶心、呕吐、意识障碍、抽搐、精神症状等，最常见的体征为脑膜刺激征、肢体运动功能障碍和颅神经受损。半数患者出现一过性意识障碍。

【影像学检查】

CT和计算机体层扫描血管造影（CTA）：是诊断蛛网膜下腔出血的首选方法，可在48小时内发现95%以上的出血。CT平扫最常表现为基底池弥漫性高密度影。高质量 CTA 安全有效，动脉瘤显示率高达 97%，可及早明确出血原因。

磁共振（MRI）和磁共振血管造影（MRA）：当病后数天 CT 的敏感性降低时，MRI 可发挥较大作用，出血 4~7 天后敏感性增加。FLAIR 像检查蛛网膜出血最敏感。因此，当病后 1~2 周，CT 不能提供蛛网膜下腔出血的证据时，MRI 和 MRA 可作为诊断蛛网膜下腔出血和了解破裂动脉瘤部位的一种重要方法。

数字减影血管造影（DSA）：DSA 是蛛网膜下腔出血病因诊断的金标准。

腰椎穿刺：蛛网膜下腔出血表现为均匀血性脑脊液，连续数管不变清。腰椎穿刺是诊断蛛网膜下腔出血最敏感的检查方法，但因穿刺损伤可有假阳性并诱发脑疝的可能，因此已 CT 确诊患者不需再行腰椎穿刺。

【诊治原则】

保持气道通畅，维持呼吸、循环稳定。安静卧床，避免激动及用力，保持大便通畅，可对症应用镇静镇咳及抗癫痫类药物。注意液体出入量平衡及水电解质。防止脑血管痉挛。消除病因。

患者绝对卧床 4~6 周，床头抬高 30°，减少外界刺激，禁止噪声，限制探视；可在密切监测血压下使用降压药物，保持血压稳定在正常或病前水平，避免突然降的很低；为防动脉瘤周围血块溶解引起再出血，可酌情选用抗纤维蛋白溶解剂；早期使用钙通道阻滞剂防止脑血管痉挛；消除动脉瘤是防止动脉瘤性蛛网膜下腔出血再出血最好的办法，可选择手术或介入治疗。

【二级医院向三级医院的转诊标准及处置】

1. 标准 二级医院尚不具备 DSA 血管介入造影及介入手术条件，无法针对蛛网膜下腔出血病因进行诊断和治疗。尤其缺少有效方法避免再出血和脑血管痉挛；常规内科保守治疗也难以降低蛛网膜下腔出血的高残死率。因此，二级医院遇确诊蛛网膜下腔出血患者应转诊治疗。

2. 预处理 保持气道通畅，维持呼吸、循环稳定；

早期使用钙通道阻滞剂防止脑血管痉挛；加强生命体征监测。

3. 注意事项　密切观察患者生命体征、意识、瞳孔的变化。

三、颅内动脉瘤

【概述】

颅内动脉瘤是脑动脉的局限性异常扩大，以囊性动脉瘤最为常见，其他还有梭形动脉瘤、夹层动脉瘤、假性动脉瘤等。囊性动脉瘤，通常位于颅内大动脉的分叉处，尤以脑底动脉环（Willis 环）多见，即血管壁受血流动力冲击力最大的部位。本病好发于中老年人，青少年少见。

动脉瘤最大的危险在于破裂出血，而治疗动脉瘤最主要的目的是防止动脉瘤发生破裂出血或发生再出血，因此，治疗破裂出血的动脉瘤至少面临三个问题。即：1. 如何使患者从第一次破裂出血中生存下来。2. 如何防止发生再出血。3. 如何防止和处理并发的脑血管痉挛。只有解决好这三个问题。才能最大限度地降低患者的死亡率和病残率。

【临床表现】

颅内动脉瘤患者在破裂出血之前，90%的患者没有明显的症状和体征，只有极少数患者，因动脉瘤影响到邻近神经或脑部结构而产生特殊的表现。动脉瘤症状和体征大致可分为破裂时出血症状、局部症状、缺血症状、癫痫和脑积水等。

1. 出血症状　绝大多数动脉瘤患者是因为破裂出血引起蛛网膜下腔出血才被发现，故出血症状以自发性蛛网膜下腔出血的表现最多见（详见自发性蛛网膜下腔出血）。

2. 局灶症状　动脉瘤压迫神经产生偏瘫和脑神经麻痹。动眼神经最常受累，其次为展神经和视神经，偶可见滑车神经、三叉神经和面神经受累。

3. 缺血症状 又称症状性脑血管痉挛，蛛网膜下腔出血的症状好转后又出现或进行性加重；意识由清醒转为嗜睡或昏迷；出现局灶神经症状。

4. 癫痫发作 可能因蛛网膜下腔出血引起，多为大发作。

5. 脑积水 由于血凝块阻塞脑脊液循环通路，通常发生梗阻性脑积水，出血后期由于血液分解产物对蛛网膜颗粒的毒性作用，脑积水多为交通性。

【影像学检查】

出血急性期，CT 确诊蛛网膜下腔出血阳性率极高，安全迅速可靠。

数字减影血管造影（DSA）是确诊颅内动脉瘤的"金标准"，能够明确判断动脉瘤的部位、形态、大小、数目、是否存在血管痉挛以及最终手术方案的确定。首次造影阴性，应在 3~4 周后重复造影。CTA 在一定程度上能够代替脑血管造影检查。

【诊治原则】

1. 保守治疗 颅内动脉瘤破裂出血后的保守治疗同蛛网膜下腔出血患者的保守治疗。

2. 手术治疗包括开颅手术和血管内介入治疗。

（1）动脉瘤颈夹闭或结扎：手术目的在于阻断动脉瘤的血液供应，避免发生再出血；保持载瘤及供血动脉继续通畅，维持脑组织正常血运。

（2）动脉瘤孤立术：动脉瘤孤立术则是把载瘤动脉在瘤的远端及近端同时夹闭，使动脉瘤孤立于血循环之外。

（3）动脉瘤包裹术：采用不同的材料加固动脉瘤壁，虽瘤腔内仍充血，但可减少破裂的机会。

（4）血管内介入治疗：对于患动脉瘤的患者开颅手术极其高危、开颅手术失败，或因全身情况及局部情况不适宜开颅手术等，可用血管内栓塞治疗。

【二级医院向三级医院的转诊标准及处置】

1. 标准 原则上建议在患者病情允许条件下，转至上级医院治疗；如当地医院可明确诊断（可行 DSA 或 CTA 检查），建议请上级医院医师协助手术治疗。

2. 预处理　保持气道通畅，维持呼吸、循环稳定；早期使用钙通道阻滞剂防止脑血管痉挛；加强生命体征监测。

3. 注意事项　密切观察患者生命体征、意识、瞳孔的变化。

四、颅内血管畸形

【概述】

颅内血管畸形是指脑血管发育障碍引起的脑局部血管数量和结构异常，并对正常脑血流产生影响。脑动静脉畸形是胎儿期脑血管形成异常的先天性疾患。颅内血管畸形可分为：动静脉畸形（AVM）、海绵状血管瘤、毛细血管扩张、静脉畸形和静脉曲张。其中以动静脉畸形最常见。

【临床表现】

1. 出血　畸形血管破裂可导致脑内、脑室内和蛛网膜下腔出血，出现意识障碍，头痛、呕吐等症状，但小的出血临床症状不明显。据报道，30%～65% 的 AVM 首发症状是出血。年轻患者 AVM 出血的危险高于老年患者。

2. 抽搐　成人约半数以抽搐为首发症状，额部 AVM 多发生抽搐大发作，顶部以局限性发作为主。AVM 发生抽搐与脑缺血、病变周围进行性胶质增生，以及出血后的含铁血黄素刺激大脑皮层有关。

3. 头痛　一半 AVM 患者曾有头痛史。头痛可呈单侧局部，也可全头痛，间断性或迁移性。

4. 神经功能缺损　未破裂出血的 AVM 中，有 4%～12% 为急性或进行性神经功能缺损。脑内出血可致急性神经功能缺损。由于 AVM 盗血作用或合并脑积水，患者神经功能缺损呈进行性，表现为运动、感觉、视野以及语言功能障碍。

11

【影像学检查】

头部 CT 中 AVM 表现为混杂密度区，大脑半球中线结构无移位。在急性出血期，CT 可以确定出血的部位及程度。头部 MRI 或 MRA 因病变内高速血流表现为流空现象，另外，MRI 能显示良好的病变与脑解剖关系，为切除 AVM 选择手术入路提供依据。数字减影血管造影（DSA）是确诊本病的必须手段。可了解畸形血管团大小、范围、供血动脉、引流静脉以及血流速度。

【诊治原则】

颅内血管畸形治疗的主要意义在于降低破裂出血风险，部分已控制癫痫发作及局灶神经功能障碍进展为目的。显微神经外手术切除为治疗颅内 AVM 的最根本方法，不仅能杜绝病变再出血，还能阻止畸形血管盗血现象，从而改善脑血流。只要病变位于手术可切除部位均应进行开颅切除。应用显微手术技术，颅内 AVM 手术切除效果满意。对 AVM 出血形成血肿的急诊患者，有条件者应在术前完成脑血管造影，以明确畸形血管情况。患者已发生脑疝，无条件行脑血管造影，可紧急开颅手术。先清除血肿降低颅压，抢救生命，待二期手术再切除畸形血管。

γ-刀或 x-刀治疗：对位于脑深部重要功能区如脑干、间脑等部位的 AVM，不适宜手术切除。手术切除后残存的 AVM，直径小于 3cm，可考虑 γ-刀或 x-刀治疗。

【二级医院向三级医院的转诊标准及处置】

1. 标准　原则上建议在患者病情允许条件下，转至上级医院治疗；如当地医院可明确诊断（可行 DSA 或 CTA 检查），建议请上级医院医师协助手术治疗。

2. 预处理　保持气道通畅，维持呼吸、循环稳定；加强生命体征监测。

3. 注意事项　密切观察患者生命体征、意识、瞳孔的变化。

五、烟雾病

【概述】

烟雾病又名 Moyamoya 病，病因不明，以儿童发病多见。其病理解剖基础表现为颈内动脉末端或其分支大脑前、中动脉起始段进行性狭窄或闭塞，伴大脑基底异常纤细的新生血管网形成，以及广泛的颅内动脉之间和颅内外动脉之间形成的血管吻合为特征的脑血管病。烟雾病年龄多在 10 岁以下及 20~40 岁，儿童常表现为脑缺血性症状伴进行性智能低下，成人多为脑出血症状，但意识障碍相对较轻，脑血管造影可见颅底特征性的异常血管网。

目前确诊本病的主要检查方法是全脑血管造影（DSA）。对于脑缺血临床症状明显患者，可以考虑手术治疗。

【临床表现】

烟雾病患者主要临床表现分为两种：缺血型和出血型。

缺血型表现：80% 的儿童烟雾病患者以缺血为主要表现。短暂性脑缺血发作（TIA）反复发生一过性瘫痪或力弱，多为偏瘫，亦可为左右交替性偏瘫或双偏瘫。发作后运动功能完全恢复。病程多为良性，有自发缓解或发作完全停止的倾向。梗死急性脑卒中，导致持续性瘫痪、失语、视觉障碍和智力障碍。频繁的癫痫发作、部分性发作或癫痫持续状态，伴脑电图癫痫样放电。

出血型表现：蛛网膜下腔出血或脑实质出血，成人患者出现本型的几率大于儿童患者。

【影像学检查】

头颅 CT 烟雾病在 CT 扫描中可单独或合并出现以下几种表现：多发性脑梗死；继发性脑萎缩；脑室扩大；颅内出血头颅磁共振（MRI）MRI 对新、旧梗死灶、脑萎缩和脑出血的观察较 CT 更清楚。MRA 还可对血管腔进行观察，可观察到血管的流空效应。数字减影血管造影（DSA）DSA 是确诊此病的主要手段。

【诊治原则】

对出现梗死的患者一般按血栓治疗。可用扩容、扩张血管、钙离子拮抗剂等治疗，也可以用激素治疗。缺血者用血管扩张药，出血者以降颅压、止血为主。病因明确者应对病因积极治疗。烟雾病外科手术可以分为直接搭桥，间接搭桥及两者结合这三种方式。直接搭桥手术或间接搭桥手术对小儿均有效；直接搭桥或直接搭桥联合间接搭桥手术对成人有效。

【二级医院向三级医院的转诊标准及处置】

1. 标准 原则上建议在患者病情允许条件下，转至上级医院治疗；如当地医院可明确诊断（可行 DSA 或 CTA 检查），建议请上级医院医师协助手术治疗。

2. 预处理 保持气道通畅，维持呼吸、循环稳定；加强生命体征监测。

3. 注意事项 密切观察患者生命体征、意识、瞳孔的变化。

第三节 颅脑肿瘤

脑肿瘤，又称颅内肿瘤，是指发生在颅腔内的神经系统肿瘤。按照世界卫生组织 2007 年的中枢神经系统肿瘤分类，可以分为神经上皮组织起源肿瘤、外周神经起源肿瘤、脑膜起源肿瘤、淋巴和造血组织肿瘤、生殖细胞起源肿瘤、鞍区肿瘤以及转移性肿瘤等类型。而根据不同的类型，又可以根据肿瘤的组织病理学特点进行更细致的划分。总体上说，神经系统肿瘤的发病原因并不明确，颅内肿瘤的发病随年龄、性别、种族与地域而变化。依据我国先期统计资料并结合当时神经系统肿瘤分类法显示，我国颅内肿瘤发病率由高到低依次为神经上皮肿瘤，其次为脑膜瘤、垂体腺瘤、神经纤维瘤、先天性肿瘤、转移性肿瘤等。

（一）症状与体征

1. 一般症状与体征　一般症状主要由颅内高压引起。主要与脑肿瘤自身的占位效应及脑水肿、阻塞脑脊液循环通路、压迫静脉窦引起静脉回流受阻等因素有关。其临床表现最常见的为头痛、呕吐以及视乳头水肿，又称为颅内高压三主征。其他常见的一般症状与体征例如头晕、癫痫、复视、精神及意识障碍、生命体征改变等。

2. 定位体征　当颅内组织受到脑肿瘤的刺激、压迫、破坏或肿瘤造成局部血供障碍时，均会引起相应的神经缺陷体征，这些体征的表现形式和发生顺序有助于定位诊断，成为定位体征。如额叶中央前回受累时会出现轻偏瘫、中枢性面瘫、锥体束征；鞍区受累出现内分泌紊乱以及视神经、视交叉受压等变化；小脑半球受累出现肢体性共济失调；脑干延髓受累出现后组颅神经受累的症状等。

（二）诊断

1. 详细的病史与神经系统查体。

2. 影像学检查

（1）头颅 X 线。

（2）头颅 CT。

（3）头颅 MRI（平扫+增强，依据不同的肿瘤类型在此基础上添加其他特殊序列）。

3. 脑血管造影。

4. 神经核医学检查（如 PET/CT 或 SPECT）

（1）组织病理学检查：如立体定向或开颅活检，以实现组织病理学检查，该项检查也是诊断脑肿瘤的金标准。

（2）其他辅助检查手段：例如腰椎穿刺及脑脊液检查、听觉（视觉）诱发电位检查、以及用于生殖细胞肿瘤鉴别诊断的甲胎蛋白（AFP）、人绒毛膜促性腺激素（β-HCG）等。

11

（三）治疗

1. 手术治疗　手术治疗可以分为两大类，一类是直接手术切除肿瘤；另一类是姑息性手术，包括内减压术、外减压术、脑脊液分流术等，目的在于暂时降低颅内压，缓解病情。直接手术是大多数脑肿瘤治疗最基本、最有效的治疗方法，手术的原则在于最大化安全切除肿瘤，手术的目的一方面在于最大限度地实现肿瘤切除或者肿瘤细胞减负，另一方面在于获取组织病理学标本以完善诊断，从而为后续治疗提供决策依据。随着手术技术的进步与手术器械的革新，新型手术治疗技术层出不穷，然而总体治疗原则是一致的，即在尽可能保留神经功能的基础之上，实现肿瘤的最大化安全切除。

2. 放射治疗　放射治疗的应用范围包括：主要针对恶性肿瘤，颅内肿瘤切除术后防止肿瘤复发或中枢神经系统内播散，以及未能全切的肿瘤；脑深部或累及重要结构、估计手术不能切除或手术风险巨大的肿瘤。对放射治疗高度敏感的肿瘤，如生殖细胞瘤等，也可单独应用放疗以获得控制。放疗的方式包括常规放射治疗、立体定向放疗以及间质内放疗等方式，具体采取何种放疗方式及剂量，需要依据肿瘤的组织病理学特点以及前期的治疗情况进行综合判断。

3. 化学治疗　传统的化学治疗主要是应用各类细胞毒性制剂，以实现抑制肿瘤生长的目的，例如临床常用的细胞毒性药物亚硝基脲类烷化剂卡莫司汀、第二代烷化剂替莫唑胺以及抗代谢类药物长春新碱、甲基苄肼等。随着对肿瘤分子生物学特点的了解以及对肿瘤发生机制的深入研究，越来越多的新型化疗药物正在被逐步应用于临床，这其中比较有代表性如各类靶向制剂，如肿瘤血管生成抑制剂贝伐珠单抗等。具体化疗方案的选择需要基于肿瘤的组织病理学特点以及前期的治疗情况、患者的年龄、性别、基础身体状况、经济情况等进行综合考量。

4. 其他辅助治疗　新型辅助治疗方案也层出不穷，例如基因治疗、免疫治疗、热疗、光动力学疗法等。

一、胶质瘤

【概述】

胶质瘤也称为胶质细胞瘤，是最常见的原发性中枢神经系统肿瘤，约占所有颅内原发肿瘤的一半，广义是指所有神经上皮来源的肿瘤，狭义是指源于各类胶质细胞的肿瘤。分为星形细胞瘤、间变星形细胞瘤、胶质母细胞瘤、少支胶质瘤、室管膜瘤、混合性胶质瘤、脉络丛瘤、来源不肯定的神经上皮组织瘤、神经元及神经元神经胶质混合瘤、松果体实质肿瘤、胚胎性肿瘤、神经母细胞瘤肿瘤等。

【临床表现】

脑胶质瘤所导致的症状和体征，主要取决于肿瘤对神经元和神经纤维的直接浸润和破坏、肿瘤压迫邻近结构以及颅高压引起。患者可出现头痛、恶心呕吐、癫痫、视物模糊等症状。此外，由于其对局部脑组织功能的影响，还可以使患者产生其他的症状。比如，视神经胶质瘤可以导致患者视觉的丧失；中央区胶质瘤可以引起患者运动与感觉的障碍；语言区胶质瘤可以引起患者语言表达和理解的困难。胶质瘤由于恶性程度不同，其所产生症状的速度也不同。例如，低级别胶质瘤患者的病史在几个月甚至上年，而高级别胶质瘤患者的病史时间很短。根据患者的病史、症状以及体征，可以初步推断出病变的部位以及恶性程度。

【影像学检查】

头颅 CT：胶质瘤在 CT 上，往往表现为脑内低信号的病变；低级别胶质瘤一般无瘤周水肿，高级别胶质瘤往往伴有瘤周水肿。头颅磁共振（MRI）低级别胶质瘤在 MRI 上往往表现为 T1 低信号、T2 高信号的脑内病变，与周围脑组织在影像上往往存在较为清晰的边界，瘤周水肿往往较轻，病变一般不强化。高级别胶质瘤一般信

11

号不均一, T1 低信号、T2 高信号; 肿瘤往往有明显的不均一强化; 肿瘤与周围脑组织界限不清; 瘤周水肿较为严重。若临床上难以区分胶质瘤与其他的病变(例如炎症、缺血等)可行 PET、MRS 等检查。

【诊治原则】

目前对于胶质瘤的治疗,包括手术、放疗、化疗等综合治疗手段。具体的治疗,要综合考虑患者的功能状态、对治疗的预期结果以及肿瘤所处的脑区部位、恶性程度级别等多种因素,进行综合考虑判断,从而制定个体化综合治疗方案。

神经外科显微手术切除治疗是胶质瘤治疗的基础。手术不仅可以提供最终的病理诊断,而且可以迅速去除大部分的肿瘤细胞,缓解患者症状,并为下一步的其他治疗提供便利。对于一些低级别胶质瘤,如毛细胞星形细胞瘤,手术的完整切除,是可以使患者得到根治以及长期存活。对于低级别胶质瘤患者,年龄≤40 岁全切患者可采取临床观察。

在接受外科手术治疗后,对于高级别胶质瘤患者,往往需要进一步的放疗。

目前化疗在胶质瘤的治疗中,逐渐发挥重要作用。对于高级别胶质瘤,替莫唑胺的应用,可以显著延长患者的生存预后。目前,替莫唑胺是治疗胶质瘤唯一有明确疗效的化疗药物。对于初治高级别胶质瘤患者,替莫唑胺与放疗同时应用后(同步放化疗阶段),还应继续单独服用 6~12 周期(辅助化疗阶段)。

【二级医院向三级医院的转诊标准及处置】

1. 标准 原则上胶质瘤患者全部要求转至三级医院治疗。

2. 预处理 一般情况无需特殊处理,若出现头痛、呕吐等颅内压增高症状,必要时可给予甘露醇脱水治疗。

3. 注意事项 密切观察患者生命体征、意识、瞳孔的变化。

二、脑膜瘤

【概述】

脑膜瘤多属于良性肿瘤，生长慢，病程长。起源于脑膜及脑膜间隙的衍生物，发病率居第 2 位，发病高峰年龄在 45 岁，儿童少见。50%位于矢状窦旁，另大脑凸面、大脑镰旁者多见，其次为蝶骨嵴、鞍结节、嗅沟、小脑脑桥角与小脑幕等部位，生长在脑室内者很少，也可见于硬膜外。其他部位偶见。

【临床表现】

脑膜瘤属于良性肿瘤，生长慢，病程长。因肿瘤呈膨胀性生长，患者往往以头疼和癫痫为首发症状。根据肿瘤位置不同，还可以出现视力、视野、嗅觉或听觉障碍及肢体运动障碍等。因肿瘤生长缓慢，所以肿瘤往往长的很大，而临床症状还不严重。邻近颅骨的脑膜瘤常可造成骨质的变化。

【影像学检查】

头颅 CT 典型的脑膜瘤，在未增强的 CT 扫描中，呈现孤立的等密度或高密度占位病变。其基底较宽，密度均匀一致，边缘清晰，瘤内可见钙化。增强后可见肿瘤明显增强，可见脑膜尾征。

头颅磁共振（MRI）能很好地显示肿瘤与周围解剖结构的关系，增强 MRI 可改进对脑膜瘤的分辨能力，多数脑膜瘤呈均一增强。对于同一患者，最好同时进行 CT 和 MRI 的对比分析，方可得到较正确的定性诊断。

【诊治原则】

脑膜瘤为脑实质外肿瘤，多为良性，手术全切除肿瘤是首选办法，为达到手术根治的目的，原则上应争取完全切除肿瘤及与其粘连的硬脑膜和颅骨。随着显微手术技术的发展，脑膜瘤的手术效果不断提高，使大多数患者得以治愈。

良性脑膜瘤全切效果极佳，但因其生长位置，部分脑膜瘤做不到全切，另外还有少数恶性脑膜瘤也无法全切。上述两种情况需在手术切除后放疗。恶性脑膜瘤和血管外皮型脑膜瘤对放疗敏感，效果较好。

【二级医院向三级医院的转诊标准及处置】

1. 标准 除部分简单的大脑凸面脑膜瘤可于二级医院手术治疗外，其他复杂脑膜瘤，如功能区的脑膜瘤、脑深部脑膜瘤、颅底及脑干部位脑膜瘤、大脑凸面累及重要颅神经或静脉窦的脑膜瘤、鞍区累及视神经的脑膜瘤均要求转至三级医院治疗。

2. 预处理 一般情况无需特殊处理，若出现头痛、呕吐等颅内压增高症状，必要时可给予甘露醇脱水治疗。

3. 注意事项 密切观察患者生命体征、意识、瞳孔的变化。

三、鞍区肿瘤

发生在蝶鞍区的肿瘤都可称之为鞍区肿瘤，可分为鞍内、鞍上、鞍旁、鞍后及鞍下肿瘤。主要有以下几种：垂体腺瘤、颅咽管瘤、生殖细胞瘤、下丘脑或视神经（视交叉胶质瘤）、脊索瘤、鞍结节脑膜瘤、鞍部异位松果体瘤、Rathke囊肿、鞍区蛛网膜囊肿等。该节主要描述垂体腺瘤和颅咽管瘤，其余肿瘤不在此赘述。

（一）垂体腺瘤

【概述】

垂体腺瘤系良性肿瘤，是鞍区最常见的肿瘤。根据肿瘤的大小可将垂体腺瘤分为垂体微腺瘤（直径<1cm）和垂体大腺瘤（直径>1cm）。脑垂体腺瘤的诊断主要根据患者的临床表现、视力视野障碍及其他神经系统所见，以及内分泌学检查和放射学检查等。

【临床表现】

主要分为神经受压和内分泌功能改变。患者多表现为头痛，视力、视野障碍。根据患者血液中激素分泌情况可分为以下几种垂体腺瘤。

生长激素细胞腺瘤：早期较小，仅数毫米大小。主要表现为生长激素过多，未成年时生长过快，甚至发育成巨人症。成人后为肢端肥大。有的有饭量增多、毛发多、皮肤粗糙、色素沉着。重者感全身乏力、头痛、关节痛。性功能减退、闭经不育甚至并发糖尿病。

泌乳素细胞腺瘤：表现为闭经、泌乳、不育，重者睫毛、阴毛脱落，皮肤苍白细腻，皮下脂肪增多，乏力、易疲倦、嗜睡、头痛，性功能减退等。男性性欲减退，阳痿、乳腺增生、胡须稀少，重者生殖器萎缩，精子减少，不育等。

促肾上腺皮质激素细胞腺瘤：表现为向心性肥胖。重者闭经，性欲减退，全身乏力甚至卧床不起。

视力、视野障碍：早期常无障碍，肿瘤长大，压迫视神经视交叉可出现视力、视野障碍。表现为双颞侧偏盲或一眼正常，一眼颞侧偏盲。

【影像学检查】

头颅X线平片蝶鞍像检查：根据蝶鞍骨质的变化、鞍区钙化等变化判断有无肿瘤。

CT扫描：仅对大型垂体瘤有诊断价值，微小垂体瘤容易漏诊。不能作为诊断垂体瘤的主要工具。

MRI检查：是诊断垂体瘤最重要的工具。可以清楚地显示肿瘤的大小，形态，位置，与周围结构的关系。即使直径2~3毫米的肿瘤也可以显示出。但还有部分肿瘤的信号与周围正常垂体组织近似，两者难以区分，还需要结合临床表现和内分泌检查进行诊断。

【诊治原则】

手术治疗是首选方法，手术治疗主要分为经蝶窦肿瘤切除术、经颅肿瘤切除术和内镜经鼻-蝶窦垂体瘤切除术。侵袭性非功能性垂体腺瘤或术后有肿瘤残存，内分泌功能活跃的垂体腺瘤，术后内分泌水平持续高可行术后放射治疗。

对于泌乳素分泌型垂体腺瘤，90%以上的患者（无论是微腺瘤还是大腺瘤）都可以用多巴胺激动剂（短效制剂溴隐亭，长效制剂卡麦角林）控制泌乳素水平，使肿瘤的体积缩小，但本药不能根治泌乳素细胞腺瘤，停药后肿瘤继续增大,血泌乳素水平重新升高。

【二级医院向三级医院的转诊标准及处置】

1. **标准** 垂体瘤的位置在鞍区,周围有视神经、颈内动脉、下丘脑等重要神经结构,手术风险高,故除泌乳素细胞腺瘤可于二级医院接受药物治疗外其余需手术治疗的垂体腺瘤均需转至三级医院治疗。

2. **预处理** 一般情况无需特殊处理。

3. **注意事项** 密切观察患者生命体征、意识、瞳孔的变化。

（二）颅咽管瘤

【概述】

颅咽管瘤是由外胚叶形成的颅咽管残余的上皮细胞发展起来的一种常见的胚胎残余组织肿瘤,是一种常见的先天性颅内良性肿瘤,大多位于蝶鞍之上,少数在鞍内。其发病高峰为 5~10 岁和 55~65 岁。其主要临床特点有下丘脑-垂体功能紊乱、颅内压增高、视力及视野障碍,尿崩症以及神经和精神症状,CT 检查可明确诊断。治疗方法主要为手术切除肿瘤。

【临床表现】

主要临床表现为视觉症状、颅内压增高症状和内分泌症状。

视力视野障碍肿瘤压迫视交叉可有视神经原发性萎缩及双颞侧偏盲;颅内压增高时可引起视乳头水肿,晚期可见视神经继发性萎缩、视野向心性缩小。

颅内压增高症状多因肿瘤阻塞室间孔引起梗阻性脑积水所致,巨大肿瘤本身的占位效应也是颅内压增高的原因之一。表现为头痛、呕吐、视乳头水肿或继发性视神经萎缩。

内分泌功能紊乱和下丘脑损害症状因压迫腺垂体使其分泌的生长激素、促甲状腺激素、促肾上腺皮质激素及促性腺激素明显减少,表现为生长发育迟缓、皮肤干燥及第二性征不发育等。因压迫下丘脑可有嗜睡、尿崩症、脂肪代谢障碍(多为向心性肥胖)、体温调节障碍

11

（体温低于正常者多）等。

【影像学检查】

颅骨 X 线平片鞍区钙化；蝶鞍变形或破坏；颅内压增高表现。

CT 扫描大部分患者鞍区可见结节性钙化斑，囊肿呈低密度，囊壁多呈弧形钙化。强化扫描可见肿瘤实质部分有不同强度的增强。鞍上池内肿瘤影像，第三脑室受压变形或上移，脑室扩大等改变。

MRI 扫描实质性颅咽管瘤以等 T1 长 T2 信号为主，钙化呈低信号，若有囊性部分则依囊内主要成分的不同而呈现多种不同信号强度。

【诊治原则】

治疗原则是能够完全切除的肿瘤应尽量完整切除；体积大的肿瘤或与周围组织粘连严重时可做部分切除，术后辅以局部放射治疗；大的囊性单腔性颅咽管瘤可用同位素 32P 内放疗。由于肿瘤对周围重要结构的浸润压迫以及手术可能产生的影响，术前及术后均要检查下丘脑垂体轴、肾上腺功能及水、电解质平衡等。自身激素分泌不足时给予激素替代治疗。

【二级医院向三级医院的转诊标准及处置】

1. 标准　颅咽管瘤多与周围视神经、颈内动脉、下丘脑等重要神经结构粘连，手术风险高，术后并发症多见且复杂，故需转至三级医院治疗。

2. 预处理　保持气道通畅，维持呼吸、循环稳定；维持水电解质平衡；加强生命体征监测。

3. 注意事项　密切观察患者生命体征、意识、瞳孔的变化；密切观察患者水电解质变化情况。

（三）听神经瘤

【概述】

听神经瘤是指起源于前庭神经鞘的肿瘤，为良性肿瘤，确切的称谓应是前庭神经鞘瘤，是常见颅内肿瘤之一，无明显性别差异。左、右发生率相仿，偶见双侧性。临床以桥小脑角综合征和颅内压增高征为主要表现。

【临床表现】

听神经瘤的早期临床表现多为耳部症状：出现一侧耳鸣、听力减退及眩晕，少数患者时间稍长后出现耳聋。耳鸣可伴有发作性眩晕或恶心、呕吐。中期临床表现多为面部症状：肿瘤压迫同侧的面神经和三叉神经，出现面肌抽搐及泪腺分泌减少，或有轻度周围性面瘫。三叉神经损害表现为面部麻木、痛、触觉减退、角膜反射减弱、颞肌和咀嚼肌力差或肌萎缩。晚期患者多表现为小脑脑桥角综合征及后组颅神经症状：肿瘤压迫脑干、小脑及后组颅神经，引起交叉性偏瘫及偏身感觉障碍，小脑性共济失调、步态不稳、发音困难、声音嘶哑、吞咽困难、饮食呛咳等。

【影像学检查】

颅骨 X 线片，岩骨平片见内耳道扩大、骨侵蚀或骨质吸收。

头颅 CT 及 MRI，CT 表现为瘤体呈等密度或低密度，少数呈高密度影像。肿瘤多为圆形或不规则形，位于内听道口区，多伴内听道扩张。MRI T1 加权像上呈略低或等信号，在 T2 加权像上呈高信号。第四脑室受压变形，脑干及小脑亦变形移位。增强 MRI 可见瘤实质部分明显强化，囊变区不强化。

脑血管造影：基底动脉向斜坡靠拢；小脑前中央静脉向后移；脑桥、中脑前静脉向斜坡靠拢；脉络点向后移；病变较大时还可见小脑前下动脉被来自内听道的肿块推移，基底动脉及脑桥、中脑前静脉均向后移；基底动脉可移向对侧；肿瘤着色。

【诊治原则】

神经外科治疗听神经瘤的方法包括：显微外科手术切除肿瘤和立体定向放射外科治疗。听神经瘤首选手术治疗，肿瘤完全切除可彻底治愈。如果手术残留，可以考虑辅助 γ-刀治疗。

立体定向放射治疗随着 CT 和 MRI 等影像学技术的发展，使得听神经瘤的定位、定性诊断更加准确，为立

11

体定向放射神经外科在治疗听神经瘤方面的应用提供了保障，使其逐渐成为除显微神经外科手术之外的另一种治疗方法。目前立体定向放射治疗主要的治疗设备有 X-刀、γ-刀、质子刀等，立体定向放射治疗肿瘤控制率高，并发症少，在保留听力、减少面神经损伤方面具有一定优势。然而，立体定向放疗也存在其不容忽视的缺点，如大型肿瘤的放疗效果不确切。因此需严格掌握放疗的指征。

【二级医院向三级医院的转诊标准及处置】

1. 标准　原则上听神经瘤患者全部要求转至三级医院治疗。

2. 预处理　一般情况无需特殊处理。

3. 注意事项　一般情况无明确注意事项。

（四）先天性肿瘤

先天性肿瘤可分颅咽管瘤、表皮样囊肿、皮样囊肿、畸胎瘤、脊索瘤和生殖细胞瘤，其中颅咽管瘤是最常见的先天性颅内肿瘤。表皮样囊肿和皮样囊肿起源于残余在颅内的胚胎上皮母细胞瘤。表皮样囊肿只含外胚层成分，皮样囊肿含外胚层及中胚层两个胚层成分；畸胎瘤则含三个胚层成分；脊索瘤起源于胚胎残留的脊索组织。

颅咽管瘤：详见鞍区肿瘤部分。

表皮样囊肿和皮样囊肿

【概述】

表皮样囊肿和皮样囊肿均为先天性良性肿瘤。表皮样囊肿又名珍珠瘤、胆脂瘤，占颅脑肿瘤的 0.5%～1.5%，由鳞状上皮层状排列构成，内含角蛋白、细胞碎片和胆固醇，好发于桥小脑角。表皮样囊肿破裂会出现无菌性脑膜炎。皮样囊肿占颅内肿瘤的 0.3%，是一种错构瘤，内含皮肤附属器官如毛发和皮脂腺，有些可见成熟骨，多发生在儿童。肿瘤多位于中线如Ⅳ脑室、鞍上和椎管，从而产生相应的临床表现。

【临床表现】

颅内表皮样囊肿发生于桥小脑角区者占 40%～50%，此外，还可见于鞍区、第四脑室、侧脑室、脑实质内等。

其临床表现缺乏特异性,主要有耳鸣、听力障碍、三叉神经痛、面瘫、复视、偏瘫、共济失调、眼震等,少数有癫痫和脑积水,个别表现为无菌性脑膜炎。

皮样囊肿好发于中线部位,发病率仅为表皮样囊肿的 1/10~1/4,无性别显著差异。多见于儿童。由于肿瘤生长缓慢,临床进展较慢,最常见的临床表现是头痛和癫痫,其他临床表现与肿瘤所在部位、大小及机体对其内容物的反应有关。根据发病年龄及临床特点,特别是儿童枕部皮肤有窦道形成的,应考虑皮样囊肿。

【影像学检查】

头颅 CT:表皮样囊肿在 CT 上的典型影像特征为均匀低密度区,低于脑脊液值,形态不规则,多为孤立,有占位效应。强化扫描一般无明显增强;皮样囊肿 CT 常表现为境界清楚的圆形均匀低密度病灶,内含密度较低的脂肪密度影,注射造影剂后病灶不强化。有时可见病变含高密度钙化灶。

头颅 MRI 对于诊断及发现颅后窝表皮样囊肿,尤其是脑干旁表皮样囊肿优于 CT。它能显示其占位效应肿瘤范围血管移位等。多数病例呈长 T1 和长 T2,在 T1 加权像上呈低信号,T2 加权像上为高信号,瘤质不均匀而致信号强度变化不定是其 MRI 特征;皮样囊肿的典型 MRI 表现是 T1 加权像呈高信号,T2 加权像呈低信号或高信号。囊肿内容物为脂肪成分时表现为高信号,含毛发较多时则呈现低信号。增强扫描不明显。

【诊治原则】

表皮样囊肿治疗以手术切除为原则,因囊肿包膜是生长最活跃的部分,故要争取肿瘤全切。皮样囊肿治疗方法同样为手术彻底切除。囊肿的基底若与骨面紧贴,宜连同该部骨膜一并切除。囊肿切除后,如有骨组织凹陷、缺损或变形等畸形,可进行后期组织移植,以恢复正常外貌。

【二级医院向三级医院的转诊标准及处置】

1. 标准 原则上表皮样囊肿和皮样囊肿患者要求转

至三级医院治疗。

2. 预处理 一般情况无需特殊处理。

3. 注意事项 一般情况无明确注意事项。

（五）脊索瘤

【概述】

脊索瘤起源于胚胎残留的脊索组织。在胚胎期间，脊索上端分布于颅底的蝶骨和枕骨，部分达到颅内面，并与蝶鞍上方的硬脑膜相衔接，在枕骨部分可达该骨之下面（即舌咽面），一部分亦可位于颅底骨和咽壁之间。脊索的下端分布于骶尾部的中央及中央旁等部位。因此脊索瘤好发于这些部位，尤以颅底蝶枕部和骶尾部为最多见。

【临床表现】

颅内脊索瘤的临床表现可因肿瘤部位和肿瘤的发展方向而有所不同，鞍部脊索瘤主要表现在阳痿、闭经、身体发胖等。视神经受压产生原发性视神经萎缩，视力减退以及双颞侧偏盲等；鞍旁部脊索瘤主要表现在Ⅲ、Ⅳ、Ⅵ脑神经麻痹，其中，以外展神经受累较为多见，这可能因为外展神经行程过长；斜坡部脊索瘤主要表现为脑干受压症状，即步行障碍，锥体束征，Ⅵ、Ⅶ脑神经障碍，双侧展神经损害为其特征。

【影像学检查】

头颅 X 线平片有重要诊断意义，表现为肿瘤所在部位的骨质破坏，也常见到斑片状或团状肿瘤钙化。

头颅 CT 扫描可见颅底部类圆形或不规则略高密度影，边界较清楚，瘤内有钙化，增强扫描肿瘤不强化或轻度强化。骨窗像可见明显骨质破坏。

头颅 MRI 肿瘤多为长 T1 长 T2 信号，瘤内囊变区呈更长 T1 长 T2 信号，钙化为黑色无信号影，出血灶则呈高信号，增强影像肿瘤轻度至中度强化。

脑血管造影如肿瘤位于鞍区，可见颈内动脉虹吸段外移，大脑前动脉水平段上抬。位于鞍旁颅中窝者，颈内动脉海绵窦段抬高，大脑中动脉起始段和水平段也上抬。向颅后窝发展的肿瘤常将基底动脉推向后方或侧后方。

【诊治原则】

脊索瘤解剖位置深在，手术暴露困难，加之起病隐匿，病程较长，患者来诊时肿瘤已经广泛侵犯颅底，因此手术难度较大，大多不能完全切除。斜坡区肿瘤可采取神经内镜下颅底外科手术。若肿瘤有部分残余，术后可考虑辅以立体定向治疗或放疗。

【二级医院向三级医院的转诊标准及处置】

1. 标准　脊索瘤位置深在，手术难度大，原则上要求转至三级医院治疗。

2. 预处理　一般情况无需特殊处理。

3. 注意事项　密切观察患者生命体征、意识、瞳孔的变化。

（六）转移性肿瘤

【概述】

脑内转移瘤是指原发于身体其他部位的肿瘤细胞转移到脑组织内生长而形成的占位性病变。临床所见颅内转移瘤大多数为癌瘤转移。恶性肿瘤转移至颅内有三条途径：1. 经血流。2. 经淋巴。3. 直接侵入。其中经血流为最多见的途径。转移途径和转移部位与原发瘤的部位有关。如肺癌、乳腺癌、皮肤癌等主要经血流转移，易在脑内形成多发转移癌。消化系统癌瘤较易经淋巴系统转移，而播散于脑膜。

【临床表现】

除原发病的临床表现外，常伴有颅内压增高症状和肿瘤局部症状。

颅内压增高及一般症状由于肿瘤生长迅速及周围脑水肿严重，颅内压增高症状出现较早而显著。头痛、恶心呕吐、视乳头水肿、外展神经麻痹、癫痫，晚期可有不同程度的意识障碍，并可有脑疝症状。患者一般状况多较差，有的明显消瘦。由于肿瘤多累及额颞叶且脑水肿范围较广泛，亦常有精神症状。常见的表现为反应迟钝、表情淡漠等。脑膜转移主要表现为颅内压增高和脑膜刺激征。

局部症状由于肿瘤对脑的损害较重，并且常为多发，局部症状多显著，且累及范围较广。依肿瘤所在部位产生相应的体征。患者有偏瘫、偏侧感觉障碍、失语、偏盲。位于小脑者则有眼球震颤、共济失调等，亦可有后组颅神经症状。

【影像学检查】

头颅 CT 扫描可显示肿瘤的大小、形状及脑组织、脑室的改变、特别易于发现多发性肿瘤、肿瘤类圆形或形状不规则，呈高密度或混杂密度影像，混杂密度者常为肿瘤内有坏死囊变，则显示有低密区。强化后大多有明显的块状或环状影像增强、肿瘤周围常有低密度脑水肿带。

头颅 MRI 可以增加病灶发现率，特别对一些小病灶。一般需要做增强 MRI，更好显示病变。

PET-CT 表现为位于大脑皮层或皮层下灰白质交界区多发大小不等的低密度结节，部分可呈等密度或高密度，大者中间有不规则坏死，大部分病灶周围有明显脑水肿。PET-CT 还可对转移瘤病灶的活力做出准确判断，可鉴别放射性坏死和肿瘤复发。对于尚未明确原发灶患者，有助于找到原发病灶了解肿瘤全身转移范围，优化治疗方案。

【诊治原则】

对颅内转移瘤治疗困难，多以综合治疗为主，辅以放射治疗（包括伽马刀、X 刀、射波刀等）、化学治疗等，可缓解患者症状，延长生命。手术治疗包括肿瘤切除术及姑息性或减压手术。如原发肿瘤虽未切除但能切除，而脑部症状特别是颅内压增高症状显著者，可先作脑瘤切除术。待颅内压增高缓解后，再作原发瘤切除术。切除肿瘤时，一般与脑组织易于分离，切除范围应较广泛，争取做到全部切除。肿瘤部位深在或多发性肿瘤，以及脑膜转移，可做减压术，以减轻症状。

对于原发肿瘤不能切除、有身体多处转移，一般情况很差者，则不宜手术。可给予激素、脱水药物及对症治疗，可短时期缓解症状。手术后一般情况较好，血象正常者。可给予放射治疗，不能切除的肿瘤无多处转移

11

者，亦可行放射治疗。

【二级医院向三级医院的转诊标准及处置】

1. 标准 颅内转移瘤治疗复杂，原则上要求转至三级医院治疗。

2. 预处理 对症治疗；保持气道通畅，维持呼吸、循环稳定；加强生命体征监测。

3. 注意事项 密切观察患者生命体征、意识、瞳孔的变化。

第四节 脊髓疾病

【概述】

脊髓疾病主要包括脊髓损伤，先天性疾病，血管病变及椎管内肿瘤等疾病。脊髓损伤多见于暴力导致脊柱骨折造成闭合性脊髓损伤或是利器直接造成的开放性损伤；脊髓先天性疾病是神经轴及相应节段中胚叶发育缺陷所致神经管及椎管内闭合及发育异常，常见于脊柱裂，先天性脊髓空洞症和脊髓分裂症等；脊髓血管病变临床上少见，可分为椎管内动静脉畸形、海绵状血管瘤、复合性动静脉畸形；椎管内肿瘤根据与脊髓的关系可分为髓内肿瘤、髓外硬膜下肿瘤及硬膜外肿瘤（多为骨肿瘤转移，常见于骨科）。本节主要介绍硬膜内肿瘤转诊标准及处置，其余疾病不做赘述。

【临床表现】

良性肿瘤居多，生长缓慢，病史长，出现临床症状晚，早期不对称的症状与体征是最典型症状，如脊髓半切综合征等，特异性取决于肿瘤部位。

疼痛：为最常见症状，根痛、局部疼痛及脊髓压迫感、烧灼感。

运动异常：肌力减弱是最常见的症状，常在感觉症状不久后出现；儿童大多有步态异常；长束受侵犯出现笨拙及共济失调；肌萎缩、抽搐、肌束震颤。

非疼痛性感觉缺失：分离性感觉缺失，痛、温觉降低、轻触觉保留；感觉异常。

括约肌功能障碍：泌尿生殖功能常见，如排尿困难、尿潴留、尿失禁、阳痿。

【影像学检查】

磁共振（MRI）：主要诊断方法，室管膜瘤常发生于胸段和颈段脊髓，肿瘤上端及尾端合并囊变是常见标志，强化较均匀或是混杂信号。星形细胞瘤常发生于颈段和胸段脊髓，T1 信号增粗，T2 常为高信号，可见肿瘤强化并可见水肿带分界。血管网织细胞瘤：常合并脊髓空洞症，影像学为囊性病变，短 T1 长 T2 信号，强化可见肿瘤结节明显强化。脊膜瘤常发生于胸段脊髓，典型表现为等密度，均一强化，且邻近硬膜强化是最主要特点。神经鞘瘤主要起源于背侧脊神经根，T2 较脊膜瘤更多表现高信号。

CT：有些髓内病变可有强化。增强 CT 可鉴别髓内和髓外硬膜下病变。

X 线：椎体破坏、椎间孔扩大、根部间距增大提示硬膜外脊髓肿瘤。

其他辅助检查：腰穿化验常见蛋白升高。

【诊治原则】

外科手术治疗是最主要、最有效治疗手段，绝大多数肿瘤通过后路椎板及椎间孔切开能得到肿瘤切除。

【二级医院向三级医院的转诊标准及处置】

1. 标准　原则上脊髓疾病全部要求转至三级医院治疗。

2. 预处理　一般情况无需特殊处理，出现疼痛、感觉障碍、排尿困难等临床症状，给予止痛、营养神经、留置尿管对症治疗；出现严重神经功能障碍，尤其出现截瘫患者，需要专业救护车紧急转运上级医院手术治疗。

3. 注意事项　怀疑有脊柱损伤的患者，必须严格制动后转诊；若为高位颈段损伤，需保持呼吸道通畅，严密监测生命体征。

第十二章

胸外科学

第一节　肺恶性肿瘤

【概述】

肺部肿瘤种类很多，通常按来源分为原发性肿瘤和继发性肿瘤，按生物特性分为良性肿瘤与恶性肿瘤，按组织形态分为上皮性肿瘤与软组织肿瘤及间皮细胞瘤。最常见的肺部恶性肿瘤为原发性支气管癌（约占90%），其次为肺转移性癌，其他肿瘤少见。肺癌按解剖学分为：①中央型肺癌；②周围型肺癌。2015 WHO最新的病理学分类将肺癌分为：①上皮来源：腺癌、鳞癌；②神经内分泌性肿瘤：包括小细胞肺癌、大细胞神经内分泌癌、典型类癌；③非典型的类癌肿瘤：包括大细胞癌、腺鳞癌、癌肉瘤样癌、其他未分类癌等。最新的病理学分型强调组织学与免疫学及分子生物学分型相结合的诊断，与目前的肺癌靶向精准治疗有关。

【临床表现】

肺癌早期可无明显症状，当病情发展到一定程度时，常出现刺激性干咳、痰中带血或血痰、胸痛、发热、气促等症状。当肺癌侵及周围组织或转移时，可出现声音嘶哑上腔静脉梗阻综合征等表现。当发生血行转移时可以出现转移器官的相应症状。特殊注意的是一些肺外表现的症状。

【诊治原则】

肺癌早期诊断、及时治疗能获得良好效果,晚期转移者诊断较易但预后不好,诊断依靠询问病史、全面体检,结合有关检查进行综合判断,一般可以得到明确诊断。

治疗以手术治疗为首选,放疗、化疗、药物靶向治疗、中医中药、免疫治疗相结合的综合疗法。手术治疗适应证:①Ⅰ、Ⅱ期和部分ⅢA期(T1-2N2M0;T3N1-2M0;T4N0-1M0可完全性切除)NSCLC(非小细胞肺癌)和Ⅰ期SCLC(小细胞肺癌)(T1-2N0M0);②部分Ⅳ期NSCLC,有单发对侧肺转移,单发脑或肾上腺转移者;③临床高度怀疑肺癌的肺内结节,经各种检查无法定性诊断,可手术探查。

手术禁忌证:①全身状况不佳,心、肺、肝、肾等重要脏器功能不能耐受手术者;②绝大部分诊断明确的Ⅳ期、大部分ⅢB期和部分ⅢA期NSCLC;③其他严重疾病有出血倾向和恶病质不能耐受手术者。

【二级医院向三级医院的转诊标准及处理】

1. 标准

(1)无肺恶性肿瘤外科诊治经验。

(2)因技术、设备条件限制不能明确诊断病例。

(3)诊断明确,但是临床并发症较多,围手术期风险较高,建议转往三级医院。

2. 预处理 肺癌的早期诊断及早期治疗对预后有重要意义。(1)诊断明确但无肺癌外科治疗经验,具备条件的医院,可以完善相关检查,应尽早明确是否有手术适应证后及早诊。(2)肺癌疑难病例,例如临床无法鉴别为肺结核或阻塞性肺炎,给予早期的抗结核抗感染治疗。(3)肺癌诊断明确,但是临床并发症较多,心肺功能不全者,早期干预,治疗并发症,改善心肺功能。

3. 注意事项 随着微创胸外科技术的成熟,肺癌的微创外科治疗已被作为首选的外科治疗手段,具备技条件的医院可以独立或者联合三级医院开展肺癌的外科微创治疗；不具备微创胸腔镜技术的医院，应建议诊断明确患者转往三级医院就诊治疗。

第二节 肺 大 疱

【概述】

肺大疱是指由于各种原因导致肺泡腔内压力升高，肺泡壁破裂，互相融合，在肺组织中形成的含气囊腔。根据其发生的位置可分为胸膜下肺大疱和实质内肺大疱，可单发也可多发。胸膜下肺大疱因为脏层胸膜的随意伸展性较差，此型肺大疱不能膨胀的很大，易发破裂发展成自发性气胸。年轻人的胸膜下肺大疱是自发性气胸的常见原因，每年的发病率为 5~10/10 万，常见于 20 岁左右瘦高体型的男性青年。肺大疱也常见于慢性阻塞性肺疾病的患者，若其肺大泡破裂，患者呼吸困难症状会明显加重。继发于肺气肿的肺大疱患者常为多发，且大疱常与呈气肿样改变的肺组织界限不清。合并明显肺大疱的肺气肿也称大疱型肺气肿。

【临床表现】

患者的症状与大疱数目、大小以及是否伴有基础的肺部疾病相关。较小的、数目少的单纯肺大疱可无任何症状，有时只是在胸片或 CT 检查时偶然被发现。体积大或多发性肺大疱可有胸闷、气短等症状。尤其是体积超过一侧胸腔容积 1/2 的巨大肺大疱，或合并有慢性阻塞性肺病的患者常会有明显胸闷、气短等症状。

一般胸膜下肺大疱除引起气胸外，很少有症状，而实质内肺大疱多因肺功能障碍引起呼吸困难，大疱内感染可出现肺部感染症状，如：咳嗽、发热、胸闷等。少数肺大疱患者有咯血和胸痛等症状。

【诊治原则】

1. 诊断

（1）胸部 X 线检查：是诊断肺大疱最常用的方法。

12

表现为肺野内大小不等、数目不一的薄壁空腔，腔内肺纹理稀少或仅有条索状阴影。大疱周围可有受压致密的肺组织阴影，有时（如合并感染）泡腔内可见液平。

（2）胸部 CT：是有效的诊断方法，比 X 线更精确。能清晰地显示大疱的大小、数量及范围，观察 X 线难以显示的大疱，明确大疱与肺实质的分界以及是否伴有其他肺部疾患，并有助于鉴别气胸和肺大疱。

2. 治疗　肺大疱是一种不可逆转的肺部病损，手术是唯一的治疗措施，但并非所有的肺大疱患者均需手术治疗。胸膜下肺大疱很少影响肺功能，多不需手术治疗。但如果发生自发性气胸，尤其是第二次发作气胸者，应考虑手术。

实质内肺大疱的直径多在 1~4cm，对于单一、孤立的、无症状的肺大疱应观察，但如果大泡大于一侧胸腔的 1/3~1/2，即被称为巨大肺大疱，因其可压迫周围肺组织，改变通气-血流比，故为手术适应证。如果实质内肺大疱分布广泛，外科治疗仅为姑息性，然而，这类患者不能完全排除手术可能，应根据患者的临床症状及肺功能情况综合考虑。

【二级医院向三级医院的转诊标准及处置】

1. 标准

（1）无诊治肺大疱和开展胸科手术治疗的专科经验。

（2）合并慢性阻塞性肺病者且症状明显，预计风险较大者。

2. 预处理

（1）休息，吸氧，避免用力讲话或活动。

（2）对于肺大疱破裂发生大量气胸的患者，应行胸腔闭式引流术后转诊。

（3）慢性阻塞性肺疾病合并肺大疱破裂者，应放置胸管。

3. 注意事项　体积大且靠近胸壁的肺大疱需要与气胸进行鉴别。胸片检查均可见局部肺野透亮度增高，但气胸患者胸片见局部完全无肺纹理，且肺组织向肺门方向压缩，弧度与肺大疱相反。巨大肺大疱与气胸鉴别困难时，应慎做胸穿，以免刺破大疱，造成医源性气胸，甚至成为张力性气胸。

第三节　气　胸

气体进入胸膜腔，造成积气状态，称为气胸。气胸可分为：自发性和创伤性气胸两类。

创伤性气胸

【概述】

创伤性气胸多由于肺被肋骨骨折断端刺破，亦可由于暴力作用引起的支气管或肺组织挫裂伤，或因气道内压力急剧升高而引起的支气管或肺破裂。锐器伤或火器伤穿通胸壁，伤及肺、支气管和气管或食管，也可引起气胸，并且多为血气胸或脓气胸。本病多见于交通事故、刀刺伤、火器伤、医源性损伤和坠落伤的患者。创伤性气胸可分为开放性气胸、闭合性气胸和张力性气胸三类。

【临床表现】

1. 闭合性气胸　根据胸膜腔积气量及肺萎陷程度可分为小量、中量和大量气胸。小量气胸指肺萎陷在30%以下，患者可无明显呼吸与循环功能紊乱。中量气胸肺萎陷在30%~60%，而大量气胸肺萎陷在60%以上，二者均可出现胸闷、气急喘等低氧血症的表现。查体可见气管向健侧偏移，伤侧胸部叩诊呈鼓音，呼吸音明显减弱或消失，少部分伤员可出现皮下气肿且常在肋骨骨折部位。

2. 张力性气胸　患者病情危急，发展迅速，常表现有严重呼吸困难并进行性加重，伴有发绀、烦躁不安、昏迷甚至窒息。查体可见伤侧胸部叩诊为高度鼓音，听诊呼吸音消失。另外，查体时可发现脉搏细弱，血压下降，气管显著向健侧偏移，伤侧胸壁饱满，肋间隙变平，

12

呼吸动度明显减弱。并可见胸部、颈部和上腹部有皮下气肿，扣之有捻发音，严重时皮下气肿可扩展至面部、腹部、阴囊及四肢。若用注射器在第 2 或第 3 肋间穿刺，有高压气体向外排出。

3. 开放性气胸 开放性气胸患者的严重性取决于伤口的大小，若伤口直径大于声门可造成严重的呼吸功能紊乱。常在伤后迅速出现严重呼吸困难、惶恐不安、脉搏细弱频数、发绀和休克。检查时可见胸壁有明显创口通入胸腔，并可听到空气随呼吸进出的"嘶-嘶"声音。伤侧叩诊鼓音，呼吸音消失，有时可听到纵隔摆动声。

【诊治原则】

1. 诊断 根据患者的病史、临床表现，结合 X 线，或 CT 等检查明确诊断。

（1）X 线检查：是诊断气胸的重要方法，可见气胸及部分肺萎陷。气胸线以外透亮度增高，无肺纹理。大量气胸时，肺脏向肺门回缩，外缘呈弧形或分叶状。

（2）CT 检查：胸部钝性创伤中血胸与气胸可同时存在，基本由于胸部受挤压及肋骨骨折所引起相应部位肺挫伤及肺破裂所致。一侧或双侧胸腔的气液平面为其特征表现。

2. 治疗

（1）闭合性气胸：小量闭合性气胸可自行吸收，若无明显症状不需特别处理。中、大量气胸可先行胸腔穿刺，若抽不尽、抽气不久又达抽气前的积气量、另一侧亦有气胸、合并血胸、需行全身麻醉或需用机械通气等，均应放置胸腔闭式引流。肺功能差者及老年人，以及有其他部位严重合并伤者，例如重型颅脑伤和重度休克患者，对闭合性气胸的处理应持积极态度。治疗中警惕发展为张力性气胸。

（2）张力性气胸：张力性气胸的急救在于迅速行胸腔排气解压。可用大号针头在锁骨中线第二肋间刺入胸膜腔，气体即可排出，用消毒的橡皮管连接水封瓶使其持续排气。若患者有穿透性伤口，可用戴手套的手指或

12

钳子深入创口扩大以减压。这些措施使张力性气胸变为开放性气胸，病情稍加改善后，行胸腔闭式引流术。

疑有严重的肺裂伤或支气管断裂，或诊断出食管破裂，应进行开胸探查手术。纵隔气肿和皮下气肿一般不需处理，在胸腔排气解压后多可停止发展，以后自行吸收。极少数严重的纵隔气肿，尤其偶因胸膜腔粘连而不伴明显气胸者，可在胸骨上窝做 2~3 厘米长的横切口，逐层切开皮肤、颈浅筋膜和颈阔肌，钝性分离颈部肌肉，直至气管前筋膜，切口内以纱布条作引流，气体即可从切口排出。

（3）开放性气胸：尽快封闭胸壁创口，变开放性气胸为闭合性气胸。可用多层清洁布块或厚纱布垫，在伤员深呼气末敷盖创口并包扎固定。如有大块凡士林纱布或无菌塑料布则更为合用。要求封闭敷料足够厚以避免漏气，但不能往创口内填塞；范围应超过创缘 5 厘米以上，包扎固定牢靠（应注意胸壁伤口较大时，勿将外压辅料脱落至胸腔内）。给予输血、补液和吸氧等治疗，纠正呼吸和循环功能紊乱，同时进一步检查和弄清伤情。待全身情况改善后，尽早行清创术并放置胸腔闭式引流。若胸壁缺损过大，可用转移肌瓣和转移皮瓣来修补。如果有肺、支气管、心脏和血管等胸内脏器的严重损伤，应尽早开胸探查处理。

自发性气胸

【概述】

自发性气胸是指因肺部疾病使肺组织和脏层胸膜破裂，或靠近肺表面的肺大疱、细微气肿泡自行破裂，使肺和支气管内空气逸入胸膜腔。多见于瘦长体型的男性青壮年、患有慢性支气管炎、肺气肿、肺结核者以及月经来潮前后 24~72 小时的育龄期妇女。

【临床表现】

1. 呼吸不适 气胸发作时患者多有呼吸道症状，其严重程度与发作的过程、肺被压缩的程度和原有的肺功

12

能状态有关。在年轻的呼吸功能正常的患者，可无明显的呼吸困难；而在患有慢性阻塞性肺气肿的老年患者，肺被轻度压缩就有明显的呼吸困难。急性发作的气胸，症状可能更明显；而慢性发作的气胸，健侧肺脏可以代偿性膨胀，临床症状可能会较轻。

2. 胸痛　气胸发生时常突然出现尖锐性刺痛和刀割痛，与肺大疱突然破裂和肺被压缩的程度无关，可能与胸膜腔内压力增高、壁层胸膜受牵张有关。疼痛部位不固定，可局限在胸部，亦可向肩、背、上腹部放射。明显纵隔气肿存在时，可出现持续的胸骨后疼痛。疼痛是气胸患者最常见的主诉，而且在轻度气胸时，可能是唯一症状。

3. 刺激性咳嗽　自发性气胸偶有刺激性咳嗽，易在气胸初发时，或经处理后胸腔内气体排尽后出现，因壁层胸膜刺激所致。

4. 其他症状　气胸合并血胸时，如出血量多，患者会心悸、血压低、四肢发凉等。

【诊治原则】

1. 诊断　根据临床症状、体征及 X 线或 CT 表现，诊断本病并不困难。阻塞性肺气肿并发自发性气胸时，与其原有的症状和体征常易混淆，需借助 X 线或 CT 检查做出诊断。

2. 治疗　自发性气胸积气量少于该侧胸腔容积的 30% 时，不一定需抽气，一般在 2 周内可自行吸收。大量气胸须进行抽气或行闭式胸腔引流术，以减轻积气对肺和纵隔的压迫，促进肺尽早膨胀，同时应用抗生素预防感染。手术适应证：自发性气胸复发者，有明显肺大疱者或从事特殊职业者（如航海、野外工作或远离医疗条件者）可行胸腔镜手术。

【二级医院向三级医院的转诊标准及处置】

1. 标准

（1）无诊治气胸及行胸外科手术治疗的专科经验。

（2）合并其他部位损伤或严重多发心肺功能性疾

病，当地无治疗经验或治疗条件的。

2. 预处理

（1）休息、吸氧，避免用力活动，多数情况下应行胸腔闭式引流术后再转运。

（2）创伤性气胸除行胸腔闭式引流术外，还要注意评价处理其他合并伤后再行转运。

3. 注意事项　在没有急诊治疗条件下，应尽早将张力性气胸转变成开放性气胸，如为开放性气胸，应尽早闭合伤口，使之转变成闭合性气胸；对于长途转运的患者要补充血容量；对于污染的伤口可预防使用抗菌药。

第四节　食 管 癌

【概述】

食管癌是最常见的消化道肿瘤之一。我国是食管癌高发地区，发病率以河南为最高，此外江苏、山西、河北、福建、陕西、安徽、湖北、山东、内蒙古均为高发区。食管癌可能是多种因素所致疾病，与年龄、性别、职业、种族、地理、生活环境、饮食习惯、遗传易感性等有一定关系。食管癌临床上按病理形态可分为：1. 髓质型。2. 蕈伞型。3. 溃疡型。4. 缩窄型。食管癌按解剖可分为：1. 颈段：自食管入口至胸骨柄上沿的胸廓入口处。2. 胸段：（1）胸上段：自胸廓入口至气管分叉平面；（2）胸中段：自气管分叉至贲门口全长的上半段；（3）胸下段：自气管分叉至贲门口全长的下半段。食管癌按组织病理学可分为：1. 鳞癌：在我国，绝大多数食管癌为鳞癌（约95%）。2. 腺癌：少数为食管腺体发生的腺癌。3. 其他类型：如小细胞、恶性黑色素瘤等，较少见。

【临床表现】

1. 早期表现　常不明显，可有进食硬食时哽咽感、停滞感或异物感，吞咽时胸骨后闷胀隐痛感，胸骨后烧灼样、牵拉摩擦样疼痛。症状时轻时重，缺乏特异性；

易忽视。

2. 中期症状

（1）进行性吞咽困难：绝大多数患者都出现进行性吞咽困难症状，起初进食硬食时有哽咽感，逐渐进食普食或半流食时亦有症状，最后进食流食或水时也感困难。

（2）呕吐：多半发生在梗阻比较严重的患者，常在进食后引起吐出黏液和食物，也有少数患者由于癌组织表面溃疡或穿破邻近组织而出现呕血。

（3）胸背部疼痛：有些患者在下咽食物时有胸骨后钝痛或刺痛。当肿瘤外侵或压迫神经时，常表现为持续性胸背部疼痛。

3. 晚期症状

肿物压迫周围组织或发生远处转移时可产生相应症状。

（1）癌肿侵犯喉返神经可出现声音嘶哑。

（2）癌肿压迫交感神经时可产生霍纳综合征。

（3）癌肿压迫气管可产生咳嗽、呼吸困难、穿破气管形成食管气管瘘，出现吞咽水或食物时剧烈咳嗽、肺炎、肺脓肿等呼吸道感染症状。

（4）若有肝、脑、骨转移时可出现黄疸、腹水、骨痛、腹痛、骨痛等症状。

【诊治原则】

我国食管癌患者鳞癌占绝大多数，普遍遵循的原则是：

1. 颈段和胸上段的食管癌手术创伤大，并发症发生率高，而放射治疗的损伤相对疗效优于手术，应该以放射治疗为首选。

2. 胸下段食管癌易发生胃旁和腹腔淋巴结转移，放射治疗效果差，应以手术为首选。

3. 胸中段 T0-3 期患者放疗与手术效果相当，可根据患者情况以意愿选择治疗方案。T4 期患者放疗优于手术，应以放疗为首选或放疗加手术的综合治疗。N1 患者放疗或手术效果均差，但尽量争取手术治疗。

12

4. 缩窄型食管癌，食管完全梗阻者，有出血或穿孔倾向者，有区域淋巴结转移者，应首选手术治疗。

5. 食管肿瘤明显外侵估计手术难以切除者，应以放化疗或术前放化疗加手术为首选。药物治疗食管癌效果差，只能作为姑息切除或以放疗或手术为主的综合治疗的一部分。

【二级医院向三级医院的转诊标准及处置】

1. 标准

（1）无胸外科专科医生及诊治经验。

（2）不具备胃镜及相关病理的检查条件。

（3）临床表现特殊，诊断和鉴别诊断有困难者。

（4）诊断明确，但是临床并发症较多，围手术期风险较高，建议转往三级医院。

（5）食管癌的外科治疗和手术治疗一般应在有条件和有经验的三级医院实施。

2. 预处理 症状明显者可给予镇静、安眠治疗，心悸症状重者可给予 β 受体阻滞剂。

3. 注意事项 对进食困难伴中度营养不良患者，改善患者营养状态。提高转诊耐受能力。随着胸外科技术的日益成熟，食管癌的外科治疗已成为一门多学科的综合治疗，故食管癌患者尽量转移至综合性三甲医院，使患者接受更为个体化、人性化的治疗。

第五节 食管破裂

【概述】

食管破裂是非常严重的食管创伤，根据病因分为创伤性食管破裂、医源性食管破裂和自发性食管破裂，其中自发性食管破裂较常见，下面主要叙述自发性食管破裂。虽然其发病率较低，但其死亡率高达 25% 以上。除恶心、呕吐外亦有报告分娩、抽搐、用力排便引起者。

【临床表现】

呕吐、胸痛、皮下气肿是自发性食管破裂的典型临床表现，易误诊为胃或十二指肠穿孔、液气胸、急性胰腺炎、心肌梗死、急性阑尾炎等，误诊率可高达75%，易延误诊治。Barrett将呼吸急促、腹部压痛和颈部皮下气肿定为食管破裂三联征，但临床上有典型症状者仅占40%。大多数病例表现为大量饮食后发生剧烈恶心、呕吐，随后出现较为严重的胸痛，主要位于胸骨后或者上腹部，可向肩胛部放射，若食管破入胸腔刺激胸膜也出现患侧胸痛。如果出现一侧或双侧的液气胸，可表现为严重的呼吸困难及发绀。有部分患者食管破裂时，纵隔胸膜完整未破损，可能不出现典型的液气胸。由于体液的丧失，毒素的吸收，表现为心率快、体温增高、严重时出现休克。食管壁完全破裂伴大量出血罕见，通常情况下55%的患者有不同程度的出血。

【诊治原则】

1. 诊断　根据有无暴饮暴食、呕吐及皮下气肿等表现应考虑此病诊断可能。早期诊断，及时而正确的处理是降低死亡率的关键。不典型者需要仔细了解病史，并进行相关检查做出诊断。

2. 治疗　食管破裂治疗能否成功，往往取决于部位、裂口的大小、就诊的迟早和治疗措施的选择。

（1）手术治疗

1）手术指征：①食管破裂发生在12小时以内，原则上应该采取积极手术修补的方法；②经积极保守治疗，包括全面高营养支持后食管破裂的瘘口经久不愈；③估计瘘口较大愈合后将产生食管狭窄者；④有异物残留不能去除而影响愈合者；⑤食管原有狭窄或肿瘤，必须手术才能解除者。

2）术式：①食管破裂修补术：是食管自发破裂最常应用的术式，食管破裂在数小时内争取做裂口修补术；②食管旷置术：适用于瘘口不能修补的病例（延误诊断、裂口较大、严重胸腔感染）。

（2）保守治疗：如果诊断延迟，纵隔及胸腔污染严重，不适合手术修补时，可直接行胸腔闭式引流术，同

12

时行胃肠减压和空肠营养管置入。

【二级医院向三级医院的转诊标准及处置】

1. 标准

（1）无诊治食管破裂的专科经验。

（2）术后再次发生食管瘘者。

（3）裂口较大或者多个裂口者。

（4）胸腔感染较重者。

（5）合并有其他疾病需要多学科救治者。

2. 预处理

（1）禁食水，留置胃管，肠外营养，抗感染。

（2）如有液气胸或脓胸需行胸腔闭式引流术，解除脓气胸，使肺复张，减少毒素的吸收。

（3）纠正中毒性休克和低容量性休克，积极补液和抗感染、加强营养。

（4）纠正酸中毒及电解质紊乱。

3. 注意事项

（1）转运途中监测生命体征，吸氧并对症补液，避免出现休克保护重要脏器功能。

（2）已行胸腔闭式引流术者应注意引流管的护理。

第六节　胸壁肿瘤

【概述】

胸壁肿瘤是指发生在胸廓深层组织的肿瘤，包括骨骼（肋骨及胸骨）肿瘤，软组织（肌肉、血管、神经等组织）肿瘤，但不包括皮肤、皮下组织及乳腺肿瘤。胸壁肿瘤分原发性和继发性两大类，原发性肿瘤又分为良性及恶性两种。原发性良性肿瘤有脂肪瘤、纤维瘤、神经纤维瘤、神经鞘瘤、骨纤维结构不良、骨纤维瘤、软骨瘤、骨软骨瘤及骨囊肿等；原发性恶性肿瘤以纤维肉瘤、神经纤维肉瘤、血管肉瘤、横纹肌肉瘤、软骨肉瘤、骨肉瘤、骨软骨肉瘤及恶性骨巨细胞瘤为多见。继发性胸壁肿瘤几乎都是由其他部位的恶性肿瘤转移而来，常会造成肋骨的局部破坏或病理性骨折，引起疼痛。

【临床表现】

胸壁肿瘤的临床表现取决于肿瘤的部位、大小、生长速度、与邻近器官的关系及压迫程度。肿块生长缓慢、无痛、边界清楚者多为良性，有严重持续性局部疼痛、肿瘤生长速度快、边界不清、表面有扩张血管者多为恶性或良性肿瘤有恶性变的征兆，肿瘤生长速度过快可发生瘤体内坏死，形成溃疡或出血。发生于特殊部位的肿瘤可引起相应的症状，如肿瘤压迫和侵及肋间神经、臂丛神经及交感神经时，除有神经疼痛外，还有肢体麻木或 Horner 综合征。晚期的恶性肿瘤可有远处转移、血性胸腔积液、或有贫血及体重下降等恶病质表现。瘤体主要向胸腔生长时，可产生呼吸困难、刺激性咳嗽、及咳血等症状。有的可发生病理性骨折。

【诊治原则】

胸壁肿瘤的诊断较为容易，但在诊断中应尽可能明确肿瘤是起源于胸壁还是胸内肿瘤侵犯胸壁，是良性肿瘤还是恶性肿瘤，是原发性还是转移性肿瘤。病史、症状、体检和肿瘤的特点是胸壁肿瘤的主要诊断依据。肿瘤生长缓慢、坚硬者多属良性骨瘤或软骨瘤；中等硬度的肿瘤，边界不清，有明显疼痛和压痛，表面有血管扩张，听诊有血管杂音，或生长速度快，肿瘤直径超过5cm 者，往往是恶性肿瘤的表现；若既往有其他部位恶性肿瘤病史，或同时出现其他部位肿瘤或多个胸壁肿瘤，则应考虑为转移性肿瘤。胸壁肿瘤常常与胸壁结核、慢性非特异性软骨炎（Tietze 病）及炎性囊肿相鉴别。

胸壁良性肿瘤：原则上应采用手术根治。胸壁原发性恶性肿瘤：主要治疗方法仍是局部广泛切除并行骨与软组织的修复，但原发性胸壁恶性肿瘤患者进行治疗前需要考虑胸壁肿瘤细胞的组织来源、肿瘤大小；是否侵犯到重要组织和脏器；是否伴有其他内科疾病；是否接受其他治疗，必要时应多学科共同制定治疗方案。胸壁继发性恶性肿瘤：胸壁转移瘤为身体其他脏器恶性肿瘤

12

通过血行、淋巴结及直接蔓延转移而来的，既往多数学者认为胸壁转移瘤无手术价值，但近年来胸壁转移瘤已经被认为是外科治疗的适应证。在治疗原发病灶的同时，手术切除转移瘤可以缓解病灶引起的疼痛。

术后并发症及处理：如出现胸壁缺损修复处反常呼吸，应尽早用呼吸机支持呼吸 1~5d，待胸壁稳定后，可拔除气管插管；出现呼吸道感染，术后必须加强呼吸道管理，充分止痛，积极辅助排痰；出现胸壁重建部位感染，除术中严格无菌操作外，对有感染的胸壁手术，避免用人工材料进行胸壁重建。一旦发生感染，应作充分引流，必要时取出人工支持材料。

【二级医院向三级医院的转诊标准及处置】

1. 标准

（1）无胸外科专科医生及诊治经验。

（2）胸壁肿瘤累及肺、膈肌、胸骨、锁骨等需要联合脏器切除及胸壁重建且无相关专科经验者。

（3）胸壁肿瘤大，切除范围广泛，术后可能出现严重反常呼吸，甚至需要呼吸机辅助者。

（4）诊断明确，但是临床并发症较多者。

（5）胸壁肿瘤疑难病例，无法明确诊断病例及时转诊。

2. 预处理　无。

3. 注意事项　因胸壁肿瘤往往不会短期内危及生命，转诊途中及当地医院可根据症状对症处理；因胸壁肿瘤很多为恶性肿瘤，恶性肿瘤患者应该个体化治疗，因此，尽量转诊至综合性三甲医院治疗。

第七节　重症胸外伤

【概述】

胸部外伤（Thoracic trauma）由车祸、挤压伤、摔伤和锐器伤所致的损伤，根据损伤暴力性质不同，胸部损伤可分为钝性伤和穿透伤；根据损伤是否造成胸膜腔与外界沟通，可分为开放伤和闭合伤。包括胸壁挫伤、裂伤、肋骨及胸骨骨折、气胸、血胸、肺挫伤、气管及主支气管损伤、心脏损伤、膈肌损伤、创伤性窒息等，且常合并颅脑、腹腔脏器或脊柱四肢等多发伤（占胸部伤的 8%~10%）。严重的胸部外伤可以危及生命，处理原则应为"先抢救再诊断，边治疗边诊断"。正确及时地判断最直接威胁患者生命的损伤情况，正确及时地做出治疗，对挽救其生命是至关重要的。

【临床表现】

胸部损伤的性质、程度、部位等不同，临床表现也各有差异，主要的症状有：胸痛、呼吸困难、痰中带血或咯血、烦躁不安、休克或昏迷等；局部体征可有：胸壁挫裂伤、胸廓畸形、连枷胸反常呼吸运动、皮下气肿、压痛、骨擦感、骨擦音、气管移位、肺部查体阳性体征等。

【诊治原则】

根据外伤史结合临床表现可做出初步诊断。疑有气胸、血胸、心包积血的患者，在危急情况下，可作诊断性穿刺、胸部 X 线、CT 等检查可明确诊断。同时可辅助其他化验检查：血常规，心脏彩超等确诊。而诊断重症胸外伤需符合以下任一条：①多根多处肋骨骨折导致连枷胸；②严重肺挫伤；③中等量以上血气胸；④张力性气胸，广泛皮下气肿；⑤气管支气管断裂伤；⑥心脏大血管伤。

轻的胸部损伤只需镇痛和固定胸壁。胸部伤口如无严重污染应清创缝合，污染重者可在 4~7 天后再作延期缝合。有血气胸者应作胸腔闭式引流术，同时应用抗生素预防感染。重症胸外伤者除改善呼吸循环功能外应输血、补液防治休克。呼吸困难者，经鼻导管或面罩供氧，必要时气管插管或气管切开。下列情况应急诊开胸探查：①胸腔进行性出血；②气管支气管断裂；③广泛肺裂伤；④心脏破裂伤；⑤膈肌破裂或膈疝；⑥胸壁大块缺损；⑦胸内存留较大的异物；⑧食管破裂。

【二级医院向三级医院的转诊标准及处置】

1. 标准

（1）肋骨骨折胸带或宽胶布固定后病情仍不平稳者。

（2）广泛肺挫伤经积极对症治疗病情仍不平稳者。

（3）血气胸经胸腔闭式引流术后持续出血或高度可疑气管支气管断裂者。

（4）心脏破裂伤应就地抢救，如病情得到控制当地又不具备进一步手术的技术时。

（5）膈肌破裂或膈疝一经确诊但当地又不具备进一步手术的技术时。

2. 预处理　维持呼吸通畅、给氧、控制外出血、补充血容量、镇痛、固定长骨骨折、保护脊柱（尤其是颈椎）。

3. 注意事项　重症胸外伤通常伴多发伤，病情较为复杂。对昏迷、意识不清患者，除对颅脑的观察外，要注意排除隐蔽性腹腔内脏器伤的存在。也要警惕泌尿系统及骨骼系统的损伤。有内脏破裂出血者，合并颅脑外伤如硬膜外血肿者，合并四肢骨折者，可联合其他科室医生同时进行开胸、开颅及开腹手术，提高救治的效率，降低重症胸外伤患者的病死率。

第八节　纵隔肿瘤

【概述】

纵隔肿瘤是临床胸部常见疾病，包括原发性肿瘤和转移性肿瘤。原发性纵隔肿瘤包括位于纵隔内各种组织结构所产生的肿瘤和囊肿，但不包括从食管、气管、支气管和心脏所产生的良、恶性肿瘤。转移性肿瘤较常见，多数为淋巴结的转移，纵隔淋巴结转移病变多见于原发性肺部恶性肿瘤，如支气管癌。肺部以外者则原发于食管、乳腺和腹部的恶性肿瘤最为常见。

各种原发性纵隔肿瘤或囊肿有特定的好发部位。纵隔可分成3个区：①前纵隔区：位于心包和大血管影像线前面和胸骨内面之间，好发胸腺瘤和胚胎细胞瘤；②中纵隔区：位于心包和大血管影像线和脊柱的前纵隔韧带之间，为各种囊肿和淋巴瘤好发部位；③后纵隔区：椎体和邻近肋骨内面的潜在腔隙，好发神经源性肿瘤。纵隔肿瘤中占前三位者为胸腺瘤、神经源性肿瘤、畸胎瘤。另外两类常见肿瘤为淋巴瘤和囊肿。儿童以神经源性和淋巴瘤居多，而胸腺瘤极少。20~40岁患者近一半为恶性，而10岁以下儿童73%为良性。

【临床表现】

多数患者临床上常无症状，偶由体检发现。

临床表现可分为3类：局部肿瘤引起的，全身和副瘤综合征（肿瘤产生的激素类物质或抗原、抗体性物质引起）。因肿瘤的部位、大小、邻近组织器官的受压或侵犯，出血或炎症变化而引起不同症状和体征。

1. 呼吸道压迫症状，当肿瘤压迫或侵犯肺、支气管时，常引起咳嗽、气短，严重时发生呼吸困难。肿瘤溃破会产生肺不张和肺内感染，肿瘤或囊肿与气管支气管交通可咳出内容物，囊肿出现液气平面。

2. 吞咽困难，肿瘤压迫或侵犯食管引起的。

3. 涉及心血管可出现心慌、心律不齐、面部、颈部、上肢水肿症状。

4. 神经系统症状，肿瘤侵及肋间神经可引起剧烈胸痛症状；交感神经受压表现为眼睑下垂，瞳孔缩小，眼球内陷等（Horner 征）；喉返神经受压表现为声音嘶哑；累及膈神经引起呃逆、膈肌麻痹。肿瘤累及臂丛神经可致上肢麻木疼痛，肿瘤侵犯脊神经根部或椎管内生长则可出现下肢麻木、行走无力、甚至截瘫。

5. 少数肿瘤向胸腔内破裂引起血胸、脓胸或乳糜胸。

6. 全身症状常见为发热、消瘦、乏力、盗汗、贫血等。

7. 副瘤综合征表现多样，如胸腺瘤可合并重症肌无力、红细胞发育不全、全身性红斑狼疮和低 γ 球蛋白血

12

症等。胸腺类癌及嗜铬细胞瘤可分泌 ACTH 致库欣征；肿瘤产生儿茶酚胺引起高血压、头痛、出汗和心悸；神经肉瘤和纤维肉瘤分泌胰岛素样因子产生低血糖；患神经母细胞瘤的婴儿可产生自发性异常眼运动-"舞蹈眼"、急性小脑共济失调伴眼斜视及眼震颤和混乱的眼肌震颤-多发性肌阵挛综合征；霍奇金淋巴瘤可有特殊的饮酒后疼痛和周期性发热等。

【诊治原则】

1. 诊断　纵隔肿瘤的诊断方法多样，可按需选用。

（1）常规正侧胸片可初步了解肿块的部位、大小、密度、边界，有无钙化，液气平面和对邻近器官的压迫或推移。边界清晰多为良性，而边界模糊，分叶状且生长快者恶性多。直立性呈上窄下宽形状多为囊性。

（2）CT 扫描虽不能明确良性或恶性，但按 CT 值可了解肿瘤为液性、脂肪或软组织实质性，并且可了解胸膜腔、肺、心、胸壁（椎体、肋骨、椎间孔）情况。

（3）MRI 软组织的高信号强度及血流和肺的低信号强度可明显区分，尚易显示椎管内的肿瘤扩散。

（4）非侵袭性检查仍无法确诊，病变估计不能手术切除，或疑为化、放疗为主的病种（淋巴瘤、恶性胚细胞瘤等）时，可考虑侵袭性诊断措施。最常用为 X 线、CT、超声引导下行纵隔细针吸引活检。然而由于获取组织较少仍难下诊断时，可改用经纵隔镜、胸腔镜活检术。

（5）相关检验：重症肌无力患者血中乙酰胆碱受体抗体滴度及横纹肌抗体水平升高；神经母细胞瘤和嗜铬细胞瘤的尿中儿茶酚胺升高；卵黄囊瘤和胚胎癌有血 AFP（甲胎蛋白）升高；绒癌则血 β-HCG（人绒促性素）升高。

2. 治疗　纵隔肿瘤的治疗以手术为主，但确诊或疑诊淋巴瘤、胚细胞瘤时慎行手术治疗，明确病理诊断后接受化、放疗。

（1）纵隔肿瘤手术可以明确诊断，早期切除可获治愈。

12

（2）解除邻近器官受压和"减肿瘤负荷"为放、化疗创造条件。

（3）术前评估肿瘤与周围组织关系，无明显周围组织侵犯，边界清楚、最大直径小于5cm的病变，可以胸腔镜手术。

（4）对胸腺瘤合并重症肌无力患者行正中劈胸骨胸腺扩大切除或胸腔镜下胸腺扩大切除，术后效果有待观察，大样本实验观察正在进行中。

（5）纵隔恶性肿瘤术后的治疗中放疗地位高于化学治疗。

（6）良性肿瘤切除预后效果佳，恶性肿瘤可以完全切除的亦有长期生存者，对巨大恶性浸润性肿瘤的"减容性"手术必须配合放、化疗的综合治疗才有效果。

【二级医院向三级医院的转诊标准及处置】

1. 标准

（1）无纵隔肿瘤诊治经验。

（2）肿瘤肿块较大或侵犯周围器官，预计手术范围涉及多器官或有较大出血风险，术中需要心脏、血管外科等多学科合作时。

（3）胸腺瘤合并重症肌无力症状时。

（4）后纵隔神经源性肿瘤与椎管内肿瘤同时存在时。

（5）可以胸腔镜下切除的肿瘤，尤其是年龄较大，心肺功能差时，二级医院无设备或无胸腔镜治疗纵隔肿瘤经验时。

（6）无条件、设备进行术后预防性和治疗性放射治疗时。

（7）术中需要行快速病理检查，医院病理科技术水平达不到时。

2. 预处理　重症患者、一般情况很差者可给予补液支持治疗后转诊。一般情况下，纵隔肿瘤患者病情稳定的情况下出现危及生命的并发症几率较低，若出现，优先处理危及生命的并发症，及时进行救治。

12

（1）瘤破裂、出血致胸腔而发生低血容量性休克、大量胸腔积液而影响呼吸和循环功能时，尽可能迅速进行胸腔闭式引流术，快速有效补充血容量。

（2）肿瘤破裂至肺或气管而咳出大量肿瘤内容物、血时保持呼吸道通畅，防治发生窒息。

（3）肿瘤破裂而发生过敏性休克时积极抗休克治疗。

（4）胸腺瘤合并重症肌无力、肌无力危象时积极给予激素和胆碱酯酶抑制剂，必要时行气管切开术、呼吸机维持治疗。禁用一些加重或诱发肌无力药物。

3. 注意事项　如果转送距离较远者，必要时中途需对症、补液等治疗，对休克患者行抗休克治疗，保证不会出现低血容量休克。对咳血、呼吸道分泌物较多的患者保持呼吸道通畅，防治发生误吸、窒息。若无禁忌证，使患者取患侧卧位。合并有重症肌无力患者若未接受气管插管或气管切开术，转院途中应有熟练掌握气管插管术的麻醉科或熟练掌握气管切开术的耳鼻喉科医生及胸外科医生、护士陪同，转诊救护车上应配有呼吸机、氧气和吸痰器，必要时途中进行气管插管或气管切开术。

第十三章

心血管外科学

【县级医院心脏外科专科诊治要求】

县级医院在心脏外科专业应该主要掌握如下常见疾病的诊断、手术指征的判断及心脏功能的调整。包括房间隔缺损，室间隔缺损，部分型房室间隔缺损，缩窄性心包炎，瓦氏窦瘤，左房黏液瘤，肺静脉异位引流等以及心脏外伤的判断和急救处置原则。

应能够开展如下诊疗技术：血常规检查，血清心肌酶，肌钙蛋白检查，血沉检查，血气分析检查，心电图，超声心动图，心导管检查，冠脉造影，冠脉 CTA 检查，心包穿刺等。

第一节　房间隔缺损

【概述】

房间隔缺损是最常见的先天性心脏病之一。其主要病理改变是心脏房间隔存在异常缺损。其可以单独存在，也可以和其他畸形合并存在。房间隔缺损分为：原发孔房间隔缺损（Ⅰ孔型房间隔缺损）和继发孔房间隔缺损（Ⅱ孔型房间隔缺损）。其中继发孔房间隔缺损占多数，我们通常讲的房间隔缺损一般指继发孔房间隔缺损。原发孔房间隔缺损多为房室间隔缺损畸形之一。将在房室间隔缺损畸形一章中详细介绍。卵圆孔未闭表现和治疗方法与继发孔房间隔缺损相近。在这里一并叙述。

继发孔房间隔缺损根据部位可分为四型:中央型(卵圆孔型),最为常见,位于房间隔中心;下腔型:位于房间隔的后下方,可与下腔静脉相延续;上腔型:位于房间隔后上方,可与上腔静脉相延续;混合型:兼有两种以上的巨大房缺。

【临床表现】

早期或较小房间隔缺损患者常无症状。偶见婴儿期出现充血性心力衰竭和反复发作性肺炎。较大房间隔缺损儿童易疲劳,可以出现劳力性呼吸困难。也可以出现体格发育不良、体质弱容易发生呼吸道感染等情况。病情发展后可以出现房性心律失常、肺动脉高压、心力衰竭。

体格检查:可以出现右室心脏冲击有力,肺动脉搏动可扪及。胸骨左缘2~3肋间可闻收缩期杂音。第一心音正常或分裂,三尖瓣关闭音增强。第二心音宽分裂。存在肺动脉高压可以听到肺动脉瓣听诊区第二心音亢进,可伴有固定分裂。

心电图:常因右室增大显示电轴右偏。可伴有不完全右束支传导阻滞。

X线胸片:早期常见右房、右室增大,肺动脉扩张,肺血管纹理增加。大量分流透视可见肺门舞蹈。严重肺动脉高压可出现肺纹理减少。

超声心动图:可以直接显示房间隔缺损,可以作为确诊依据。并且可以显示缺损位置大小以及有无合并畸形。如果显示不清可以行食管超声检查。同时可有右房室增大,肺动脉扩张。严重时可合并三尖瓣关闭不全。并可估测肺动脉压力。

心导管检查:如导管可以通过房间隔提示房间隔缺损存在。心房水平血氧含量高于上下腔静脉。由于超声技术的发展心导管已经不用作为房间隔缺损的确诊依据。多用于对肺动脉高压程度,能否进行手术的判断。

13

【诊治原则】

房间隔缺损多由体检或因反复呼吸道感染就诊听到心脏杂音发现。行超声心动图即可确诊。婴儿期无症状，较小的单纯房缺可以先观察。有些较小的卵圆孔未闭有可能自行闭合。如引起心脏改变出现充血性心力衰竭应及时手术。较大未闭合房间隔缺损最好在学龄前及时手术。成人较大房间隔缺损均应手术治疗。如病情发展严重出现发绀肺动脉高压则失去手术治疗机会。中央型房间隔缺损可根据大小直接缝合或补片修补。上腔型房间隔缺损时有合并右上肺静脉异位引流，应注意补片分隔。下腔型房间隔缺损应注意冠状静脉窦口，有无无顶综合征。较小的单纯中央型房间隔缺损亦可介入封堵治疗。

【二级医院向三级医院的转诊标准及处置】

1. 标准

（1）无有经验的心脏外科专科医生及诊治经验。

（2）无心脏超声检查或无有经验的心脏超声医师给予明确诊断及鉴别诊断。

（3）合并其他先天性心脏畸形。

（4）存在肺动脉高压。

2. 预处理　轻症病例无须特殊处理，直接转诊治至三级医院。

3. 注意事项　出现发绀、充血性心力衰竭应予吸氧治疗降低肺动脉压力，并予强心、利尿、扩张血管治疗。待病情相对稳定后转入三级医院进一步诊治。

第二节　心房黏液瘤

【概述】

心脏黏液瘤是最常见的原发性心脏肿瘤类型。多为单发，少数或家族性可见多发。位置最多发于左房，其蒂多附着于卵圆窝区域，其次为右心房，心室较少见。病理多呈胶冻状，易脱落导致栓塞。

【临床表现】

心房黏液瘤可引起发热、不适、关节痛、皮疹等全身症状。

另外，瘤体的大小、位置、活动性、脱离等可引起不同的临床症状。

左房黏液瘤可由于瘤体阻塞二尖瓣出现舒张期梗阻性二尖瓣狭窄症状，可有心悸、气短、端坐呼吸、晕厥、咯血等症状。二尖瓣听诊区可闻舒张期杂音，可伴有震颤。其特点是：杂音可随体位变化。

如瘤体脱落可引起动脉栓塞，左房黏液瘤可引起脑卒中、肢体栓塞，右房黏液瘤可导致肺栓塞出现相应的症状体征。黏液瘤出血变性坏死可出现发热、消瘦、疲乏、食欲减退、关节酸痛等症状。可有贫血、血沉升高。

心电图：可正常，也常见右束支传导阻滞、房颤、心室肥厚等。

X线：可正常，瘤体较大、病程较长的左房黏液瘤也可有左房扩大。

超声心动图：准确率很高，是确诊的主要手段。可明确黏液瘤的大小、位置、活动以及附着位置。

心导管检查：虽然导管造影可以提示占位病变，但其可能引起瘤体破裂脱落，因此不建议使用。

【诊治原则】

对于发现疑似二尖瓣狭窄病变，病程短，症状进行性加重较快；体位改变可诱发或缓解症状；杂音可因体位改变而加强或减轻；胸片表现不明显或和较重的症状不相符；无房颤等原因而发生心源性动脉栓塞者，应考虑黏液瘤可能性。使用超声心动图可明确诊断。黏液瘤患者多起病急，可较早导致心衰，甚至导致动脉栓塞、猝死，因此明确诊断后应及时手术。

【二级医院向三级医院的转诊标准及处置】

1. 标准

（1）无有经验的心脏外科专科医生及诊治经验。

（2）无心脏超声检查或无有经验的心脏超声医师给

予明确诊断及鉴别诊断。

（3）瘤体与瓣膜粘连或瘤蒂不位于房间隔。

（4）瘤体破碎造成栓塞或瘤体堵塞二尖瓣口。

2. 预处理　诊断明确后及时转诊。心衰病例应予强心、利尿治疗。

3. 注意事项　转诊时应注意体位，较大的黏液瘤可堵塞二尖瓣口造成猝死，必要时身体右侧卧位，可能缓解症状。

第三节　室间隔缺损

【概述】

为室间隔在胚胎期发育不全，形成异常交通。通常单独存在，但也可以为复杂畸形的一部分。根据其部位可分为膜周部、干下型和肌部室间隔缺损。室间隔缺损初期在心室水平为左向右分流。晚期肺动脉压力升高后导致双向分流，直至右向左分流。肺动脉病变决定室间隔缺损的治疗和转归。由此可将室间隔缺损分为三级：一级：肺动脉压与周围动脉压之比小于 0.45，左向右分流量占肺循环血流量小于 50%，全肺阻力正常临床可无症状。二级：肺动脉压与周围动脉压之比在 0.46~0.90 之间，左向右分流量占肺循环血流量大于 50%，全肺阻力轻度至中度升高，临床多有典型症状。三级：肺动脉压与周围动脉压之比大于 0.90，左向右分流量占肺循环血流量小于 30%，全肺阻力重度升高，临床可有程度不一的发绀，右心衰竭等症状。

【临床表现】

典型室间隔缺损可在胸骨左缘第三、四肋间听到响亮粗糙的全收缩期杂音，可伴有震颤。伴有肺动脉高压病例可在肺动脉瓣听诊区听到第二心音亢进。当出现双向分流，分流量降低时杂音可减弱乃至消失。

心电图：早期可正常或左室高电压。随着病情发展会出现左室肥厚以及双室肥厚，右室肥厚以及右束支传

13

导阻滞的心电图表现。

X线：室间隔缺损早期胸片可正常。随着病情发展或分流量较大患者可出现肺纹理增粗，肺动脉段突出，肺门动脉扩张，搏动增强至"肺门舞蹈"，左、右室扩大。重度肺动脉高压可出现肺野外围肺纹理减少，肺动脉段明显突出，肺门呈"残根状"。隔瓣下缺损可有右房扩大，干下型缺损可有升主动脉扩张。

超声心动图：可根据室间隔回声中断诊断做出诊断，根据中断位置可以确定室缺类型。根据肺动脉压力以及缺损的分流可以判断室缺的分级。

心导管检查：可以更好地判断室间隔缺损的部位、直径、分流量，了解肺血管阻力。评估肺动脉高压程度为可否手术和手术方案提供依据。

心室造影：对于小缺损怀疑诊断可以通过造影，根据造影剂的流动判断室间隔缺损是否存在。也可观察缺损的位置大小以及有无瓣膜反流。

【诊治原则】

根据典型症状和超声心动图即可明确诊断。对于出现肺动脉高压的病例应行心导管检查以了解肺血管病变判断可否手术。对于婴幼儿小于2mm的无症状室间隔缺损可观察，部分病例可以自行闭合。

【二级医院向三级医院的转诊标准及处置】

1. 标准

（1）无有经验的心脏外科专科医生及诊治经验。

（2）无心脏超声检查或无有经验的心脏超声医师给予明确诊断及鉴别诊断。

（3）合并其他先天性心脏畸形。

（4）存在肺动脉高压。

2. 预处理　超声心动图明确诊断。对于出现发绀，听诊肺动脉听诊区第二心音亢进，室间隔缺损杂音不明显，超声发现室间隔缺损出现双向分流甚至右向左分流，肺动脉高压，三尖瓣反流等情况则应行心导管检查了解肺血管阻力以决定有无手术禁忌或转入三级医院继续诊治。口服扩血管药物治疗。出现右心衰竭时予吸氧、强心、利尿、扩血管治疗。

3. 注意事项 严重发绀、重度肺动脉高压为室间隔缺损修补手术禁忌。

第四节 部分房室间隔缺损

【概述】

房室间隔缺损是包含房间隔下部缺损、室间隔流入道缺损以及房室瓣发育不全为特征的一系列畸形。又称为心内膜垫缺损或房室通道缺损。部分心内膜垫缺损畸形包括原发孔房间隔缺损，由于缺损临近房室瓣，可有两瓣的畸形和关闭不全。常见二尖瓣裂隙。房间隔通常较大。

【临床表现】

包括房间隔缺损和二尖瓣反流临床表现。

主要症状是气短、心悸和反复呼吸道感染。伴有二尖瓣反流病例症状较早，进程较快。常在婴幼儿期出现心脏扩大和心力衰竭。患儿常伴有营养不良，发育迟缓。听诊心尖部第一心音减弱和全收缩期粗糙的吹风样杂音，向左腋下传导，胸骨左缘第2、3肋间可闻收缩期吹风样杂音，肺动脉瓣听诊区第二心音亢进并伴有固定性分裂。

心电图：P-R间期延长，束支传导阻滞，电轴左偏，右室肥厚或双室肥厚。

超声心动图：可见心腔扩大，左室流出道变窄变长，房室瓣环下移，二、三尖瓣环等高及瓣膜裂隙，有时可探及异常腱索和乳头肌，明确的原发孔房间隔回声脱失，可有过隔血流和房室瓣反流。

X线：可有肺血多。严重时有肺动脉高压征象及心脏扩大。

心导管及造影：可于舒张期看到左室流出道变长的"鹅颈征"，收缩期左室流出道右缘不平整呈"锯齿征"，有时在室间隔上方可见到较大的共同房室瓣。部分心内

13

膜垫缺损显影顺序：左室-左房-右房-右室。

【诊治原则】

根据典型症状和超声心动图可以明确诊断。部分心内膜垫缺损需及早手术。对于心衰及肺部感染等患者应控制症状后手术治疗。如出现重度肺动脉高压，出现右向左分流则失去手术机会。

【二级医院向三级医院的转诊标准及处置】

1. 标准

（1）无有经验的心脏外科专科医生及诊治经验。

（2）无心脏超声检查或无有经验的心脏超声医师给予明确诊断及鉴别诊断。

（3）合并其他先天性心脏畸形。

（4）存在肺动脉高压。

2. 预处理 超声心动图明确诊断。对于出现发绀，听诊肺动脉听诊区第二心音亢进，肺动脉高压，三尖瓣反流等情况则应行心导管检查，了解肺血管阻力以决定有无手术禁忌或转入三级医院继续诊治。口服扩血管药物治疗。出现右心衰竭时予吸氧、强心、利尿、扩血管治疗。由于部分心内膜垫缺损手术较复杂，修补房间隔缺损时需小心传导系统，二尖瓣裂隙需修补，术中食管超声会有利于判断瓣膜成形的效果。并且术中可出现诊断不符可能性。建议转诊三级医院诊治。

3. 注意事项 严重发绀、重度肺动脉高压为手术禁忌。

第五节 肺静脉异位引流

【概述】

肺静脉异位引流是指肺静脉未能直接与左心房相连接，而与右心房或体静脉系统连接的先天性心血管畸形。分为完全型与部分型两类。常合并房间隔缺损或其他畸形。

【临床表现】

部分肺静脉异位引流较常见。多数临床症状较轻，常于胸骨左缘第2，3肋间出现收缩期杂音。心电图，X线及超声心动图均和房间隔缺损相似心导管及造影：右心导管对于诊断有较大帮助，腔静脉与右房某处血氧较其他处高提示此处肺静脉异位引流。右心造影可显示肺静脉回流情况。完全型肺静脉异位引流比较罕见。常出现发绀，杵状指。并合并其他心脏畸形。

【诊治原则】

部分肺静脉异位引流常合并房间隔缺损，根据症状体征和超声心动图可做出诊断，必要时行心导管及右心造影明确诊断。

【二级医院向三级医院的转诊标准及处置】

1. 标准

（1）无有经验的心脏外科专科医生及诊治经验。

（2）无心脏超声检查或无有经验的心脏超声医师给予明确诊断及鉴别诊断。

（3）完全型肺静脉异位引流

2. 预处理　超声心动图明确诊断。心衰患者予吸氧、强心、利尿、扩血管治疗。

3. 注意事项　部分肺静脉异位引流常需术中探查明确诊断。在手术中修补房间隔时需将肺静脉隔于左房。建议转三级医院治疗。完全型肺静脉异位引流常合并其他心脏畸形，如难以诊断清楚可转入三级医院诊治。

第六节　心脏外伤

【概述】

心脏外伤可分为开放性穿透伤和闭合性钝伤。心脏外伤的早期主要威胁是大出血和心包压塞。晚期并发症有：心肌梗死、室壁瘤、室间隔穿孔、瓣膜反流、缩窄性心包炎等。

开放性损伤当心脏创面较大或主动脉损伤时多表现

13

为出血性休克直至死亡；心脏创伤但心包创口较小时常出现急性心包压塞。表现出：心音遥远，心率快，静脉压高，颈静脉怒张，脉压变窄等。也存在心脏创伤很小伤口自行止血情况。但应注意观察数天以至数周后出现迟发性心包压塞可能。

心脏闭合性损伤较少。可以是直接作用，如胸部受到猛烈撞击心脏受到挤压。也可以是间接作用，如腹部受压导致大量血液挤入心脏导致右房破裂等。最常见原因是车祸等。闭合性损伤主要表现为心包损伤、心肌挫伤和心脏破裂等。心包损伤主要风险在于心脏压缩。大面积心肌挫伤常见多种心律失常。心脏破裂可由于直接损伤导致或心肌挫伤后数天心肌坏死软化引起。

【临床表现】

开放性心脏损伤创口较大时主要表现为失血。可有伤口出血、血胸、血腹、血压下降、中心静脉压下降。进而出现全身休克，对于开放性心脏损伤心包创口较小或闭合性损伤可表现为心包压塞症状。可以出现颈静脉怒张、听诊可有心音遥远、中心静脉压升高、脉压变窄、进而出现血压下降、心率增快等情况。而心肌挫伤最常见心前区疼痛，类似心肌梗死症状。如有间隔损伤或瓣膜损伤，可在相应听诊区听到杂音或扪及震颤，如传导系统损伤可出现心动过缓或传导阻滞。

X 线：可以提示有无异物以及有无气胸血胸。

心电图：心肌挫伤也可有非特异性 ST-T 改变，病理性 Q 波等。如传导系统损伤可有心率过缓或传导阻滞。

超声心动图：可以明确心包压塞，心脏异物，亦可发现有无瓣膜损伤以及间隔损伤。注意当心包内急性出血，大量血块时有可能误诊。晚期可观察有无室壁瘤形成，室间隔穿孔，瓣膜反流等并发症。

血清酶：心脏存在挫伤时可有 CK-MB 升高。但如存在大面积骨骼肌损伤也可出现假阳性。

【诊治原则】

心脏损伤往往十分危急，基本明确诊断后应及时处理。危急病例可能来不及转诊三级医院，需急诊手术，必要时可请三级医院专家支援。

对于伤口大的开放性心脏损伤应予开放静脉通路予补液输血治疗，必要时可以使用升压药物维持血压。同时应尽快开胸止血。如有心脏刺入物最好在打开心包显露清楚再予取出。破口较大，出血较多时可先行建立体外循环。在心脏放空情况下，缝合破口会容易些。处理破口时应注意冠脉走行，避免损伤冠脉。如有较大的冠脉损伤则需要取大隐静脉行冠脉搭桥术。如瓣膜破损也需要根据情况行瓣膜成形或瓣膜置换手术。

对于心包压塞应予心包穿刺，心包引流治疗。如果患者循环仍不稳定，或心包引流出血不止。应及时开胸止血。手术中切开心包前应尽可能稳定血压，备足液体和血液。预估出血位置。当打开心包时会有大量积血涌出，并引起血压下降，应用快速补液，必要时予升压药物维持血压。以吸引器取出积血，迅速找到破口，可以手指或无创钳等暂时控制出血。待循环稳定后再仔细止血。如难以止血或出血难以控制，应尽快建立体外循环，将心脏放空后再行处理。

【二级医院向三级医院的转诊标准及处置】

1. 标准

（1）无有经验的心脏外科专科医生及诊治经验。

（2）无心脏超声检查或无有经验的心脏超声医师给予明确诊断及鉴别诊断。

（3）出血严重难以控制。

（4）有冠状动脉、瓣膜、传导系统等重要组织损伤。

2. 预处理　超声心动图明确诊断。对于出血不严重，行心包引流后出血不多，循环稳定病例，在病情稳定时应尽快转入三级医院进一步诊治。如病情危急无法转院病例应及时手术治疗，虽然风险很大但可能会争取到存活机会。对于存在急性室间隔穿孔及瓣膜损伤病例可能出现严重的急性心力衰竭。应予强心治疗，并根据

13

医院条件予以 IABP 等辅助装置治疗。手术应待心衰控制后进行。必要时及时转诊至三级医院进一步治疗。

3. 注意事项 当损伤出血严重危及生命无法及时转院时，可根据具体条件积极就地抢救。同时请求三级医院专家支援。

第七节 缩窄性心包炎

【概述】

缩窄性心包炎多为慢性。是由各种原因造成心包纤维化、增厚、粘连、缩窄导致心脏受压使心脏舒张功能受限引起静脉系统回流受阻，心排量下降的较常见的心包疾病。其病因多为结核性。也有急性心包炎迁延不愈、心脏手术后粘连、放疗术后粘连、类风湿等原因。

【临床表现】

可发生在急性心包炎发病一至数年后，结核性心包炎 3~6 月后。出现易疲劳，气短。肝大、腹水直至全身水肿呼吸困难，活动后加剧，直至晕厥、端坐呼吸等右心功能不全表现。亦可伴有心悸，食欲不振等。体检可有颈静脉充盈，多有肝大，可有面部四肢水肿，胸腹水。心尖搏动减弱或消失。心率快，心音弱而遥远，可闻及第三心音。中心静脉压高，脉压差小，可有奇脉，肝颈征阳性。

心电图：常见 QRS 波低电压，T 波低平或倒置，P 波有切迹，可有不完全右束支阻滞或右室肥厚，部分病例可出现房颤。

X 线：心影可以偏小、正常或增大，可有心包钙化。

超声心动图：可见心包增厚、粘连、积液和钙化，心房扩大，心室缩小，心功能减退。

CT 和 MRI：可发现心包增厚钙化和心腔变化。可对诊断提供有价值的依据。

血生化检查：可出现低蛋白血症、贫血等慢性非特

13

异性表现。

【诊治原则】

典型症状及超声心动图以及 CT、MRI 检查可以明确诊断。对于结核性缩窄性心包炎应规范抗结核治疗至少 6 月至 1 年。手术前应明确非结核活动期，否则有可能出现切口不愈合，术后周围组织再增生造成缩窄。轻症心包缩窄心包内存在积液病例可以直接行心包剥脱术，心包剥脱应按照先左心后右心，先流出道后流入道的顺序。粘连紧密时应仔细剥离避免损伤周围组织及冠状血管。注意解除上下腔静脉狭窄粘连，根据中心静脉压下降可评估手术效果。对于粘连特别严重，难以剥离心包病例可行心包切开术，将心包"井"字形切开成小块，部分解除心包对心脏舒张功能的影响。心包剥脱手术的风险主要来自于心脏损伤和手术后难治性心衰。因此，需要有一定的手术经验和细致的手术操作。手术后心衰对患者风险极大，对于病程长心功能差心包增厚缩窄严重病例，手术中心包剥离程度应根据病情和剥离后心脏扩张程度适可而止。手术后应积极抗心衰治疗，尤其是右心功能衰竭。

13

【二级医院向三级医院的转诊标准及处置】

1. 标准

（1）无有经验的心脏外科专科医生及诊治经验。

（2）无心脏超声检查或无有经验的心脏超声医师给予明确诊断及鉴别诊断。

（3）严重心衰病例。

（4）无体外循环条件。

2. 预处理　超声心动图明确诊断。结核性心包炎患者应规范抗结核治疗 6 月至一年以上，并且复查血沉正常，确认非结核活动期，方可手术。心衰患者应予强心，利尿治疗。以利尿为主，慎用扩血管药物。

3. 注意事项　轻症病例心包剥脱手术可较为简单，但重症病例或手术中出现意外时风险较大，并较难处置建议转诊到有经验的三级医院诊治。

第八节 瓦氏窦瘤

【概述】

Valsalva 窦瘤是由于先天性主动脉中层和瓣环纤维之间分隔或融合缺陷导致主动脉窦壁变薄呈瘤样扩张称为主动脉窦瘤。好发于右冠窦，其次为无冠窦，左冠窦较少见。窦瘤可破裂至邻近心腔，破入右房右室最为常见，窦瘤常伴有合并畸形，其中室间隔缺损较多。

【临床表现】

未破裂窦瘤可无自觉症状。当窦瘤破裂时出现突出剧烈胸痛伴心悸，呼吸困难，严重者可有急性心力衰竭。当破口开口于右室时胸骨左缘第三、四肋间可闻连续性双期杂音，伴震颤。肺动脉第二心音亢进。常有脉压增宽，水冲脉，毛细血管搏动征阳性。如窦瘤破入心包腔可出现心包压塞。

X 线：未破裂窦瘤，可正常。破裂窦瘤可出现心脏扩大，破入右室常左、右室扩大明显，破入右房可出现右房极度扩大。肺血增多，肺动脉段突出，主动脉结正常或缩小。

心电图：可有左室或双室肥厚，右房扩大，完全或不完全束支传导阻滞较为常见。

超声心动图：可以明确显示窦瘤位置，大小，形状。并可判断破入心腔，破口大小及分流。

心导管检查：有助于了解肺动脉压力。

升主动脉造影：可显示窦瘤部位，破入心腔，主动脉瓣反流程度，有无合并其他畸形。

【诊治原则】

典型症状体征及超声心动图即可做出诊断。明确诊断后均应手术治疗。

【二级医院向三级医院的转诊标准及处置】

1. 标准

（1）无有经验的心脏外科专科医生及诊治经验。

（2）无心脏超声检查或无有经验的心脏超声医师给予明确诊断及鉴别诊断。

（3）合并其他先天性心脏畸形。

（4）存在肺动脉高压。

2. 预处理　超声心动图明确诊断。对于未破裂病例可转诊三级医院择期手术。对于主动脉窦瘤破裂应及早手术治疗。

3. 注意事项　窦瘤急性破裂往往伴有心力衰竭。应予强心治疗，并及时转诊至三级医院及早手术。

13

第十四章

泌尿外科学

第一节 泌尿系感染

【概述】

泌尿系感染又称尿路感染（Urinary Tract Infection），是肾脏、输尿管、膀胱和尿道等泌尿系统各个部位感染的总称。尿路感染按感染部位可分为上尿路感染和下尿路感染。尿路感染是仅次于呼吸道及消化道的感染性疾病。在我国尿路感染约占院内感染的 20.8% ~ 31.7%。尿路感染是人类健康所面临的最严重的威胁之一。

【临床表现】

1. 症状对尿路感染有诊断意义的症状和体征为尿频、尿急、尿痛、血尿、背部疼痛和肋脊角压痛，如果女性患者同时存在尿痛和尿频，则尿路感染的可能性为90%。

2. 体格检查急性膀胱炎患者可有耻骨上区压痛，但缺乏特异性。发热、心动过速、肋脊角压痛对肾盂肾炎的诊断特异性高。

3. 实验室检查

（1）尿常规检查：包括尿液物理学检查、尿生化检查和尿沉渣检查。

（2）尿培养：治疗前的中段尿标本培养是诊断尿路

感染最可靠的指标。

4. 影像学检查　年龄小于 45 岁的男性尿路感染患者通常不需要进一步的影像学检查。反复发作的尿路感染、复发性肾盂肾炎、合并无痛血尿或怀疑合并有泌尿系结石或梗阻时，推荐进行进一步的影像学检查。泌尿系超声作为首选项目，可以发现合并的尿路梗阻、积脓、结石等病变。在超声有阳性发现时 CT 是进一步明确病变的有效检查，优于 MRI。尿路平片（KUB）和静脉尿路造影（IVU）可以发现上尿路结石和畸形。

【诊治原则】

1. 一般治疗　包括对症治疗、多饮水及生活方式的调整等。

2. 抗菌药物治疗　抗菌药物治疗是尿路感染的主要治疗方法，推荐根据药敏试验选择用药。可以对有尿路感染的患者首先施行经验性抗菌药物治疗。但有研究显示社区性单纯尿路感染患者中，有 60% 患者经验用药与最终的尿培养结果不符。

3. 手术治疗　在适当时机针对感染病灶或引起感染的病因实施相应的手术治疗。

【二级医院向三级医院的转诊标准及处置】

1. 标准

（1）老年患者，一般情况较差或伴有严重的心肺等基础疾病。

（2）多重耐药感染，二级医院无敏感药物。

（3）感染严重，进而引起多器官功能障碍危及生命者。

（4）合并有复杂泌尿系结石或尿路梗阻性疾病。

2. 注意事项

（1）收集首诊资料，包括病史、实验室检查及影像检查资料，以备交接。

（2）主动联系接收医院，获得许可后动身。

（3）对于病情危重的患者，需有首诊医护人员护送到转入医院，做好交接后方可结束首诊。

【三级医院向二级医院的转诊标准及处置】

1. 感染控制后稳定恢复期病例。

2. 无需特殊处理的病情稳定患者。

第二节 男性不育

【概述】

男性不育指夫妇同居 1 年以上，未采用任何避孕措施，由于男方因素造成女方不孕者，称为男性不育。男性不育症是由一种或多种病因或环境等因素干扰影响到生殖生理活动的临床结果，发生率为 10% 左右。临床上把男性不育分为性功能障碍和性功能正常两类，性功能正常患者可根据精液检查分为免疫不育、精浆异常、畸形精子增多症、弱精子症、少精症、无精症、无精液症及不明原因导致不育。男性不育应尽可能查明其确切原因，以便针对病因采用有效的治疗方式。

【临床表现】

1. 男性不育发病原因复杂，其临床表现与发病原因相关。男性不育常见症状为少精、死精、精子凝聚、精液不液化、精子大头畸形、输精管变粗等。

2. 体格检查根据病因不同，检查结果存在较大差异。可能出现体型肥胖、第二性征减退、男性乳房发育、男性女性化等，生殖系检查可有生殖器畸形、精索静脉曲张等。

3. 检查精液检查，内分泌检查，免疫学检查，染色体检查、腹部、阴囊 B 超，输精管精囊造影及睾丸活检。

【诊治原则】

1. 检查与诊断方法包括病史、体格检查、精液检查、内分泌检查、免疫学检查、染色体检查、影像检查及睾丸活检等。

2. 病史检查要求采集完整的生长发育史、既往史、个人史和生育史，包括不育的时间、之前怀孕的时间及细节，过去应用的避孕方法，性交的频率及时间，以及药物、毒物接触史，手术史等。

3. 找到导致不育病因后决定治疗方案，治疗包括手术治疗、药物治疗及辅助生殖治疗等。

【二级医院向三级医院的转诊标准及处置】

1. 标准

（1）病因复杂，受限于检查技术设备无法诊断病因者。

（2）需要手术或特殊治疗手段（如辅助生殖治疗），受限于治疗经验及技术设备无法医治者。

2. 预处理

（1）收集首诊资料，采集详细、完整的病史，注意全身及生殖器查体。

（2）完善必要实验室及影像学检查，详细记录处理措施及疗效。

（3）择期手术者，做好术前评估。

【三级医院向二级医院的转诊标准及处置】

1. 术后稳定恢复期患者。

2. 诊断明确后需非手术治疗患者。

3. 需定期随访、复查患者。

14

第三节　尿道损伤

【概述】

男性尿道损伤是泌尿系统最常见的损伤。男性尿道由尿生殖膈分为前后两部分，后尿道（前列腺部尿道和膜部尿道）损伤多并发于骨盆骨折，伤情较重，处理复杂，后遗症多。前尿道损伤多见于会阴部骑跨伤所致的球部尿道损伤，伤情轻，处理也较容易。

【临床表现】

1. 尿道疼痛，排尿时加剧；排尿时疼痛常向会阴部、阴茎或肛门周边放射。

2. 排尿障碍，甚至是尿潴留。

3. 尿道出血，是尿道损伤的重要症状，出血量不多，可自行停止。

【诊治原则】

1. 询问受伤经过、生命体征检测、重点的体格检查、必要的化验检查和影像学检查等。

2. 患者下腹部或骨盆受外来暴力后，出现腹痛、血尿及排尿困难，体检发现耻骨上区压痛，直肠指检触及直肠前壁有饱满感，提示腹膜外膀胱破裂；全腹剧痛，腹肌紧张，压痛及反跳痛，并有移动性浊音，提示腹膜内膀胱破裂。骨盆骨折引起膀胱及尿道损伤，则兼有后尿道损伤的症状和体征。

3. 导尿试验膀胱损伤时，导尿管可顺利插入膀胱（尿道损伤常不易插入），仅流出少量血尿或无尿流出。经导尿管注入灭菌生理盐水 200ml，片刻后吸出。液体外漏时吸出量会减少，腹腔液体回流时吸出量会增多。若液体进出量差异很大，提示膀胱破裂。

4. X线检查腹部平片可以发现骨盆或其他骨折。膀胱造影自导尿管注入 15% 泛影葡胺 300ml，拍摄前后位片，抽出造影剂后再摄片，可发现造影剂漏至膀胱外，排液后的照片更能显示遗留于膀胱外的造影剂。腹膜内膀胱破裂时，则显示造影剂衬托的肠袢，也可注入空气造影，若空气进入腹腔，膈下见到游离气体，则为腹膜内破裂。

5. 若发现膀胱破裂（1）紧急处理。（2）保守治疗：膀胱挫伤或造影时仅有少量尿外渗，症状较轻者，可从尿道插入导尿管持续引流尿液 7～10 天，并保持通畅；使用抗生素，预防感染，破裂可自愈。

【二级医院向三级医院的转诊标准及处置】

1. 标准

（1）受限于技术设备无法实施创伤救治的二级医院应该尽早转诊。

（2）骨盆骨折致尿路损伤，病情复杂，手术难度大，而暂时尚未危及生命。

（3）合并其他部位多发伤、出血性休克等，进行液体复苏、简单探查、快速止血、控制腹腔感染后需要行重症监护和确定性手术的患者。

2. 预处理　抗休克治疗如输液、输血、止痛及镇静，尽早使用广谱抗生素预防感染。运送过程中继续监测生命体征，进行液体复苏，纠正酸碱平衡紊乱，改善患者的一般状况。

3. 注意事项

（1）二级医院实施的损伤控制手术目的明确：控制出血、减轻感染、避免加重损害。

（2）运送过程中，详细询问及记录受伤史，收集关键受伤时间、地点、条件、伤情并详细记录处理措施，利于后续医院快速及时的诊治。

（3）应联系专业救护车辆。主动联系接收医院，获得许可后动身。

【三级医院向二级医院的转诊标准及处置】

行确定性手术后稳定恢复期病例。

第四节　尿道狭窄

【概述】

尿道狭窄是泌尿系统常见病，多见于男性，临床上常见有先天性尿道狭窄如先天性尿道外口狭窄，尿道瓣膜，精阜肥大，尿道管腔先天狭窄等，炎症性尿道狭窄，常因尿道管腔感染，损伤所致，外伤性尿道狭窄多因损伤初期处理不当所致。可分为先天性尿道狭窄、炎症性尿道狭窄和外伤性尿道狭窄。

【临床表现】

尿道狭窄的症状可因其程度、范围和发展过程而有不同：

1. 排尿困难，渐进性排尿不畅，尿流变细，有时排尿中断，排尿淋漓，甚至不能排尿。

2. 尿潴留。

3. 尿失禁。

14

4. 长期排尿困难引起上尿路病理性改变，肾积水、肾萎缩、肾功能不全。

5. 性功能状态阴茎能否勃起。

6. 肛门排便状况，有无异常部位排尿、排便。

主要的症状是排尿困难，初起排尿费力，排尿时间延长，尿液分叉；后逐渐尿线变细，射程变短甚至呈滴沥状。当逼尿肌收缩而不能克服尿道阻力时，残余尿增多甚至充溢性尿失禁或尿潴留，尿道狭窄时常伴慢性尿道炎。此时尿道外口常有少量脓性分泌物，多在早晨发现，尿道口被 1、2 滴分泌物所封闭，称为"晨滴"。狭窄近端之尿道扩张，易因尿液滞留并发感染而致反复尿路感染、尿道周围脓肿、尿道瘘、前列腺炎和附睾发。继而因梗阻而引起肾盂输尿管积水以及反复发作的尿路感染，最后导致肾功能减退甚至出现尿毒症。

【诊治原则】

明确狭窄程度、长度、部位、是否存在假道和瘘道。

1. 观察阴囊会阴皮肤有无炎症、肿胀、瘘口；有无外伤及手术瘢痕，尿道狭窄的部位及程度，有无其他系统损伤的后遗症。

2. 沿尿道走行（前尿道）是否可触及硬的索条，了解瘢痕、狭窄及长度，患者本人有时可清楚指出排尿受阻部位；检查会阴部有无瘘道存在；肛门直肠指诊了解前列腺及后尿道情况，包括肛门括约肌张力、球海绵体肌反射、会阴浅感觉是否正常。

3. 尿道金属探条或诱导探条检查可确定尿道狭窄的部位和程度。用金属探条原则应用 16～18F 钝头以避免造成假道。

4. 辅助检查

（1）KUB+IVU：可显示骨盆骨折情况；显示上尿路有无梗阻；可同时进行排泄性膀胱尿道造影。

（2）B 超：观察有无上尿路积水、膀胱有无残余尿，经直肠 B 超可显示后尿道狭窄部位、长度及周围瘢痕情况。

（3）膀胱尿道造影：确定尿道狭窄部位、长度及程度分两种：

1）排泄性膀胱尿道造影：常在静脉尿路造影时同时进行。

2）逆行膀胱尿道造影：对于严重的尿道狭窄或尿道完全梗阻，可采用经尿道和经膀胱造瘘管同时注药的方法显示狭窄段。

治疗主要为手术治疗和非手术治疗，非手术治疗主要依赖于尿道扩张，即使手术治疗后的病例也应定期扩张，预防再次狭窄，扩张忌用暴力，必要时以一手指在直肠内引导以防穿入假道甚至直肠内。扩张必须逐渐从小号探杆依次递增大一号探杆，切忌急躁。过快的扩张易导致尿道管壁的裂伤，继之疤痕形成而加重狭窄，一般男性扩张到 F24 为宜。每次尿道扩张后，尿道充血、水肿，约经 2~3 日才可消退，故不宜在 4 日内连续扩张。二次间隔时间一般从 1 周左右开始，逐渐延长。经尿道注入尿道灌注液可以预防尿道狭窄再发生，起到软扩张的效果。

【二级医院向三级医院的转诊标准及处置】

14

1. 标准

（1）受限于技术设备无法实施尿道扩张的二级医院应该尽早转诊。

（2）受限于技术设备无法实施尿道狭窄多种手术方式治疗的二级医院应该尽早转诊。

2. 预处理

（1）尽快完善必要的检查，收集病例资料。

（2）尿道有急性炎症时尽早抗感染处理。

（3）对于出现急性尿潴留的患者，尽快行膀胱造瘘等手段处理尿潴留。

3. 注意事项

（1）收集首诊资料，包括病史、实验室检查及影像检查资料，并详细记录处理措施，利于后续医院快速及时的诊治。

（2）主动联系接收医院，获得许可后动身。

（3）对于可能转诊途中出现紧急情况的患者，需有首诊医护人员护送到转入医院，做好交接后方可结束首诊。

【三级医院向二级医院的转诊标准及处置】

1. 行确定性手术后稳定恢复期病例。

2. 行膀胱造瘘术并需观察一段时间再拔除造瘘管的病例。

3. 留置导尿管并需继续抗生素治疗的病例。

第五节　膀胱肿瘤

【概述】

膀胱肿瘤在我国是泌尿系统中最常见的肿瘤，其发病率和死亡率均占泌尿系肿瘤的首位。95%以上的膀胱肿瘤为上皮性肿瘤，其中多数为移行细胞癌。膀胱肿瘤的病因没完全明确，比较公认的有：1. 长期接触芳香族类的工种，如染料、皮革、橡胶、油漆工等，可出现较高的膀胱肿瘤发生率。2. 吸烟也是一种增加膀胱肿瘤发生率的原因。3. 体内色氨酸的代谢异常。4. 膀胱黏膜局部长期遭受刺激。5. 近年来某些药物也可诱发膀胱癌。6. 寄生虫病如发生在膀胱内，亦可诱发膀胱癌。

【临床表现】

1. 血尿为膀胱癌最常见的首发症状，85%的患者可出现反复发作的无痛性间歇性肉眼血尿。出血量可多可少，严重时带有血块。

2. 膀胱刺激症状出现尿频、尿急、尿痛及持续性尿意感，持续腰胀痛，癌肿侵及括约肌时出现尿失禁。凡出现膀胱刺激症状者，一般为预后不良的征兆。

3. 排尿困难癌组织脱落或肿瘤本身以及血块阻塞膀胱内口处，导致排尿困难约占7%，甚至出现尿潴留。

4. 上尿路阻塞症状癌肿侵及输尿管口时，引起肾盂及输尿管口扩张积水，甚至感染，而引起不同程度的腰酸、腰痛、发热等，甚至发生急性肾功能衰竭症状。

5. 下腹部包块 约3%的患者以此为首发症状。

6. 全身症状 恶心、食欲不振、发热、消瘦、贫血、衰弱、恶病质、类白血病反应等。

7. 转移症状 肿瘤扩展到盆腔，腹膜后腔或直肠，引起腰痛，下腹痛放射到会阴部或大腿，直肠刺激症状等。以盆腔淋巴结转移多见，转移到子宫、直肠、结肠、肝、肾而引起各脏器相应的临床症状。

【诊治原则】

1. 诊断

（1）尿细胞学检查：尿浓缩找病理细胞应作为首选检查方法，通过尿液细胞检查可发现可疑细胞。流式细胞分析技术也可应用于尿细胞学检查。

（2）B超检查：经腹部B超检查对诊断膀胱肿瘤的准确性，与肿瘤的大小成正比，还与检查者的经验和判断能力有关。肿瘤直径大于1cm的准确率高，反之则低。

（3）膀胱镜检查：膀胱镜检查在膀胱肿瘤诊断中占有极重要的地位，它可在直视下观察到肿瘤的数目、位置、大小、形态和输尿管口的关系等，同时可做活组织检查以明确诊断，又是制定治疗计划必不可少的重要依据。

（4）静脉肾盂造影：对于膀胱肿瘤确诊前必须做静脉肾盂造影，它能排除肾盂和输尿管的肿瘤，显示因输尿管口或膀胱底部浸润性病变所造成的输尿管梗阻，了解双侧肾脏功能。

（5）CT及MRI检查：能够了解膀胱与周围脏器的关系，肿瘤的外侵和程度，远隔器官是否有转移，有助于TNM分期，对制定治疗计划很有帮助。根据病因、临床表现和各项检查确诊。

2. 治疗

（1）非肌层浸润性膀胱癌：经尿道膀胱肿瘤切除术（TURBT），术后辅助性膀胱灌注化疗或免疫治疗。

14

（2）肌层浸润性膀胱癌：根治性膀胱切除术，尿流改道术（原位新膀胱术、回肠通道术、输尿管皮肤造口术等），保留膀胱的综合治疗、化疗、放疗等。

【二级医院向三级医院的转诊标准及处置】

1. 标准

（1）需要手术者受限于技术设备无法医治者。

（2）确诊为膀胱癌，但接诊二级医院无丰富根治性膀胱切除术或尿流改道术等手术治疗经验。

（3）诊断不明确，需进一步确诊者。

（4）身体一般情况较差，有严重基础疾病者。

2. 预处理

（1）对身体一般情况良好，无相关并发症者，可指导患者自行前往三级医院就诊。

（2）完善必要的检查，收集病历资料，利于后续医院及时制定治疗方案。

3. 注意事项

（1）主动联系接收医院，获得许可后动身。

（2）对于严重者出现急性尿潴留给予对症处理。

【三级医院向二级医院的转诊标准及处置】

1. 标准

（1）术后病情平稳，伤口恢复好，无严重出血、直肠损伤深静脉血栓、淋巴囊肿、尿瘘、肺栓塞等并发症发生迹象。

（2）伤口愈合不良需要继续换药处理的患者。

（3）术后定期随访，造口护理。

2. 处理 与下级医院充分沟通和交流患者病情，并将患者目前及后续的治疗方案告知下级医院经治医生。

第六节 前列腺癌

【概述】

前列腺癌是男性生殖系统常见的恶性肿瘤之一。随着经济发展和生活改善，我国前列腺癌发病率在明显上升。前列腺癌的发生与遗传因素有关，性活动较多者患前列腺癌的风险增加，高脂肪饮食与发病也有一定关系。此外，前列腺癌的发病与种族、地区、宗教信仰可能有关。对于早期前列腺癌患者可采用根治性治疗方法；中期前列腺癌患者应采用综合治疗方法，如手术+放疗、内分泌治疗+放疗等；对晚期前列腺癌患者则以内分泌治疗为主。

【临床表现】

前列腺癌早期常无症状，随着肿瘤的发展，前列腺癌引起的症状可概括为两大类：

1. 压迫症状逐渐增大的前列腺腺体压迫尿道可引起进行性排尿困难，表现为尿线细、射程短、尿流缓慢、尿流中断、尿后滴沥、排尿不尽、排尿费力，此外，还有尿频、尿急、夜尿增多、甚至尿失禁。肿瘤压迫直肠可引起大便困难或肠梗阻，也可压迫输精管引起射精缺乏，压迫神经引起会阴部疼痛，并可向坐骨神经放射。

2. 转移症状前列腺癌可侵及膀胱、精囊、血管神经束，引起血尿、血精、阳痿。盆腔淋巴结转移可引起双下肢水肿。前列腺癌常易发生骨转移，引起骨痛或病理性骨折、截瘫。前列腺癌也可侵及骨髓引起贫血或全血象减少。肺转移可出现咳嗽、胸闷等症状。

【诊治原则】

1. 诊断　临床诊断前列腺癌主要依靠直肠指诊（DRE）、前列腺特异性抗原检查（PSA）、经直肠前列腺超声检查（TRUS）、前列腺穿刺活检和盆腔影像学检查（CT、MRI 等），CT 对诊断早期前列腺癌的敏感性低于MRI。因前列腺癌骨转移率较高，在决定治疗方案前通常还要进行核素骨扫描检查。确诊前列腺癌需要通过前列腺穿刺活检进行病理检查。前列腺癌的恶性程度可通过组织学分级进行评估，最常用的是 Gleason 评分系统，依据前列腺癌组织中主要结构区和次要结构区的评分之和将前列腺癌的恶性程度划分为 2~10 分，分化最好的是 1+1=2 分，最差的是 5+5=10 分。

14

2. 治疗

（1）对于早期局限性前列腺癌，采用根治性治疗方法，以治愈为主要目的。根治性前列腺切除术是治愈局限性前列腺癌最有效的方法之一，手术适应证要考虑肿瘤的临床分期、患者预期寿命和总体健康状况。

（2）对于晚期局限性及转移性前列腺癌，以综合治疗为主，包括：内分泌治疗〔去势治疗、单一抗雄激素治疗、雄激素生物合成抑制剂、抗雄联合去势治疗（MAB）等〕、放疗（外放射治疗、放射性粒子植入）、化疗等。

【二级医院向三级医院的转诊标准及处置】

1. 标准

（1）病理学确诊为前列腺癌，但接诊二级医院无丰富前列腺癌根治术手术或前列腺癌综合治疗经验。

（2）病理学诊断不明确，需进一步确诊者。

（3）身体一般情况较差，有严重基础疾病者。

2. 预处理

（1）对身体一般情况良好，无相关并发症者，可指导患者自行前往三级医院就诊。

（2）完善必要的检查，收集病历资料，利于后续医院及时制定治疗方案。

3. 注意事项

（1）主动联系接收医院，获得许可后动身。

（2）对于严重者出现急性尿潴留给予对症处理。

（3）防止骨折发生。

（4）射精后24h，膀胱镜检查及导尿等操作后48h，肛门指诊后1周，前列腺穿刺后1个月，无急性前列腺炎，无尿潴留者再行血清 PSA 检查。

【三级医院向二级医院的转诊标准及处置】

1. 标准

（1）术后病情平稳，伤口恢复好，无严重出血、直肠损伤、深静脉血栓、淋巴囊肿、尿瘘、肺栓塞等并发症发生迹象。

（2）伤口愈合不良需要继续换药处理的患者。

2. 预处理　与下级医院充分沟通和交流患者病情，并将患者目前及后续的治疗方案告知下级医院经治医生。

第七节　前列腺增生

【概述】

良性前列腺增生（benign prostatic hyperplasia，BPH）是引起中老年男性排尿障碍原因中最为常见的一种良性疾病。主要表现为组织学上的前列腺间质和腺体成分的增生、解剖学上的前列腺增大、下尿路症状为主的临床症状以及尿动力学上的膀胱出口梗阻。BPH 的发生必须具备年龄的增长及有功能的睾丸两个重要条件。所有 BPH 结节发生于移行带和尿道周围腺体区。前列腺增生导致后尿道延长、受压变形、狭窄和尿道阻力增加，引起膀胱高压并出现相关排尿期症状。随着膀胱压力的增加，出现膀胱逼尿肌代偿性肥厚、逼尿肌不稳定并引起相关储尿期症状。如梗阻长期未能解除，逼尿肌则失去代偿能力。继发于 BPH 的上尿路改变，如肾积水及肾功能损害，其主要原因是膀胱高压所致尿潴留以及输尿管反流。

14

【临床表现】

1. 症状进行性排尿困难，尿路梗阻和膀胱刺激症状。尿路梗阻症状包括尿踌躇、尿滴沥、尿无力、尿不尽感、尿线断续、排尿时间变长、尿潴留等。膀胱刺激症状包括尿频、尿急、夜尿增多以及尿失禁等。

2. 体格检查直肠指诊可以了解前列腺的大小、形态、质地、有无结节及压痛、中央沟是否变浅或消失以及肛门括约肌张力情况。外生殖器检查除外先天或后天畸形。局部神经系统查体。

3. 辅助检查尿常规、血清 PSA、超声检查、尿流率及尿动力学检查。

【治疗原则】

1. 观察等待。

2. 药物治疗 α 受体阻滞剂、5α 还原酶抑制剂、植物制剂。

3. 外科治疗重度 BPH 的下尿路症状已明显影响患者生活质量时可选择外科治疗，尤其是药物治疗效果不佳或拒绝接受药物治疗的患者，可以考虑外科治疗。当 BPH 导致以下并发症时，建议采用外科治疗：（1）反复尿潴留（至少在一次拔管后不能排尿或两次尿潴留）。（2）反复血尿，5α 还原酶抑制剂治疗无效。（3）反复泌尿系感染。（4）膀胱结石。（5）继发性上尿路积水（伴或不伴肾功能损害）。经典的外科手术方法有经尿道前列腺电切术、经尿道前列腺激光手术以及开放性前列腺摘除术。

4. 尿潴留处理急性尿潴留首选置入导尿管，置入失败者可行耻骨上膀胱造瘘。一般留置导尿管 3~7 日，如同时服用 α 受体阻滞剂，可提高拔管成功率。拔管成功者，可继续接受 BPH 药物治疗。拔管后再次发生尿潴留者，应择期进行外科治疗。

【二级医院向三级医院的转诊标准及处置】

1. 标准

（1）需要手术者受限于技术设备无法医治者。

（2）老年患者，一般情况较差或伴有严重的心肺疾病。

（3）术后出现严重并发症需要再次手术者。

2. 注意事项

（1）收集首诊资料，包括病史、实验室检查及影像检查资料，以备交接。

（2）主动联系接收医院，获得许可后动身。

（3）对于病情危重的患者，需有首诊医护人员护送到转入医院，做好交接后方可结束首诊。

【三级医院向二级医院的转诊标准及处置】

无需特殊处理的病情稳定患者。

第八节 肾 结 石

【概述】

肾结石为泌尿系统常见病，好发于青壮年，男性发病多于女性，多发生于青壮年，左右侧的发病率相似，多为单侧。结石大多位于肾盂内，其次是肾下盏。影响结石形成的原因很多，身体的代谢异常、尿路的梗阻、感染、异物和药物的使用是结石形成的常见病因。肾结石患者有不同程度的腰痛和血尿。泌尿系平片能发现95%的结石，平扫CT的检出率较平片更高，复杂、多发肾结石可能需要行放射性核素肾显像明确分肾功能。肾结石的治疗方案需要结合结石的大小、性质及部位来决定。

【临床表现】

1. 肾结石症状取决于结石的大小和位置，可无症状，急性发作时可有如下症状：

（1）腰部钝痛/肾绞痛：典型的肾绞痛常发生于较小结石，多于深夜凌晨突发，可由腰肋部沿输尿管放射至膀胱或睾丸，常伴有恶心呕吐及腹胀等胃肠道症状。

（2）血尿，多于疼痛之后出现，可为镜下血尿或肉眼血尿。

（3）排石，在疼痛和血尿发作时，可有结石随尿排出。通过尿道时有尿流堵塞及尿道内刺痛感，结石排出后尿流立即恢复通畅。此可作为肾结石定性诊断的证据。

（4）感染症状，合并感染时可出现脓尿，急性发作时可有畏寒、发热、腰痛、尿频、尿急、尿痛症状。

（5）肾功能不全，一侧肾结石引起梗阻，可引起该侧肾积水和进行性肾功能减退；双侧肾结石或孤立肾结石引起梗阻，可发展为肾功能不全。

（6）尿闭，双侧肾结石引起两侧尿路梗阻、孤立肾或唯一有功能的肾结石梗阻可发生尿闭，一侧肾结石梗阻，对侧可发生反射性尿闭。

14

2. 肾结石的体征常不明显，可有患侧肾区叩击痛；肾结石造成重度肾积水时，偶可触及肿大的肾脏。

3. 影像学检查 B 超、尿路平片（KUB）、静脉尿路造影（IVU）、平扫 CT、放射性核素肾显像等；实验室检查：尿常规、血常规、血生化（关注血钙、血肌酐、尿酸）。

【诊治原则】

1. 诊断包括定性诊断、结石并发症诊断。定性诊断主要依赖影像学检查确诊，首选 KUB、IVU，平扫 CT 敏感性最佳；并发症包括尿路感染、梗阻、肾功能损害。

2. 治疗包括对症治疗和对因治疗。首先应对症治疗。如肾绞痛发作时用止痛药物，若合并感染或梗阻，应控制感染，必要时行输尿管插管或肾盂造瘘，保证尿液引流通畅，防止肾功能损害；对因治疗主要根据肾结石的大小和位置来制定方案，通常位于肾盂或中上盏且小于 20mm 的结石推荐冲击波碎石术（SWL）；而位于肾下极或大于 20mm 优先进行腔内治疗，如经皮肾镜取石术（PNL）、逆行肾内手术（RIRS）。

14

【二级医院向三级医院的转诊标准及处置】

1. 标准

（1）结石过大、鹿角形结石、伴远端尿路狭窄等复杂肾结石，受限于技术设备、医生经验无法医治者。

（2）药物治疗无效、合并严重尿路梗阻、肾功能不全、严重感染等易引发多脏器衰竭危及生命者。

2. 预处理 首先嘱患者多饮水，改变体位，予解痉止痛药对症治疗，运送过程中及时补液，纠正酸碱平衡紊乱，根据有无感染征象应用抗生素，改善患者的一般状况。持续监测一般生命体征及肾功能。

3. 注意事项

（1）运送过程中，记录必要的病史，明确结石位置、性质、体积及患者并发症，利于后续医院快速及时的诊治。

（2）安排车辆应尽量联系专业救护车辆。实在无机动车辆，危及情况下可拨打 110 求助。主动联系接收医院，获得许可后动身。

（3）未能安排专业救护车时，对于病情极其危重的患者，需有首诊机构人员护送到转入医院，做好交接后方可结束首诊。

【三级医院向二级医院的转诊标准及处置】

肾结石小于 10mm、无尿路梗阻和感染、肾功能正常可先行对症、保守治疗以促结石自排者。经皮肾镜、输尿管镜碎石术后或 SWL 后需辅助治疗者。

第九节　肾上腺肿瘤

【概述】

肾上腺外科疾病组织学分类主要是肾上腺肿瘤，按内分泌功能状态可分为功能性、亚临床型和无功能性肿瘤，其诊断思路和程序通常包括两点，即功能学定性诊断以及解剖学定位诊断。治疗上需要最大限度切除肿瘤兼顾保留器官内分泌功能，避免术后内分泌相关的并发症发生。

【临床表现】

肾上腺肿瘤组织学分类较为复杂。无功能肿瘤起病隐匿，而不同有功能性肿瘤的内分泌特点对应不同临床表现，常见肾上腺肿瘤临床表现如下：

1. 自主性分泌皮质醇过多躯体肥胖，四肢不胖，"满月脸"并长有痤疮，颈后和两肩多脂肪（水牛背），皮肤薄，腋窝、下腹两侧及股部有紫纹，合并高血压及糖尿病常见。

2. 自主性分泌醛固酮过多高血压及其相关症状，低血钾引起的肌肉无力，以及水电解质平衡紊乱等。

3. 自主性分泌儿茶酚胺过多见于嗜铬细胞瘤，典型的症状包括头痛、心悸、多汗"三联征"，持续或阵发性高血压，体位性低血压，以及心血管并发症等。

14

【诊治原则】

1. 完整的诊断应包括功能学定性诊断以及解剖学定位诊断。定性诊断有赖于激素水平检测、内分泌动态功能检测及生化代谢检测；定位诊断有赖于影像学检测及同位素扫描。影像学检查（CT 平扫+增强、MRI、超声等）对确定肿瘤良、恶性有重要意义。诊断主要靠详尽的病史、体格检查、化验检查和影像学检查等。

2. 治疗上需要最大限度切除肿瘤兼顾保留器官内分泌功能，避免术后内分泌相关的并发症发生。

【二级医院向三级医院的转诊标准及处置】

1. 标准

（1）需行手术或其他辅助治疗，但因技术、设备或药品受限而无法诊治的患者。

（2）因肿瘤的内分泌功能而出现严重并发症的患者。

（3）因技术、设备受限无法明确肿瘤内分泌功能者。

2. 预处理　维持监测生命体征及水电解质紊乱，出现感染征象时及时给予抗生素，积极对症支持治疗。

3. 注意事项

（1）主动联系上级医院，获得批准后办理转诊。

（2）安排救护车辆，尤其病重患者需由专业医护人员全程护送，并做好交接程序。

（3）准备好第一手就诊资料，包括病史及辅助检查资料，运送途中记录必要病史，及时与上级医院交接。

【三级医院向二级医院的转诊标准及处置】

1. 手术治疗后病情恢复稳定、无明显并发症的患者。

2. 手术切除肿瘤病灶，但仍存在相关并发症而需进一步内科治疗的患者。

3. 术后需要继续换药处理或拆除缝线的患者。

第十节　肾 损 伤

【概述】

肾脏位于腹膜后，位置较深，肾周有脂肪囊及周围组织结构保护，不易受到损伤。但当来自背部、腰部、下胸或上胸部的暴力打击超过肾实质的抗牵拉程度时，即可引起肾损伤。肾损伤发病率约在每年 5/100000，多见于中青年男性，根据损伤原因可分为闭合性损伤、开放性损伤及医源性损伤，其中闭合性损伤最为常见。由于肾脏血运丰富，一旦损伤极易引起出血及尿液外渗到组织间，发生休克和感染。肾损伤所致病理改变包括肾挫伤、肾部分裂伤、肾全层裂伤及肾蒂损伤，国内一般将肾挫伤及肾部分挫裂伤归为轻度肾损伤，其他为重度肾损伤。

【临床表现】

1. 肾损伤临床表现与创伤原因、程度及有无合并伤相关，主要临床表现包括血尿、疼痛、肿块、休克等。

（1）血尿：血尿是肾损伤最常见、最重要的症状，多表现为肉眼血尿，血尿中有索条状血丝者更具诊断意义。

（2）疼痛：多数患者有肾区及上腹部钝痛，放射至肩部；输尿管内有血凝块可引起肾绞痛。

（3）肿块：出血及尿液外渗于肾周可形成腰部肿块，肿块大小与出血量及尿外渗量有关。

（4）休克：休克可为创伤性休克和失血性休克，常见于重度肾损伤。

2. 尿常规、血常规及肾功能检查等有助于患者诊断及判断损伤程度。

3. 肾损伤首选的影像学检查是增强 CT，静脉肾盂造影、腹部 CT 或 MRI 显示肾周血肿，皮质裂伤或肾蒂损伤。

14

【诊治原则】

1. 病史是诊断的重要依据，包括受伤史、救治史、既往史，大多数患者可以根据受伤史及血尿即可做出初步诊断。

2. 积极监测各项生命体征的同时，进行全面的体格检查。

3. 初步诊断确认后，可以依据患者病情选择实验室化验以及影像学检查等，明确患者创伤程度，有无合并伤及其程度。

4. 严重休克时应迅速输血和积极复苏处理。

5. 轻度肾损伤及未合并胸腹壁脏器损伤者可保守治疗，对于生命体征不稳、开放性肾损伤、重度肾损伤或合并其他脏器损伤者，应尽快手术探查。

【二级医院向三级医院的转诊标准及处置】

1. 标准

(1) 受限于技术设备无法实施创伤救治的二级医院应该尽早转诊。

(2) 重度肾损伤或合并其他脏器损伤，病情复杂，手术难度大，暂未危及生命者。

(3) 全身多发伤、出血性休克患者，进行液体复苏、探查止血后需转入重症监护和并行二期手术的患者。

(4) 出现严重并发症，感染引起多器官功能障碍危及生命者。

2. 预处理　病情危重患者，持续生命体征检测，给予迅速建立输血、输液通道，补充血容量，镇静止痛，绝对卧床休息，纠正酸碱平衡紊乱，应用抗生素控制干扰感染等。

3. 注意事项

(1) 收集首诊资料，包括受伤时间、地点条件、伤情、实验室检查及影像检查资料，以备交接。

(2) 主动联系上级医院，明确转送行程计划及负责人，尽量使用专业救护车辆。

(3) 运送过程中，转送过程中密切监测患者生命体征，详细记录处理措施，利于后续医院快速及时的诊治。

【三级医院向二级医院的转诊标准及处置】

1. 术后恢复期患者。

2. 术后切口感染或延迟愈合需保守治疗者，继续给予换药治疗。

3. 术后并发尿囊肿持续引流患者。

第十一节　肾肿瘤

【概述】

肾肿瘤在泌尿系肿瘤中较常见，有良性和恶性之分，其中肾恶性肿瘤包括肾细胞癌、肾母细胞瘤（Wilms 瘤）及肾盂癌等，而肾脏良性肿瘤最常见的两种为单纯性肾囊肿和血管平滑肌脂肪瘤。肾肿瘤的临床表现及治疗方法与肿瘤的良恶性、部位、大小及肿瘤侵犯的组织有关。

【临床表现】

1. 肾良性肿瘤在临床上往往无症状，大多于体检时通过影像学方法被偶然发现。少数患者可因肿瘤内出血或破裂引起肉眼血尿，腹痛等。

2. 肾恶性肿瘤的临床表现多样。由于肾脏位置隐蔽，有时即使肿瘤体积很大，甚至出现远处转移，也可以无任何症状。血尿常为首发症状，血尿、疼痛和触及肾脏肿块合称为肾癌三联征，但仅极少数患者出现此三联征，且常出现于肾恶性肿瘤晚期。

（1）血尿最常见，可为肉眼或镜下血尿，多为间断无痛肉眼血尿。

（2）腰痛多为局限在腰背部的钝痛。

（3）腹部肿块：有时可为唯一体征。在消瘦患者和肿瘤位于下极时，体格检查可扪到肿块。

（4）精索静脉曲张常发生在左侧，肿瘤侵及肾静脉或压迫精索内静脉时出现。

（5）转移灶症状：骨痛或持续性咳嗽等。

（6）副瘤综合征：高血压、贫血、体重减轻、恶病

14

质、发热、红细胞增多症、肝功能异常、高钙血症、高血糖、血沉增快、神经肌肉病变、淀粉样变性、溢乳症、凝血机制异常等。

【诊治原则】

1. 影像学检查（B超、CT、MRI等）对确定肾脏良、恶性肿瘤有重要意义，必要时需行病理分析。诊断主要靠详尽的病史、体格检查、化验检查和影像学检查等。

2. 肾良性肿瘤大多数仅需随访观察，肿瘤体积大或不能排除恶性可能者，必要时应及时手术干预。

3. 肾恶性肿瘤的治疗以手术为主，早期可行根治性切除。

【二级医院向三级医院的转诊标准及处置】

1. 标准

（1）需行根治性手术或其他辅助治疗而技术或设备受限无法诊治的肾癌患者。

（2）出现严重转移症状或副瘤综合征的患者。

2. 预处理　持续监测生命体征，纠正水电解质紊乱，必要时予抗感染、止血等对症支持治疗。

3. 注意事项

（1）主动联系上级医院，获得批准后办理转诊。

（2）安排救护车辆，尤其病重患者需由专业医护人员全程护送，并做好交接程序。

（3）准备好第一手就诊资料，包括病史及辅助检查资料，运送途中记录必要病史，及时与上级医院交接。

【三级医院向二级医院的转诊标准及处置】

1. 手术治疗后病情恢复稳定患者。

2. 术后需要继续换药处理或拆除缝线的患者。

第十二节　输尿管结石

【概述】

输尿管结石绝大多数来源于肾脏，包括肾结石或体外冲击波后碎石移动所致。此外，有输尿管狭窄、憩室、囊肿、异物等诱因时，尿液滞留和感染会促使发生输尿管结石。输尿管结石多为单个，左右侧发病相似，双侧输尿管结石约占 5%。临床多见于中青年，临床表现与结石位置相关，结石位于输尿管下段最多，约占 50%～60%。输尿管结石之上尿流均能引起梗阻和扩张积水，并危及患肾，严重时可使肾功能逐渐丧失。因输尿管结石对肾功能影响较大，常引发肾绞痛，需积极处理。

【临床表现】

1. 腰腹部绞痛伴血尿为输尿管结石的特征。结石的大小与梗阻、血尿和疼痛程度不一定成正比。

（1）肾绞痛：在输尿管上段结石可引发肋腹部剧痛，伴同侧下腹部放射，有时伴恶心呕吐；中段输尿管结石多为中下腹痛；下段输尿管表现为下腹痛，可向同侧腹股沟、阴囊或大阴唇放射，输尿管膀胱处结石表现为耻骨上区绞痛伴膀胱刺激症状。

（2）血尿：90%患者会出现血尿，大多为镜下血尿。

（3）排石：在疼痛和血尿发作时，可有结石随尿排出。

（4）无尿、肾功能不全：在孤立肾的输尿管结石阻塞或双侧输尿管阻塞，或一侧输尿管结石阻塞使对侧发生反射性无尿等情况。

2. 输尿管结石的体征腰腹部绞痛时可有血压一过性上升，肾区叩击痛等。

3. 影像学检查 B 超、尿路平片（KUB）、静脉尿路造影（IVU）、平扫 CT、膀胱镜等。

4. 实验室检查尿常规、血常规、血生化（关注血钙、血肌酐、尿酸）。

【诊治原则】

1. 输尿管结石的正确诊断不仅是肯定有无结石，还要确定结石的大小、位置，两侧肾的功能和肾积水的程度，有无感染等，主要依赖实验室检查和影像学检查。

2. 治疗原则是最大限度的去除结石，解除梗阻，缓

14

解肾绞痛，控制尿路感染，保护肾功能。<10mm 结石、保守治疗无效者可先行冲击波碎石术（SWL），>10mm 结石或输尿管中下段结石，输尿管镜取石术（URS）为一线治疗。输尿管切开取石适用于 SWL、URS 治疗失败或结石合并远端输尿管梗阻者。

【二级医院向三级医院的转诊标准及处置】

1. 标准

（1）体积过大、长期嵌顿的输尿管结石，或合并输尿管先天性畸形、息肉或狭窄，受限于技术设备、医生经验无法医治者。

（2）孤立肾、双侧输尿管结石、合并肾功能不全者、感染难以控制等易引发多脏器衰竭危及生命者。

2. 预处理 开放静脉通路，纠正水、电解质紊乱，对症予以解痉止痛处理，如阿托品、双氯芬酸等，必要时应用抗生素。密切关注一般生命体征及电解质、肾功能变化。

3. 注意事项

（1）运送过程中，记录必要的病史，收集关键影像学信息、实验室检查，利于后续医院快速及时的诊治。

（2）安排车辆应尽量联系专业救护车辆。实在无机动车辆，危及情况下可拨打 110 求助。

（3）主动联系接收医院，获得许可后动身。

（4）未能安排专业救护车时，对于病情极其危重的患者，需有首诊机构人员护送到转入医院，做好交接后方可结束首诊。

【三级医院向二级医院的转诊标准及处置】

1. 输尿管结石小于 10mm，症状不明显且无尿路感染可先行非手术治疗者。

2. 冲击波碎石术、输尿管镜碎石术后及输尿管切开取石术后需辅助治疗者。

第十五章

骨外科学

【县级医院内分泌专科诊治要求】

县级医院在骨科应该掌握的病种和疑难病种。包括：股骨转子间骨折、股骨转子下骨折、股骨干骨折、股骨下端骨折、尺骨骨折、桡骨骨折、尺骨桡骨骨干骨折、肩锁关节脱位、肱骨干骨折、肱骨上端骨折、肱骨髁上骨折、髌骨骨折、指骨骨折、掌骨骨折、闭合性胫骨平台骨折、外踝骨折、内踝骨折、双踝骨折、跟骨骨折、跖骨骨折、滑囊炎、锁骨骨折、胫腓骨干骨折、取除骨折内固定装置等。

应该能够开展的关键诊疗技术手段。包括：石膏绷带与夹板固定技术、牵引技术、骨折手法复位技术、X线检查、C 形臂 X 光透视、MRI 检查、CT 检查、关节穿刺技术、神经及肌电图检查等。

第一节　骨盆骨折

【概述】

在所有骨折中，骨盆骨折占 1% ~ 3%，其死亡率在 10% 以上。骨盆为一个环形结构。后方由左右骶髂关节连接，前方由耻骨联合连接。其前半部（耻骨、坐骨支）称为前环，后半部（骶骨、髂骨和坐骨结节）称为后环。骨盆对盆腔脏器和血管、神经有保护作用。骨盆骨折时,易损伤盆腔脏器,其中尿道、膀胱、直肠等易受损。骨盆骨折是目前造成交通事故死亡的主要因素之一。

分型(Tile 分型),A 型(稳定型,后方弓完整),A1:撕脱损伤;A2:直接暴力引起的髂骨翼或前弓骨折;A3:骶骨部横行骨折。B 型(部分稳定型,旋转不稳定但垂直稳定,后弓不完全损伤),B1:翻书样损伤(外旋);B2:侧方加压损伤(内旋);B2-1:同侧前方或后方损伤;B2-2:对侧(桶柄状)损伤。C 型(不稳定,后弓完全损伤),C1:单侧;C1-1:髂骨骨折;C1-2:骶髂关节骨折-脱位;C1-3:骶骨骨折;C2:双侧,一侧为 B型,一侧为 C 型;C3:双侧,后弓完全损伤。

【临床表现】

1. 全身表现 主要因受伤情况、合并伤、骨折本身的严重程度及所致的并发症的不同而不尽相同。低能量致伤的骨盆骨折如髂前上棘撕脱骨折、单纯髂骨翼骨折等,由于外力轻、无合并重要脏器损伤,一般无严重并发症发生,全身情况平稳。高能量致伤的骨盆骨折由于暴力大,受伤当时可能合并颅脑、胸腹脏器损伤,且骨折常呈不稳定型,并发血管、盆腔脏器、泌尿生殖道、神经等损伤,可出现全身多系统损伤的症状体征。严重的骨盆骨折可造成大出血,产生出血性休克表现。

2. 局部表现 不同部位的骨折有不同的症状和体征,骨盆前部骨折包括耻骨上下支骨折、耻骨联合分离、坐骨支骨折、坐骨结节撕脱骨折。患处疼痛明显,活动受限,可见瘀斑,可触及异常活动及听到骨擦音,骨盆分离、挤压试验呈阳性。

骨盆外侧部骨折包括髂骨骨折,髂前上、下棘撕脱骨折。患处疼痛明显,活动受限;可触及异常活动及听到骨擦音;髂骨骨折时骨盆分离、挤压试验阳性;髂前下棘撕脱骨折可有逆行性运动,即不能向前行走,但能向后倒退行走。

骨盆后部骨折包括骶关节脱位、骶骨骨折、尾骨骨折脱位。肿胀、疼痛，活动受限；不能坐立翻身，局部皮下瘀血明显；骨盆分离、挤压试验阳性，"4"字试验阳性；骶髂关节完全脱位时，脐棘距不等；骶骨横断及尾骨骨折者肛门指诊可触及尾、骶骨异常活动。

【诊治原则】

1. 诊断 询问外伤史，注意受伤时间、方式及受伤原因、伤后处理方式、液体摄入情况、大小便情况，对女性应询问月经史、是否妊娠等。

体格检查包括一般检查和骨盆部检查。一般检查：仔细检查全身状况，明确是否有出血性休克、盆腔脏器损伤、是否合并颅脑、胸腹脏器损伤。骨盆部检查：视诊，观察骨盆是否变形，下肢是否等长，皮肤情况等；触诊，正常解剖标志发生改变，骨擦音；肛门指诊可发现骶尾部有骨折线，合并直肠破裂时，可有指套染血。

特殊试验：骨盆分离、挤压试验阳性，表明骨盆完整性破坏；"4"字试验阳性，表明骶髂关节损伤；Destot 征，表明骨盆骨折；Ruox 征，表明存在侧方压缩骨折；Earle 征，表明存在骶尾骨折。

X 线检查：是诊断骨盆骨折的主要手段，不仅能明确诊断，更重要的是能观察到骨盆骨折的部位、骨折类型，并根据骨折移位的程度判断骨折为稳定或不稳定及可能发生的并发症。包括正位、出口位、入口位。

骨盆骨折 CT 扫描：CT 在显示旋转和前后移位方面明显优于普通 X 线片。MRI 适用于骨盆骨折的并发损伤，骨盆骨折急性期则少用。

数字减影技术：对骨盆骨折并发大血管损伤特别适用。

2. 治疗 急救：对骨盆骨折患者的急救除了紧急处理骨折及其并发症外，很重要一点是正确处理合并伤。详细了解病情、仔细全面检查后，McMurry 倡导一个处理顺序的方案：A. 呼吸道处理，保持呼吸道通畅；B. 输血、输液及出血处理，抗休克；C. 中枢神经系统损伤处理；D. 消化系统损伤处理；E. 排泄及泌尿系统

15

损伤处理；F. 骨折及脱位的处理。其核心是优先处理危及生命的损伤及并发症，及时进行对骨折的妥善处理，这种全面诊治的观点具有指导意义。

进一步治疗：卧床休息，如单纯髂骨翼骨折、稳定的耻骨支骨折及耻骨联合轻度分离者，只需卧床至疼痛消失即可下地活动；牵引：牵引可解痉止痛、改善静脉回流、减少局部刺激、纠正畸形、固定肢体，并方便护理；石膏外固定，一般用双侧短髋"人"字型石膏，固定时间为 10~12 周；手术治疗，包括骨盆骨折的外固定术及内固定术。

【二级医院向三级医院的转诊标准及处置】

1. 标准

（1）无诊治骨盆骨折专科经验。

（2）骨盆骨折为不稳定型，并发血管、盆腔脏器、泌尿生殖道、神经等损伤，出现全身多系统损伤的症状体征。

（3）骨盆骨折出现开放性创伤，感染风险较大者。

2. 预处理　优先处理危及生命的损伤及并发症，及时对骨折妥善处理。

（1）注意低血容量休克的救治，包括尽可能迅速控制内外出血，快速有效补充血容量。

（2）通气和氧合，改善气体交换，提高血氧饱和度。

（3）纠正酸中毒及电解质紊乱，低血容量休克常伴有代谢性酸中毒。碳酸氢钠的使用最初可给予每千克 1mmol/L。

（4）骨盆骨折的临时固定，在不稳定骨盆骨折患者中，即刻给予外固定的患者，输液量明显减少。骨盆外固定有多种方法，简单的外固定架主要用于翻书样不稳定骨折。

（5）若有开放性创伤，及时清创。

3. 注意事项　如果转送距离较远者，中途需对症输血、补液治疗，尽量避免出现低血容量休克，同时对骨折处以牵引或外固定，防止骨折断端移位，刺破软组织。若有开放性创伤，及时清创，使污染伤口变为清洁伤口，改善局部组织修复条件，可预防性使用抗菌性药物。

第二节 股骨颈骨折

【概述】

股骨颈骨折是一种常见于老年人的损伤，尤其是老年女性患者，也可见于中年人或者儿童。损伤的原因是摔倒时扭转伤肢，暴力沿股骨传导至股骨颈，导致股骨颈断裂。老年人骨骼骨质疏松，在轻微扭转暴力下即可发生骨折，中青年患者需要承担较大的暴力才会发生骨折。其发生骨折不愈合、股骨头坏死的概率较高。老年人由于骨折愈合能力较差，以及骨折类型等原因，亦存在较高的骨折不愈合、股骨头坏死发生率。骨折不愈合、股骨头坏死总体的发生率约在 9.2%。

按骨折部位分型：头下型骨折、经股骨颈骨折、基底部骨折。

Garden 分型：Ⅰ型，不完全骨折；Ⅱ型，完全骨折，无移位；Ⅲ型，股骨颈完全骨折，部分移位；Ⅳ型，股骨颈完全骨折，完全移位。

【临床表现】

伤后患髋疼痛，不能站立及行走，个别患者伤后并不立即出现活动障碍，仍能行走，但数天后，逐渐出现活动后疼痛加重，甚至完全不能行走，说明受伤时可能为稳定性骨折，以后发展为不稳定性骨折而出现功能障碍。

检查患肢一般呈内收、外旋畸形。若外旋角度达 90°，应该怀疑股骨转子间骨折。患肢功能不全或完全丧失，有纵轴叩击痛和腹股沟中点下方压痛。测量患肢可有短缩畸形。Bryant 三角底边可较健侧缩短。大转子顶端可高出 Nelaton 线。

15

【诊治原则】

1. 诊断　询问病史，一般有外伤史，股骨颈骨折多见于老年人，亦可见于儿童及青壮年，女性略多于男性。患髋疼痛，活动受限，一般有外旋、短缩畸形。嵌插型骨折和疲劳骨折，临床症状不明显，有时患者尚可步行或骑车，易被认为软组织损伤而漏诊，如仔细检查可发现髋关节活动范围减少。

Nelaton 线、Bryant 三角、Schoemaker 线、Kaplan 线等均可对股骨颈骨折有提示作用。

X 线检查可明确骨折部位、类型和移位情况。应注意某些线状无移位的骨折在伤后立即拍摄的 X 线片可能不显示骨折，2~3 周再次行 X 线检查，骨折部发生骨质吸收，可见清晰骨折线。此外 CT、MRI 检查亦可证实骨折。

2. 治疗　保守治疗，对于无移位或嵌插骨折，可将患肢置于轻度外展位，牵引治疗。也可以穿防旋鞋治疗。定期复查髋部 X 线，观察断端是否发生移位，以及骨折愈合情况。一旦发现骨折移位，应立即采取外科干预手段。保守治疗期间，还要积极预防肺炎、泌尿系感染等卧床并发症。

内固定治疗多数股骨颈骨折会发生移位，除年龄过大且全身情况差，合并心、肺、肝及肾功能障碍不能耐受手术者，均应手术治疗。第一步，复位，包括：手法复位、牵引复位、切开复位等。复位成功后可行内固定术，包括：空心加压螺钉内固定、滑动式钉板系统、多针内固定等。

人工关置换术，人工关节置换手术是治疗老年性股骨颈骨折的有效方法，特别是有头下型骨折、不稳定骨折、严重骨质疏松患者。从年龄角度看，65 岁以上股骨颈骨折可以考虑行人工半髋关节置换术，如果患者骨质条件好，基础疾病不多，骨折前运动量较大，也可以考虑行人工全髋关节置换术。年龄在 55 至 65 岁之间患者，如果能够耐受卧床，尽量以内固定为主。如果需要

15

进行关节置换手术，首选人工全髋关节置换术，但是需要根据患者身体状况，骨折前活动情况、骨质疏松程度等因素，综合判断行半髋关节置换术还是全髋关节置换术。

【二级医院向三级医院的转诊标准及处置】

1. 标准

（1）无诊治股骨颈骨折专科经验。

（2）有移位的头下型骨折，同时基础状况较差的患者。

2. 预处理　优先处理危及生命的损伤及并发症，及时对骨折妥善处理。对于股骨颈骨折的患者，给予皮牵引、防旋鞋等措施，防止骨折端发生再移位。

3. 注意事项　转运过程中，监测生命体征，给予止痛等对症处理。同时保持骨折断端稳定，继续给予皮牵引、防旋鞋等措施。

第三节　脊柱侧凸

【概述】

脊柱侧凸是指脊柱向侧方弯曲并伴有椎体旋转的三维脊柱畸形。国际脊柱侧凸研究学会对脊柱侧凸定义如下：应用 Cobb 法测量站立正位 X 线像上脊柱侧方弯曲，如角度大于 $10°$，则定义为脊柱侧凸。其患病率大约为 1%，女性发病率高于男性，二者发病比例约为 $2.5:1$。

脊柱侧凸分为非结构性侧凸和结构性侧凸。非结构性脊柱侧凸病因治疗后，脊柱侧凸多能消除。结构性脊柱侧凸可分为下列几种类型：特发性脊柱侧凸；先天性脊柱侧凸；神经肌肉型脊柱侧凸；神经纤维瘤病合并脊柱侧凸；间充质病变合并脊柱侧凸；骨软骨营养不良合并脊柱侧凸；代谢性障碍合并脊柱侧凸；脊柱外组织挛缩导致脊柱侧凸；其他：1. 创伤，如骨折、椎板切除术后，胸廓成形术，放射治疗后引起脊柱侧凸；2. 脊柱滑脱，先天性腰骶关节畸形等；3. 风湿病、骨感染、肿

15

瘤等。

【临床表现】

1. 病史 详细询问与脊柱畸形有关的一切情况，如患者的健康状况、年龄及性成熟等。注意既往史、手术史或外伤史。还应了解其母亲妊娠期的健康状况，妊娠头 3 个月内有无服药史，怀孕及分娩过程中有无并发症等。家族史应注意其他成员脊柱畸形的情况。

2. 体格检查 首先暴露应充分，注意皮肤的色素病变，有无咖啡斑及皮下组织肿物，背部有无异常毛发及囊性物。注意乳房发育情况，胸廓是否对称，有无漏斗胸、鸡胸、肋骨隆起及手术瘢痕。检查者应从前方、后方及两侧仔细观察。检查者也可面向患者，令其向前弯腰，观察其背部是否对称，一侧隆起说明存在肋骨及椎体旋转畸形。同时，注意两肩是否对称。另外也需检查脊柱活动范围，关节的可屈性，如手指过伸、膝、肘关节的反屈等。仔细的神经系统查体也非常重要，怀疑有椎管内病变应行脊髓造影、CT 或 MRI 检查。同时需测量患者的身高和体重等。

【诊治原则】

1. 诊断 主要依靠临床表现、相关查体、影像学检查来确诊疾病。

(1) X 线检查：应行站立位的脊柱全长正侧位片，以便了解侧凸的原因、类型、位置、大小和范围。另外，根据不同需要，再做其他特殊 X 线检查。如通过左右弯曲像、悬吊牵引像和支点弯曲像判断侧凸的柔韧性，为制定手术方案和评价疗效提供依据。

(2) 脊髓造影：脊柱侧凸不仅要了解脊椎的畸形，同时还要注意椎管内有无并存畸形。

(3) CT 检查：对椎体形态的显示具有明显的优越性，尤其对普通 X 线显示不清的部位（枕颈、颈胸段等）更为突出，CT 三维重建能清晰地显示椎体、椎弓根、椎板的细微结构。

(4) MRI 检查：是一种无损伤性的多平面成像检

15

查，对椎管内病变分辨力强，不仅能提供病变部位、范围，可明确是否存在脊髓栓、纵隔等神经系统异常，但由于畸形影响，MRI 检查尚不能完全代替 CT 或脊髓造影。

（5）肺功能检查：肺功能实验分为 4 组：静止肺活量；动态肺活量；肺泡通气量；放射性疝的研究。脊柱侧凸的患者常规使用前三种实验。静止肺活量包括肺总量、肺活量和残气量。

（6）电生理检查：对了解脊柱侧凸患者有无并存的神经、肌肉系统障碍有着重要意义。主要包括：肌电图检查、神经传导速度测定、诱发电位检查。

（7）发育成熟度的鉴定，成熟度的评价在脊柱侧凸的治疗中尤为重要。必须根据生理年龄、实际年龄及骨龄来全面评估。主要包括以下几方面：第二性征；骨龄；椎体骺环；髋臼 Y 形软骨，Risser 征。

2. 治疗　目的包括：①矫正畸形；②获得稳定；③维持平衡。对于不同类型的脊柱侧凸，其治疗原则与方法也不尽相同。此处主要介绍青少年特发性脊柱侧凸和先天性脊柱侧凸的治疗。

（1）青少年特发性脊柱侧凸的治疗：具体治疗原则如下：侧凸 Cobb 角<25°应严密观察，如每年进展>5°并且 Cobb 角>25°，应行支具治疗；Cobb 角在 25°~40°之间也应行支具治疗；如每年进展>5°，且 Cobb 角>40°应手术治疗；Cobb 角>45°的脊柱侧凸建议其手术治疗；Cobb 角在 40°~45°之间应根据患儿发育情况、Cobb 角的进展情况、主侧凸的部位、患儿及家长的要求等因素，决定保守还是手术治疗。

（2）先天性脊柱侧凸的治疗

1）非手术治疗：观察：主要目的是观察侧凸畸形是否发展。观察方法：每 4~6 个月随诊 1 次。常规行站立位脊柱全长正侧位 X 线检查，对不能站立的婴幼儿可行卧位 X 线检查。支具治疗：先天性脊柱侧凸的畸形非常僵硬，支具治疗多数无效。

15

2）手术治疗：严重或进展性先天性脊柱侧弯通常需手术治疗。手术方法主要有以下七种：①原位融合；②凸侧骨骺阻滞；③后路脊柱矫形融合；④前、后路联合脊柱矫形融合；⑤半椎体切除脊柱矫形融合；⑥非融合脊柱矫形固定；⑦脊椎截骨矫形融合。

【二级医院向三级医院的转诊标准及处置】

1. 标准

（1）无诊治脊柱侧弯专科经验。

（2）脊柱侧弯呈发展状态，若每年进展 5°，Cobb 角>40°，需手术治疗。

（3）支具治疗无效或出现侧凸相关的慢性疼痛时需要手术治疗，建议转入有诊治条件医院手术。

2. 预处理　转诊前，医院可明确患者脊柱侧凸类别，向患者及家属交代清楚病情。同时行相关辅助检查，如脊柱全长正侧位片等，为上级医院诊治提供帮助。

3. 注意事项　对于进展期脊柱侧弯，若每年进展 5°，Cobb 角>40°，早发现、早诊治、不要延误病情。

第四节　脊柱骨折

【概述】

脊柱骨折是骨科常见创伤，其发生占骨折的 5%~6%，以胸腰段骨折发生率最高，其次是颈、腰椎，常可并发脊髓或马尾神经损伤。

脊柱骨折分类依据损伤机制分类：压缩骨折；屈曲-分离骨折；旋转骨折；伸展-分离骨折。依据骨折稳定性分类：稳定性骨折；不稳定性骨折。依据骨折形态分类：压缩骨折；爆裂骨折；撕脱骨折；Chance 骨折；骨折-脱位。

【临床表现】

伤处局部疼痛，如颈项痛、胸背痛、腰痛或下肢疼痛等。脊柱棘突骨折可见皮下瘀血。棘突有浅压痛。脊背部肌肉痉挛，骨折部有压痛和叩击痛。颈椎骨折时，屈伸运动或颈部回旋运动受限。胸椎骨折躯干活动受限，并肋骨骨折时可呼吸受限或呼吸音减弱。腰椎骨折时腰部明显压痛，伸、屈下肢感腰痛。因腰椎骨折腹膜后血肿，患者腹胀、肠鸣音减弱，腹部有压痛或反跳痛。腰部活动明显受限。脊柱骨折时每因活动或在搬动时则引起明显局部疼痛。颈、胸椎骨折常可并发脊髓损伤，腰椎骨折可并发脊髓圆锥和马尾神经损伤。这些损伤可致患者表现为四肢瘫、截瘫、Brown-Sequard 综合征和大小便功能障碍等。出现完全或不完全感觉、运动和括约肌功能障碍。

【诊治原则】

1. 诊断　患者有明确的外伤史，如车祸、高处坠落、躯干部挤压伤等；体格检查，检查时脊柱可有畸形，出现上文所描述临床表现；X 线检查，以了解骨折部位、损伤类型、骨折-脱位的严重程度；CT 检查可从轴状位了解椎体、椎弓和关节突损伤情况以及椎管容积的改变；MRI 检查对于有脊髓和神经损伤者为重要检查手段，可了解椎骨、椎间盘对脊髓的压迫，脊髓损伤后的血肿、液化和变性等；脊髓损伤电生理检查，体感诱发电位检查（SEP）和运动诱发电位检查（MEP）可了解脊髓的功能状态。SEP 代表测定脊髓感觉通道，MEP 测定代表椎体束运动通道的功能。SEP 和 MEP 均不能引出者为完全性截瘫。

2. 治疗　急救评估气道，最优先考虑因素。呼吸，充分通气是第二优先因素。循环，接着要注意有无休克状态。功能检查，进行仔细的神经功能检查。显露，去掉患者衣物充分显露，维持体温。患处支具制动。若发现有脊髓损伤症状，伤后 6 小时内为关键时期，24 小时内为急性期，抓紧尽早治疗时机，可大剂量甲泼尼龙阻止类脂化合物的过氧化反应，减轻外伤后神经细胞的变性。甲泼尼龙剂量，首次 30mg/kg，45 分钟以上静脉输入，间隔 45 分钟，然后 5.4mg/(kg·h) 持续静脉输入 23 小时。亦可高压氧治疗，于伤后数小时内进行，以改

15

善脊髓缺氧情况。高压氧用 0.2MPA 氧压，1.5 小时/次，10 次为一个疗程。

进一步治疗：上颈椎损伤主要指寰椎和枢椎骨折、脱位，寰椎前后弓骨折，又称 Jefferson 骨折，不压迫颈髓，治疗以 Halo west 固定 12 周。寰枢椎脱位，此可压迫或不压迫颈髓引起症状，属于不稳定型损伤，需在牵引下复位后行寰枢椎融合术。齿突尖部骨折，较为罕见，可用颈围领固定 6~8 周。齿突基底部与枢椎交界处骨折，需行颅骨牵引解剖复位，齿突骨折螺钉固定或 Halo 背心固定 12 周。齿突骨折延伸及枢椎体部，此骨折行 Halo 背心固定 12 周。枢椎椎弓骨折，又称绞刑者骨折，骨折后枢椎椎弓向后移位，而椎体向前移位，行颅骨牵引复位、内固定、植骨融合。

下颈椎损伤主要指 C3~C7 骨折脱位。屈曲压缩性骨折，最常见于 C4~5 或 C5~6 节段，压缩骨折 2 度以上、不稳定性骨折行骨折椎体切除，内固定植骨融合。爆裂骨折，常累及椎管并脊髓损伤，在治疗前应了解脊髓损伤情况，椎管受累状态，此类病例应前路手术，骨折椎体切除，内固定植骨融合。关节突关节脱位，若无椎间盘突出可行颅骨牵引复位，颈椎内固定植骨融合，若合并急性椎间盘突出，在复位后需前路椎间盘切除，并内固定植骨融合。颈椎后结构骨折，此指颈椎椎板、椎弓根、关节突和棘突骨折。治疗用颈部围领或 Halo 固定 8~12 周。颈椎过伸性损伤，对于无移位的过伸性损伤，可用颈围领或支具固定 8 周，若有明显移位者，此为不稳定性骨折，应予手术复位，内固定植骨融合。

胸腰椎损伤压缩骨折指脊柱前柱骨折而中柱完整，此类骨折依据前柱压缩程度及后柱情况，选择非手术治疗或手术治疗。爆裂骨折，患者椎管受累超过 30% 以上，脊柱后凸明显，或有神经症状，则需手术治疗行脊柱前路或后路复位、减压、内固定和植骨融合。屈曲分离性骨折，手术治疗适用于明显的脊柱韧带断裂及椎间盘损伤的脊柱不稳定性骨折，可行脊柱后路复位、减压、内固定和植骨融合。骨折-脱位，此类损伤常合并脊髓神经损伤，大部分患者需行手术治疗。附件骨折，脊柱横突、棘突骨折可卧床制动，当疼痛症状缓解后可下地活动。

【二级医院向三级医院的转诊标准及处置】

1. 标准

（1）无诊治脊柱骨折专科经验。

（2）脊柱骨折为不稳定型，并发脊髓神经等损伤，出现全身多系统损伤的症状体征。

（3）脊柱骨折出现开放性创伤，感染风险较大者。

2. 预处理　优先处理危及生命的损伤及并发症，及时对骨折妥善处理。

（1）注意低血容量休克的救治，包括尽可能迅速控制内外出血，快速有效补充血容量。

（2）通气和氧合，改善气体交换，提高血氧饱和度。

（3）纠正酸中毒及电解质紊乱，碳酸氢钠的使用最初可给予每千克 1mmol/L。

（4）若发现脊髓损伤症状，及时药物治疗。

（5）脊柱骨折的临时固定及牵引，严防断端再移位。

（6）若有开放性创伤，及时清创。

3. 注意事项　如果转送距离较远者，中途需对症补液治疗，保证不会出现低血容量休克，同时对骨折处以牵引或外固定，防止骨折断端移位，刺破软组织。若有开放性创伤，及时清创，使污染伤口变为清洁伤口，改善局部组织修复条件，可预防性使用抗菌性药物。若有脊髓损伤症状，需及时使用激素等干预。

第五节　颈 椎 病

【概述】

颈椎间盘退变及其继发性改变，刺激或压迫相邻脊髓、神经、血管和食管等组织，并引起症状或体征，所形成的一种疾病称之为颈椎病。颈椎病是一种常见病，它严重地影响着患者的身体健康和生活质量。颈椎病的发生和发展必须具备以下条件：一是以颈椎间盘为主的退行性变；二是退变的组织和结构必须对颈部脊髓、血管、神经、气管等器官构成压迫或刺激，引起临床症状。

颈椎病分型，国内通用的分类方法是根据病变累及的组织结构，将颈椎病分成六型：1. 颈型；2. 神经根型；3. 脊髓型；4. 椎动脉型；5. 交感神经型；6. 其他型。

【临床表现】

1. 颈型　指由椎间盘退行性变引起的颈椎局部或反射性颈间疼痛。发病年龄以青壮年为主；发病时间多为晨起后；常见症状以颈部酸、胀、痛及不适感为主；患节棘突和棘突间可有压痛，一般较轻微；X 线片上除颈椎生理曲度变直或消失外，在动力性侧位片上约 1/3 的病例患节椎间隙显示松动及梯度变。

2. 神经根型　指颈椎间盘退行性变刺激或压迫脊神经根引起感觉、运动障碍。具有典型根性症状，范围与颈神经所支配区域一致；压颈试验或上肢牵拉试验阳性；X 线片上显示颈椎曲度改变、不稳或骨赘形成；痛点封闭无效；临床表现与 X 线片上的异常所见节段一致。

3. 脊髓型　颈椎间盘退行性变造成脊髓受压或缺血，引起脊髓传导功能障碍。出现脊髓受损表现，如肌张力增高，病理反射阳性等；X 线片上显示椎体后缘有骨质增生，椎管矢状径狭窄、退行性变；要除外肌萎缩性脊髓侧索硬化症、脊髓肿瘤、脊髓损伤、继发性粘连性蛛网膜炎、多发性末梢神经炎等；脊髓造影、CTM 或 MRI 可见脊髓受压表现。

4. 椎动脉型　椎-基底动脉供血不全症状，其次为椎动脉周壁上交感神经节后纤维受刺激后引起的交感神经症状，颈部症状则较轻。出现颈痛、枕后痛、颈部活动受限等；椎-基底动脉供血不全症状，如偏头疼，迷路症状（耳鸣、听力障碍、耳聋等），前庭症状（眩晕），记忆力减退等；波及椎动脉附着的交感神经节后纤维，导致自主神经系统的平衡失调，进而引起胃肠、血管及呼吸症状；X线片上显示椎间关节失稳或钩椎关节骨质增生。

5. 交感神经型　颈椎间盘退行性变刺激或压迫颈部交感神经纤维，引起一系列反射性症状者，如眼部症状、心律症状等。

6. 其他型　如颈椎椎体鸟嘴样增生压迫食管引起吞咽困难等。

7. 颈椎病的不典型表现　颈心综合征、高血压、晕厥、吞咽困难、头痛、视力障碍、乳房和胸大肌疼痛、低血糖症候群、舌咽神经痛等。

【诊治原则】

1. 诊断　成年人或老人有不同程度的颈部疼痛，并向肩臂手放射，伴有上肢感觉障碍，下肢无力、肌张力增高、腱反射亢进及出现病理反射者均提示有颈椎病的可能，但由于颈椎病的临床表现多种多样，且有的临床表现与X线显示的改变并不一样，因此颈椎病的诊断依据为临床表现、体格检查和影像学检查相结合。MRI可直接反映颈椎受累节段、退行性变程度及与毗邻组织的关系，对颈椎病的诊断、治疗方法选择和预后判断均有重要价值。注意事项：临床表现和影像学表现相符合者可以诊断；具有典型的临床表现，而与影像学不符合者，慎重诊断颈椎病，应排除其他疾病的可能性；对无临床症状和体征而有影像学异常者，不应诊断为颈椎病。

2. 治疗　休息、固定、颈椎牵引、抗感染药物治疗、理疗、良好的姿势和伸肌增强锻炼均是非手术治疗的方法，这些措施得及早应用可以纠正颈椎伤病的病理解剖状态，减缓伤病的进展，有利于创伤的恢复，减轻患者的一些症状。非手术治疗成功率报道不一，由于颈椎病伴发椎间盘退变、骨赘形成、椎管和椎间孔的狭窄以及对神经组织的骨性压迫和动力性不稳，非手术治疗不能改变这些因素，因此对于持续性疼痛患者，非手术

15

治疗的实际作用很小。

3. 手术治疗适应证

颈椎病发展至出现明显的脊髓、神经根、椎动脉损害，经非手术治疗无效；原有颈椎病的患者，在外伤或其他原因的作用下症状突然加重者；伴有颈椎间盘突出症经非手术治疗无效者；颈椎病患者，出现颈椎某一节段明显不稳，颈痛明显，经正规非手术治疗无效，即使无四肢的感觉运动障碍，亦应考虑手术治疗以终止可以预见的病情进展。

【二级医院向三级医院的转诊标准及处置】

1. 标准

（1）无诊治颈椎病专科经验。

（2）颈椎病患者有明显的手术适应证，应转入可开展颈椎病手术的三级医院。

2. 预处理

（1）评估患者病情，可预行一些影像学检查。

（2）需对颈椎病早期诊断、早期治疗，对于症状较轻患者，可预行非手术治疗。对于脊髓压迫症状明显患者，建议尽早转诊，行手术治疗。

3. 注意事项　脊髓型颈椎病非手术治疗时间一般限于 6 个月，若 6 个月内症状不缓解，应及时转诊行手术治疗，防止脊髓损伤达不可逆状态。

第六节　周围神经损伤

【概述】

周围神经损伤可造成严重的功能障碍，甚至肢体残疾。周围神经由大量的神经纤维组成。神经纤维是神经元胞体的突起，由轴索、髓鞘和施万细胞组成。轴索构成神经纤维的中轴，轴索通过连接神经细胞体与肌肉、皮肤感觉器，起传导信息作用。髓鞘由髓磷脂和蛋白组成，包绕轴索，呈若干节段，中断部位称郎飞结，具有防止兴奋扩散作用。施万细胞，为周围神经系统中的神经胶质细胞，能分泌神经营养因子，促进受损的神经元的存活及其轴突的再生。周围神经损伤多需手术治疗，原则是尽早恢复神经的连续性以促进神经功能恢复。

按周围神经损伤后其病理改变程度分类，采用较多的有两种方法：

Seddon（1943）分类法：神经震荡；轴索中断；神经断裂。

Sunderland（1951）五度分类法：Ⅰ度：仅神经传导功能丧失，神经轴索仍保持完整或有部分脱髓鞘改变。Ⅱ度：神经轴索中断，损伤的远端发生 Wallerian 变性。但神经内膜管仍完整，从近端长出的再生轴索可沿原来的神经通道长到终末器官，神经功能恢复比较完全。Ⅲ度：神经束内神经纤维中断，但束膜仍保持连续性。一般出血不多，瘢痕形成较少。损伤远端的神经纤维发生Wallerian 变性。从近端长出的再生轴索可沿束膜长到远侧端，找寻退变后的 Schwann 细胞带，长入其中并到达终末器官，功能恢复较好。Ⅳ度：部分神经束中断，神经外膜仍完整，外膜内出血可形成小血肿，日后可形成束间瘢痕。Ⅴ度：神经完全离断，断端出血、水肿，日后形成瘢痕。神经远侧发生 Wallerian 变性，从近端长出的轴索难以穿过断端间的瘢痕，神经功能无法恢复。

15

【临床表现】

1. 运动功能障碍　神经损伤后其所支配的肌肉呈弛缓性瘫痪，主动运动、肌张力和反射均消失。由于关节活动的肌力平衡失调，可以出现一些特殊的畸形，如桡神经肘上损伤引起的垂腕畸形，尺神经腕上损伤所致的爪形手等。

2. 感觉功能障碍　皮肤感觉包括触觉、痛觉、温度觉。检查触觉时用棉花接触，检查痛觉时用针刺，检查温度觉分别用冷或热刺激。神经断伤后其所支配的皮肤感觉均消失。由于感觉神经相互交叉、重叠支配，故实际感觉完全消失的范围很小，称之为该神经的绝对支配区。如正中神经的绝对支配区为示指、中指远节，尺神经的绝对支配区为小指。若神经部分损伤，则感觉障碍表现为减退、过敏或异常。感觉功能检查对神经功能恢复的判断亦有重要意义，包括触觉、痛觉等检查。在具有痛觉的区域，可行两点辨别觉检查。患者在闭目状态下，用两点辨别检查器针刺皮肤，检查患者对针刺两点的距离区别能力。还有一种实体感觉，即闭目时可分辨物体的质地和形状，如金属、玻璃、棉布、丝绸、纸张等，可以代替视觉。神经损伤修复后，实体感觉一般难以恢复。

3. 神经营养性改变 即自主神经功能障碍的表现。神经损伤后立即出现血管扩张、汗腺停止分泌，表现为皮肤潮红、皮温增高、干燥无汗等。晚期因血管收缩而表现为苍白、皮温降低、自觉寒冷，皮纹变浅，触之光滑。此外，尚有指甲增厚、出现纵嵴、生长缓慢、弯曲等。

另外，汗腺功能检查对神经损伤的诊断和神经功能恢复的判断均有重要意义。无汗表示神经损伤；从无汗到有汗则表示神经功能恢复，而恢复早期为多汗。

【诊治原则】

1. 诊断 根据临床表现及相关辅助检查可以诊断。

（1）Tinel 征：又称神经叩击试验，可帮助判断神经损伤的部位，了解神经修复后再生神经纤维的生长情况。

（2）电生理检查：肌电图检查和体感诱发电位对判断神经损伤部位和程度以及帮助观察损伤神经再生和恢复情况有重要价值。

2. 治疗 神经修复技术：周围神经损伤的修复方法较多，临床应根据神经损伤类型、性质、部位等不同情况而酌情选用。主要包括：神经松解术；神经缝合术；神经移植术；神经移位术；神经植入术。

周围神经损伤多需手术治疗，原则是尽早恢复神经的连续性。牵拉伤、钝挫伤，往往造成神经震荡或轴索中断，尚未到神经断裂的程度，大多数可不同程度地自行恢复。临床上可根据肌电图检查及 Tinel 征来估计。对暴力程度轻、临床症状较轻者一般可观察 3 个月。若超过 3 个月仍未见恢复，应手术探查以明确不能自行恢复的原因。对于暴力严重、临床判断已属 SunderlandⅣ度、Ⅴ度的损伤，应早期手术探查。开放性损伤，原则上按损伤的程度、伤后时间、创面有无污染、有无复合损伤等决定神经损伤的修复时机。

一期修复：指在伤后 6~8 小时内即行神经修复。一期修复的优点是解剖清楚，神经损伤段或残端易于辨认，断面损伤程度易判定，断端整齐，较少有张力，易于对合。若不能行一期修复，为避免日后神经退缩，可将神经断端与邻近软组织做暂时固定，以利于二期神经修复时寻找。

延迟一期修复：因伤情复杂而全身情况差、伤口污染或缺损严重，清创时不能行神经一期修复者，可留待伤口愈合后 2~4 周内行神经修复手术。

二期修复：伤后 1~3 个月内修复。常因合并肌腱、骨骼或皮肤的严重缺损而需先行修复，或早期清创时未发现神经损伤。此时，神经残端多已形成神经瘤样改变，手术时容易识别。手术切除神经瘤，如有神经缺损，须采用神经移植修复。

功能重建：对于不可逆转的晚期神经损伤，其神经远端萎缩明显，Schwann 细胞常会萎缩，终末器官亦萎缩纤维化，故神经修复的效果差。多神经损伤者尤为明显，可考虑做肌腱移位等矫形手术。

一般认为，神经修复的最佳时间是在神经损伤后 3 个月之内。然而，3 个月以上甚至达 2 年以上仍可能有一定的恢复机会。过去将 2 年作为神经修复的最后期限，然而近年来大量的临床实践证明，运动与感觉的终末器官失神经支配 2 年以上，虽有明显的萎缩，但是修复后仍有一定程度的功能恢复，至少可恢复肢体的部分保护性感觉功能。

15

【二级医院向三级医院的转诊标准及处置】

1. 标准

（1）无诊治周围神经损伤专科经验。

（2）对于暴力严重、临床判断已属 Sunderland Ⅳ度、Ⅴ度的神经损伤。

（3）周围神经损伤的治疗对医疗条件、器械材料，尤其是医生的技术水平都有较高的要求。若诊断明确，建议入上级医院诊治。

2. 预处理 优先处理危及生命的损伤及并发症，及时行相关检查，判断神经损伤情况。若有开放性创伤，及时清创，可预防性使用抗菌性药物。

3. 注意事项 转诊过程中，若为骨折端压迫所致的神经损伤，应首先将骨折端手法复位外固定，以解除骨折端对神经的压迫。同时应防止瘫痪肌肉过度伸展，选择适当夹板保持肌肉在松弛适宜范围内。

第七节　胫骨平台骨折

【概述】

胫骨平台骨折又称为胫骨髁骨折，是较为常见的骨折，在全身骨折中约占 0.3%，男性多于女性，好发于青壮年。胫骨髁部为海绵骨构成，其外髁皮质不如内髁皮质坚硬，因受损伤时多为膝外翻位，故胫骨外髁的骨折多于内髁骨折。

Schatzker 分型：Ⅰ，外侧髁单纯纵向劈裂或单纯楔形骨折；Ⅱ，外侧髁的劈裂并压缩骨折；Ⅲ，单纯外侧髁压缩骨折；Ⅳ，内侧髁骨折；Ⅴ，双髁骨折伴不同程度的关节面压缩和髁移位；Ⅵ，平台骨折合并干骺端骨折。

【临床表现】

伤后患膝剧烈疼痛、明显肿胀、纵轴叩击痛、功能障碍，局部瘀斑明显，可见膝内、外翻畸形。膝部有明显压痛、骨擦音及异常活动。侧副韧带断裂时，侧方应力试验阳性。若交叉韧带损伤时则抽屉试验阳性。若腓总神经损伤时可出现小腿前外侧感觉迟钝或消失、肌群张力减弱或消失。

【诊治原则】

1. 诊断 根据临床表现而怀疑胫骨平台骨折,可进一步摄 X 线片,应摄包括股骨下 1/3 到胫骨上 1/3 的膝关节正侧位 X 线片或 40° 内、外斜位 X 线片。CT 检查:CT 躯干横断面图像可观察到关节较为复杂的解剖部位和病变,能发现平片中很难辨认的小碎骨片。MRI 检查可了解半月板及韧带损伤情况。此外怀疑血管损伤时,应行彩色多普勒检查,怀疑神经损伤时,应及早行肌电图检查。

2. 治疗 胫骨平台骨折属于关节内骨折,应按关节内骨折的要求早期切开复位、骨折内固定,解剖复位关节面,恢复关节的力线和稳定性,早期不负重,关节功能锻炼,最大限度恢复关节功能。注意韧带或半月板损伤的治疗。

(1) Ⅰ型骨折,单纯的髁骨骨折若能手法整复,可用石膏固定,否则宜切开复位、内固定。

(2) Ⅱ型骨折,若骨片塌陷超过 8mm 或不稳定,应切开复位、内固定。骨折整复后如留有空隙,应植骨。

(3) Ⅲ型骨折,如中央塌陷区下陷不超过 10mm,外侧皮质仍完整,关节稳定,可采用石膏、支具等固定。若下陷超过 10mm,或有明显外翻不稳定,应手术复位,骨折片下填塞植骨片,并用螺钉或接骨板固定。

(4) Ⅳ型骨折,内侧平台骨折,可能会伴有脱位,应对内侧平台进行坚强固定。此种类型骨折为高能量损伤,会伴有胫骨髁间棘骨折,以及半月板、交叉韧带或侧副韧带损伤,应注意修复,可以在关节镜辅助下进行。

(5) Ⅴ型骨折,往往是高能量损伤,软组织损伤较重,应在软组织条件允许的情况下,切开复位内固定。

(6) Ⅵ型骨折,最严重的一种平台骨折,软组织损伤严重,需要注意骨筋膜间室情况的出现。待软组织情

15

况允许后，进行双平台切开复位内固定，或有限切开内固定辅助外固定架固定。

【二级医院向三级医院的转诊标准及处置】

1. 标准

（1）无诊治胫骨平台骨折专科经验。

（2）胫骨平台骨折合并韧带损伤或合并神经损伤症状者。

（3）胫骨平台骨折出现开放性创伤，感染风险较大者。

2. 预处理　优先处理危及生命的损伤及并发症，及时对骨折妥善处理。可行跟骨牵引处理。若有开放性创伤，及时清创，可预防性使用抗生素。

3. 注意事项　转诊途中，应将患侧骨折部位支具固定，有条件尽量行牵引治疗，防止骨折端移位。同时应注意观察，防止骨筋膜室综合征的发生。

第八节　Pilon 骨折

【概述】

胫骨远端 Pilon 骨折是累及胫距关节面的胫骨远端骨折，约 75% 的 Pilon 骨折伴有腓骨骨折。多由高能损伤所致，因此常有多发伤，骨折处理困难，经常出现软组织坏死、感染、骨不连以及复位不良引起创伤性关节炎。

AO/OTA 分类系统对胫骨远端骨折提供了非常全面的描述。

1. A 型骨折为胫骨远端的关节外骨折，A1 型为简单干骺端骨折；A2 型为干骺端楔形骨折；A3 型为干骺端复杂骨折。

2. B 型骨折为部分关节面骨折，B1 型为单纯劈裂骨折；B2 型为劈裂伴塌陷型骨折；B3 型为粉碎伴塌陷型骨折。

3. C 型骨折是累及关节面的干骺端骨折，C1 型为累及干骺端和关节的简单骨折；C2 型为累及关节的简单骨

15

折干骺端粉碎骨折；C3型为关节粉碎性骨折。

【临床表现】

患肢骨折处可出现疼痛、肿胀伴活动受限，严重者可出现局部畸形，可触及骨擦感、骨擦音。详细检查皮肤、软组织和神经及足背动脉情况。胫骨前内侧面几乎全部位于皮下，由于骨折移位、皮肤损伤、进行性肿胀、水疱以及皮肤坏死均可能导致骨折变成开放性骨折。

【诊治原则】

1. 诊断 根据明确的受伤史、体检、影像学检查结果不难诊断。

X线检查，拍摄踝关节标准正位、侧位和踝穴位X线片，并加摄外旋45°正位片以显示胫骨的前内和后外侧面。

CT+三维重建，对判断骨折类型及入路的选择很有帮助。

MRI检查在检查骨、韧带和肌腱损伤时是非常有价值的。

诊断要点：有明确的外伤史，如高处坠落伤、车祸、滑雪或绊脚等摔倒史；踝关节局部肿胀、压痛和功能障碍等临床表现；标准的踝关节正侧位X线片和踝穴位片；必要时可行CT及MRI检查。

2. 治疗 Pilon骨折的治疗对医疗条件、器械材料，尤其是医生的技术水平都有较高的要求。治疗方案受很多因素影响，如患者的年龄和身体状况，骨、软组织、软骨的损伤情况，骨质疏松和骨折粉碎的程度等。

（1）非手术治疗：闭合复位和外固定适用于无移位骨折或身体衰弱不能耐受手术的患者。牵引可用于由于软组织条件差而不得不推迟施行手术的患者的早期治疗。跟骨牵引形成的韧带束缚可形成临时的固定，并维持术前肢体长度。

（2）手术治疗：手术治疗原则，先整复和固定腓骨；显露和复位固定胫骨下端关节面；胫骨骨折支撑固定；干骺端缺损植骨。

15

第十五章 骨外科学

463

【二级医院向三级医院的转诊标准及处置】

1. 标准

（1）无诊治胫骨远端 Pilon 骨折专科经验。

（2）Pilon 骨折出现开放性创伤，感染风险较大者。

（3）Pilon 骨折的治疗对医疗条件、器械材料，尤其是医生的技术水平都有较高的要求。若诊断明确，建议入上级医院诊治，以防预后不良。

2. 预处理　优先处理危及生命的损伤及并发症，及时对骨折妥善处理。

（1）Pilon 骨折的临时固定，可使用支具将患者足踝部位临时固定。

（2）若有开放性创伤，及时清创，外固定架临时固定，同时预防性使用抗菌性药物。

3. 注意事项　应仔细检查骨折端是否为开放性骨折，详细检查皮肤、软组织和神经血管及足背动脉情况。转诊过程中应行支具固定患肢踝关节。

第九节　断肢（指）再植

【概述】

1963 年，我国在国际上首先报道断肢再植的成功病例，1965 年又成功开展了断指再植。40 余年来，断肢（指）再植在国内不断推广应用，取得了不少突破性进展，如 10 个手指离断再植、四肢离断再植、末节离断再植、婴幼儿手指离断再植、肢体移位再植、肢体多平面离断再植等，使我国的断肢（指）再植技术水平在国际上处于领先地位。

分型：完全性离断：断离肢（指）体远侧部分完全离断、无任何组织相连；或断肢（指）间只有少量挫伤的组织相连，但在清创时必须将这部分组织切断后方可进行再植者。不完全离断：凡伤肢（指）的断面有骨折或脱位、断面相连的软组织少于断面总量的 1/4，主要血管或伤指断面只有肌腱相连，残留的皮肤不超过周径的 1/8，其余组织包括神经、血管断裂，而伤肢（指）的远侧部分无血液循环或严重缺血，不缝合血管将引起肢体坏死者。

【临床表现】

断肢指四肢肢体外伤后的离断；断指是指掌指关节平面以远的手指离断。临床特征比较明显。肢（指）体断离后血液循环虽然中断，但组织并未立即坏死。各种组织对缺氧的耐受性不一致，其中最敏感和受影响最大的是肌肉组织。肌细胞在常温下缺血 6~7 个小时便可发生不可逆的病理变化，逐渐发生坏死。

【诊治原则】

患者有明显外伤史，来院后医生应迅速进行全身及局部检查，做出准确的伤情估计。视具体情况对伤肢进行 X 线摄片检查，以排除伤肢合并的骨与关节损伤。

手术适应证与禁忌证，断肢（指）再植的目的不仅是再植肢（指）体的成活，更重要的是恢复其有用的感觉与运动功能。随着显微外科技术的普及及临床经验的积累，断肢（指）再植的适应证在不断扩大，不少以往认为不能再植的断肢（指），现在可成功地进行再植。

全身情况：伤者全身情况良好是断肢（指）再植的首要条件。若有重要器官损伤应先进行抢救，可将断肢（指）暂置于 4℃ 冰箱内，待全身情况稳定后再实施再植。

肢（指）体伤情：切割伤断面整齐，污染较轻，血管、神经、肌腱等重要组织挫伤轻，再植成活率高，效果较好。对于碾压伤，若范围不太广泛，在切除碾压部分后可使断面变整齐，在肢体（手指）一定范围缩短后再植成功率仍可较高。若为撕裂伤或挤压伤，组织损伤范围广泛且血管、神经、肌腱从不同平面撕脱时，常需复杂的血管移植或移位方能再植，再植的成功率较低且功能恢复也较差。

再植手术时限：虽然各种组织对缺血的耐受性不一，但缺血引起的组织学变化均随时间延长而加重。另外，

15

其耐受缺血的时限与断肢的平面有明显关系。再植手术原则上是越早施行越好，应分秒必争。一般外伤后 6~8 小时为限，如伤后早期开始冷藏保存或处于寒冷季节，其再植手术的时限可适当延长。上臂和大腿离断时，再植手术时限应严格控制在 6~8 小时以内；对于断指再植，其时限可适当延长至 12~24 小时。

肢（指）体离断平面：肢（指）体离断的平面与再植时限对于术后全身情况的影响及功能恢复有明显关系，应特别注意。末节断指再植的成功，使目前断指再植已无明显的平面限制。多段离断的断指亦可再植，而且越是远端的断指，其再植术后功能恢复得越好。

以下情况不宜再植：患有全身性慢性疾病，不允许长时间手术或有出血倾向者；断肢（指）多发性骨折及严重软组织损伤，血管床严重破坏，血管、神经、肌腱高位撕脱，预计术后功能恢复较差者；断肢（指）经刺激性液体或其他消毒液长时间浸泡者；在高温季节离断时间过长，断肢（指）未经冷藏保存者；患者精神不正常、不能配合手术或本人无再植要求者。

手术一般步骤：彻底清创；重建骨的连续性，恢复其支架作用；缝合肌腱；重建血液循环；缝合神经；闭合创口；包扎。

【二级医院向三级医院的转诊标准及处置】

1. 标准

（1）断肢（指）专科经验。

（2）无论是完全性离断或不完全离断，都应及时送到有移植条件的医院。

（3）患者尽快送到有条件进行移植手术的医院，上臂和大腿离断应在 6~8 小时内到达医院，断指再植可适当延长至 12~24 小时。

（4）条件医院接诊后可做适当预处理后尽快转院。

2. 预处理 断肢（指）近端应用清洁敷料加压包扎。最好不用止血带，对必须使用止血带者，应每小时放松止血带一次。对于不完全离断的肢体，在运送前应当用夹板固定伤肢（指），以免在转运时再度损伤。离断肢（指）体应以清洁敷料包扎，以减少污染。若离医院较远，转运时可设法将离断肢体干燥冷藏保存，冷藏温度一般在 4℃ 左右。

3. 注意事项　再植的时间一定要严格掌握，尽早转入手术医院，为手术顺利进行赢得时间；切忌将肢（指）体浸泡在任何液体中，包括生理盐水中；冷藏时不可使冰块直接接触肢体，以免引起冻伤及防止肢体浸泡在溶化的液体中；若患者有严重休克，转运前应首先及时处理休克，防止转运途中发生生命危险。

第十节　髋关节置换术后假体周围骨折

【概述】

近年来，随着人均寿命的不断延长，人工全髋关节置换术逐渐在各地普及开展。随着手术技术不断成熟，更多老年患者通过这一手术以改善生活质量。同时，由于老年患者更容易伴随严重的骨质疏松症，这就导致了术中及术后出现假体周围骨折的风险大大增高。

目前应用较多的是 Vancouver 分类法：A 型，为转子间骨折，其亚型 AG 型为大转子骨折，AL 型为小转子骨折；B 型，为股骨柄周围股骨干骨折。根据假体的稳定性及患者骨质状况分亚型。B1 型假体稳定且假体周围骨质完整，B2 型假体不稳定但假体周边骨质是完整的，B3 型患者假体不稳定、且伴有假体周边大量骨缺损；C 型为股骨柄远端股骨干骨折。

【临床表现】

患侧肢体疼痛、拒动，髋部可有畸形、肿胀、瘀斑，局部有叩击痛，可有反常活动、骨擦音、骨擦感，假体移位明显时可能出现人工关节脱位、下肢明显短缩等表现。

【诊治原则】

1. 诊断　患者有髋关节置换手术史，有外伤史；查

15

体局部疼痛、肿胀，可有皮下瘀斑，髋部可有畸形，局部有叩击痛，可有反常活动、骨擦音、骨擦感；X线显示有骨折；怀疑有感染时，应行血沉、C反应蛋白、白介素-6、关节液实验室检查等。

2. 治疗

（1）非手术治疗：髋关节置换术后假体周围骨折若处理不当，有较高的并发症，如不愈合、畸形愈合、假体松动等。部分小范围、移位不明显的假体周围骨折也可以采用非手术治疗。牵引治疗仅适用于治疗能够维持满意复位的病例，临床上较少使用。有些情况如患者不能进行肢体运动，并且身体状况差，不能耐受手术只能非手术治疗。

（2）手术治疗：手术治疗可减少因长期卧床导致的并发症，明确增加骨折的稳定性，根据 Vancouver 分型，A型骨折及绝大多数 B1 型骨折一般均可采用保留假体、骨折切开复位内固定术的方法进行治疗。

B2 或 B3 型骨折，即当骨折合并假体松动，或同时伴有假体周围骨缺损的病例应使用加长柄股骨假体进行翻修，一般要求假体在骨折部远端髓腔的固定长度至少2倍于股骨干直径，采用这种术式统计已报道的骨折不愈合、再发骨折及翻修率为 12%～20%。当假体周围严重骨缺损时，异体骨皮质板能够增加重建结构的稳定性和骨折处的骨量。但是其来源受限，价格较高，并存在感染疾病的风险。

对于 C 型骨折，遵循 AO 原则采用钢板和髁钢板有很好的疗效，处理方法一般与普通股骨骨折相同，用钢板或逆行交锁髓内钉固定，生物学内的稳定固定理念也适用于这种特殊骨折的处理，对于骨不连、骨质较差的患者有时需要使用双钢板固定。

【二级医院向三级医院的转诊标准及处置】

1. 标准

（1）无诊治人工髋关节置换术后假体周围骨折专科经验。

（2）假体周围骨折合并有较严重骨质疏松，应及时转诊治疗。

（3）假体周围骨折皮肤状况不佳，怀疑有感染者。

（4）翻修术后或多次手术后出现假体周围骨折，骨质情况较差者。

2. 预处理 优先处理危及生命的损伤及并发症，及时对骨折妥善处理。若有开放性创伤，及时清创，可预防性使用抗生素。

3. 注意事项 应对骨折处以预先牵引或外固定，防止骨折断端移位，刺破软组织。若有开放性创伤，及时清创，使污染伤口变为清洁伤口，改善局部组织修复条件，可预防性使用抗生素。

第十一节 膝关节韧带损伤

【概述】

维系膝关节稳定的结构包括骨结构、肌肉和韧带组织，其中主要的韧带结构为：前交叉韧带、后交叉韧带、内侧副韧带、外侧副韧带、关节囊韧带等。韧带损伤后，稳定作用受到破坏，膝关节可出现不稳定。常见的损伤类型有：屈曲、外展、外旋损伤；前后移位损伤；过伸损伤；屈曲、内收、内旋损伤。

【临床表现】

一般患者有明显膝关节损伤史，患者一般有膝关节肿胀，压痛，关节积液，关节功能部分丧失。同时患者可出现关节不稳，自觉关节松动，也可因不稳出现反复的扭伤。患者常主诉膝关节存在"脱位感"、"打软腿"、"关节错动感"等。

【诊治原则】

1. 诊断 主要依靠临床表现、相关查体、影像学检查及关节镜检查来确诊疾病。

侧方应力试验：包括膝关节 0°位和 30°位侧方应力试验。

15

抽屉试验和 Lachman 试验：抽屉试验要求在旋转中立位、外旋 15°和内旋 30°三个体位上进行。Lachman 试验是在屈膝 10°~15°时做抽屉试验，比在 90°位做抽屉试验阳性率高。

轴移试验：握住患者足踝，使小腿处于内旋位，膝外翻位，屈和伸膝关节，患膝在 20°至 30°范围内突然出现错动感为阳性，提示前外侧旋转不稳定，前交叉韧带功能不全。

旋转试验：双膝 90°时被动内旋和外旋，再在 45°和 0°位检查，与对侧对比如有差异提示内侧副韧带及前、后交叉韧带损伤，可能有旋转不稳定。

X 线片：应仔细阅读 X 线平片，注意发现因韧带牵拉引起的撕脱骨折，并注意有无胫骨平台骨折。

MRI 检查：注意各层面显示的组织结构完整性，特别是异常信号。

关节镜检查：是诊断交叉韧带、半月板损伤，侧副韧带深面及关节囊韧带损伤，骨软骨骨折等的金标准。

2. 治疗 目的是恢复韧带的正常力学功能，保持膝关节的稳定性。仅有少数韧带不完全断裂，没有急性期不稳定者可行非手术治疗外，其余均应采取手术治疗。有些韧带完全断裂，但未出现急性期不稳定者，仍须手术治疗。目前关节镜技术不断提高，一般采用关节镜下进行韧带及半月板等手术。

内侧结构的修复：修复损伤的内侧副韧带、关节囊，原位修复困难者可行替代成形术。注意并发损伤，术前应全面判断损伤情况，术中探查明确损伤病理，掌握修复程序，设计手术方法。陈旧性内侧副韧带损伤，存在膝关节不稳定者，可用半腱肌腱、股薄肌腱替代，或用鹅足腱移位术行动力重建。

外侧结构修复，除外侧副韧带损伤外，应注意腘肌腱、股二头肌腱附着部、弓状韧带及交叉韧带损伤的修复。

前交叉韧带修复：前交叉韧带损伤的病理类型有三

种：1. 自髁间隆起撕脱带有骨块者，可对撕脱骨块进行原位固定。2. 自股骨附着部撕脱者行端--端吻合有困难时，可通过附着部做骨隧道以尼龙线或钢丝行腱-骨固定，或使韧带上缝线不通过骨隧道，而是引向后方（陈旧，目前多选择保残重建）。3. 体部断裂者断端多不整齐，可行韧带重建手术。

后交叉韧带修复：后交叉韧带损伤病理类型及修复方法与前交叉韧带损伤类似。对于陈旧性损伤，有膝关节明显不稳定症状的患者，可施行动力性重建手术。

【二级医院向三级医院的转诊标准及处置】

1. 标准

（1）无诊治韧带损伤专科经验医院。

（2）就诊医院无关节镜或者无经过专业培训的关节镜专科医生。

（3）患者为多发性韧带损伤，病情较为严重。

2. 预处理　对于韧带损伤患者，应首先确认是否伴有骨折。转诊前应行支具固定患肢，防止患肢关节不稳而发生继发性损伤。检查患者有无开放性创伤，若有开放性创伤，及时对患者进行清创处理。

3. 注意事项　转诊过程中需要支具固定患侧膝关节，以防关节不稳引起继发性损伤。

15

第十二节　骨 肉 瘤

【概述】

骨肉瘤是最常见的原发恶性骨肿瘤。好发于四肢长管状骨，干骺端为最好发部位，偶见于骨干，发病部位最多见于股骨远端和胫骨近端（约占全部病例的50%），其次为肱骨近端和股骨近端，很少见于扁骨和不规则骨。约75%患者在10~30岁时发病，男女发病率之比约为2.3∶1。创伤不能引起骨肉瘤，但有的患者因此而发现骨肉瘤。

按组织病理学分型：成骨型骨肉瘤；成纤维型骨肉

瘤；成软骨型骨肉瘤；毛细血管扩张型骨肉瘤；小细胞性骨肉瘤。

【临床表现】

临床表现为疼痛、肿胀和功能障碍。疼痛最常见，初为间歇性隐痛，随后间歇时间变短，以后逐渐变为持续性剧痛，夜间为甚。局部侵犯软组织时，形成肿块，质硬有压痛，皮温升高，并隐约可见曲张静脉及充血毛细血管。

【诊治原则】

1. 诊断　根据临床表现，高度怀疑骨肉瘤的患者可做以下检查协助诊断。

(1) 碱性磷酸酶：碱性磷酸酶的检查很有意义。碱性磷酸酶呈中度至大幅度的升高，提示与肿瘤细胞的成骨活动有关。如果手术完整切除肿瘤，碱性磷酸酶可以下降至正常水平，如果术后该指标没有下降至正常水平，或仍处较高水平，则提示肿瘤转移或残留。儿童由于生长发育旺盛，可影响碱性磷酸酶水平。

(2) X线表现：骨肉瘤主要的X线表现为骨破坏、肿瘤骨形成、骨膜反应和软组织肿块。肿瘤突破骨皮质，形成软组织肿块，骨膜反应表现为"Codman三角"和"日光放射状"。瘤骨可呈点状、斑片状、片状和放射性针状等多种形态。可见残留骨和髓腔扩张；肿瘤侵犯骨骺、关节和邻近骨骼，可引起病理性骨折。

(3) CT表现：CT能显示X线片难以显示的骨破坏和瘤骨，明确肿瘤在髓腔和周围软组织的浸润范围。

(4) MRI表现：MRI显示肿瘤在骨内外的侵犯优于CT。MRI能够很好地显示肿瘤的髓内范围、跳跃病灶、软组织肿块范围及是否侵犯关节。骨肉瘤典型表现为SE序列T1WI低信号、T2WI肿瘤内呈均匀或不均匀的高信号。进行增强扫描，瘤区一般明显强化。

(5) 穿刺或切开活检病理学检查是骨肉瘤的确诊依据。活检应该由有经验的医师完成。操作不当和活检部位不正确都会对以后的手术治疗带来严重的不利影响。

15

利用套管针穿刺活检不需要切开皮肤，其鉴别良恶性肿瘤的准确率高达 95%，是骨肉瘤患者的最佳活检方法。切开活检组织病理学检查是可靠的病理诊断方法。切开活检能够在直视下见到肿瘤，取材准确，符合病理检查的要求，诊断准确率达 98%。

2. 治疗 经典的治疗方法由术前化疗、手术、术后化疗三部分组成。术前化疗的目的是消灭微小转移灶。术前规范化疗的应用使得五年生存率上升到 60%~80%，而且 85% 的患者可免于施行截肢术。最终的生存率与术前化疗的反应相关。施行瘤段截除手术后，目前常用肿瘤型人工关节假体、异体骨移植等方法重建骨缺损。

尽管骨肉瘤转移可发生在许多部位，但是肺转移还是最为常见的，骨骼是其次的好发的转移部位。约 80% 的患者在肿瘤发现前肺内可能就已经存在微小转移灶。

【二级医院向三级医院的转诊标准及处置】

1. 标准

（1）无诊治骨肉瘤专科经验。

（2）肿瘤已使肢体丧失功能的患者，应尽快转入上级医院诊治。

（3）肿瘤已经严重肿胀，皮肤有破溃危险，或疼痛剧烈，或已发生病理性骨折，应尽快转诊。

（4）肿瘤已失去保肢条件，或限于现有技术条件，不能采取保肢手术者。

2. 预处理 向患者及家属交代清楚病情及转入上级医院的必要性。有条件的二级医院可预行成熟的术前化疗方案。

3. 注意事项 术前化疗时间都应在 8 周以上，化疗的次数一般在 6 次以上。该病切忌延误病情，及时诊断，及时转诊。

15

第四篇

妇产科学

第一节　妊娠期高血压疾病

【概述】

妊娠期高血压疾病是发生于妊娠期特有的疾病，发生率约占 5%~12%。其发病机制复杂，可伴有多种脏器损害，且临床表现多样，是导致孕产妇及围产儿患病率和死亡率升高的主要原因。该组疾病包括妊娠期高血压、子痫前期、子痫、慢性高血压并发子痫前期和慢性高血压合并妊娠。

【临床表现】

根据《妊娠期高血压疾病诊治指南》（2015 版）分类及临床表现如下：

1. 妊娠期高血压　妊娠 20 周后首次出现高血压，收缩压≥140mmHg（1mmHg=0.133kPa）和（或）舒张压≥90mmHg，于产后 12 周内恢复正常；尿蛋白检测阴性；产后方可确诊。少数患者可伴有上腹部不适或血小板减少。

2. 子痫前期

（1）轻度子痫前期：妊娠 20 周后出现收缩压≥140mmHg 和（或）舒张压≥90mmHg 伴蛋白尿≥0.3g/24h，或尿蛋白/肌酐比值≥0.3，或随机尿蛋白≥（+）。

（2）重度子痫前期：血压和尿蛋白持续升高，发生母体脏器功能不全或胎儿并发症，出现下述任一不良情况可诊断为重度子痫前期：①血压持续升高：收缩压≥160mmHg 和（或）舒张压≥110mmHg；②尿蛋白≥5.0g/24h 或随机尿蛋白≥（+++）；③持续性头痛、视觉障碍或其他中枢神经系统异常表现；④持续性上腹部疼痛及肝包膜下血肿或肝破裂表现；⑤肝功能异常：血丙氨酸转氨酶（ALT）或天冬氨酸转氨酶（AST）水平升高；⑥肾功能异常：少尿（24h 尿量<400ml、或每小时尿量<17ml）、或血肌酐>106μmol/L；⑦低蛋白血症伴腹水、胸水或心包积液；⑧血液系统异常：血小板计数呈持续性下降并低于 $100×10^9/L$；微血管内溶血、贫血、黄疸或血乳酸脱氢酶（LDH）水平升高；⑨心力衰竭、肺水肿；⑩胎儿生长受限或羊水过少；⑪早发型即妊娠34 周以前发病。

（3）子痫：子痫前期基础上发生不能用其他原因解释的抽搐。

（4）妊娠合并慢性高血压：既往存在的高血压或在妊娠 20 周前发现收缩压≥140mmHg 和（或）舒张压≥90mmHg（除外滋养细胞疾病），妊娠期无明显加重；或妊娠 20 周后首次诊断高血压并持续到产后 12 周以后。

（5）慢性高血压并发（合并）子痫前期：慢性高血压孕妇妊娠前无蛋白尿，妊娠后出现尿蛋白≥0.3g/24h；或随机尿蛋白≥（+）；或妊娠前有蛋白尿，妊娠后尿蛋白明显增加；或出现血压进一步升高或出现血小板减少等上述重度子痫前期的任何一项表现。

【诊治原则】

1. 诊断　根据病史、临床表现、体征及辅助检查即可做出诊断，应注意有无并发症及凝血功能障碍。

2. 治疗　妊娠期高血压疾病的治疗目的是控制病情，延长孕周，预防重度子痫前期和子痫的发生，降低母儿围生期病率和死亡率，改善围产结局。治疗基本原

16

则是休息、镇静、解痉、预防抽搐、有指征地降压和利尿、密切监测母儿情况，适时终止妊娠。应根据病情的轻重缓急和分类进行个体化治疗。

（1）妊娠期高血压：休息、镇静、监测母胎情况，酌情降压治疗。

（2）子痫前期：镇静、解痉，有指征地降压、利尿，密切监测母胎情况，预防和治疗严重并发症，适时终止妊娠。

（3）子痫：控制抽搐，病情稳定后终止妊娠，预防并发症。

（4）妊娠合并慢性高血压：以降压治疗为主，注意预防子痫前期的发生。

（5）慢性高血压并发子痫前期：兼顾慢性高血压和子痫前期的治疗。

【二级医院向三级医院的转诊标准及处置】

1. 标准

（1）子痫。

（2）重度子痫前期。

（3）慢性高血压合并重度子痫前期，收缩压≥160mmHg 和（或）舒张压≥110mmHg。

2. 预处理　可采取休息、镇静、解痉、降压治疗，密切监测母儿情况。如孕周不足 34 周，给予促胎肺成熟。

3. 注意事项　转出医疗机构应在积极治疗的同时联系上级医疗机构，在保证转运安全的情况下转诊，应有医务人员护送，必须做好病情资料的交接。如未与转诊医疗机构联系妥当，或患者生命体征不稳定，或估计短期内产程有变化等，则应就地积极抢救同时积极组织和商请会诊。

【三级医院向二级医院的转诊标准及处置】

子痫患者、重度子痫前期患者等终止妊娠且病情控制平稳后，可转二级医院随诊。

第二节 产后出血

【概述】

产后出血是产科严重的并发症，是导致我国孕产妇死亡和子宫切除及严重器官损害的主要原因。根据《产后出血预防与处理指南（2014）》相关定义，产后出血是指胎儿娩出后 24h 内，阴道分娩者出血量 ≥500ml、剖宫产分娩者出血量 ≥1000ml；严重产后出血是指胎儿娩出后 24h 内出血量 ≥1000ml；难治性产后出血是指经宫缩剂、持续性子宫按摩或按压等保守措施无法止血，需要外科手术、介入治疗甚至切除子宫的严重产后出血。

产后出血的四大原因分别是子宫收缩乏力（70% ~ 90%）、产道损伤（20%）、胎盘因素（10%）和凝血功能障碍（1%）；四大原因可以合并存在，也可以互为因果；每种原因又包括各种病因和高危因素。所有孕产妇都有发生产后出血的可能，但有一种或多种高危因素者更易发生，值得临床注意。

【临床表现】

产后出血的主要临床表现包括阴道流血和失血过多引起的休克。

1. 阴道流血　胎儿娩出后，在胎盘剥离前或剥离后都有可能发生阴道流血，常发生在产后 2 小时以内，多表现为持续、稳定的出血，不同原因导致产后出血的特点各异。

（1）宫缩乏力性产后出血的特点是常发生在胎盘娩出之后，间断性的中等量出血，血液颜色较暗红，触诊子宫常发现其质地较软。

（2）软产道损伤所致阴道流血的特点是常在胎儿娩出后立即出现鲜红色出血，伴有会阴部或盆腔疼痛，仔细检查生殖道可发现损伤部位及范围。

（3）胎盘因素导致的产后出血的特点是胎盘剥离障碍、胎盘滞留、胎盘胎膜残留、胎盘植入，辅助牵拉脐

16

带时仍无法剥离等，引导流血常发生在胎儿娩出后几分钟内，色较暗，但血液可凝。

（4）凝血功能障碍所致的产后出血常表现为持续的阴道流血、会阴切口持续渗血或穿刺点渗血等，血液不凝且止血困难，可伴有全身出血灶，血小板计数、凝血功能等检查常发生异常。

（5）另外，临床上应注意隐形出血（宫腔内积血）、缓慢的持续性少量渗血或阴道血肿也时有发生，这些情况也不容忽视。

2. 休克　休克是产后出血严重并发症，可发展为多器官功能障碍，威胁产妇生命。休克的临床表现包括脉搏细速、血压下降、尿量减少、面色苍白、呼吸增快、毛细血管充盈障碍、淡漠、烦躁中枢神经系统症状等。

【诊治原则】

1. 诊断　主要根据临床表现，估计出血量，明确病因，及时处理。

（1）判断出血量：诊断产后出血的关键在于对出血量有正确的测量和估计，常用的估计出血量的方法有：

1）称重法或容积法或面积法。

2）监测生命体征、尿量和精神状态。

3）休克指数法。

4）血红蛋白水平测定等。

（2）诊断出血原因：根据阴道出血发生时间、出血量与胎儿、胎盘娩出关系，初步判断引起产后出血的原因：

1）子宫收缩乏力。

2）软产道损伤。

3）胎盘因素。

4）凝血功能障碍。

2. 治疗　产后出血的处理原则是：针对出血原因迅速止血，补充血容量防止失血性休克，防治感染。

（1）宫缩乏力：加强宫缩。①按摩子宫；②应用缩宫药物：缩宫素类药物、前列腺素类药物等；③手术治

16

疗：宫腔填塞、B-Lynch 缝合、盆腔血管结扎、经导管动脉介入栓塞术、子宫切除术等。

（2）软产道裂伤：按解剖层次逐层缝合止血。

（3）胎盘因素：胎盘未娩出伴活动性出血时行人工剥离胎盘术，胎盘、胎膜残留可用手或器械清理，胎盘植入的处理。

（4）凝血功能障碍：迅速补充相应的凝血因子。

【二级医院向三级医院的转诊标准及处置】

1. 标准　产后出血转诊时机务必注意一个"早"字，对每一位孕产妇严格评估其产后出血高危因素，尤其是各项指标指向胎盘植入、凶险性前置胎盘等，或存在血型稀有、医疗资源及技术不足者，应在分娩前转诊；产后出血增多且无停止倾向，二级医院应快速评估产妇病情及抢救水平，抢救水平不足者，应在产妇生命体征平稳、紧急止血措施并输血情况下迅速转诊到具备抢救水平的医院救治，减少产妇严重不良妊娠结局。

2. 预处理　尽可能查明原因，针对性止血，积极补充血容量，维持生命体征平稳。

3. 注意事项　合理转诊需满足以下条件：（1）产妇生命体征平稳，能够耐受转诊。（2）转诊前与接诊单位充分沟通、协调。（3）接诊单位具有相关的抢救条件。对于已发生严重产后出血且不易转诊者，应当就地抢救，可请示上级医院会诊。

【三级医院向二级医院的转诊标准及处置】

标准：产后出血经抢救治疗，无其他脏器功能严重损害，病情控制平稳，可转入二级医院随诊。

第三节　妊娠期肝内胆汁淤积症

【概述】

妊娠期肝内胆汁淤积症（intrahepatic cholestasis of pregnancy，ICP）是妊娠期特有的并发症，以妊娠晚期皮肤瘙痒，血中肝酶、胆汁酸水平升高以及围产儿不良妊娠结局为其临床特点。ICP 病因至今不明，可能与遗传、环境、免疫、内分泌等有关。ICP 发病具有区域性、复发性及家族聚集倾向等。

妊娠期肝内胆汁淤积症对母胎具有不良影响。一方面，ICP 的瘙痒影响孕妇睡眠，并且导致脂溶性维生素 K 吸收减少及脂肪痢、产后出血、剖宫产率增加。另一方面，使围产儿发病率和死亡率明显提高，可发生胎儿窘迫、早产、羊水胎盘胎粪污染，此外，尚有不能预测的胎儿突然死亡、新生儿颅内出血等。

【临床表现】

1. 瘙痒　无皮损的皮肤瘙痒为主要的首发症状，初起为手掌、脚掌或脐周瘙痒，可逐渐加剧而延及四肢、躯干、颜面部；瘙痒程度各有不同，夜间加重，严重者甚至引起失眠。70% 以上发生在妊娠晚期，平均发病孕周为 30 周，也有少数在孕中期出现瘙痒的病例。瘙痒大多在分娩后 24~48h 缓解，少数在 1 周或 1 周以上。

2. 黄疸　出现瘙痒后 2~4 周内部分患者可出现黄疸，黄疸发生率 10%~15%，多数仅出现轻度黄疸，于分娩后 1~2 周内消退。ICP 孕妇有无黄疸与胎儿预后关系密切，有黄疸者羊水粪染、新生儿窒息及围产儿死亡率均显著增加。

3. 皮肤抓痕　ICP 不存在原发皮损，但因瘙痒抓挠皮肤可出现条状抓痕，皮肤组织活检无异常发现。尽管 ICP 不存在原发皮损，但由于该病的特殊性和对胎儿造成的风险，有学者提出将 ICP 的皮肤表现归属于妊娠期皮肤病的一种，但未得到公认。

4. 其他表现　少数孕妇可有恶心、呕吐、食欲不振、腹痛、腹泻、轻度脂肪痢等非特异性症状，极少数孕妇出现体质量下降及维生素 K 相关凝血因子缺乏，而后者可能增加产后出血的风险。

【诊治原则】

1. 诊断　根据病史、临床表现及辅助检查诊断。诊断要点如下：

（1）出现其他原因无法解释的皮肤瘙痒：瘙痒涉及手掌和脚掌具有 ICP 提示性。尤其需鉴别 ICP 皮肤瘙痒严重导致的皮肤抓痕与其他妊娠期皮肤疾病。

（2）空腹血总胆汁酸水平升高：总胆汁酸水平 ≥ 10μmol/L 可诊断为 ICP。

（3）胆汁酸水平正常者：即使胆汁酸水平正常，但有其他原因无法解释的肝功能异常，主要是血清丙氨酸转氨酶和天冬氨酸转氨酶水平轻、中度升高，可诊为 ICP，GGT 水平也可升高，可伴血清胆红素水平升高，以直接胆红素为主。

（4）皮肤瘙痒和肝功能异常在产后恢复正常：皮肤瘙痒多在产后 24~48h 消退，肝功能在分娩后 4~6 周恢复正常。

2. ICP 严重程度的判断

（1）轻度：①血清总胆汁酸 ≥ 10~40μmol/L；②临床症状以皮肤瘙痒为主，无明显其他症状。

（2）重度：①血清总胆汁酸 ≥ 40μmol/L；②临床症状：瘙痒严重；③伴有其他情况，如多胎妊娠、妊娠期高血压疾病、复发性 ICP、曾因 ICP 致围产儿死亡者；④早发型 ICP：国际上尚无基于发病时间的 ICP 分度，但早期发病者其围产儿结局更差，也应该归入重度 ICP 中。

3. 治疗　治疗目标：早期诊断，药物缓解瘙痒症状、降低血胆汁酸水平，以及改善肝功能；加强胎儿监护，延长孕周，改善妊娠结局。

【二级医院向三级医院的转诊标准及处置】

标准：诊断为妊娠期肝内胆汁淤积症患者建议转入三级医院产前检查及治疗。

【三级医院向二级医院的转诊标准及处置】

标准：妊娠期肝内胆汁淤积症患者产后可转入二级医院随诊。

16

第四节　妊娠期糖尿病

【概述】

妊娠合并糖尿病有两种情况，一种为原有糖尿病基础上合并妊娠，又称糖尿病合并妊娠（pre-gestational diabetes mellitus，PGDM，<10%）；另一种为妊娠前糖代谢正常，妊娠期才出现的糖尿病，称为妊娠期糖尿病（gestational diabetes mellitus，GDM，>90%）。随着糖尿病发病率日益升高，以及 GDM 筛查诊断受到广泛重视，妊娠合并糖尿病患者不断增多。糖尿病孕妇的临床经过复杂，对母儿均有较大危害。

【临床表现】

妊娠期有三多症状（多饮、多食、多尿），或外阴阴道假丝酵母菌感染反复发作，孕妇体重>90kg，本次妊娠并发羊水过多或巨大儿者，应警惕糖尿病的可能。但大多数妊娠期糖尿病患者无明显的临床表现。

【诊治原则】

1. 诊断

（1）糖尿病合并妊娠（PGDM）：符合以下 2 项中任意一项者，可确诊为 PGDM。

1）妊娠前已确诊为糖尿病的患者。

2）妊娠前未进行过血糖检查的孕妇，但存在糖尿病高危因素者，如肥胖（尤其是重度肥胖）、一级亲属患 2 型糖尿病（T2DM）、GDM 史或巨大儿分娩史、多囊卵巢综合征患者及妊娠早期空腹尿糖反复阳性，首次产前检查时需明确是否存在糖尿病，妊娠期血糖升高达到以下任何一项标准应诊断为 PGDM。①空腹血浆葡萄糖（FPG）> 7.0mmol/L（126mg/dl）；②糖化血红蛋白（GHbAlc）> 6.5%（采用 NGSP/DCCT 标化的方法）；③伴有典型的高血糖症状或高血糖危象，同时随机血糖 >11.1mmol/L（200mg/dl）。

如果没有明确的高血糖症状，任意血糖≥11.1mmol/L

16

（200mg/dl），需要次日复述上述 1）或者 2）确诊不建议孕早期常规葡萄糖耐量试验（OGTT）检查。

（2）妊娠期糖尿病（GDM）：GDM 指妊娠期发生的糖代谢异常，妊娠期首次发现且血糖升高已经达到糖尿病标准，应将其诊断为 PGDM 而非 GDM。GDM 诊断方法和标准如下：

1）推荐医疗机构对所有尚未被诊断为 PGDM 或 GDM 的孕妇，在妊娠 24~28 周以及 28 周后首次就诊时行 75g OGTT。

OGTT 方法：OGTT 前禁食至少 8h，试验前连续 3d 正常饮食，即每日进食碳水化合物不少于 150g，检查期间静坐、禁烟。检查时，5min 内口服含 75g 葡萄糖的液体 300ml，分别抽取孕妇服糖前及服糖后 1、2h 的静脉血（从开始饮用葡萄糖水计算时间），放入含有氟化钠的试管中，采用葡萄糖氧化酶法测定血糖水平。

75gOGTT 的诊断标准：服糖前及服糖后 1、2h，3 项血糖值应分别低于 5.1、10.0、8.5mmol/L（92、180、153mg/dl）。任何一项血糖值达到或超过上述标准即诊断为 GDM。

2）孕妇具有 GDM 高危因素或者医疗资源缺乏地区，建议妊娠 24~28 周首先检查 FPG。FPG>5.1mmol/L，可以直接诊断 GDM，不必行 OGTT；FPG < 4.4mmol/L（80mg/dl），发生 GDM 可能性极小，可以暂时不行 OGTT。FPG > 4.4mmol/L 且 < 5.1mmol/L 时，应尽早行 OGTT。

3）孕妇具有 GDM 高危因素，首次 OGTT 结果正常，必要时可在妊娠晚期重复 OGTT。

4）妊娠早、中期随孕周增加 FPG 水平逐渐下降，尤以妊娠早期下降明显，因而，妊娠早期 FPG 水平不能作为 GDM 的诊断依据。

5）未定期检查者，如果首次就诊时间在妊娠 28 周以后，建议首次就诊时或就诊后尽早行 OGTT 或 FPG 检查。

GDM 高危因素包括：①孕妇因素：年龄 ≥35 岁、妊娠前超重或肥胖（尤其是重度肥胖）、糖耐量异常史、多囊卵巢综合征；②家族史：糖尿病家族史；③妊娠分娩史：不明原因的死胎、死产、流产史、巨大儿分娩史、胎儿畸形和羊水过多史、GDM 史；④本次妊娠因素：妊娠期发现胎儿大于孕周、羊水过多；反复外阴阴道假丝酵母菌病者。

2. 治疗　处理原则为维持血糖正常范围，减少母儿并发症，降低围产儿死亡率。

【二级医院向三级医院的转诊标准及处置】

1. 标准

（1）无妊娠合并内分泌疾病诊治经验。

（2）经饮食控制及运动血糖控制欠佳，需要用药者。

（3）发生糖尿病酮症酸中毒者。

2. 预处理　若发生糖尿病酮症酸中毒，先行输液、使用胰岛素，并在转送途中持续应用。

3. 注意事项　如果转送距离较远者中途需监测血糖等。

【三级医院向二级医院的转诊标准及处置】

标准

（1）妊娠期糖尿病孕妇产后可在有妊娠合并内分泌疾病诊治经验的二级医院随诊，监测血糖。

（2）糖尿病合并妊娠孕妇产后可按照三级医院制定的降糖方案，继续在二级医院治疗、随诊。

第五节　妊娠合并心脏病

【概述】

妊娠合并心脏病（包括妊娠前已有心脏病及妊娠偶发现或发生心脏病）是孕产妇死亡的重要原因之一，在我国占孕产妇死因顺位中居第二位，位居非直接产科死因的首位。主要类型有先天性心脏病、风湿性心脏病、

16

妊娠期高血压疾病性心脏病、围生期心肌病、贫血性心脏病及心肌炎等。

【临床表现】

1. 症状　主要有疲乏无力、呼吸困难、心悸、胸闷、胸痛、咳嗽、咯血、发绀等症状。

2. 体征　发绀、杵状指、持续性颈静脉怒张；心脏听诊有舒张期杂音或Ⅲ级或Ⅲ级以上全收缩期杂音，性质粗糙；有心包摩擦音、舒张期奔马律、交替脉等。

【诊治原则】

1. 诊断

（1）病史：妊娠前有心悸、气短、心力衰竭史；体检、X线、心电图检查曾被诊断有器质性心脏病；曾有风湿热病史。

（2）症状：有劳力性呼吸困难、经常性夜间端坐呼吸、咯血、经常性胸闷胸痛等临床症状。

（3）体征：有发绀、杵状指、持续性颈静脉怒张；心脏听诊有舒张期杂音或Ⅲ级或Ⅲ级以上全收缩期杂音，性质粗糙；有心包摩擦音、舒张期奔马律、交替脉等。

（4）辅助检查：X线检查显示心脏显著扩大，尤其个别心腔扩大（注意X线检查对胎儿有影响，孕早期禁止检查）；心电图提示严重心律失常；超声心动图提示心肌肥厚、瓣膜运动异常、心内结构畸形等。

2. 治疗　对于有心脏病的育龄妇女，要求做到孕前咨询，以明确心脏病的类型、程度、心功能状态，并确定能否妊娠；妊娠者应从妊娠早期开始定期产前检查，并注意防治心力衰竭；妊娠晚期应提前选择好适宜的分娩方式；产褥期继续注意监测生命体征、心力衰竭征象，积极对症处理。

【二级医院向三级医院的转诊标准及处置】

1. 标准

（1）无妊娠合并心脏病诊治经验。

（2）心功能Ⅲ-Ⅳ级。

（3）有心力衰竭史者。

（4）明显发绀型先心病和肺动脉高压者。

（5）房颤、严重主动脉关闭不全或风湿活动期。

（6）心脏手术后，心功能未能得到改善者，或置换金属瓣膜者。

2. 预处理　休息，预防上呼吸道感染、纠正贫血、治疗心律失常，预防或避免加重心力衰竭。

3. 注意事项　如果转送距离较远者中途需注意维持生命体征平稳，可先给予吸氧等治疗。

【三级医院向二级医院的转诊标准及处置】

标准　妊娠合并心脏病患者妊娠终止后，心功能稳定（Ⅰ~Ⅱ级）且无其他脏器严重功能不全病情稳定者可在有相关诊治经验的二级医院随诊。

第六节　妊娠合并血液病

【概述】

妊娠合并贫血对母体、胎儿和新生儿均会造成近期和远期影响，对母体可增加妊娠期高血压疾病、胎膜早破、产褥期感染和产后抑郁的发病风险；对胎儿和新生儿可增加胎儿生长受限、胎儿缺氧、羊水减少、死胎、死产、早产、新生儿窒息、新生儿缺血缺氧性脑病的发病风险。在妊娠期各种类型贫血中，以缺铁性贫血最常见，还包括巨幼细胞性贫血、再生障碍性贫血等。

妊娠期血小板减少的发生率约为10%，当血小板<$50×10^9$/L，其对妊娠的影响主要是出血，孕妇用力屏气可诱发颅内出血、血肿形成及产后出血。其病因主要为妊娠期血小板减少症，约占70%。妊娠期血小板减少症一般为不明原因的血小板轻度减低，血小板计数常在$70×10^9$/L以上，产后1~2个月恢复正常，不发生新生儿血小板减少。其次为妊娠期高血压疾病引起的血小板减少，约占20%。特发性血小板减少性紫癜引起的血小板减少不足10%，其他原因还有血栓性血小板减少性紫癜/溶血性尿毒症综合征、抗磷脂综合征、血栓性微血管

16

障碍及弥散性血管内凝血等。

【临床表现】

1. 妊娠合并贫血

(1) 妊娠合并缺铁性贫血:临床症状与贫血程度相关。疲劳是最常见的症状,贫血严重者有脸色苍白、乏力、心悸、头晕、呼吸困难和烦躁等表现。血红蛋白下降之前储存铁即可耗尽,故尚未发生贫血时也可出现疲劳、易怒、注意力下降及脱发等铁缺乏的症状。铁缺乏的高危因素包括:曾患过贫血、多次妊娠、胃肠功能紊乱及偏食等。

(2) 妊娠合并巨幼细胞性贫血:常起病急,贫血多为中、重度,有食欲不振、腹胀、腹泻等消化道症状;可有乏力、手足麻木,感觉障碍等周围神经类症状。

(3) 妊娠合并再生障碍性贫血:主要表现为进行性贫血、皮肤及内脏出血及反复感染。

2. 妊娠期血小板减少主要表现是皮肤黏膜出血及贫血。轻者仅有四肢及躯干皮肤的出血点、紫癜及瘀斑、鼻出血、牙龈出血,严重者可出现消化道、生殖道、视网膜及颅内出血。脾脏不大或轻度增大。

【诊治原则】

1. 诊断

(1) 妊娠期贫血的诊断标准:孕妇外周血血红蛋白<110g/L 及血细胞比容<0.33 为妊娠期贫血。其中血红蛋白>60g/L 为轻度贫血,血红蛋白≤60g/L 为重度贫血。根据病史、临床表现及血常规,血清铁、叶酸、维生素 B_{12} 测定及骨髓穿刺细胞学等检查明确贫血类型。

(2) 妊娠期血小板减少:结合病史、临床表现及相关辅助检查:血细胞计数(目前国内血小板减少标准为<100×10⁹/L)、外周血图片、骨髓穿刺细胞学检查、血小板相关抗体、血小板生成素、自身免疫抗体等。

2. 治疗

(1) 妊娠合并贫血

1) 妊娠合并缺铁性贫血:指导饮食,补充铁剂,

16

必要时输血，治疗引起贫血的原发性疾病，如胃肠道疾病等；重度贫血产妇于临产后应配血治疗，注意预防产后出血，预防感染。

2）妊娠合并巨幼细胞性贫血：指导饮食，补充叶酸、维生素 B12，必要时少量间断输血治疗，临产后注意备血、预防产后出血，预防感染。

3）妊娠合并再生障碍性贫血：应由产科医生及血液科医生共同管理，主要以支持疗法为主。

（2）妊娠期血小板减少：孕期注意定期监测，治疗以激素、丙种球蛋白以及对症输注血小板治疗为主。分娩方式选择：阴道分娩前血小板最好 $>50\times10^9/L$，若进行硬膜外麻醉血小板计数应 $>80\times10^9/L$。

【二级医院向三级医院的转诊标准及处置】

1. 标准

（1）血红蛋白 $\leq60g/L$ 即重度贫血，以及再生障碍性贫血，应转诊至三级医院。

（2）贫血性心脏病或重度贫血引起胎儿生长受限时在三级医院处理。贫血性心脏病伴心脏结构改变时应在具备心脏专科的三甲医院处理。

（3）血小板 $<50\times10^9/L$，就有可能出现相应临床症状，应转诊至有充足血源的三级医院。

（4）伴有出血倾向的血小板减少孕妇应转至三级医院处理，尤其是应在具备新生儿专科的三甲医院处理。

2. 注意事项 妊娠期血小板减少有出血倾向或已出血患者，转送过程中注意避免诱发或加重出血，如摔伤、碰伤等，有条件者可先行输注血小板治疗。

【三级医院向二级医院的转诊标准及处置】

标准

（1）妊娠合并缺铁性贫血、妊娠合并巨幼细胞性贫血患者，产后可在二级医院随诊、继续纠正贫血治疗。

（2）妊娠期血小板减少症患者产后可在二级医院随诊。

第七节　前置胎盘

【概述】

正常妊娠时胎盘附着于子宫体部的前壁、后壁或侧壁，远离宫颈内口。妊娠 28 周后，胎盘仍附着于子宫下段，其下缘达到或覆盖宫颈内口，位置低于胎儿先露部，称为前置胎盘。前置胎盘是妊娠晚期的严重并发症之一，也是妊娠晚期阴道流血最常见的原因，处理不当，可威胁母婴安全。前置胎盘的病因尚不清楚，高危因素包括多次流产史、宫腔操作史、产褥期感染史、高龄初产妇（>35 岁）、剖宫产史、多孕产次、孕妇不良习惯（吸烟或吸毒）、辅助生殖技术受孕、子宫形态异常、双胎妊娠；妊娠中期超声检查提示胎盘前置状态等。按胎盘边缘与宫颈内口的关系，分为 4 种类型：完全性前置胎盘、部分性前置胎盘、边缘性前置胎盘、低置胎盘。妊娠中期超声检查发现胎盘接近或覆盖宫颈内口时，称为胎盘前置状态。

【临床表现】

1. 症状　妊娠晚期或临产时发生无诱因、无痛性的反复阴道流血。

2. 体征　患者全身情况与出血量及出血速度密切相关。反复出血可呈贫血貌，急性大量出血可致失血性休克。腹部检查：子宫软，无压痛，轮廓清楚，子宫大小符合妊娠周数。胎位清楚，胎先露高浮或伴有胎位异常。

【诊治原则】

1. 诊断

（1）高危因素：

包括多次刮宫、分娩史，子宫手术史，产褥期感染史、辅助生殖技术或高龄、剖宫产史；孕妇不良习惯，双胎妊娠；妊娠 28 周前超声检查提示胎盘前置状态等。

（2）临床表现：

1）病史：妊娠晚期或临产时无痛性的阴道流血。

2）体征：患者全身情况与出血量及出血速度密切相关。反复出血可呈贫血貌，急性大量出血可致失血性休克。

3）腹部检查：子宫软，无压痛，轮廓清楚，子宫大小符合妊娠周数。胎位清楚，胎先露高浮或伴有胎位异常。

4）阴道检查：应采用超声检查确定胎盘位置，如前置胎盘诊断明确，不必再行阴道检查。如必须通过阴道检查以明确诊断或选择分娩方式，可在输液、备血及可立即行剖宫产手术的条件下进行。禁止肛门指检。

（3）辅助检查：

1）B型超声检查可清楚显示子宫壁、胎盘、胎先露部及宫颈的位置，并根据胎盘下缘与子宫内口的关系确定前置胎盘的类型。

2）MRI检查：有条件的医院，怀疑合并胎盘植入者，可选择MRI检查。

2. 治疗　治疗原则为抑制宫缩、止血、纠正贫血、预防感染、适时终止妊娠。根据前置胎盘类型、出血程度、妊娠周数、胎儿宫内状况、是否临产等进行综合评估，给予相应治疗。凶险性前置胎盘应当在有条件医院处理。

16

【二级医院向三级医院的转诊标准及处置】

1. 标准

（1）一旦确诊为完全性前置胎盘，可建议在三级医院产前检查及治疗。

（2）前置胎盘合并高龄、瘢痕子宫、伴有其他妊娠并发症者。

（3）凶险性前置胎盘者。

（4）阴道反复出血或大出血而当地无条件处理时。

2. 预处理　若阴道反复出血或大出血时，在充分评估母胎安全、输液、输血的条件下，迅速转院；否则应当就地抢救，可请示上级医院会诊。

3. 注意事项　应转至有大量血源、新生儿科及综合抢救能力的三级医院处理。

【三级医院向二级医院的转诊标准及处置】

标准　前置胎盘患者产后可在二级医院随诊。

第八节　胎盘早剥

【概述】

妊娠 20 周后或分娩期，正常位置的胎盘在胎儿娩出前，部分或全部从子宫壁剥离，称为胎盘早剥。发病率在国外为 1%～2%，国内为 0.46%～2.1%。属于妊娠晚期严重并发症，往往起病急、发展快，若处理不及时，可危及母儿生命。胎盘早剥确切的原因及发病机制尚不清楚，可能与孕妇血管病变，宫腔内压力骤减，机械性因素，高龄多产、孕妇代谢异常等其他高危因素有关。胎盘早剥的主要病理改变是底蜕膜出血并形成血肿，使胎盘从附着处分离。按病理分为三种类型：显性剥离、隐性剥离、混合型剥离。严重的胎盘早剥可以引发弥散性血管内凝血等一系列病理生理改变。

【临床表现】

胎盘早剥的典型症状是阴道出血、腹痛、子宫收缩和子宫压痛。出血特征为陈旧性不凝血。绝大多数发生在孕 34 周以后。往往胎盘早剥的严重程度与阴道出血量不相符。后壁胎盘的隐性剥离多表现为腰背部疼痛，子宫压痛可不明显。部分胎盘早剥伴有宫缩，但宫缩频率高、幅度低，间歇期也不能完全放松。

根据病情严重程度将胎盘早剥分为三度，Ⅰ度：以外出血为主，多见于分娩期，胎盘剥离面积小，常无腹痛或腹痛轻微，贫血体征不明显；Ⅱ度：胎盘剥离面 1/3 左右，常有突然发生的持续性腹痛、腰痛或腰背痛，疼痛的程度与胎盘剥离后积血多少呈正比；Ⅲ度：胎盘剥离面超过胎盘面积 1/2，临床表现较Ⅱ度加重，可出现失血性休克症状，腹部检查子宫硬如，宫缩间歇时不能松弛，胎位板状，胎位扪不清，胎心消失。

16

【诊治原则】

1. 诊断 依据患者的病史、症状、体征，结合辅助检查等可做出诊断。

(1) 胎盘早剥常见高危因素有：产妇有血管病变、机械因素、子宫静脉压升高、高龄多产、外伤及接受辅助生育技术助孕等。

(2) 临床表现：胎盘早剥的典型症状是阴道出血、腹痛、子宫收缩和子宫压痛。早期常表现为胎心率首先发生变化，宫缩后子宫弛缓欠佳。触诊时子宫张力增大，宫底增高，严重时子宫呈板状，压痛明显，胎位触及不清；胎盘早剥Ⅲ级患者病情凶险，可迅速发生休克、凝血功能障碍甚至器官功能损害。

(3) 辅助检查：超声检查是诊断胎盘早剥的常用方法，也是鉴别晚期妊娠出血有价值的方法；实验室检查主要监测产妇的贫血程度、凝血功能、肝肾功能及电解质等；胎心监护用于判断胎儿的宫内状况，常可早早发生变化。

2. 治疗 胎盘早剥的治疗应根据孕周、早剥的严重程度、有无并发症、宫口开大情况、胎儿宫内状况等决定。原则为早期识别、积极处理休克、及时终止妊娠、控制 DIC、减少并发症。

16

【二级医院向三级医院的转诊标准及处置】

1. 标准 胎盘早剥一经诊断，原则上应就地处理，尤其当胎儿存活时，更应就地及时终止妊娠，做好新生儿的转运，而不是转运孕妇。避免在转诊过程中胎死宫内及母亲发生严重并发症。如已发生休克、DIC 等严重并发症，可在终止妊娠后有效止血（宫腔填纱等）、积极抗休克、输血及凝血因子的条件下及时转诊。

2. 预处理 转送途中注意观察阴道出血情况，注意监测生命体征，先行补液，补充血容量治疗。

3. 注意事项 胎盘早剥孕产妇及新生儿的预后与临床处理是否及时有密切关系，应及早识别胎盘早剥并及时处理，尽量缩短首发临床征象至处理的时间，可减少母儿不良预后的发生率。

【三级医院向二级医院的转诊标准及处置】

标准　胎盘早剥患者终止妊娠后病情平稳，无其他脏器功能严重损害者可在二级医院随诊。

第九节　多胎妊娠

【概述】

一次妊娠同时有两个或两个以上的胎儿，称为多胎妊娠。多胎妊娠与家族史及辅助生殖技术有关。近年来多胎妊娠发生率升高可能与人工辅助生育技术有关。多胎妊娠易引起妊娠高血压疾病、贫血、胎儿发育异常等并发症。单绒毛膜双胎还可能合并双胎输血综合征、选择性生长受限等特殊并发症，因此双胎妊娠属高危妊娠范畴。本节主要讨论双胎妊娠。

【临床表现】

双胎妊娠通常有早孕期恶心、呕吐等早孕反应，妊娠中期后体重增加迅速，腹部增大明显，下肢水肿、静脉曲张等压迫症状出现且明显，妊娠晚期常有呼吸困难，活动不便。

【诊治原则】

1. 诊断

（1）病史：多有家族史，妊娠前曾用促排卵药或体外受精多个胚胎移植。

（2）临床表现：早孕反应较重，妊娠中期后体重增加迅速，腹部增大明显，下肢水肿、静脉曲张等压迫症状出现且明显，妊娠晚期常有呼吸困难、心悸、活动不便等。

（3）产科检查：子宫大小超过同孕龄的单胎妊娠子宫。妊娠中晚期腹部可触及多个肢体和两个胎头，在子宫不同部位听到两个节律不同的胎心。

（4）B超检查：妊娠早期可见到两个孕囊、两个原始心管搏动；可判断双胎类型、筛查胎儿畸形、确定胎

16

495

位等。

2. 治疗 注意休息和营养，预防贫血及妊娠期高血压疾病等、预防早产、及时防治妊娠期并发症、监护胎儿发育状况及胎位、适时终止妊娠。

【二级医院向三级医院的转诊标准及处置】

1. 标准

（1）双胎孕妇有严重并发症者。

（2）出现双胎输血综合征、选择性胎儿生长受限、胎儿发育畸形，如联体双胎等。

（3）双胎合并先兆早产。

【三级医院向二级医院的转诊标准及处置】

标准 双胎孕妇产后可在二级医院随诊。

第十节 早 产

【概述】

早产指妊娠满 28 周不足 37 周（196~258 日）间分娩者。此时娩出的新生儿成为早产儿，体重为 1000~2499g。国内早产占分娩总数的 5%~15%。早产儿死亡率高，并有部分可留有神经或智力方面的后遗症。早产按原因分为：自发性早产、未足月胎膜早破早产、治疗性早产。

【临床表现】

早产的主要临床表现是子宫收缩，最初为不规则宫缩，常伴有少许阴道出血或血性分泌物，以后可发展为规律宫缩，其过程与足月临产相似，胎膜早破较足月临产多。

【诊治原则】

1. 诊断 结合病史及临床表现可诊断。临床上，早产可分为先兆早产和早产临产两个阶段。

（1）先兆早产：凡妊娠满 28 周至不足 37 周，有规律或不规律宫缩，伴有宫颈管的进行性缩短。

（2）早产临产：凡妊娠满 28 周至不足 37 周，出现

16

规律宫缩（指每 20 分钟 ≥4 次或每 60 分钟内 ≥8 次），伴有宫颈的进行性改变；宫颈扩张 1cm 以上；宫颈管展平 ≥80%。

2. 治疗 治疗原则：出现早产征象时，若胎儿存活，胎膜未破，应行期待治疗，尽量抑制宫缩，促使妊娠继续；若胎膜已破，早产已不可避免，应尽量使胎儿存活。

【二级医院向三级医院的转诊标准及处置】

1. 标准

（1）<32 周、胎儿存活，可转至有新生儿救治条件的三级医院。

（2）伴有妊娠并发症发生先兆早产者，如妊娠期高血压疾病等。

2. 预处理 休息，先行抑制宫缩、促胎肺成熟治疗等。

3. 注意事项 转诊前应充分估计产程进展及转运路程，如估计短时间内胎儿可能娩出，应就地收治，待妊娠终止后，做好早产儿的转运。

16

第十七章

妇科学

第一节　异位妊娠

【概述】

受精卵在子宫体腔以外着床称为异位妊娠,习称宫外孕,是妇产科常见急腹症之一,其发病率近年有上升趋势。异位妊娠根据受精卵在子宫体腔外种植部位不同分为:输卵管妊娠、卵巢妊娠、腹腔妊娠、阔韧带妊娠、宫颈妊娠,此外,剖宫产瘢痕部位妊娠、子宫残角妊娠也归为此类。其中,输卵管妊娠最为常见,占异位妊娠的95%左右,其发生部位:壶腹部占60%,峡部占25%,伞部及间质部妊娠少见。

【临床表现】

异位妊娠的临床表现与受精卵着床部位、有无流产或破裂以及出血量多少和时间长短等有关。

1. 症状

(1) 停经:大部分患者有6~8周停经史,但有20%~30%的患者无明显停经史。输卵管间质部妊娠停经时间较长,约3个月。

(2) 腹痛:为90%患者就诊时的主要症状,大多突然发作。输卵管妊娠发生流产或破裂以前,由于胚胎在输卵管内逐渐增大,常变现为一侧下腹部隐痛或酸胀感。

当发生输卵管妊娠流产或破裂时，突感一侧下腹部撕裂样疼痛，常伴有恶心、呕吐。当血液积聚于直肠子宫陷凹时，可引起肛门坠胀及排便感。血液刺激胃部引起上腹部疼痛，刺激膈肌时，可引起肩胛部放射性疼痛，偶有误诊为上消化道急诊。若腹腔出血不多，疼痛可于数小时后减弱而消失以后可以反复发作。

（3）阴道出血：系子宫蜕膜剥离所致，占 60% ~ 80%。常为不规则阴道出血，少量、深褐色，可伴有蜕膜管型或碎片排出。

（4）晕厥与休克：由于腹腔内急性大量出血而致休克，与阴道出血量不呈正比例。此时面色苍白，出冷汗，脉搏弱而快，血压下降。

2. 体征

（1）一般情况：腹腔出血不多时，血压可代偿性轻度升高；当腹腔内出血较多时，可出现面色苍白、脉搏快而细弱、心率快、血压下降等休克表现。血液吸收时体温也可轻度升高。

（2）腹部检查：下腹部有明显压痛及反跳痛，尤以患侧为著，但腹肌紧张轻微。

（3）盆腔检查：阴道内常有少量血液；子宫颈轻度着色，举痛明显；后穹隆饱满而触痛；子宫稍大而软，内出血多，子宫有漂浮感；子宫一侧或后方可触及肿块，触痛明显，病程较长时，血块机化，与子宫粘连，质地较硬。

【诊治原则】

1. 诊断　结合病史、临床表现及辅助检查可诊断。相关辅助检查有：

（1）尿妊娠试验：如阳性，可辅助诊断，但阴性不能排除输卵管妊娠。

（2）血 β-HCG 测定：是早期诊断异位妊娠的常用手段，β-HCG 在停经 3~4 周时即可显示阳性，连续测定 β-HCG 若倍增时间大于 7 日异位妊娠可能性极大，倍增时间小于 1.4 日，异位妊娠可能性极小。

（3）B 型超声检查：已成为诊断输卵管妊娠的主要

17

方法之一。输卵管妊娠的典型的声像图如下：①子宫腔内不见妊娠囊，内膜增厚；②宫旁一侧见边界不清、回声不均的混合型包块，有时宫旁内可见妊娠囊、胚芽及原始心管搏动，是输卵管妊娠的直接证据；③直肠子宫陷凹处有积液。

（4）后穹隆穿刺：是一种简单可靠的诊断方法，适用于疑有腹腔内出血的患者，抽出暗红色不凝血为阳性结果。

（5）腹腔镜检查：是异位妊娠诊断的金标准，而且可以在确诊的同时行镜下手术治疗。

2. 治疗　异位妊娠的治疗包括药物治疗和手术治疗。

（1）药物治疗：采用化学药物方法，主要适用于早期输卵管妊娠、要求保留生育能力的年轻患者。符合下列条件可采用此法：①无药物治疗的禁忌证；②输卵管妊娠未发生破裂；③妊娠囊直径≤4cm；④血 HCG<2000IU/L；⑤无明显内出血。全身用药常用甲氨蝶呤。

（2）手术治疗：分为保守手术和根治手术。保守手术为保留患侧输卵管，根治手术为切除患侧输卵管。手术治疗适用于：①生命体征不稳定或有腹腔内出血征象者；②诊断不明确者；③异位妊娠有进展者（如血 HCG>3000IU/L 或持续升高、有胎心搏动、附件区大包块等）；④随诊不可靠者；⑤药物治疗禁忌证或无效者。

【二级医院向三级医院的转诊标准及处置】

1. 标准

（1）诊断不明确，缺乏治疗、抢救条件者。

（2）输卵管间质部妊娠、宫角妊娠、剖宫产瘢痕部位妊娠及腹腔妊娠、宫颈妊娠等。

（3）有其他脏器严重并发症者。

（4）经药物治疗效果欠佳或病情加重者。

2. 预处理　出血较多者，转送途中注意监测生命体征，可先行输液治疗，必要时输血治疗。

3. 注意事项

（1）患者生命体征平稳，能够耐受转诊。

（2）接诊单位具有相关的治疗、抢救条件。

（3）转诊前与接诊单位充分沟通、协调。

【三级医院向二级医院的转诊标准及处置】

标准 药物治疗成功者或手术治疗后病情平稳者，可转入二级医院随诊。

第二节 子宫内膜异位症

【概述】

子宫内膜异位症（内异症）是指子宫内膜组织（腺体和间质）在子宫腔被覆内膜及子宫以外的部位出现、生长、浸润，反复出血，继而引发疼痛、不孕及结节或包块等。内异症是生育年龄妇女的多发病、常见病。内异症病变广泛、形态多样、极具侵袭性和复发性，具有性激素依赖的特点。内异症的发病机制以 Sampson 经血逆流种植为主导理论，逆流至盆腔的子宫内膜需经黏附、侵袭、血管性形成等过程得以种植、生长、发生病变；在位内膜的特质起决定作用，即"在位内膜决定论"；其他发病机制包括体腔上皮化生、血管及淋巴转移学说以及干细胞理论等。

【临床表现】

1. 内异症的临床症状具有多样性最典型的临床症状是盆腔疼痛，70%~80% 的患者有不同程度的盆腔疼痛，包括痛经、慢性盆腔痛（CPP）、性交痛、肛门坠痛等。痛经常是继发性，进行性加重。临床表现中也可有月经异常。妇科检查典型的体征是宫骶韧带痛性结节以及附件粘连包块。

2. 侵犯特殊器官的内异症常伴有其他症状肠道内异症常有消化道症状如便频、便秘、便血、排便痛或肠痉挛，严重时可出现肠梗阻。膀胱内异症常出现尿频、尿急、尿痛甚至血尿。输尿管内异症常发病隐匿，多以输尿管扩张或肾积水就诊，甚至出现肾萎缩、肾功能丧失。如果双侧输尿管及肾受累，可有高血压症状。

17

3. 不孕　40%～50%的患者合并不孕。

4. 月经异常　15%～30%患者有经量增多、经期延长或月经淋漓不尽或经前点滴出血。

5. 盆腔结节及包块　17%～44%的患者合并盆腔包块（子宫内膜异位囊肿）。

【诊治原则】

1. 诊断

（1）临床症状和体征。

（2）影像学检查：彩超检查，主要对卵巢子宫内膜异位囊肿的诊断有价值，经阴道或直肠超声、CT及MRI检查对浸润直肠或阴道直肠隔的深部病变的诊断和评估有一定意义。

（3）腹腔镜检查：目前国际公认的内异症诊断的最佳方法，腹腔镜下见到大体病理所描述的典型病灶或可能病变进行活检，术中要仔细观察盆腔，特别是宫骶韧带、卵巢窝这些部位。确诊需要病理检查，组织病理学结果是内异症确诊的基本证据（但临床上有一定病的确诊未能找到组织病理学证据）。病理诊断标准：病灶中可见子宫内膜腺体和间质，伴有炎症反应及纤维化。

（4）血清CA125水平检测：CA125水平检测对早期内异症的诊断意义不大。CA125水平升高更多见于重度内异症、盆腔有明显炎症反应、合并子宫内膜异位囊肿破裂或子宫腺肌病者。

2. 治疗

（1）治疗目的：缩减和去除病灶，减轻和控制疼痛，治疗和促进生育，预防和减少复发。

（2）治疗的基本考虑：治疗方案要基于以下因素：①年龄；②生育要求；③症状的严重性；④既往治疗史；⑤病变部位和范围；⑥患者的意愿。治疗措施应个体化。对盆腔疼痛、不孕及盆腔包块的治疗要分别对待。

（3）治疗方法：可分为手术治疗、药物治疗、介入治疗、中药治疗及辅助治疗（如辅助生殖技术治疗）等。

【二级医院向三级医院的转诊标准及处置】

标准

（1）要求药物保守治疗者。

（2）缺乏活体组织病理检查条件，部分缺乏腹腔镜手术条件者。

（3）病灶较大或考虑病灶与周围粘连严重、手术风险高者。

（4）考虑病变侵犯直肠、结肠壁或侵犯泌尿系统等。

（5）内异症合并不孕者。

（6）有较严重其他脏器并发症者。

【三级医院向二级医院的转诊标准及处置】

标准　手术治疗后症状缓解、病情平稳者可转入二级医院随诊。

第三节　子宫肌瘤

【概述】

子宫肌瘤是女性生殖器最常见的良性肿瘤，由平滑肌及结缔组织组成。最常见于30～50岁妇女，20岁以下少见。据报道，30岁以上妇女约20%有子宫肌瘤。因子宫肌瘤多无或很少有症状，临床报道发病率远低于肌瘤真实发病率。

子宫肌瘤：按肌瘤生长部位分为宫体肌瘤（90%）和宫颈肌瘤（10%），根据肌瘤与子宫肌壁的关系分为肌壁间肌瘤（60%～70%）、浆膜下肌瘤（约占20%）和黏膜下肌瘤（占10%～15%），多个或多种类型的肌瘤可发生于同一子宫，称为多发子宫肌瘤。

子宫黏膜下肌瘤分型：1.0型：有蒂黏膜下肌瘤，未向肌层扩展。2. Ⅰ型：无蒂，向肌层扩展<50%。3. Ⅱ型：无蒂，向肌层扩展>50%。

【临床表现】

1. 症状　子宫肌瘤症状的出现与肌瘤生长部位、生

17

长速度及肌瘤有无变性有着密切关系，小的肌瘤可无症状。其主要症状如下：经量增多与经期延长、盆腔包块、白带增多、压迫症状、疼痛、不孕、继发性贫血等。

2. **体征** 与肌瘤大小、位置、数目及有无变性有关。大肌瘤可在下腹部扪及实质性不规则肿块。妇科检查扪及子宫增大，表面不规则单个或多个结节状突起。浆膜下肌瘤可扪及单个实质性球状肿块与子宫有蒂相连。浆膜下肌瘤位于宫腔内者子宫均匀增大，脱出于宫颈外口者，窥器检查即可见宫颈口处有肿物，粉红色、表面光滑，宫颈四周边界清楚。若有感染时可有坏死、出血及脓性分泌物。

【诊治原则】

1. 诊断

（1）症状：月经量增多，经期延长，不规则阴道出血，白带增多，血性、脓性或伴臭味，盆腔包块及伴随的压迫症状、疼痛、不孕及继发性贫血。

（2）体征：妇科检查子宫增大、结节、不平，单个或多个结节、质硬等。

（3）辅助检查：B超、MRI、探测宫腔、子宫输卵管造影、宫腔镜、腹腔镜等可协助诊治。

2. 治疗 子宫肌瘤的治疗原则，应根据患者的症状、年龄、生育要求、肌瘤大小、类型、数目等情况全面考虑，可分为以下几种治疗方法。

（1）非手术治疗：随访观察、中药治疗、激素类药物治疗等。

（2）手术治疗：根据肌瘤的大小、数目、生长部位及对生育的要求等采用相应的手术方式。手术可经腹、经阴道、经腹腔镜或宫腔镜，希望保留生育功能的患者行子宫肌瘤切除术，不要求保留生育功能或疑有癌变可行子宫次全切或子宫全切术。

（3）其他治疗：子宫动脉栓塞术、宫腔镜子宫内膜切除术等。

【二级医院向三级医院的转诊标准及处置】

标准

（1）单个宫体肌瘤≥8cm。

（2）宫颈肌瘤、阔韧带肌瘤及Ⅱ型子宫黏膜下肌瘤。

（3）多发性或巨大子宫肌瘤，子宫大于孕4月。

（4）拟行宫腔镜下黏膜下肌瘤切除者。

（5）妊娠合并子宫肌瘤者。

（6）子宫肌瘤可能有恶性变者。

（7）子宫肌瘤出血多，引起继发性贫血，导致贫血性心脏病或合并其他脏器功能不全者。

【三级医院向二级医院的转诊标准及处置】

标准　三级医院按照诊疗指南予以相应处理。完成治疗后，可转下级医院随诊。

第四节　宫颈癌前病变及宫颈癌

【概述】

子宫颈上皮内瘤变（CIN），是与子宫颈浸润癌密切相关的一组子宫颈病变，大部分低级别CIN可自然消退，但高级别CIN具有癌变潜能，可能发展为浸润癌，被视为癌前病变。此类病变仍限于宫颈上皮层内，未穿透基底膜，无间质浸润。宫颈浸润癌是指肿瘤病变穿透宫颈基底膜，发生间质浸润。

1. 子宫颈上皮内瘤变（Cervical Intraepithelial Neoplasia，CIN）是与宫颈浸润癌密切相关的一组癌前病变，以往称之子宫颈上皮不典型增生，根据不典型细胞在上皮内所占的范围及病变程度分为3级，CINⅠ相当于轻度不典型增生，CINⅡ相当于指中度不典型增生，CINⅢ相当于重度不典型增生及原位癌。它反映了子宫颈癌发生发展中的连续病理过程，该病变具有不同的转归，可以自然消退，亦可发展为子宫颈癌，后者一般需要5~10年。

2. 子宫颈浸润癌：起源于子宫颈鳞状上皮或腺上皮

17

细胞的恶性肿瘤，专指子宫颈浸润癌，包括微小浸润癌。其主要组织学类型为鳞状细胞癌（70%~80%）、腺癌和腺鳞癌（15%~20%），其余为透明细胞癌、神经内分泌癌、小细胞癌等少见特殊类型。

【临床表现】

1. 癌前病变及宫颈癌临床表现早期可无任何症状。常见的症状为接触性阴道出血，异常白带如血性白带、白带增多，不规则阴道出血或绝经后阴道出血。其次为阴道排液，多数患者有白色或血性、稀薄如水样或米泔状、有腥臭味的阴道排液。

宫颈癌晚期时根据病灶范围、累及脏器出现一系列继发性症状。可出现阴道大量出血，导致贫血；肿瘤合并感染可出现发热症状；也可有肾功能衰竭及恶病质情况；肿瘤侵犯膀胱可出现血尿，侵犯直肠可出现血便，肿瘤侵透膀胱、直肠可出现瘘。

2. CIN 的分级及宫颈癌的分期

CIN 分级

1）CIN Ⅰ 级：即轻度异型，细胞异型性轻，排列不整齐，核分裂象少，但仍保持极性，异常增殖细胞限于上皮层下 1/3。

2）CINI Ⅱ 级：即中度异型，细胞异型性明显，核明显增大，核质比例增大，核深染，核分裂象较多，细胞数量明显增多，细胞极性尚存，异常增殖细胞占据上皮层下 1/3~2/3。

3）CIN Ⅲ 级：包括重度非典型增生及原位癌，重度非典型增生的上皮细胞异型性显著，失去极性，异常增殖细胞扩展至上皮的 2/3 或几乎全层，难以与原位癌区别。原位癌的上皮异型性细胞累及全层，细胞拥挤，排列紊乱，极性消失，核异型性显著，核分裂象多见。上皮基底膜完整，无间质浸润。

3. 宫颈癌临床分期（FIGO 2009）

（1）Ⅰ 期：Ⅰ A1 期镜下诊断的浸润性宫颈癌，肿瘤浸润深度 ≤3mm，宽度 ≤7mm；Ⅰ A2 期浸润深度 3~

5mm，宽度小于 7mm；ⅠB 期临床癌灶局限于子宫颈或镜下诊断时肿瘤范围超过ⅠA2；IB1 临床癌灶<4cm，ⅠB2 临床癌灶≥4cm。

（2）Ⅱ期：肿瘤超过宫颈，但未侵犯骨盆壁或阴道下 1/3。

（3）Ⅲ期：肿瘤达到骨盆壁或（和）阴道下 1/3，或引起肾积水或肾脏无功能。

（4）Ⅳ期：肿瘤侵犯膀胱或直肠黏膜，和（或）超出真骨盆范围以及发生远处转移。

【诊治原则】

1. 诊断 CIN 的诊断应遵循"三阶梯式"诊断程序——细胞学和高危型 HPV DNA 检测、阴道镜检查及宫颈活组织病理学检查，确诊依据为组织学诊断。

宫颈癌的诊断应根据病史和临床表现，尤其有接触性阴道出血者，通过"三阶梯"诊断程序，或对子宫颈肿物直接进行活体组织检查可以明确诊断。病理检查确诊为子宫颈癌后，应由两名有经验的妇科肿瘤医生通过详细全身检查和妇科检查，确定临床分期。

2. 治疗 CIN 的处置应做到个体化，综合考虑疾病情况（CIN 级别、部位、范围、HPV DNA 检测等）、患者情况（年龄、婚育情况、随访条件）及技术因素。CINⅠ可随访观察或采用物理治疗，CINⅡ和 CINⅢ通常采用子宫颈锥切术。

宫颈癌的治疗根据临床分期、患者年龄、生育要求、全身情况、医疗技术水平及设备条件等综合考虑制定适当的个体化治疗方案，总原则为采用手术和放疗为主、化疗为辅的综合治疗。

手术治疗主要用于早期宫颈癌患者（ⅠA-ⅡA），根据具体分期和年龄、对生育要求手术范围不同，也有先采取新辅助化疗使病灶缩小后行广泛子宫切除术，减少手术并发症。

放射治疗：各期宫颈癌均可选择放疗。早期病例以局部腔内照射为主，体外照射为辅，晚期以体外照射为

17

主，腔内照射为辅。

化疗：主要用于ⅡB以上中晚期宫颈癌、局部晚期宫颈癌（ⅠB2和ⅡA2期）或复发转移患者同期放化疗，以铂类为基础，多采用静脉化疗，也可用动脉局部灌注化疗。

【二级医院向三级医院的转诊标准及处置】

1. 标准

（1）若为CINⅢ或ⅠA1期宫颈浸润癌，根据相关临床诊疗指南进行处理，有条件的医院可予治疗，无条件者转三级医院治疗。

（2）若为ⅠA2期及以上的宫颈浸润癌转三级医院治疗。

2. 预处理　少数宫颈癌合并急性大出血者需就地予以阴道填塞、建立静脉通路后转运，转送途中，注意监测生命体征。

3. 注意事项　应转至具有综合实力的三级医院，并具备宫颈癌手术治疗经验及放疗、化疗条件。

第五节　卵巢肿瘤

【概述】

卵巢肿瘤为最常见妇科肿瘤，可发生在任何年龄，其中以20~50岁最多见。肿瘤组织学类型繁多，可归纳为上皮性肿瘤、生殖细胞肿瘤、性索-间质细胞肿瘤、转移性肿瘤。各种类型又分为良恶性肿瘤。

卵巢上皮性肿瘤来源于卵巢表面的生发上皮，为最常见的卵巢肿瘤，常见组织学类型有：浆液性肿瘤、黏液性肿瘤、卵巢子宫内膜样肿瘤；分为良性、交界性及恶性。

卵巢生殖细胞肿瘤为来源于原始生殖细胞的一组肿瘤，占卵巢肿瘤20%~40%。多发生于年轻妇女及幼女。常见病理类型有：畸胎瘤、无性细胞瘤、卵黄囊瘤等。

卵巢性索间质细胞肿瘤来源于原始性腺中的性索及

间质组织，占卵巢肿瘤的 4.3% ~ 6%。性索向上皮分化形成颗粒细胞瘤或支持细胞瘤；向间质分化形成卵泡膜细胞瘤或间质肿瘤。此类肿瘤常具有内分泌功能，又称内分泌性肿瘤。常见病理类型有：颗粒细胞瘤、卵泡膜细胞瘤、纤维瘤、睾丸母细胞瘤等。

卵巢转移性肿瘤：体内任何部位如乳腺、肠、胃、生殖道、泌尿道等的原发癌，均可转移到卵巢。最常见为来自胃肠道的转移癌，镜下可见印戒细胞，即库肯勃氏瘤。

【临床表现】

1. 卵巢良性肿瘤

（1）肿瘤较小时常无症状，常在检查时偶然发现。

（2）肿瘤增大时，感腹胀或腹部可扪及肿块。

（3）肿瘤增大时占据盆、腹腔时，可出现尿频、便秘、气急、心悸等压迫症状。

（4）检查见腹部膨隆，包块活动度差，叩诊实音，无移动性浊音。双合诊和三合诊检查可在子宫一侧或双侧触及圆形或类圆形肿块，多为囊性，表面光滑，活动，与子宫无粘连。

2. 卵巢恶性肿瘤

（1）早期常无症状。

（2）晚期主要症状为腹胀、腹部肿块、腹腔积液及其他消化道症状。

（3）肿瘤向周围组织浸润或压迫，可引起腹痛、腰痛或下肢疼痛；压迫盆腔静脉可出现下肢水肿。

（4）当肿瘤内出血、坏死、破裂、感染时可致腹痛。发生蒂扭转时可产生急腹痛。恶性肿瘤侵犯盆壁、累及神经时，可出现疼痛并向下肢放射。

（5）功能性肿瘤可出现幼女的性早熟，生育年龄的月经失调（如不规则阴道出血、闭经）及绝经后阴道流血，分泌雄激素者还会有男性化表现。

（6）恶病质晚期肿瘤患者有贫血、消瘦等恶病质变现，甚至出现肠梗阻等。

17

（7）三合诊检查可在直肠子宫陷凹处触及质硬结节或肿块，肿块多为双侧，实性或囊实性，表面凹凸不平，活动差，与子宫分界不清，常伴有腹腔积液。有时可在腹股沟、腋下或锁骨上触及肿大的淋巴结。

【诊治原则】

1. 诊断　结合病史、体征及必要的辅助检查确定。

（1）盆腔肿块是否来自卵巢。

（2）卵巢肿块的性质是否为肿瘤。

（3）卵巢肿瘤是良性还是恶性。

（4）肿瘤的可能组织学类型。

（5）恶性肿瘤的转移范围。

（6）常用的辅助检查有：

1）影像学检查：①B型超声检查；②CT、MRI、PET检查等。

2）肿瘤标志物检查：①血清CA-125；②血清AFP；③血清HCG；④性激素；⑤血清HE4、CEA等。

3）腹腔镜检查：可直接观察肿块外观和盆腔、腹腔及横膈等部位，可对可疑部位取活检，抽取腹腔积液行细胞学检查。

4）细胞学检查：抽取腹腔积液或腹腔冲洗液和胸腔积液行细胞学检查。

2. 治疗　卵巢肿瘤一经发现，应行手术。手术目的：①明确诊断；②切除肿瘤；③恶性肿瘤进行病理分期；④解除并发症。术中应剖检肿瘤，必要时作冷冻切片组织学检查以明确诊断。卵巢良性肿瘤可在腹腔镜下手术，而恶性肿瘤一般采用经腹手术。卵巢恶性肿瘤患者术后应根据其组织学类型、细胞分化程度、手术病理分期和残余灶大小决定是否接受辅助性治疗，化疗是主要的辅助治疗。

【二级医院向三级医院的转诊标准及处置】

1. 标准

（1）考虑卵巢良性肿瘤，包块较大，缺乏手术治疗经验者。

（2）部分缺乏腹腔镜手术治疗条件者。

（3）缺乏活体组织病理检查条件者。

（4）考虑卵巢良性肿瘤，患者有其他脏器严重并发症，或年龄较大患者。

（5）肿瘤标记物升高、盆腔包块固定，或肿瘤生长较快，高度怀疑或考虑为卵巢恶性肿瘤者。

（6）妊娠合并卵巢肿瘤者。

2. 注意事项 应转至具有综合实力的三级医院，并具备卵巢癌手术治疗经验及放疗、化疗条件。

【三级医院向二级医院的转诊标准及处置】

标准

（1）卵巢良性肿瘤经治疗病情稳定者后转入二级医院随诊。

（2）手术后需进行化疗者，原则上在三级医院进行相应处理，也可转至具有化疗条件的二级医院。

第六节 子宫内膜癌

【概述】

子宫内膜癌是发生于子宫内膜的一组上皮性恶性肿瘤，以来源于这个内膜腺体的腺癌最常见。约75%的病例发生于50岁以后，尤其好发于绝经后妇女。在女性生殖系统恶性肿瘤中，子宫内膜癌的发病率仅次于子宫颈癌，占第二位。

子宫内膜癌的病因尚不清楚。目前认为子宫内膜癌有两种发病类型。雌激素依赖型（Ⅰ型）和非雌激素依赖型（Ⅱ型）。雌激素依赖型子宫内膜癌绝大部分为子宫内膜样腺癌，此类患者常伴有不育、肥胖、高血压、糖尿病、月经异常、绝经后延、多囊卵巢等因素。Ⅱ型为非雌激素依赖型子宫内膜癌，包括浆液性乳头状癌、透明细胞癌、腺鳞癌、黏液腺癌等。子宫内膜不典型增生：指子宫内膜腺体增生并有细胞不典型，表现为在单纯型或复杂型增生的基础上，腺上皮细胞增生，层次增

17

多，细胞极性紊乱，体积增大，核浆比例增加、核深染，见核分裂象。不典型增生可分为轻、中、重三度，重度不典型增生约 1/3 可发展为子宫内膜癌。

【临床表现】

1. 异常子宫出血　绝经后阴道流血，围绝经期不规则阴道流血，40 岁以下妇女月经增多、经期延长或月经紊乱。

2. 阴道异常排液呈浆液性或血水性。

3. 肿瘤晚期时，因癌肿浸润周围组织或压迫神经引起下腹部及腰骶部不适，比如腹痛或盆腔痛、腹胀、早饱、肠道及膀胱功能的改变。晚期可出现贫血、消瘦及恶病质。

4. 妇科检查　早期患者可无症状，晚期则子宫明显增大，癌组织浸润周围组织时，可扪及宫旁转移结节或肿块。

【诊治原则】

1. 诊断

（1）病史：月经紊乱史，特别是子宫内膜增生过长史、不孕史，长期服用雌激素药物；合并肥胖、高血压疾病、糖尿病及不孕不育史，特别是内分泌紊乱疾病如多囊卵巢综合征病史等。

（2）临床表现：子宫内膜癌最常见的临床表现是异常子宫出血（包括不规则的月经周期以及经间期出血）以及绝经后阴道流血。对于晚期子宫内膜癌患者其临床表现与卵巢癌类似，比如腹痛或盆腔痛、腹胀、早饱、肠道及膀胱功能的改变。

（3）辅助检查：经阴道彩色多普勒超声检查、MRI、分段诊刮、宫腔镜检查、直视下宫腔内活体组织病理学检查，组织学检查时子宫内膜癌的确诊依据。其他比如子宫内膜抽吸活检、血 CA125 测定。

2. 治疗　子宫内膜癌主要治疗方法为手术、放疗及药物（化学药物及激素）治疗。应根据肿瘤累及范围及组织学类型，结合患者年龄及全身情况制定适宜的治疗方案。早期患者以手术为主，术后根据高危因素选择辅助治疗。影响子宫内膜癌预后的高危因素有：非子宫内膜样癌或低分化腺癌、深肌层浸润、脉管受累、肿瘤体积大、宫颈转移、淋巴结转移和子宫外转移等。晚期采用手术、放疗、药物等综合治疗。

【二级医院向三级医院的转诊标准及处置】

标准

（1）若为子宫内膜不典型增生，无全子宫切除条件的二级医院需转诊至三级医院治疗。

（2）子宫内膜癌患者原则上均转至三级医院治疗。

2. 注意事项　三级医院应具备外、内科综合实力，有内膜癌手术治疗经验及放疗、化疗条件。

第七节　绒毛膜癌

【概述】

绒毛膜癌简称绒癌，是一种高度恶性的肿瘤，其特点是滋养细胞失去了原来绒毛结构而散在地侵入子宫肌层或通过血道转移至其他部位。绒癌常继发于葡萄胎、流产、早产及足月分娩后，少数可发生于异位妊娠后，但其真正原因尚不清楚，免疫异常可能与本病有关。

【临床表现】

流产、足月产、异位妊娠以后出现不规则阴道出血等症状或转移灶，转移发生早而且广泛，最常见的转移部位是肺、其次是阴道、以及盆腔、肝脏及脑等部位。

【诊治原则】

1. 诊断

（1）临床特点：流产、足月产、异位妊娠以后出现不规则阴道出血等症状或转移灶，并有 HCG 升高，可诊断为绒癌；葡萄胎清宫后 1 年以上发病者，临床可诊断为绒癌，半年至 1 年内发病则有侵蚀性葡萄胎和绒癌的可能，需经组织学检查鉴别。

（2）HCG 测定：一般葡萄胎清除后 84～100 天 β-

17

HCG 可至正常，人工流产及自然流产后分别约需 21 天和 9 天，个别可达 3 周。足月分娩后 12 天，异位妊娠后为 8~9 天个别可长达 5 周。若超过上述时间，HCG 仍持续在高值并有上升，结合临床表现可诊断为绒癌。

（3）B 超检查：子宫肌层浸润为密集不均匀光点。同时部分可见到卵巢黄素化囊肿。

（4）病理特点：若见大量滋养细胞及出血坏死未见绒毛结构，则可诊断为绒癌；若见到绒毛结构，可排除绒癌的诊断。

（5）胸部 X 线检查：典型者为球样阴影，亦可呈片状阴影。

（6）CT、MRI 检查：适用于脑、肝脏等其他脏器转移等。

2. 治疗　治疗原则：以化疗为主，手术和放疗为辅的综合治疗。即使晚期广泛转移者仍可能获得痊愈。若已耐药，必要时辅以手术切除病灶，应尽量保留年轻患者的生育功能，放射治疗主要用于肝、脑转移和肺部耐药病灶的治疗。

【二级医院向三级医院的转诊标准及处置】

标准　经确诊的绒毛膜癌患者应转至滋养细胞肿瘤治疗经验丰富的三级医院治疗。

第八节　子宫阴道脱垂

【概述】

子宫从正常位置沿阴道下降，宫颈外口达到坐骨棘水平以下，甚至完全脱出于阴道口外，称为子宫脱垂。常合并有阴道前后壁膨出。

分娩损伤和产褥早期体力劳动为子宫脱垂最主要的原因。长期腹压增加如长期咳嗽、便秘、站立或负重、盆腔内巨大肿瘤或大量腹水等，均将使腹内压增加促使或加重子宫脱垂；盆底组织先天性发育不良或退行性变等也可发生子宫脱垂。

【临床表现】

1. 症状 轻症患者一般无不适。重症子宫脱垂患者有不同程度的腰骶部不适或下坠感，站立过久或劳累后症状明显，卧床休息则症状减轻。重症子宫脱垂常伴有排便排尿困难、便秘，残余尿增加，部分患者可发生压力性尿失禁，随着膨出的加重，逐渐出现排尿困难，易并发尿路感染。子宫长期脱出时在子宫颈和阴道黏膜破溃可有血性分泌物，若继发感染则有脓性分泌物。月经不受影响。

2. 体征 不能回纳的子宫脱垂常伴有阴道前后壁膨出、阴道黏膜增厚角化、宫颈肥大并延长。

【诊治原则】

1. 诊断

（1）病史：多有分娩史，特别是难产史，产后过早劳动。

（2）症状：阴道内有肿物脱出，站立或蹲位过久、咳嗽、走路过多等增加腹压肿物脱出，病情加重，肿物脱出越来越大，以致卧位时，肿物不能自动回缩而需用手还纳，病情加重而无法还纳。常伴有腰酸痛及下腹、阴道、外阴坠胀感，伴有阴道前后壁膨出时，常伴有排尿、排便困难，重者可有尿潴留。子宫长期脱出时在子宫颈和阴道黏膜破溃可有血性分泌物，若继发感染则有脓性分泌物。

（3）体征：根据患者平卧用力向下屏气时子宫下降的程度，临床上分为三度。

1）Ⅰ度轻型：宫颈外口距处女膜缘<4cm，未达到处女膜缘；重型：宫颈已达到处女膜缘，阴道口可见宫颈。

2）Ⅱ度轻型：宫颈脱出阴道口，宫体仍在阴道内；重型：宫颈及部分宫体脱出阴道口。

3）Ⅲ度：宫颈与宫体全部脱出阴道口外。

2. 治疗 有非手术治疗和手术治疗两类，采用什么方式治疗应根据脱垂的程度、年龄、生育要求和健康状况综合考虑选择。

17

（1）非手术治疗：脱垂症状不明显，有生育要求和体质差不能耐受手术者。可采用盆底肌肉锻炼和物理疗法、放置子宫托、中药和针灸等。

（2）手术治疗：凡Ⅱ、Ⅲ度子宫脱垂或有症状的膀胱膨出、直肠膨出以及非手术治疗无效者可考虑手术治疗。根据患者年龄、生育要求及全身健康状况，个体化治疗。手术的主要目的是缓解症状、恢复正常的解剖位置和脏器功能，有满意的性功能并能够维持效果。合并压力性尿失禁者应同时行尿路中段悬吊术或膀胱颈悬吊手术。常选用以下手术方法：曼氏手术、经阴道子宫全切除及阴道前后壁修补术、阴道封闭术、盆底重建术。

【二级医院向三级医院的转诊标准及处置】

标准

（1）Ⅱ、Ⅲ度子宫脱垂者。

（2）要求手术治疗者。

（3）压力性尿失禁者。

（4）有症状的膀胱膨出、直肠膨出者。

【三级医院向二级医院的转诊标准及处置】

标准　三级医院治疗后病情平稳、症状缓解者可在二级医院随诊。

第九节　功能失调性子宫出血

【概述】

功能失调性子宫出血（简称功血）是由于生殖内分泌轴功能紊乱造成的异常子宫出血，可表现为出血量过多、出血持续时间过长和（或）间隔时间过短。分类：按发病机制可分为无排卵性及有排卵性两类。前者多见于青春期及绝经过渡期，占 70%~80%；后者多见于育龄期妇女，占 20%~30%。

【临床表现】

常表现子宫不规则出血，月经周期紊乱，经期长短

17

不一，经量不定或增多，甚至大量出血，一般无腹痛或其他不适，出血量多或时间长时常继发贫血，大量出血可导致休克，可反复发作。

【诊治原则】

1. 诊断 功血诊断应采用排除法，需要排除的情况或疾病有：妊娠相关出血、生殖器官肿瘤、感染、血液系统及肝肾重要脏器疾病、甲状腺疾病、生殖系统发育畸形、外源性激素及异物引起的不规则出血等。

（1）详细询问病史：详细询问出血类型、发病时间、病程经过、出血前有无停经史及以往治疗经过。注意患者年龄、月经史、婚育史和避孕措施、近期有无服用干扰排卵的药物及抗凝药物等，是否存在引起月经失调的全身或生殖系统相关疾病如肝病、血液病、糖尿病、甲状腺功能亢进或减退症等。

（2）临床症状：阴道不规则出血，月经的周期频率、规律性、经量、经期长度均可异常，有时会引起大出血和重度贫血，可反复发作。

（3）查体及妇科检查：有无贫血、甲减、甲亢、多囊卵巢综合征及出血性疾病的阳性体征；妇科检查应排除阴道、宫颈及子宫器质性病变，注意出血来自宫颈表面还是来自宫颈管内。

（4）辅助检查：血常规、凝血功能、β-HCG检测、盆腔B超、诊断性刮宫、宫腔镜检查、内分泌检查、基础体温测定等。

2. 治疗 功血的一线治疗是药物治疗。青春期及生育年龄无排卵性功血以止血、调整周期、促排卵为主；绝经过渡期功血以止血、调整周期、减少经量，防止子宫内膜病变为治疗原则。常采用性激素止血和调整月经周期。

止血的方法包括孕激素子宫内膜脱落法、大剂量雌激素内膜修复法、短效口服避孕药或高效合成孕激素内膜萎缩法和诊刮。辅助止血的药物还有氨甲环酸（详见2009年"功血指南"）。调整周期的方法主要有雌孕激素序贯法、后半期孕激素法、促排卵，青春期及生育年龄患者宜选用天然或接近天然的孕激素（如地屈孕酮），有利于卵巢轴功能的建立或恢复。短效口服避孕药主要适合于有避孕要求的妇女。对已完成生育或近1年无生育计划者可放置含孕酮或左炔诺孕酮的宫内节育器（levonorgestrel-IUD），可减少无排卵患者的出血。

手术治疗：对于药物治疗疗效不佳或不宜用药、无生育要求的患者，尤其是不易随访的年龄较大患者，应考虑手术治疗。包括子宫内膜切除术、子宫切除术。

【二级医院向三级医院的转诊标准及处置】

1. 标准

（1）如果合并严重贫血，无输血条件，需行宫腔镜检查或无病理检测条件，转三级医院。

（2）难治性功血、严重贫血者、需行内膜病理检查或需行宫腔镜检查和手术者转三级医院处理。

2. 预处理 出血多者，转送途中可先行补液、输血治疗，注意监测生命体征平稳。

3. 注意事项 确保患者转送途中生命体征平稳。

【三级医院向二级医院的转诊标准及处置】

标准 诊断明确、严重贫血已纠正、治疗方案确定者，可转至二级医院随诊。

第十节 闭 经

17

【概述】

闭经是妇产科临床常见症状，诊治的关键是明确闭经原因，针对病因进行治疗。闭经与下丘脑-垂体-卵巢-子宫四个重要环节有密切关系。根据部位不同分为下丘脑性闭经、垂体性闭经、卵巢性闭经、子宫性闭经以及下生殖道发育异常性闭经。闭经原因分为生理性与病理性。青春期前、妊娠期、哺乳期及绝经后不来月经属于生理现象。病理性闭经原因复杂，常分为原发性与继发性两大类。

【临床表现】

1. 原发闭经指女孩年龄超过 15 岁，第二性征已发育，月经未来潮，或年龄超过 13 岁，尚无第二性征发育者。原发闭经多由遗传学原因或先天性发育缺陷引起，根据第二性征的发育情况分为第二性征存在和第二性征缺乏两类。如性发育异常、卵巢发育不全，生殖道发育异常等。

2. 继发闭经指妇女曾已有规律月经来潮，因某种病理性原因而再出现停经 6 个月或按自身原有月经周期计算停止 3 个周期以上者。根据控制月经周期的 5 个主要环节，以下丘脑性最常见，依次为垂体、卵巢、子宫性及下生殖道发育异常闭经。

【诊治原则】

1. 诊断 闭经是症状，诊断是需先询问闭经原因，确定病变部位，然后再明确是何种疾病所引起。

（1）病史：详细询问月经史，包括初潮年龄、月经周期、经量和闭经期限及伴随症状等。发病前有无导致闭经的诱因，如精神因素、环境改变、体重增减、饮食习惯、剧烈运动、各种疾病、用药情况、职业或学习成绩等。已婚妇女需询问生育史及产后并发症史。原发性闭经应询问第二性征发育情况，了解生长发育史，有无先天缺陷或其他疾病及家族史。

（2）体格检查：检查全身发育情况，有无畸形，包括智力、身高、体重、第二性征发育情况，有无体格发育畸形，甲状腺有无肿大，乳房有无溢乳，皮肤色泽及发育情况等。

（3）辅助检查

1）功能试验：①药物撤退试验，包括孕激素试验、雌孕激素序贯试验；②垂体兴奋试验。

2）激素测定：血甾体激素测定、催乳素及垂体促性腺激素测定，肥胖、多毛、痤疮患者还需行胰岛素、雄激素、OGTT、胰岛素释放试验等。

3）影像学检查：盆腔超声检查、子宫输卵管造影、CT 或 MRI 检查、静脉肾盂造影。

17

4）宫腔镜检查。

5）腹腔镜检查。

6）染色体检查。

7）如靶器官反应检查，包括基础体温测定、子宫内膜取样等，怀疑结核或血吸虫病，应行内膜培养。

2. 治疗

（1）全身治疗：占重要地位，包括积极治疗全身性疾病，提高机体体质，供给充足营养，保持标准体重等；肿瘤、多囊卵巢综合征等引起的闭经，应进行特异性治疗。

（2）激素治疗：明确病变环节及病因后，给予相应激素治疗以补充体内激素不足或拮抗其过多，达到治疗目的。

（3）辅助生殖技术。

（4）手术治疗：生殖器畸形、Asherman 综合征、肿瘤等。

【二级医院向三级医院的转诊标准及处置】

1. 标准

（1）对于原发性闭经患者，如果为处女膜闭锁行处女膜切开成形术，若非处女膜闭锁转至三级医院。

（2）继发性闭经患者考虑为子宫性闭经，根据病史考虑需行宫腔镜检查或治疗者转至三级医院。

（3）考虑非子宫性闭经，需要进一步检查，如无条件进行以下检查及相关功能实验：性激素检查（E、P、FSH、LH、T、PRL）、甲状腺功能相关激素检测、肾上腺激素及相关检查、染色体检查、脑 CT/MRI、宫腔镜检查、垂体兴奋试验等转至三级医院。

（4）治疗困难的闭经应在三级医院进行。

2. 注意事项　转送的三级医院应当有诊断和治疗性分化异常、具备相应检查条件以及有经验的妇科内分泌专科医师。

【三级医院向二级医院的转诊标准及处置】

标准　三级医院明确病变、病因并制定治疗方案后，条件允许时可在二级医院治疗、随诊。

第五篇

儿科学

第十八章

儿科学

县级医院在儿科专业应该掌握如下常见疾病的表现及特殊疑难问题处理。包括：急性上呼吸道感染、急性感染性喉炎、支气管炎、毛细支气管炎、支气管哮喘、肺炎、婴幼儿腹泻、小儿惊厥、病毒性心肌炎、川崎病、过敏性紫癜、急性肾小球肾炎、肾病综合征、泌尿道感染、免疫性血小板减少性紫癜、溶血性贫血、矮小症以及性早熟等。应尽可能学习开展如下诊疗技术：纤维支气管镜下肺泡灌洗、高频通气治疗小儿呼吸衰竭、肾活检病理检查、心包穿刺、小儿腹膜透析以及小儿血液透析等。

儿童病情复杂、变化快、家长焦虑，儿科是医患纠纷的高发区，有转诊指征的患儿应该尽快转诊。转诊总指征：1. 危急重症；2. 诊断不明确的疑难病；3. 病情虽然明确，但治疗过程中病情加重；4. 疾病范围超出当地诊治水平；5. 家长有纠纷趋势；6. 家长对当地医院信任度不足，要求转诊。对于生命体征不稳定的患儿转诊需要慎重，必须充分告知转诊途中的风险，征得家长的理解。在上述转诊总指征的基础上，不同疾病的转诊标准，详见后述各节。

第一节 急性感染性喉炎

【概述】

急性感染性喉炎（acute infectious laryngitis）为喉部黏膜急性弥漫性炎症。以声嘶、喉鸣、犬吠样咳嗽和吸气性呼吸困难为临床特征。常见于婴幼儿，冬春为多。

【临床表现】

起病急、症状重，声嘶、吸气性喉鸣、犬吠样咳嗽、三凹征，伴或不伴发热，严重者可出现发绀、烦躁不安、面色苍白、心率加快，甚至因严重喉梗阻而窒息死亡。喉梗阻分为四度：Ⅰ度：仅于活动后才出现吸气性喉鸣和呼吸困难；肺部呼吸音清晰，心率无改变。Ⅱ度：在安静时亦出现吸气性喉鸣和呼吸困难；肺部可闻及喉传导音或管状呼吸音，心率加快。Ⅲ度：除上述喉梗阻表现外，患儿因缺氧而出现阵发性烦躁不安，口唇及指趾发绀，双眼圆睁，惊恐万状，头面出汗；肺部呼吸音明显减低或听不见，心率加快，心音较钝。Ⅳ度：患儿极度衰弱，无力呼吸，三凹征可不明显，呈昏睡状态或进入昏迷，面色苍白或发灰；肺部呼吸音几乎消失，仅有气管传导音，心率或快或慢，不规律，心音钝且弱。

【诊治原则】

主要根据急性发病、声嘶、喉鸣、犬吠样咳嗽、吸气性呼吸困难等临床表现进行诊断。

治疗原则：

1. 一般治疗保持呼吸道通畅，吸氧，糖皮质激素雾化吸入等。

2. 控制感染足量广谱抗生素。

3. 糖皮质激素可用地塞米松静脉推注，每次 0.2~0.3mg/kg；或甲泼尼龙每次 1~2mg/kg，每日 1~2 次静滴，2~3 天症状缓解可考虑停用。

4. 对症治疗烦躁不安者宜用镇静剂，如水合氯醛、苯巴比妥、异丙嗪等。异丙嗪有镇静以及减轻喉头水肿

18

的作用，但氯丙嗪和吗啡因使喉肌松弛，加重呼吸困难，不宜使用。

5. 气管插管或切开术经上述处理仍有缺氧或喉梗阻达Ⅲ度及以上，应及时做气管插管或切开术。

【二级医院向三级医院的转诊标准及处置】

1. 标准

（1）如经积极治疗，呼吸困难无改善甚至加重者，需迅速转诊。

（2）如果患儿就诊时三凹征明显，需行气管切开术，但本单位未开展该技术，需就近转到开展该技术的单位。

2. 预处理　建立静脉通道，静脉使用糖皮质激素及糖皮质激素雾化吸入；鼻导管、面罩甚至气囊加压给氧；监测生命体征，保证患儿血氧饱和度>90%。如果处理后呼吸困难明显，建议先给予气管插管缓解呼吸困难，但部分患儿喉梗阻明显会导致插管失败，忌反复多次插管加重喉头水肿，必要时考虑气管切开。

3. 注意事项　严重喉梗阻若不及时抢救，可窒息死亡，因此该病重点是早期识别并治疗，出现声嘶或犬吠样咳嗽就需警惕，积极雾化或静脉使用糖皮质激素、同时病原学治疗，还应及时与喉或气管异物鉴别。转诊过程中需观察喉梗阻严重程度的变化，包括呼吸频率、三凹征、肺部呼吸音、心率、精神状态、意识以及血氧饱和度等。极少数患儿可出现喉痉挛。当患儿突然出现明显的烦躁、发绀、吸气性呼吸困难时，应立即予糖皮质激素静脉使用，若仍有严重缺氧征象或有Ⅲ度以上喉梗阻，应及时行气管插管或切开术。

第二节　毛细支气管炎

【概述】

毛细支气管炎（bronchiolitis）是婴幼儿特有的呼吸道感染性疾病，好发于2~6月的小婴儿。以阵发性喘憋、呼吸急促、呼吸困难、三凹征等为主要临床表现的疾病。本病具有自限性，主要为呼吸道合胞病毒（RSV）引起。

【临床表现】

病初表现为"感冒"症状，鼻塞伴或不伴流涕以及刺激性咳嗽为首发症状，伴或不伴发热，1~3 日后逐渐出现持续性干咳和发作性喘憋。喘憋发作时呼吸急促和呼气性呼吸困难，呼吸浅快，伴鼻扇、三凹征；心率加快，可达 150~200 次/分，重症患儿面色苍白或口周嘴唇发绀。胸部叩诊呈鼓音，喘憋发作时可闻及弥漫的哮鸣音，往往听不到湿啰音；喘憋缓解后可闻及中、细湿啰音或痰鸣音。严重者可出现呼吸衰竭、心力衰竭、脑水肿及中毒性肠麻痹等。呼吸暂停多见于早产儿、低出生体重儿以及小婴儿，呼吸暂停缓解后可出现严重的呼吸困难。

【诊治原则】

1. 诊断　可根据年龄小、发作性喘憋等特点临床诊断毛细支气管炎。

2. 治疗原则

（1）氧疗。

（2）烦躁者可镇静治疗，拍背吸痰，肺部理疗，保持液体平衡等一般对症治疗。

（3）支气管扩张剂：可选用茶碱类、M 受体阻断剂、β2 受体激动剂，目前推荐雾化吸入治疗为主，如异丙托溴铵、沙丁胺醇等，每日 4~6 次；喘憋重可给予茶碱类静脉滴注，可加重烦躁和增快心率，使用时须密切监测其副作用。

（4）糖皮质激素治疗：推荐雾化治疗，如布地奈德，必要时给予糖皮质激素静脉滴注，可选用甲泼尼龙、地塞米松、琥珀酸氢化可的松（全身糖皮质激素治疗毛细支气管炎目前仍有争议，不推荐常规使用）。

（5）必要时机械通气。

（6）病原治疗：病毒感染可使用利巴韦林或干扰素

18

（不推荐常规使用），合并细菌感染给予抗生素治疗。

（7）生物制品治疗：文献报道静脉滴注 IVIG 可明显缓解症状，缩短病程，减少后续喘息的发作，可作为治疗选择之一；明确 RSV 感染者，也可使用抗 RSV-IVIG 或抗 RSV 单克隆抗体等，但目前疗效尚未完全确定。

（8）白三烯受体拮抗剂：可作为病毒诱发喘息的治疗选择，以减轻气道高反应性。

【二级医院向三级医院的转诊标准及处置】

1. 标准

（1）毛细支气管炎患儿具有以下任意高危因素者建议转诊：①年龄小于 12 周；②慢性肺疾病的早产儿；③先天性心脏病；④免疫缺陷；⑤合并神经系统疾病。

（2）患儿经积极雾化、吸痰、IVIG、激素静脉滴注等相关治疗后仍改善不明显者转诊。

（3）患儿病程超过两周，病情在治疗过程中反复。

（4）患儿既往反复发作"毛细支气管炎"或"喘息性支气管炎"。

2. 预处理 雾化、吸痰，氧疗，糖皮质激素静脉滴注（地塞米松 0.2~0.3mg/kg，或甲泼尼龙 1~2mg/kg），液体静脉维持，有心力衰竭者按心衰处理（镇静、利尿、强心、血管活性药物），保证患儿血氧饱和度 >90%。

3. 注意事项 转诊过程中密切观察患儿喘憋、鼻翼煽动、三凹征等有无明显加重，监测血氧饱和度、心率，若喘憋明显加重，可静脉推注糖皮质激素，加强雾化、吸痰，面罩给氧等，频繁哭闹者可予水合氯醛口服或灌肠。转诊过程中一定要有吸氧和吸痰装置。

第三节 肺 炎

【概述】

肺炎（pneumonia）是由不同病原体或其他因素所致的肺部炎症，以发热、咳嗽、气促、呼吸困难以及肺部固定中、细湿啰音为其共同临床表现。重症肺炎可累及消化、循环及神经系统而出现相应的临床表现，如中毒性肠麻痹、心力衰竭及中毒性脑病等。本节主要讲支气管肺炎（bronchopneumonia）又称小叶性肺炎，是小儿最常见的肺炎。

【临床表现】

主要表现为不规则发热、较频繁咳嗽、气促，精神不振、食欲减退等，严重者可出现口周、鼻唇沟和指趾端发绀，肺部体征早期不明显，可有呼吸音粗糙、减低，以后可闻及固定的中、细湿啰音，以背部两侧下方及脊柱两旁较多，病灶融合时，可出现相应的肺实变体征。重症肺炎由于严重缺氧及炎症反应，除呼吸系统外，可发生循环系统（心肌炎、心力衰竭）、神经系统（中毒性脑病）和消化系统（中毒性肠麻痹）功能障碍，抗利尿激素异常分泌综合征（SIADH），感染性休克及弥散性血管内凝血（DIC）等。在治疗过程中，如出现中毒症状或呼吸困难突然加重，体温持续不退或退而复升，还应考虑有并发症可能，主要包括：脓胸、脓气胸、肺大疱等。

【诊治原则】

1. 诊断　根据发热、咳嗽、气促或呼吸困难，肺部固定中、细湿啰音及肺部影像学可诊断。

2. 治疗原则

（1）一般治疗及护理：变换体位、拍背、合理饮食等。

（2）对症治疗：氧疗、保持呼吸道通畅、吸痰、雾化、支气管解痉、必要时机械通气；保证液体摄入量；纠正水、电解质与酸碱平衡。

（3）抗病毒治疗：流感病毒可用奥司他韦，巨细胞病毒可用更昔洛韦静脉滴注，其他病毒可予利巴韦林静脉滴注或干扰素治疗。

（4）抗生素治疗：明确为细菌感染或病毒感染继发细菌感染者，根据不同病原菌选用敏感药物合理、早期、

18

联合、足量、足疗程用药。

（5）抗真菌治疗：考虑真菌肺炎时，根据不同的真菌选用敏感的药物治疗。

（6）糖皮质激素的应用：适用于全身中毒症状明显、严重喘憋、呼吸衰竭、感染性休克、中毒性脑病、脑水肿等，常用琥珀酸氢化可的松 $5 \sim 10mg/(kg \cdot d)$，或者地塞米松 $0.1 \sim 0.3mg/(kg \cdot d)$，疗程 3~5 日。

（7）并发症的治疗：①肺炎合并心力衰竭的治疗：吸氧、镇静、利尿、强心、血管活性药物；②肺炎合并中毒性脑病的治疗：脱水疗法、改善通气、扩血管、止痉、糖皮质激素、促进脑细胞恢复；③SIADH 的治疗：限制液体入量、补充高渗盐水；④并发脓胸、脓气胸应及时抽脓、排气，必要时胸腔闭式引流；⑤合并佝偻病、营养不良等疾病者，应给予相应治疗。

（8）生物制品治疗：丙种球蛋白、胸腺肽等生物制品根据患儿病情酌情选用。

（9）其他：肺部理疗等。

【二级医院向三级医院的转诊标准及处置】

1. 标准

（1）并存佝偻病、营养不良、先心病、免疫缺陷者易发展为重症肺炎，建议转诊。

（2）有明显多器官功能损害者建议转诊。

（3）耐药菌感染：药敏提示对本医院抗生素均耐药者建议转诊。

（4）持续发热，或体温退而复升，症状反复者建议转诊。

（5）短期内反复因肺炎就诊的建议转诊。

2. 预处理

（1）肺炎合并心力衰竭的患儿给予静脉抗感染、吸氧、镇静（水合氯醛或异丙嗪）、利尿（呋塞米静推）、强心（地高辛或毛花苷丙静脉注射）。

（2）肺炎合并中毒性脑病的患儿：脱水疗法（甘露醇 $0.25 \sim 1g/kg$ 静推，每 6~8 小时 1 次）、改善通气、扩血管、止痉（地西泮每次 0.2~0.3mg/kg 缓慢静推，注意呼吸情况）、糖皮质激素（地塞米松每次 0.2~0.3mg/kg 静脉推注或滴注）。

（3）肺炎合并 SIADH 的患儿：限制水入量，若血 Na<120mmol/L，有明显低钠血症症状时，可给予 3% 氯化钠静滴。

（4）并发脓胸、脓气胸者应及时抽脓、排气，必要时胸腔闭式引流，待生命体征平稳后转诊。

3. 注意事项　转诊过程中主要密切观察患儿呼吸情况（有无突发呼吸困难、呼吸急促）、精神状态（有无烦躁等），监测血氧饱和度、心率、血压，维持静脉通道，鼻导管或面罩给氧，必要时气囊加压给氧，维持患儿血氧饱和度>90%，吸痰装置不可或缺。

第四节　支气管哮喘

【概述】

支气管哮喘（bronchial asthma）简称哮喘，是儿童期最常见的慢性呼吸道疾病，是一种以嗜酸性粒细胞、肥大细胞为主的气道慢性炎症性疾病，该炎症导致气道高反应性，当接触多种刺激因素时，易感者气道可形成广泛的、不同程度的、但可逆性的阻塞症状，表现为反复发作的喘息、气促、胸闷或咳嗽等症状。

【临床表现】

支气管哮喘的典型症状为反复发作的喘息、气促、胸闷或咳嗽，常在运动后、夜间和清晨发作或加剧，多数患儿可经治疗缓解或自行缓解。部分患儿为咳嗽变异性哮喘，以夜间或清晨慢性、反复咳嗽为主要表现，无喘息症状。发病初表现为干咳，后续出现喘息，可伴有或不伴发热，吸气时出现三凹征，严重者可出现颈静脉显著怒张，两肺叩诊呈鼓音，心浊音界缩小，膈肌下移，提示已发生肺气肿，此时呼吸音减弱，全肺可闻及干性啰音及喘鸣音。部分患儿仅表现为呼气延长而无喘鸣，

18

此时鼓励患儿用力呼气有可能诱导出潜在的喘鸣。哮喘危重状态患儿表现为口唇及指甲发绀，烦躁不安，端坐呼吸，讲话困难，呼吸急促，三凹征明显，最危险的体征是两肺几乎听不到呼吸音。

【诊治原则】

1. 诊断　根据病史、临床表现及支气管激发试验等综合判断。

2. 治疗原则　应坚持长期、持续、规范和个体化的治疗，去除诱因，控制发作和预防复发。急性发作期治疗目的是迅速缓解症状，治疗重点为抗感染、平喘；慢性缓解期目的是长期控制症状，重点是抗感染，降低气道高反应性，防止气道重塑，避免触发因素以及自我保健。下面主要强调小儿哮喘危重状态的处理。

(1) 氧疗：所有危重哮喘患儿均存在低氧血症，需要吸氧（初始浓度以 40% 为宜，流量 4~5L/min），使 PaO_2 保持在（70~90mmHg）；必要时呼吸机辅助进行机械通气。

(2) 补液、纠正酸中毒：维持水、电解质平衡，纠正酸碱紊乱。

(3) 糖皮质激素：推荐雾化吸入糖皮质激素，必要时静脉应用静脉糖皮质激素，甲泼尼龙每次 1~3mg/kg，每日 1~2 次，氢化可的松每次 5~10mg/kg，q6h，或地塞米松每次 0.25~0.75mg/kg。

(4) 支气管扩张剂的使用：可雾化吸入 β2 受体激动剂、抗胆碱能药物等；茶碱类药物静脉滴注。

(5) 镇静剂：患儿烦躁时可酌情使用，如水合氯醛灌肠，地西泮镇静，剂量为每次 0.3~0.5mg/kg，均有引起呼吸中枢抑制的副作用，使用时需谨慎。

(6) 抗生素：儿童哮喘发作主要由病毒引起，有细菌感染者予抗生素治疗。

【二级医院向三级医院的转诊标准及处置】

1. 标准

(1) 支气管哮喘急性发作，积极治疗后呼吸困难无

18

明显改善甚至加重者。

(2) 哮喘危重状态。

(3) 反复发作哮喘患儿。

(4) 缺乏哮喘长期防治经验。

2. 预处理 雾化吸入糖皮质激素+支气管扩张药物；建立静脉通道，必要时糖皮质激素静脉滴注；鼻导管、面罩甚至气囊加压给氧；监测血氧饱和度、心率，保证患儿血氧饱和度>90%。

3. 注意事项 转诊过程中需观察患儿呼吸频率、三凹征、肺部呼吸音、心率、精神状态、意识以及血氧饱和度。转诊过程中必须配备给氧、吸痰和雾化的装置。

第五节 婴幼儿腹泻

【概述】

婴幼儿腹泻（infantile diarrhea）是一组由多病原、多因素引起的大便性状改变或大便次数增多为特点的消化道综合征。好发于 6 个月至 2 岁婴幼儿，是导致小儿营养不良、生长发育障碍的主要原因之一。按病因分为感染性（病毒、细菌、真菌、寄生虫等感染所致肠炎）和非感染性（食饵性、症状性、过敏性及其他非感染性腹泻）。

【临床表现】

根据病程分为急性腹泻（连续病程<2 周）、迁延性腹泻（病程 2 周至 2 个月）以及慢性腹泻（病程>2 个月）。

1. 急性腹泻的共同临床表现

(1) 轻型腹泻：主要为胃肠道症状，食欲减退，偶有溢乳或呕吐，大便次数增多（一般不超过 10 次），每次量不多，为黄色或黄绿色稀薄或水样便，患儿精神尚可，无脱水及全身中毒症状，大多在数日内可痊愈。

(2) 重型腹泻：多由肠道内感染引起，除胃肠道症状明显外，往往还伴有全身中毒症状，如发热、精神烦

18

躁或萎靡、嗜睡，意识模糊，甚至休克、昏迷，以及水、电解质、酸碱平衡紊乱。

2. 不同病原所致肠炎有各自临床特点，这里重点描述轮状病毒肠炎　轮状病毒肠炎是秋、冬季婴幼儿腹泻最常见的病原，被称为"秋季腹泻"。经粪-口传播，也可通过气溶胶形式经呼吸道感染而致病。该病传染性强，易引起医院感染，而且可重复感染，多见于6~24个月的婴幼儿，大于4岁者少见。潜伏期1~3天。起病急，常伴有发热和上呼吸道感染症状，一般无明显感染中毒症状。患儿在病初1~2天常发生呕吐，随后出现发热、腹泻。大便次数增多，量大，水分多，黄色水样或蛋花汤样，无或少许黏液，无腥臭味。腹泻严重者可并发脱水、酸中毒及电解质紊乱。本病为自限性疾病，数日后呕吐渐停，腹泻减轻，不喂含乳糖的食物则患儿恢复更快。自然病程3~8天，少数较长。免疫低下者可发生慢性轮状病毒肠炎。少数病例可并发肺炎、心肌炎、惊厥、肠套叠、代谢性酸中毒以及水、电解质平衡紊乱。轮状病毒是引起胃肠炎相关性婴幼儿惊厥最常见的病毒之一，患儿可出现反复抽搐，需警惕。

【诊治原则】

1. 诊断　根据发病季节、病史、临床表现、大便性状以及实验室检查做出诊断。

2. 治疗原则　调整饮食，合理用药，加强护理，预防和纠正脱水，预防并发症。急性腹泻主要是维持水、电解质平衡及抗感染，迁延及慢性腹泻的重点是肠道菌群的调节以及饮食疗法。

（1）一般治疗：加强护理，注意消毒隔离，观察脱水情况及静脉输液速度等。

（2）饮食疗法：应强调继续进食以预防脱水，电解质、酸碱平衡紊乱和营养不良。有严重呕吐者可暂时禁食4~6小时（不禁水），待好转后继续喂食，遵循由少到多，由稀到稠原则。以母乳喂养的婴儿可继续哺乳，大于6个月的患儿可继续食用已经习惯的日常食物，如

18

面条、稀饭、蛋、鱼末、肉末等。人工喂养儿可喂以等量米汤或稀释的牛奶或其他代乳品，由粥、米汤、面条等逐渐过渡到正常饮食。避免给患儿喂食含粗纤维的蔬菜和水果以及高糖食物。病毒性肠炎多有继发性双糖酶（主要是乳糖酶）缺乏，症状持续不缓解的患儿可考虑暂停乳类喂养，改为豆制代乳品，或发酵奶，或去乳糖配方奶粉以减轻腹泻，缩短病程。

（3）纠正水、电解质紊乱及酸碱平衡：脱水是急性腹泻的主要死因，积极合理的液体疗法是降低病死率的关键。

（4）药物治疗：①控制感染：黏液、脓血便患儿（约占30%）多为侵袭性细菌感染，首先根据临床特点，针对病原经验性选用抗菌药物，然后根据大便细菌培养和药敏试验结果进行调整；②肠道微生态疗法：给予益生菌如双歧杆菌、乳酸杆菌、布拉氏酵母菌等有助于恢复肠道正常菌群的生态平衡，抑制病原菌定植和侵袭，改善腹泻，缩短病程；③肠黏膜保护剂：可吸附病原体和毒素，维持肠细胞的吸收和分泌功能，阻止病原微生物的攻击，如蒙脱石散；④避免用止泻剂：如洛哌丁醇，有抑制胃肠动力的作用，导致细菌繁殖和毒素的吸收，可能加重感染性腹泻；⑤补锌治疗：对于急性腹泻患儿，可每日补充锌制剂，有利于缩短病程。6个月以上婴儿补充锌元素 20mg/日，6个月以下婴儿 10mg/日，疗程 10~14 天。⑥积极治疗并发症。

（5）对迁延性和慢性腹泻治疗：重点是寻找引起病程迁延的原因，针对病因进行治疗。调节肠道菌群，维持水、电解质及酸碱平衡，补充微量元素和维生素，必要时要素饮食，甚至静脉营养。此类患儿多有营养障碍，继续喂养是必要的治疗措施，切忌长时间禁食。

【二级医院向三级医院的转诊标准及处置】

1. 标准

（1）慢性或迁延性腹泻患儿，原因不明者。

（2）重型腹泻患儿，伴有严重脱水，器官功能损害者。

18

（3）伴惊厥者。

（4）感染性腹泻，腹泻症状不重，但伴有脓毒症相关的器官功能损害者。

2. 预处理　主要是对症处理。

（1）有严重脱水患儿积极补充水电解质。

（2）频繁呕吐者静脉止吐、护胃、补液。

（3）有惊厥者迅速控制惊厥发作。

3. 注意事项　注意尿量，脱水纠正情况，转运过程中需警惕惊厥发作，必须保持静脉通路，密切观察生命体征。

第六节　小儿惊厥

【概述】

惊厥（convulsion）是突发的全身或局部骨骼肌群不自主的阵挛性或强直性收缩，常伴意识障碍。主要由脑神经元异常超同步化放电引起，也可因末梢神经肌肉刺激阈降低引起，如低钙惊厥。惊厥是儿科常见的急症，关键是要明确病因。根据病因分为感染性疾病和非感染性疾病。

感染性疾病包括：1. 颅内感染；2. 颅外感染：（1）热性惊厥；（2）感染中毒性脑病：败血症、重症肺炎、细菌性痢疾等；（3）其他：如破伤风、狂犬病等。

非感染性疾病包括：1. 颅内疾病：（1）癫痫；（2）颅内占位性疾病：肿瘤、囊肿、血肿等；（3）颅脑损伤和出血；（4）先天性脑发育畸形等。2. 颅外疾病：（1）缺血缺氧性脑病；（2）水、电解质紊乱；（3）遗传代谢病；（4）中毒；（5）肝肾衰竭和 Reye 综合征等。

热性惊厥（febrile seizure，FS）是小儿时期最常见的惊厥性疾病，儿童期患病率 3%~4%，首次发作年龄多为 6 个月~3 岁，平均 18~22 个月。绝大多数 6 岁后不再发作。可有热性惊厥家族史。

癫痫持续状态（status epilepticus，SE）指一次癫痫

18

发作持续 30 分钟以上，或频繁发作而发作间歇期意识不能恢复持续 30 分钟以上者。常见的诱因有颅内感染、脑缺氧缺血、电解质紊乱、突然停用抗癫痫药物、高热等。癫痫持续状态是儿童惊厥的危重状态，若处理不当或治疗不及时，可造成严重脑损伤后遗症或死亡。

【临床表现】

惊厥多突然发生，意识丧失，瞳孔散大，两眼凝视、斜视或上翻，头后仰，面肌及四肢呈强直性或阵挛性抽搐，可伴喉痉挛、呼吸暂停、甚至发绀。惊厥停止后昏睡，少数病例抽搐时意识可清楚，如维生素 D 缺乏性手足搐搦症。部分病例可呈局限性发作。抽搐停止后，如精神良好常提示病情较轻，精神萎靡、嗜睡常提示病情较重。热性惊厥多发生在热性疾病初期，体温骤然升高时（38.5~40℃ 或更高），大多与上呼吸道感染有关，其他伴发于中耳炎、出疹性疾病、下呼吸道感染、消化道感染等疾病，但绝不包括颅内感染和各种颅内病变引起的急性惊厥。临床上分为两型：单纯性热性惊厥与复杂性热性惊厥（鉴别见表：2-8）

表 2-8 单纯性与复杂性热性惊厥的鉴别要点

	单纯性热性惊厥	复杂性热性惊厥
发病率	在热性惊厥中约占 80%	在热性惊厥中约占 20%
惊厥持续时间	短暂发作，大多数在 5~10 分钟内	长时间发作，≥15 分钟
惊厥发作形式	全身性发作	局灶性或不对称发作
惊厥发作次数	一次热程中仅有 1~2 次	发作 24 小时内反复多次发作
热性惊厥复发总次数	≤4 次	≥5 次

18

癫痫持续状态分为惊厥性癫痫持续状态和非惊厥性癫痫持续状态两类。

1. 惊厥性癫痫持续状态又分为全面性和部分性。(1) 全面性惊厥持续状态表现形式呈全身强直-阵挛发作，最初为短暂强直期，随即为反复的全身阵挛发作，发作间期意识依然处于丧失状态；婴幼儿常无强直期，仅表现为反复的阵挛发作，称之为阵挛发作持续状态。(2) 部分性惊厥持续状态，表现为某一组肌群的持续阵挛和肌阵挛抽动。

2. 非惊厥性癫痫持续状态通过视频脑电图监测并结合临床表现而诊断。(1) 失神持续状态表现为意识朦胧或反应减低，脑电图为双侧 3Hz 棘慢波节律性持续性发放。(2) 不典型失神持续状态：表现为意识混乱、反应迟钝，可伴肌阵挛、强直或失张力发作，并可有共济失调样运动障碍，脑电图为持续性的 2Hz 左右棘慢波或节律紊乱、夹杂有尖波或快波的慢波。(3) 精神运动性持续状态：表现为长时间意识模糊并伴有各种精神运动或感觉症状，脑电图为局限性颞叶异常放电和持续性弥漫性慢波或棘慢波。

【诊治原则】

1. 诊断　主要是明确病因，根据病情选择相应的检查项目，包括：三大常规、血糖、电解质、脑脊液、脑电图、头颅 CT/MRI。

2. 治疗原则

(1) 一般治疗：主要是确保呼吸道通畅，防止误吸与窒息；吸氧。

(2) 迅速控制惊厥发作。

1) 地西泮：为首选药物。每次 0.3~0.5mg/kg，5 岁以下每次不超过 5mg，5 岁以上每次不超过 10mg，加入 10~20ml 生理盐水中，缓慢静脉推注，即 1~2mg/min，一般 5 分钟内生效，必要时 15~20 分钟后重复一次，24 小时内可用 2~4 次。急救时可用地西泮直接灌肠，用法为每次 0.5~1mg/kg，6 分钟内可达高峰浓度。

必要时溶于生理盐水或 5% 的葡萄糖中按 0.1 ~ 0.4mg/
(kg·h) 速度静脉滴注维持。但本品不宜肌内注射。由
于该药物可抑制呼吸，所以使用时一定要密切观察患儿
呼吸状态，特别是合用苯巴比妥者。

2）咪达唑仑：相对比较安全，首次负荷量为每次
0.1 ~ 0.3mg/kg，缓慢静推，随后持续静滴维持，速度从
1μg/(kg·min) 开始，最大量可至 8 ~ 9μg/(kg·min)，
加量间隔时间不少于 15 分钟；至有效量或最大量后维持
24 ~ 48 小时，以后每 2 小时减量一次并逐步停用。

3）苯巴比妥：可肌内注射给药，每次 5 ~ 10mg/kg，
每次最大量不超过 0.2g，主要副作用为呼吸抑制。

4）水合氯醛：10% 水合氯醛每次 40 ~ 60mg/kg，最
大量每次 1g，稀释保留灌肠或经胃管给予。其他还有氯
硝西泮、苯妥英钠、丙戊酸钠、利多卡因，如选用上述
药物并给予充分剂量后仍无效、且癫痫持续状态达 1 小
时以上，应考虑全身麻醉治疗，因全麻有呼吸、循环抑
制和药物麻痹的危险，应在 ICU 监护下进行，并做好气
管插管、机械辅助通气准备，以及持续脑电图、脑功能
监测。

（3）维持生命体征平稳、防治并发症：监测生命体
征，积极控制体温，注意纠正低血糖、酸中毒和电解质
紊乱，并特别注意防治脑水肿及颅内高压，可静脉推注
甘露醇和呋塞米。

（4）病因和诱因治疗：积极查找病因和诱因，并进
行相应治疗，如颅内感染、电解质紊乱、低血糖等。

（5）预防反复发作治疗：癫痫发作控制后，应根据
癫痫和癫痫综合征类型给予长期、正规的抗癫痫药物
治疗。

【二级医院向三级医院的转诊标准及处置】

1. 标准　除单纯性热性惊厥外，其余惊厥建议控制
抽搐后转诊，进一步明确病因。无法控制的惊厥迅速
转诊。

2. 预处理　主要是控制惊厥，吸氧，保持呼吸道通

畅；酌情静推甘露醇或呋塞米，行头颅 CT 检查，排除颅内出血后，迅速转诊。

3. 注意事项

（1）惊厥是儿科常见而重要的急症。惊厥持续时间越长，病死率和严重并发症发生率越高，如误吸与窒息、舌咬伤及骨关节损伤、缺氧性脑损伤（脑水肿、颅内高压）等。特别是呼吸机辅助通气情况下，容易发生痰堵、气管损伤出血和呼吸道继发感染，乃至威胁生命。

（2）部分止惊药物易蓄积中毒，可致呼吸、循环抑制，甚至危及生命。应严密监测并备有辅助呼吸装置，必要时气管插管机械通气。

（3）转诊过程中注意瞳孔大小、是否对称、对光反射，注意呼吸、心率、血氧饱和度等。

（4）转诊过程中必须保持呼吸道通畅，避免抽搐时舌头咬伤或误吸。

（5）转诊过程中充分风险告知。

第七节　病毒性心肌炎

【概述】

病毒性心肌炎（viral myocarditis）即由各种病毒引起的心肌急性或慢性炎性，有时可伴有心包或心内膜炎症改变，病理特征为心肌细胞的坏死或变性。临床上大多数是由柯萨奇病毒引起。本病临床表现轻重不一，预后大多良好，但少数可发生心力衰竭、严重心律失常、心源性休克，甚至猝死。

【临床表现】

发病同时或发病前 1~3 周可有病毒感染史，多有轻重不等的全身症状，如发热、乏力、全身不适、活动受限、咳嗽、咽痛、肌痛、腹泻、皮疹等；可有胸痛、胸闷、气促、心悸、心前区不适、头晕、昏厥、抽搐等；心脏大小正常或扩大；心音低钝，可出现奔马律，心动过速或过缓，或有心律失常；心尖部可有轻度柔和收缩

18

期杂音，有心包炎时可有心包摩擦音；重症病例可突发心源性休克，脉搏细弱，血压下降。

【诊治原则】

1. 诊断　主要依据临床表现、心脏扩大、心电图改变、CK-MB 升高或心肌肌钙蛋白阳性以及病原学检查等。

2. 治疗原则　目前尚无有效治疗方法，多采取综合治疗措施。

（1）急性期应卧床休息，必要时吸氧，控制液体入量，减轻心脏负荷。

（2）早期行抗病毒治疗。

（3）改善心肌营养：1，6-二磷酸果糖、维生素 C、辅酶 Q10 等。

（4）大剂量 IVIG：重症和暴发性心肌炎可用 IVIG，总剂量 2g/kg，分 2~3 天用完。

（5）肾上腺皮质激素：重症和暴发性心肌炎者可用地塞米松静脉滴注、甲泼尼龙冲击（每次 10~30mg/kg），或泼尼松口服，症状缓解后逐渐减量停药。

（6）对症治疗：控制心力衰竭（强心剂、利尿剂、血管扩张剂）、纠正心律失常、抢救心源性休克。

（7）心脏临时起搏器：对于起病急、病情进展快的暴发性心肌炎，出现Ⅲ度房室传导阻滞者，需安装临时起搏器。

【二级医院向三级医院的转诊标准及处置】

1. 标准

（1）超声或 X 线示心脏扩大或心包积液、出现心力衰竭，心源性休克等危重情况。

（2）心电图明显异常，伴有心律失常，当地医院无法处理。

（3）伴有多脏器功能损害。

（4）虽然诊断明确，治疗效果欠佳或加重。

（5）临床表现不典型，诊断困难的疑难病例。

2. 预处理　主要是对症处理。

18

（1）有心衰者予强心、利尿、扩管等相关治疗。

（2）纠正心律失常：根据心律失常种类选用不同的抗心律失常药物。

（3）怀疑心源性休克者给予地塞米松 0.5~1mg/kg 静脉推注或滴注；大剂量维生素 C 每次 2~5g，静脉推注，多巴胺或多巴酚丁胺静脉滴注，5~15μg/(kg·min)，根据血压调节滴速。

3. 注意事项

（1）心肌炎时心电图表现缺乏特异性，应强调动态观察心电图。

（2）病毒性心肌炎时，患儿对洋地黄制剂较敏感，应适当减少饱和量，一般为常规剂量的 1/2~2/3，且首次剂量不超过总量的 1/3，并注意补充氯化钾，以免洋地黄中毒，不能同时给予静脉钙剂补充。

（3）少数重症患儿可发生严重心律失常、心力衰竭、心源性休克或心脑综合征（昏厥），甚至猝死。出现Ⅲ度房室传导阻滞者可安装心脏起搏器。

（4）部分患儿可演变为扩张性心肌病或心内膜弹性纤维增生症，预后不良。

（5）重症或疑似暴发性心肌炎患儿需迅速就近转诊，转诊过程中需严密监测生命体征，并充分告知转诊风险。

第八节 川 崎 病

【概述】

川崎病（Kawasaki disease，KD），又称皮肤黏膜淋巴结综合征（mucocutaneous lymph node syndrome，MCLS），是一种以全身性中、小动脉炎性病变为主要病理改变的急性发热出疹性疾病，表现为发热、球结膜充血、口腔黏膜充血、皮疹、手足红斑和硬性水肿以及颈部淋巴结肿大。最严重的危害是冠状动脉损伤。多见于婴幼儿，80%在 5 岁以下，成人罕见。

18

【临床表现】

1. 主要表现

（1）发热：持续 5 天以上，抗生素治疗无效。

（2）球结膜充血。

（3）唇及口腔表现：口唇充血皲裂，口腔黏膜可见弥漫充血，舌乳头突起、充血呈杨梅舌或草莓舌。

（4）手足症状：早期掌跖红斑、手足硬性水肿，后期自指、趾甲和皮肤交界处出现膜状脱皮，重者指、趾甲亦可脱落。

（5）皮肤表现：多形性红斑或猩红热样皮疹或弥漫性充血性斑丘疹，肛周皮肤发红、脱皮，有的婴儿卡介苗接种处可出现充血、结痂。

（6）颈部淋巴结肿大：非化脓性一过性颈部淋巴结肿胀，单侧或双侧，直径在 1.5cm 以上，坚硬有触痛，热退后消散。

2. 心脏表现　于病程第 1～6 周可出现心包炎、心肌炎、心内膜炎、心律失常，冠状动脉扩张、以及冠状动脉瘤，甚至心肌梗死等。

3. 神经系统改变　易激惹、烦躁不安，少数患儿甚至出现颈项强直、惊厥、昏迷等无菌性脑膜炎表现。

4. 消化系统症状　可有呕吐、腹痛、腹泻、麻痹性肠梗阻、肝大、黄疸、血清转氨酶升高等。

5. 巨噬细胞活化综合征（Macrophage activation syndrome，MAS）　主要是巨噬细胞和 T 淋巴细胞过度活化增生，发病率极低，但死亡率高，表现为血小板消耗性减低，治疗棘手。

6. 其他表现　约 20% 病例可出现关节炎或关节痛，偶有发生肺梗死。

【诊治原则】

1. 诊断　主要依靠临床表现以及冠脉有无受累进行诊断。

2. 治疗原则

（1）控制炎症：①阿司匹林：30～80mg/（kg·d），

18

分 3~4 次服用，热退后逐渐减量，约 2 周左右减至 3~5mg/（kg·d），维持 6~8 周；有冠状动脉病变者，应在专科医生指导下延长用药时间和调整用药剂量，直至冠状动脉恢复正常；②丙种球蛋白静脉滴注（IVIG）：是最重要的治疗手段，按 2g/kg 于 8~12 小时缓慢静脉输入，宜于发病后 5~10 天应用，可迅速退热，预防冠状动脉病变发生；③肾上腺皮质激素：因可促进血栓形成，易并发冠状动脉瘤并影响冠状病变的修复，故一般不常规使用，但对于 IVIG 无效患儿、合并全心炎、或无法得到丙种球蛋白时，可与阿司匹林和双嘧达莫（潘生丁）合并应用；病情严重时可采用甲泼尼龙冲击治疗。

（2）抗血小板聚集：除使用阿司匹林外，还可加用双嘧达莫（潘生丁），3~5mg/（kg·d）。

（3）对症、支持治疗：如保持液体平衡、保护肝脏、纠正心律失常、控制心力衰竭等；合并感染时应用抗生素（如头孢菌素）治疗；有心肌梗死时应及时进行溶栓治疗。

（4）其他治疗：严重的冠状动脉病变需要进行冠状动脉搭桥术。

（5）IVIG 无反应型川崎病的治疗：①重复应用大剂量丙种球蛋白 1~2 次；②静脉注射甲泼尼龙 10~20mg/（kg·d），3 天后改口服泼尼松 1~2mg/（kg·d），逐渐减量，疗程约 1 个月；③若上述治疗无效，可加用乌司他丁 5000U/（kg·次），一日 3~6 次，用 3~5 天；④若上述治疗仍无效，可用英夫利昔单抗（TNF-α 抑制剂）3~5mg/（kg·次），但疗效尚未完全确认。

【二级医院向三级医院的转诊标准及处置】

1. 标准

（1）反复发热，缺乏典型症状，疑似该病患儿建议在发热 7 天之内转诊。

（2）川崎病诊断明确，但炎症反应重，并发巨噬细胞活化综合征。

（3）本单位无 IVIG，建议转诊。

（4）IVIG 无反应型川崎病建议转诊。

（5）有明显冠脉病变者。

2. 预处理 主要是根据病情给予对症、支持疗法，如补充液体、保护肝脏、控制心力衰竭、纠正心律失常等；有心肌梗死时应及时进行溶栓治疗；合并感染时应用抗生素（如头孢菌素）治疗。

3. 注意事项 未经有效治疗的患儿，并发冠状动脉损害者可达 15%～25%，病死率 0.5%左右；可继发冠状动脉病变，必须定期顺访；不典型川崎病，易漏诊或误诊，需提高警惕。转诊过程中注意监测生命体征，必要时吸氧，必须配备体温检测和退热药物。

第九节 过敏性紫癜

【概述】

过敏性紫癜（anaphylactoidpurpura）也称亨-舒综合征，是一种以小血管炎症为主要病变的血管炎综合征，临床表现为非血小板减少性紫癜，常伴关节肿痛、腹痛、便血和肾小球肾炎（血尿、蛋白尿），多发于学龄前和学龄期儿童，男孩多于女孩。

【临床表现】

多为急性起病，各种表现以不同的组合形式出现，首发症状多以皮肤紫癜为主，少部分病例以腹痛、关节炎或肾脏症状首发。起病前 1～3 周常有上呼吸道感染史，可伴有低热、乏力、食欲减退等全身症状。

18

1. 皮肤紫癜反复出现皮肤紫癜为本病特征，多见于四肢及臀部，面部及躯干较少，分批出现，对称分布，伸侧较多，初起呈紫红色斑丘疹，高出皮面，压之不褪色，数日后转为暗紫色，继而呈棕褐色而消退，可伴血管神经性水肿，少数重症患儿紫癜可融合成大疱伴出血性坏死。

2. 消化道症状约 2/3 患儿出现反复的阵发性剧烈腹痛，位于脐周或下腹部，可伴呕吐、呕血，部分患儿有血便，可并发肠套叠、肠梗阻、肠穿孔等并发症。

3. 关节症状以膝、踝等大关节为最常受累部位，也可累及肘、腕关节，表现为活动受限，关节腔有积液，单发或多发，可在数日内消失，不留后遗症。

4. 肾脏症状 30%~50%病例出现肾脏受损表现，称为紫癜性肾炎。

5. 其他偶可累及神经、循环、呼吸系统。

【诊治原则】

1. 诊断 典型病例诊断不难，若临床表现不典型，皮肤紫癜未出现时，易误诊。

2. 治疗原则

（1）一般治疗：急性期卧床休息，积极寻找和去除过敏源，控制感染。

（2）对症治疗：伴有血管神经性水肿时，应用抗组织胺药物和钙剂；腹痛时应用解痉剂；有消化道出血者应禁食，止血，胃黏膜保护，必要时输血；可用大剂量维生素 C 改善血管通透性。

（3）肾上腺皮质激素：可迅速缓解腹痛和关节痛，但不能预防肾损害的发生，也不能改善预后，可口服泼尼松 1~2mg/（kg·d），或地塞米松、甲基强的松龙静脉滴注，症状缓解后即可减量、停用。

（4）免疫抑制剂：严重且顽固的皮肤紫癜，重症的紫癜性肾炎需要使用免疫抑制剂，但须严密监测其副作用，并在专科医生指导下使用。

（5）抗血小板聚集：如阿司匹林、双嘧达莫等。

（6）抗凝治疗：对血管炎症状重、D-二聚体较高者可选用肝素、尿激酶等，但在有出血症状时需严密监测凝血功能，谨慎使用。

（7）血液净化治疗：病情严重者可采用血液净化治疗，紫癜性肾炎患儿出现严重肾功能衰竭可采用。

（8）其他：严重病例可用大剂量丙种球蛋白冲击；中成药用于补肾益气和活血化瘀，如：复方丹参片、贞芪扶正冲剂、银杏叶片等，但疗效尚需进一步验证。

18

【二级医院向三级医院的转诊标准及处置】

1. 标准

（1）严重腹型紫癜，肠道大出血，生命体征不稳定。

（2）肾脏受累严重，有肾功衰、大量蛋白尿或明显血尿等症状。

（3）过敏性紫癜反复复发的患儿。

（4）出血性紫癜，多器官功能受损，有噬血细胞综合征倾向。

（5）诊断明确，经治疗改善不明显或加重者。

2. 预处理　已确诊患儿，如腹痛或关节疼痛明显，可予甲基强的松龙静脉滴注 1~2mg/（kg·d）。消化道大出血给予输血、止血、纠正休克等基础处理。

3. 注意事项

（1）紫癜性肾炎是影响远期预后最重要的因素，半年内需定期检测尿常规。

（2）无皮疹表现的过敏性紫癜易致误诊、误治，尤其是首发腹痛的患儿，应提高警惕，不要轻易手术。

第十节　急性肾小球肾炎

【概述】

急性肾小球肾炎（acute glomerulonephritis，AGN），指不同病原感染后引起的一组免疫反应性急性弥漫性肾小球炎性病变。多数有前驱感染病史，急性起病，以血尿为主，伴有不同程度的蛋白尿，可有水肿、高血压或肾功能不全。绝大多数为 A 组 β 溶血性链球菌感染后所致，称为急性链球菌感染后肾小球肾炎（acute poststreptococcal glomerulonephritis，APSGN），是本节讨论的主要内容。

【临床表现】

可轻可重，轻者仅表现为无症状性镜下血尿，重者

18

可短期内出现肾功能不全。

1. 前驱表现 90%病例发病前 1~4 周有链球菌感染史，如：上呼吸道感染、扁桃体炎及猩红热等。

2. 典型表现水肿（非凹陷性、始于眼睑及颜面、渐至全身），尿量减少、血尿、蛋白尿、高血压。

3. 严重表现除上述典型表现外，有以下一项或多项表现，包括：急性肾功能不全、高血压脑病、严重循环充血。

4. 非典型表现无症状性急性肾炎，肾外症状性急性肾炎，以肾病综合征为表现的急性肾炎。

【诊治原则】

1. 诊断 主要根据前期链球菌感染史，典型临床表现，急性期 ASO 滴度升高，C3 浓度降低等进行诊断。

2. 治疗原则 APSGN 为自限性疾病，无特异疗法，主要是注意休息与饮食，保护肾功能，防治急性期并发症。

（1）一般治疗：卧床休息，急性期应低盐饮食，待水肿消退、血压正常后渐由低盐过渡到普食，仅在明显氮质血症时限制蛋白质摄入并给予优质蛋白 0.5g~1g/（kg·d）。

（2）抗感染治疗：对仍有感染灶者可予青霉素 7~10 天，对青霉素过敏者改用大环内酯类抗生素。

（3）对症治疗：利尿：①氢氯噻嗪；②呋塞米等。降血压：①硝苯地平；②卡托普利；③硝普钠等。

（4）急性肾功能不全的治疗：早期可使用利尿剂，严格控制水钠摄入，保持液体平衡，控制氮质血症，无效时行血液净化治疗。

（5）高血压脑病的治疗：降压〔硝普钠从 1μg/（kg·min）开始，严密监测血压，酌情调速，最大量不超过 8μg/（kg·min）〕，抗惊厥（地西泮每次 0.3~0.5mg/kg 缓慢静脉推注，最大不超过 10mg）。

（6）严重循环充血的治疗：严格限制水钠摄入，尽快利尿降压（呋塞米或依他尼酸静脉推注，每次 1~

2mg/kg，必要时 4~8 小时候可重复应用），使用血管扩张剂（酚妥拉明或硝普钠）减轻心脏前后负荷，必要时行血液净化治疗。

（7）其他治疗：包括糖皮质激素的使用，中医中药治疗等。

【二级医院向三级医院的转诊标准及处置】

1. 标准

（1）无儿科肾病专科医生及诊治经验。

（2）肾功能急剧恶化，临床表现为急进性肾炎类型的患儿。

（3）表现为高血压脑病者。

（4）循环充血经常规治疗效果不佳者。

（5）持续大量蛋白尿，临床表现为肾炎型肾病综合征。

（6）C3 持续低下，临床表现迁延不愈者。

2. 预处理　主要是对症处理，利尿、降压，有高血压脑病或严重循环充血的呋塞米每次 1~2mg/kg 静推，硝普钠静脉滴注。

3. 注意事项

（1）部分急进性肾炎和慢性肾炎急性发作易被误诊为该病，需警惕。

（2）血补体 C3 的下降对诊断非常重要，绝大多数病例符合 6 周开始恢复、8 周正常的规律，如果超过 8 周仍降低，要注意与其他肾小球肾炎鉴别。

（3）明显少尿或无尿时，禁用甘露醇、低分子右旋糖酐等，以免加重水钠潴留或高血压，从而加重病情。

（4）有严重表现者需监测血压、呼吸、心率、尿量，维持生命体征平稳。

18

第十一节　肾病综合征

【概述】

肾病综合征（Nephrotic syndrome，NS）系指多种病

因引起的以肾小球基底膜对血浆蛋白质通透性增高为基本发病机制，以"三高一低"（大量蛋白尿、高脂血症、高度水肿和低白蛋白血症）为临床特征的一组综合征。根据病因分为原发性、继发性、先天性三类。

【临床表现】

原发性肾病综合征起病隐匿，无明显诱因，30%有前驱感染病史，不同程度凹陷性水肿为其主要临床特征，始于眼睑，逐渐遍布全身，严重者可有腹水、胸水、阴囊水肿。常伴有尿量减少，尿色加深，无并发症者无肉眼血尿，约15%病例在病初有短暂的镜下血尿。大多数血压正常，约15%病例可能伴有轻度高血压。继发性肾病综合征伴有原发病的表现，如系统性红斑狼疮、过敏性紫癜等。先天性肾病综合征多在出生后三个月内发病。

【诊治原则】

原发性肾病综合征诊断：具有典型的"三高一低"临床表现，其中大量蛋白尿和低白蛋白血症是诊断的必要条件。临床分为单纯型肾病（具有典型的"三高一低"临床表现，常对糖皮质激素治疗敏感）和肾炎型肾病（除上述表现外，尚具有血尿、高血压、氮质血症和血补体C3降低中的一项或多项，常对糖皮质激素治疗不敏感或部分敏感）。

治疗原则：

1. 一般治疗适当休息、合理饮食、防治感染和利尿消肿（轻者口服利尿剂，重者可用低分子右旋糖酐与呋塞米或利尿合剂联合序贯治疗）。

2. 抗血小板聚集、抗凝和促纤溶治疗双嘧达莫，肝素钠，低分子肝素，尿激酶等。

3. 糖皮质激素疗法主要分为诱导缓解和巩固维持两个阶段，对激素耐药和频复发的难治性肾病可用甲泼尼松龙冲击疗法。

4. 免疫抑制剂适用于频复发、激素依赖、激素耐药者及不能耐受激素的病例；常用药物有环磷酰胺、环孢素A、霉酚酸酯以及他克莫司等。

5. 免疫调节剂的应用 IVIG、左旋咪唑等。

6. 血管紧张素转化酶抑制剂（ACEI）可减少蛋白尿，延缓肾小球硬化。

7. 中医中药治疗可调节免疫、活血化瘀、减轻激素副作用、预防感染等。

【二级医院向三级医院的转诊标准及处置】

1. 标准

（1）原发性肾炎型肾病综合征，通常治疗效果不佳，需要肾穿刺活检明确病理类型，建议早期转诊。

（2）原发性单纯型肾病综合征，但治疗效果不佳，属于难治性肾病综合征（激素耐药型、激素依赖型、频复发型）。

（3）治疗过程中出现严重并发症（严重感染、电解质紊乱与低血容量性休克、急性肾功能不全、血栓形成、肾上腺危象等）。

（4）继发性肾病综合征和先天性肾病综合征建议转诊。

2. 预处理　主要是对症处理，严重感染者，静脉抗感染治疗；如出现烦躁不安、四肢湿冷、皮肤大理石状花纹、血压下降等，考虑低血容量性休克，可快速静脉输注生理盐水或低分子右旋糖酐，补充血容量；有高血压者可给予降压治疗，突发呕吐、头痛者，除监测血压警惕高血压脑病外，尚需仔细询问服药史，如果有长期华法林口服史，需警惕颅内出血；有突发呕吐、腹痛，或有突然停用激素病史，需警惕肾上腺皮质危象的可能，可给予静脉滴注氢化可的松 $5\sim8mg/(kg\cdot d)$。

3. 注意事项

（1）该病的主要治疗是糖皮质激素和（或）免疫抑制剂，均有程度不等的毒副作用，系统、规范化、个体化治疗是本病的关键，尽量避免因不规范治疗导致的病情反复甚至严重的药物不良反应。

（2）在治疗过程中需警惕各种严重并发症与合并症，不仅影响疗效和预后，甚至可引起死亡。

18

（3）严重低白蛋白血症可导致急性肾功能不全、脑水肿、严重者可致死亡。

（4）长期大量蛋白尿可致肾脏病理转型与肾脏慢性化进展。

（5）非微小病变型肾病和激素耐药型肾病预后欠佳。

（6）有严重并发症者转诊过程中需监测血压、呼吸、心率、尿量，维持生命体征平稳。

第十二节　泌尿系统感染

【概述】

泌尿系统感染（urinary tract infection，UTI）是病原体通过血行或沿泌尿道上行，在尿液中生长繁殖，并侵犯泌尿道组织引起的感染性疾病的统称。按病原体入侵部位可分为上尿路感染（肾盂肾炎）和下尿路感染（膀胱炎和尿道炎）。但因定位困难，故统称为 UTI。

【临床表现】

年龄越小，症状越不典型。

1. 急性泌尿系统感染

（1）新生儿：临床表现极不典型，多以全身症状为主，常伴有败血症，发热或体温不升、体重不增、拒奶、面色苍白、呕吐、腹泻，甚至黄疸、嗜睡、惊厥等。

（2）婴幼儿：临床表现常不典型，以发热为最突出表现，可有拒食、呕吐、腹泻等全身症状，甚至黄疸和神经系统表现，排尿时哭闹、尿味异常、尿布颜色异常等应想到本病的可能，对所有不明原因发热的婴幼儿都要及时进行尿液检查。

（3）年长儿：临床表现与成人相似，上尿路感染时全身症状多较明显，表现为发热、寒战、呕吐、腹痛、腰痛及肾区叩击痛，同时出现尿路刺激症状，如尿频、尿急、尿痛和尿液混浊、肉眼血尿、遗尿等；下尿路感

18

染时可仅有尿路刺激症状和（或）血尿。

2. 慢性泌尿系统感染

病程迁延或反复发作超过 6 个月者。

3. 无症状性菌尿

无任何泌尿系统感染的临床症状，但常规尿检发现存在着有意义的菌尿，病原体多为大肠杆菌，常同时伴有尿路畸形或既往有症状的泌尿系统感染史。

【诊治原则】

1. 诊断　主要根据临床表现和实验室检查来确诊。

2. 治疗原则

（1）一般治疗：急性感染时应卧床休息，多饮水，勤排尿，减少细菌在膀胱内停留的时间，女孩应注意外阴部清洁护理，男孩注意包皮过长或包茎的处理。

（2）抗感染治疗：根据尿培养及药敏结果，结合临床疗效，选择对肾脏损害作用较小的抗生素，必要时可选用 2 种药物联合治疗。

（3）局部治疗：膀胱内药物灌注治疗。

（4）其他治疗：加强营养以及免疫支持治疗；对于因肠道蛲虫病引起反复泌尿道感染者，予以驱虫治疗；对各种外科因素，如泌尿道畸形、梗阻、结石、膀胱憩室、重度膀胱输尿管反流等，应积极外科矫正。

【二级医院向三级医院的转诊标准及处置】

1. 标准

（1）全身症状重，伴有器官功能受损，特别是 2 岁以下的儿童。

（2）复发性或慢性泌尿系统感染。

（3）持续性菌尿。

（4）伴有泌尿道畸形。

2. 预处理　主要是静脉抗感染，支持、对症处理，监测血压，警惕脓毒性休克等。

3. 注意事项　转诊过程中主要是监测体温、血压、心率等生命体征，予支持、对症等相关处理，避免高热、休克等。

18

第十三节　免疫性血小板
减少性紫癜

【概述】

免疫性血小板减少性紫癜（immune thrombocytopenic，ITP），是儿童最常见的出血性疾病，以血小板减少、皮肤黏膜出血为主要表现，过去也称为"特发性血小板减少性紫癜"。本病分为原发性和继发性，前者指暂未找到特殊致病原因的血小板减少；后者指除了原发性 ITP 以外的所有形式的免疫介导的血小板减少症，包括药物诱导、狼疮相关性、人类免疫缺陷病毒（HIV）相关性、丙型肝炎病毒（HCV）相关性、幽门螺杆菌感染相关性等。本节主要讲原发性 ITP。

【临床表现】

皮肤黏膜出血为最常见的临床表现，多为针尖大小出血点，亦可为瘀点或瘀斑；可伴有牙龈出血、鼻出血；少部分可有血尿、消化道出血；颅内出血少见，一旦出现预后差。实验室检查提示血小板减少，出血时间延长，束臂实验阳性，骨髓巨核细胞数正常或增多、伴成熟障碍。根据血小板减少持续时间分为：新诊断 ITP（<3 个月），持续性 ITP（3~12 个月）以及慢性 ITP（>12 个月）。根据病情和治疗效果分为重型 ITP 和难治性 ITP：前者指血小板<10×10^9/L 且就诊时存在需要治疗的出血症状或在常规治疗中出现了新的出血症状，需要增加其他提高血小板的药物或在现有治疗基础上增加药物剂量；后者指满足以下所有三个条件的患儿：①脾切除后无效或者复发；②至少需要小剂量肾上腺皮质激素及其他治疗以降低出血的风险；③除外其他血小板减少的原因，确诊为原发性 ITP。

【诊治原则】

1. 诊断　主要根据临床表现及实验室检查，并排除其他继发性 ITP。

2. 治疗原则 儿童 ITP 多为自限性，治疗取决于临床出血情况，而非血小板计数，若血小板计数 $\geq 20\times10^9$/L，无活动性出血倾向，可适当限制活动观察随访，无需特殊处理。在此期间，必须动态观察血小板计数的变化；如有感染，需抗感染治疗。若血小板计数 $< 20\times10^9$/L 和（或）伴活动性出血，需临床干预。

（1）一般治疗：限制活动，避免外伤，禁用损害血小板功能的药物，预防和治疗各种感染，局部出血可予局部压迫止血、严重失血者予以输血。

（2）一线治疗：①静脉输注丙种球蛋白（IVIG）：400mg/（kg·d）×（3~5d）或者 1g/（kg·d）×（1~2）d，必要时可以重复；②肾上腺糖皮质激素：常用泼尼松，剂量从 1~2mg/（kg·d）开始，（最大不超过 60mg/d），分次口服，血小板升至 100×10^9/L 后稳定 1~2 周，逐渐减量至停药，总疗程 4~6 周；糖皮质激素治疗 4 周仍无反应者，说明治疗无效，应迅速减量至停用；③静脉输注抗-D 免疫球蛋白：用于 Rh（D）阳性的 ITP 患儿，提升血小板计数作用明显，常用剂量 50~75μg/（kg·d），疗程 1~3 天。

（3）二线治疗：对一线治疗无效病例需重新评估诊断，进一步除外其他疾病，根据病情酌情选用二线治疗。包括：①大剂量肾上腺糖皮质激素；②抗 CD20 单克隆抗体；③促血小板生成剂；④免疫抑制剂；⑤脾切除术。

（4）ITP 的紧急治疗：对于有活动性出血危及生命者可考虑血小板输注，输注前选用甲基强的松龙 10~30mg/（kg·d）×3d，和（或）静脉输注 IVIG 1g/（kg·d）×2d，抑制免疫，减少输注后的破坏。

18

【二级医院向三级医院的转诊标准及处置】

1. 标准

（1）持续性 ITP、慢性 ITP、重型 ITP 和难治性 ITP 均建议转诊。

（2）一线药物治疗效果欠佳或无效者，建议转诊。

（3）考虑继发性 ITP 者，建议转诊。

（4）无法进行骨髓穿刺的单位建议转诊。

2. 预处理　对于出血倾向重者，制动、建立静脉通道、输注大剂量丙种球蛋白，必要时甲基强的松龙冲击和输注血小板。

3. 注意事项　出血不重时尽量不输血小板，一般仅在血小板计数<（10~20）×10^9/L 且有危及生命的严重出血或急需外科手术时才输注血小板，而且最好在输注前给予 IVIG 或糖皮质激素治疗。使用糖皮质激素前最好做骨髓穿刺以排除其他疾病可能，如白血病等。约 3% 的儿童慢性 ITP 为自身免疫性疾病的前驱症状，经数月或数年发展为系统性红斑狼疮、类风湿病或 Evans 综合征等。转运过程中需注意制动，保持安静，监测血压、心率、警惕颅内出血、肺出血等致命的重要脏器出血。

第十四节　溶血性贫血

【概述】

溶血性贫血（hemolytic anemia）是指由于各种原因导致红细胞寿命缩短、破坏增加，超过骨髓代偿能力所致的一类贫血。根据病因可分为红细胞内在缺陷（红细胞膜缺陷、红细胞酶缺陷以及血红蛋白病）和红细胞外在异常（免疫性和非免疫性溶血性贫血）；根据红细胞破坏的场所可分为血管内溶血和血管外溶血；根据发病缓急分为急性和慢性溶血性贫血。

【临床表现】

急性溶血性贫血常表现为急性起病，发热、寒战、乏力，重者可出现休克、少尿、无尿、苍白，甚至黄疸等症状，常见于血型不合输血、G-6-PD 缺乏症、血栓性血小板减少性紫癜、以及自身免疫性溶血性贫血等；慢性溶血性贫血主要表现为贫血、黄疸、肝脾大、间发危象（溶血危象和再生障碍性危象）、骨骼异常和胆石症。两者在临床上有所区别，但又相互交错，有时难以截然分开。

18

【诊治原则】

1. 诊断　主要根据实验室检查明确溶血的存在以及可能的病因。

2. 治疗原则

(1) 输液：急性溶血发生时，应充分补充碱性液体以碱化尿液，同时水化，避免肾小管堵塞导致急性肾功能衰竭。

(2) 输血：若贫血严重需输入浓缩红细胞以改善贫血，对自身免疫性溶血性贫血，因输血可提供大量补体和红细胞，加重溶血，故尽量不予输血，非输血不可时，应输洗涤红细胞，同时加用肾上腺皮质激素。

(3) 肾上腺糖皮质激素：是治疗抗体型自身免疫性溶血性贫血的首选药物，对其他类型的溶血性贫血疗效尚不肯定。

(4) 脾切除：脾功能亢进或脾大明显，出现压迫症状者，应考虑脾切除治疗，但对红细胞酶缺乏所致的溶血性贫血无效。

【二级医院向三级医院的转诊标准及处置】

1. 标准

(1) 溶血性贫血诊断不难，困难在于明确病因（免疫性和非免疫性、红细胞膜缺陷、血红蛋白病、红细胞酶缺陷等）。在急性溶血稳定后应转至上级医院明确病因。

(2) 急性溶血危象。

(3) 严重贫血导致多器官功能受累。

(4) 急性溶血导致急性肾功能衰竭需要血液净化治疗，但当地医院无条件进行。

2. 预处理

(1) 充分碱化尿液。

(2) 制动、输血、必要时氧疗。

3. 注意事项

(1) 溶血性贫血在诊断明确后，应积极寻找原因。

(2) 充分的水化碱化是避免急性肾功能损伤的首要

18

条件。

(3) 贫血越重,输血量越小,以免引起心力衰竭。

(4) 一些全身性疾病如系统性红斑狼疮可能以溶血性贫血为其首发症状,需警惕。

(5) 转运过程中应密切监测生命体征。

第十五节 生长激素缺乏症

【概述】

矮小症是指小儿身高处于同种族、同年龄、同性别正常健康儿童生长曲线第 3 百分位数以下,或低于正常平均值减 2 个标准差(-2SD)。其中因腺垂体合成和分泌的生长激素部分或完全缺乏导致的身材矮小,称为生长激素缺乏症(growth hormone deficiency, GHD)。

【临床表现】

一般出生时身高、体重均正常,常在 1 岁后出现生长速度减慢,生长速率<5cm/年;但体型匀称,智力发育正常;面容较实际年龄幼稚,脸型圆胖,头稍大而圆,头发纤细,皮肤细腻;骨龄一般落后实际年龄 2 年及以上,但与其身高年龄相仿;多数患儿青春期发育延迟,少数患儿除生长激素缺乏外,还同时伴有一种或多种垂体激素缺乏,出现相应的临床表现。

【诊治原则】

1. 诊断 主要通过临床表现及实验室检查进行综合分析。包括:生长激素激发试验、胰岛素样生长因子 1(IGF-1)、胰岛素样生长因子结合蛋白 3(IGFBP-3)、其他激素水平的测定以及骨龄片;GHD 患儿尽量行垂体 MRI 检查,尤其对怀疑有先天发育异常或肿瘤的患儿须行垂体 MRI;对疑有染色体畸变的女性患儿行染色体检查,如 Turner 综合征等。

2. 治疗原则

(1) 生长激素替代治疗:基因重组人生长激素(rh-GH)已广泛用于本病的治疗,目前大多采用每晚睡前皮

18

下注射一次，每周 6~7 次，0.1~0.15U/（kg·d），必要时可加量至每天 0.15~0.2U/（kg·d）；近年长效生长激素已应用于 GHD 的治疗，每周一次，晚上睡前注射，剂量为 0.1~0.2mg/kg。开始治疗年龄越小，效果越好；一般将患儿的靶身高作为指标来决定总疗程，也有将年生长速率作为停药指征，即年增长率≤2.0cm 时，或骨骺基本闭合时停药。一般男孩骨龄>16 岁，女孩骨龄>14 岁，不建议使用生长激素。对患有恶性肿瘤或有肿瘤发生倾向者以及严重糖尿病患儿禁用 rhGH。

（2）合成代谢激素：因各种原因不能应用 rhGH 时，可选用氧甲氢龙、氟羟甲睾酮、苯丙酸诺龙和司坦唑醇等，此类药物有促使骨骺提前融合导致最终身高过矮的可能，需严密随访骨龄发育情况。

（3）可乐定：3~5μg/（kg·d），临睡前一次服用，3~6 个月为一疗程。

（4）加强营养、补钙、锌，加强锻炼、保证睡眠。

（5）其他激素的替代治疗：若存在其他垂体激素的缺乏，可选用相应激素替代。

（6）治疗后随访：每三个月随访一次，完善相关检查，以便调整 GH 剂量，并观察是否出现不良反应。

【二级医院向三级医院的转诊标准及处置】

1. 标准

（1）已考虑诊断 GHD 并给予生长激素治疗，但治疗效果差，年生长率<5cm/年者。

（2）治疗过程中出现胰岛素抵抗、甲状腺功能减退症或者股骨头滑脱、坏死等不良反应者建议转诊。

（3）如缺乏相应的检测技术，无法诊断，建议转诊。

2. 预处理 无。

3. 注意事项 引起矮小症的原因复杂，除 GHD 外，还有 Laron 综合征、家族性矮身材、体质性青春期延迟、小于胎龄儿、Turner 综合征、遗传代谢病如糖原累积病、粘多糖病，各种骨、软骨发育不全，心、肝、肾等慢性

18

疾病等。

第十六节 性 早 熟

【概述】

性早熟（precocious puberty）指女孩在 8 岁、男孩在 9 岁以前呈现第二性征。性早熟按其下丘脑-垂体-性腺轴（hypothalamic-pituitary-gonadal axis，HPGA）功能是否提前发动分为中枢性性早熟（真性、促性腺激素释放激素依赖性）和外周性性早熟（假性、非促性腺激素释放激素依赖性）两类。中枢性性早熟（central precocious puberty，CPP）是由于 HPGA 功能提前启动所致，性发育过程与顺序与正常青春期发育相同。外周性性早熟（peripheral precocious puberty，PPP）是缘于各种原因引起的体内性甾体激素升高至青春期水平，故只有第二性征的早现，不具有完整的性发育程序性过程。以下主要讲 CPP。

【临床表现】

第二性征提前出现，但性发育过程与顺序与正常青春期发育相同，女性患儿先是乳房发育，然后阴毛和外生殖器发育，多在乳房开始发育 2 年后出现初潮，男性患儿开始阴茎和睾丸增大，以后出现阴毛发育，常在睾丸开始增大后 2 年出现变声和遗精；在性发育过程中，伴有身高和体重的快速增长，骨骼成熟加速，由于骨骺过早融合，将影响最终身高；骨龄可超过实际年龄 1 年或 1 年以上，但与性成熟度一致。

【诊治原则】

1. 诊断　主要通过以下五个方面：①第二性征提前出现；②青春期快速发展时，线性生长加速；③骨龄超前；④性腺增大；⑤GnRH 激发试验显示 HPGA 功能启动。

2. 治疗原则

（1）病因治疗：继发性真性性早熟应进行病因治

疗，如肿瘤引起者应手术摘除或进行化疗或放疗。

（2）特发性真性性早熟应用促性腺激素释放激素类似物（GnRHa）进行治疗：其作用是通过抑制垂体-性腺轴，减少垂体促性腺激素的分泌，从而延缓骨骺的增长和融合，达到改善成年期终身高的目的。目前常用制剂曲普瑞林和亮丙瑞林的缓释剂，皮下注射或深部肌内注射，首剂 80~100μg/kg，以后每 4 周 1 次，体重≥30kg 者，曲普瑞林每 4 周肌内注射 3~3.75mg。已有初潮者首剂后 2 周宜强化 1 次。维持剂量个体化，最大量为 3.75mg/次。治疗过程中每 3~6 个月测量身高以及性征发育状况；每半年复查 1 次骨龄，结合身高增长速率，预测成年身高改善情况。对疗效不佳者需仔细评估原因，调整治疗方案。为改善成年身高的目的疗程至少 2 年，具体疗程需个体化。一般建议在女孩骨龄达 12 岁，男孩骨龄 13 岁时停药。

【二级医院向三级医院的转诊标准及处置】

1. 标准

（1）缺乏相应的检测技术或者无性早熟鉴别诊断经验，建议转诊。

（2）对中枢性性早熟的男性患儿、有神经系统体征的女性患儿、年龄小于 6 岁而进展迅速者需警惕肿瘤及其他中枢神经系统病变，建议转诊。

2. 预处理 无。

3. 注意事项 注意与单纯性乳房早发育、假性性早熟以及 McCune-Albright 综合征等进行鉴别；对确诊中枢性性早熟的小年龄女孩和所有男孩应做头颅 MRI 检查，以排除颅内占位性病变。

18

第十九章

新生儿科学

【县级医院新生儿科诊治要求】

县级医院在新生儿专业应该掌握如下常见病种和疑难病种的诊断与处理。包括新生儿缺氧缺血性脑病、新生儿溶血病、新生儿颅内出血、新生儿呼吸窘迫综合征、新生儿呼吸衰竭、新生儿败血症、新生儿肺炎、低出生体重儿等。

应能够开展如下诊疗技术：新法复苏、新生儿换血疗法、湿化的高流量鼻导管给氧（HHFNC）、持续气道正压通气（CPAP）、气管插管、新生儿常频机械通气、血气分析、全静脉营养（TPN）、PS 替代治疗、头颅 B 超床边检查。

第一节　新生儿缺氧缺血性脑病

【概述】

新生儿缺氧缺血性脑病（hypoxic-ischemic encephalopathy，HIE）是指围生期窒息所致的脑缺氧缺血性损害，包括特征性神经病理及病理生理改变，并在临床上出现一系列脑病的表现。HIE 是新生儿期危害较大的疾病，常引起新生儿急性期死亡和慢性神经系统发育障碍。我国每年出生的 1800 万~2000 万新生儿中，HIE 的发生率为活产儿的 3‰~6‰，其中 15%~20% 在新生儿期死亡，25%~30% 的成活儿可呈现远期神经后遗症如癫痫、脑瘫、智力低下、学习困难及视听障碍等。

【临床表现】

1. 存在明确的围生期缺氧病史，出生后不久出现神经系统症状，并持续至 24h 以上，主要表现为意识障碍（兴奋或抑制）、肌张力及原始反射改变，严重时出现惊厥和颅内高压，重症多出现脑干症状，表现为中枢性呼吸衰竭、呼吸暂停、瞳孔改变等。惊厥常见于生后 12~24h，脑水肿则在生后 36~72h 最明显。依据临床表现分为轻、中、重三度。

2. 体格检查

（1）意识状态：呈嗜睡、迟钝或昏迷。

（2）反应性：呈过度兴奋或抑制。

（3）脑神经：瞳孔增大或缩小，对光反射迟钝或消失，吸吮反射减弱或消失，呼吸节律改变甚至呼吸衰竭等脑干损伤症状。

（4）动作：自发动作增多或减少，或出现肢体无力或不对称。

（5）肌张力：增高或减低。

（6）原始反射：引出不全或未能引出。

（7）惊厥：呈局灶型、多灶型或肌阵挛型等惊厥类型，严重者呈惊厥持续状态。

【诊治原则】

依据临床表现、病史、体格检查可做出 HIE 的诊断，可通过病史、影像学、病原学及生化检查与新生儿颅内出血、颅脑先天畸形、病毒感染、电解质或血糖紊乱导致的惊厥相鉴别。

1. 辅助检查有助于明确神经损伤病理类型以及预后的判断，包括：（1）计算机断层扫描（CT）：在生后 2 周内进行大脑 CT 扫描，表现可为正常或密度降低。（2）头颅超声：早期可有广泛性回声增强、解剖标志消失、脑沟模糊和脑室受压等脑水肿表现，后期可出现与神经发育不

19

良有关的表现，如双侧丘脑回声一致增强提示基底核区损伤，脑实质弥散性高回声可能提示神经元坏死。（3）磁共振成像（MRI）：是足月或早产儿缺氧缺血性脑病评估最有价值的检查，对新生儿无辐射损伤，对深部脑组织及髓鞘化情况的显像优于 CT 及超声。（4）诱发电位（听觉、视觉和躯体感觉）：有助于判定中枢神经损伤的部位。

需对患儿的体温、心率、呼吸、经皮血氧饱和度、血压等生命体征严密监护，并监测血糖、电解质、血气分析以了解内环境状况，及时进行以下支持与对症治疗。

亚低温治疗：应尽早采取局部或全身亚低温治疗，最好在生后 6 小时内开始，一般持续 48~72h；无亚低温治疗条件者，需特别注意避免保暖过度。

2. 维持足够的氧合与通气 若氧合不稳定，需给予氧疗；若通气不足，出现高碳酸血症，需给予必要的呼吸支持；维持 PaO_2 60~80mmHg，$PaCO_2$ 35~55mmHg。

3. 维持脑组织和全身脏器良好的血流灌注 维持血压正常，可用多巴胺 2~5ug/（kg·min），必要时给予生理盐水扩容。

4. 维持正常的血糖水平（4.16~5.55mmol/L），为脑代谢提供足够的能量供应。

5. 纠正代谢性酸中毒 当窒息复苏时间较长而效果不佳时可使用碳酸氢钠。

6. 控制惊厥发作 药物治疗可选苯巴比妥、地西泮、水合氯醛等；如惊厥持续，可以使用咪达唑仑。

7. 防治脑水肿 控制液体量不超过 60~80ml/kg；颅压增高时，可首选呋塞米，严重者可用甘露醇，一般不主张应用糖皮质激素。

8. 其他治疗 可考虑脑保护剂的应用。

【二级医院向三级医院的转诊标准及处理】

1. 标准 轻度 HIE 患儿预后好，可在基层医院常规治疗。中重度 HIE 常造成新生儿死亡及远期神经系统后遗症，需及时识别并考虑转运。若出现以下情况，需及时转运至有救治能力的上级医院。

（1）出生后 10 分钟 Apgar 评分 0~3 分。

（2）诊断中重度 HIE，无亚低温治疗条件者。

（3）出现频繁抽搐、肌张力低下、反应差。

（4）新生儿惊厥在出生后 1 小时内发作并难以控制者。

（5）生命体征不稳定，出现呼吸暂停、呼吸困难、血压不稳、循环障碍等，需要呼吸及循环支持者。

（6）严重内环境紊乱，出现严重代谢性酸中毒、持续低血糖/高血糖、低血钠、低血钙、高血钾等。

（7）出现中枢神经系统以外器官损伤：心源性休克、肝肾功能不全或衰竭、坏死性小肠结肠炎、血小板减少/DIC。

（8）EEG 或 MRI 异常提示预后差而不具备干预及随访条件者。

2. 预处理

（1）对体温、心率、呼吸、经皮血氧饱和度、血压等生命体征严密监护；建立静脉通道。

（2）维持充足氧合，必要时给予氧疗。

（3）维持血压正常，必要时给予生理盐水扩容。

（4）限制液体量、控制惊厥、降颅压、维持血糖正常、纠正酸中毒。

（5）频繁惊厥，负荷量镇静剂使用后呼吸、循环状况不稳定新生儿应积极给予气管插管保持气道通畅。

3. 注意事项

（1）转运途中应对生命体征持续监护，避免保暖过度，做好维持治疗及气管插管、止惊等急救准备。

（2）转运途中如出现惊厥持续状态或严重抑制状态影响呼吸，立即给予辅助通气及止惊治疗。

第二节　新生儿颅内出血

【概述】

新生儿颅内出血（intracranial hemorrhage，ICH）是

19

新生儿期常见病，与此阶段自身的解剖生理特点和多种围生期高危因素有关，其病死率高，严重者常留有脑积水、脑性瘫痪、癫痫和智力障碍等神经系统后遗症。依不同的病因，可发生不同部位的出血，如脑室周围室管膜下-脑室内出血、硬膜下出血、蛛网膜下腔出血、脑实质出血、小脑出血、丘脑及基底核出血。近年由于产科技术的进步，产伤所致的硬膜下出血明显减少，而早产儿缺氧所致的脑室周围-脑室内出血已成为新生儿颅内出血最常见的类型。

【临床表现】

1. 颅内出血共同的临床表现 颅内出血的临床表现与出血部位、出血程度有关。主要表现为中枢神经系统的兴奋、抑制症状，多在出生后 3 天内出现。

(1) 兴奋症状：早期常见，颅内压增高表现如前囟隆起、颅缝增宽、头围增加；意识形态改变，易激惹、过度兴奋、烦躁、脑性尖叫、惊厥等；眼症状如凝视、斜视、眼球上转困难、眼球震颤；肌张力早期增高等。

(2) 抑制状态：随着病情发展，意识障碍则出现抑制状态，如淡漠、嗜睡、昏迷、肌张力低下、拥抱反射减弱或消失；常有面色苍白、青紫、前囟饱满或隆起、双瞳孔大小不等或对光反射消失和散大；呼吸障碍改变，呼吸节律由增快到缓慢、不规则或呼吸暂停等；原始反射减弱或消失等表现。

(3) 其他：如贫血和无原因可解释的黄疸等。

2. 各部位出血的临床特点

(1) 硬膜下出血：多为产伤所致，急性大量出血，在数分钟或几小时内神经系统症状恶化、呼吸停止死亡；亚急性者，在出生 24h 后出现症状，以惊厥为主，有局灶性脑征，如偏瘫、眼斜向瘫痪侧等；亦有在新生儿期症状不明显，而在出生数月后产生慢性硬脑膜下积液，有惊厥发作、发育迟缓和贫血等。

(2) 蛛网膜下腔出血：新生儿常见，尤其是早产儿，常有窒息史，可为原发、也可为脑室内出血或硬膜下出血时血液流入蛛网膜下腔所致。原发性蛛网膜下腔出血，典型症状是在生后第 2 天发作惊厥，发作间歇情况良好，大多数预后良好。少量出血者无症状，或仅有易激惹、肌张力低下，常在 1 周内恢复。但出血严重者也可病情迅速恶化甚至短期内死亡，存活者可遗留有脑积水后遗症。

（3）脑实质出血：多为足月儿。临床表现无特殊，当出血使脑干受压时，可表现为呼吸暂停及心动过缓。

（4）脑室周围及脑室内出血：多见于早产儿和出生时有窒息史者。大部分在出生 3 天内发病，症状轻重不一。最常见症状为 Moro 反射消失，肌张力低下，淡漠及呼吸暂停。严重者可急剧恶化，在数分钟或数小时内进入昏迷、抽搐、四肢肌张力低下、前囟饱满、瞳孔对光反射消失、呼吸暂停等。出血量多者有贫血、血压不升。

根据头颅超声图像可分为 4 级：Ⅰ级：脑室管膜下出血。Ⅱ级：脑室内出血，无脑室扩大。Ⅲ级：脑室内出血伴脑室扩大。Ⅳ级：脑室内出血伴脑实质出血。小量Ⅰ、Ⅱ级出血可无症状，预后较好；Ⅲ、Ⅳ出血则神经系统症状进展快，在数分钟到数小时内意识状态从迟钝转为昏迷、瞳孔固定、惊厥及去大脑强直状态和血压下降；心动过缓、呼吸停止、死亡。部分患儿在病程中有好转间隙或不再加重，有的经过稳定期后，出现新的症状，存活者常留有脑积水和其他神经系统后遗症。

（5）硬膜外出血：常见于产钳助产者，常伴颅骨骨折；颅内压增高症状明显；严重者出现脑干功能障碍逐渐加重甚至死亡。

（6）小脑内出血：多发生在胎龄<32 周的早产儿和极低体重儿，通常有臀位难产史。起病急，可表现为频发呼吸暂停、心动过缓、贫血和脑干功能障碍，病情常急骤恶化。患儿临床症状大多开始于生后 2 天之内，以后很快出现脑干受压症状，最终因呼吸衰竭死亡。

【诊治原则】

颅内出血临床表现不特异，通过头颅超声、CT、

19

MRI 等影像学检查可以确诊；同时需与化脓性脑膜炎、HIE 等疾病相鉴别。

治疗需要采取综合性措施。

1. 支持治疗 保持安静，减少搬动，避免过度哭闹；保持患儿体温在 35.5~36.5℃；供氧，及时清除呼吸道分泌物；限制液量，每天 50~60ml/kg；保证液量及热量供给。

2. 控制出血 可应用维生素 K1、酚磺乙胺（止血敏）、血凝酶（立止血）、氨基乙酸等；可输新鲜血浆或全血：每天 10~20mg/kg，补充凝血因子；补充维生素，改善血管通透性，有利于止血。

3. 抗惊厥 有利于止血和防止新的出血。

（1）苯巴比妥：控制新生儿惊厥首选。首次给以负荷量 15~20mg/kg，肌内注射或静脉缓慢注射；如惊厥仍未控制，可每隔 10~15min 再给 5mg/kg，直到惊厥停止，总量可达 30mg/kg；惊厥控制后，12~24h 开始给予维持量，按每天 5mg/kg，分两次静脉或肌内注射，每 12 小时 1 次，2~3 天后改为口服维持。

（2）地西泮（安定）：为治疗新生儿惊厥持续状态的首选药物，剂量为每次 0.3~0.5mg/kg，缓慢静脉注射。15~20min 后重复使用，一天之内可应用 3~4 次。

4. 降低颅内压 首选呋塞米，每次 0.5~1mg/kg，每日 2~3 次静脉注射；中枢性呼吸衰竭时可用小剂量甘露醇，每次 0.25~0.5g/kg，每 6~8 小时/次，静脉注射。

5. 蛛网膜下腔出血时积血过多可行腰椎穿刺放脑脊液，每日一次。

6. 外科处理 对少数出血量较大，部位单一的颅内出血患儿可行脑外科减压手术；脑积水早期有临床症状者可做侧脑室置管引流，进行性加重者采用脑室-腹腔引流术。

【二级医院向三级医院的转诊标准及处置】

1. 标准

（1）出现不明原因的惊厥、意识障碍、肌张力改变、颅高压、异常眼征、苍白、呼吸暂停等，并且血常规、血生化及血气分析检查除外感染、酸碱失衡电解质紊乱引发改变，应考虑到颅内出血可能性，若无条件进行头颅影像学检查，均应及时转院。

（2）中重度颅内出血影响呼吸、心率、血压等生命体征。

（3）出现频繁抽搐、严重内环境紊乱等。

（4）出现Ⅲ、Ⅳ级颅内出血的早产儿。

（5）需外科治疗者。

2. 预处理

（1）对体温、心率、呼吸、经皮血氧饱和度、血压等生命体征严密监护。

（2）给予止血治疗，必要时给予止惊、降颅压治疗。

（3）积极氧疗维持经皮血氧饱和度正常，必要时给予呼吸支持，保证转运途中安全。

（4）维持血压，必要时给予生理盐水扩容。

（5）纠正酸中毒、维持血糖正常，保持内环境稳定。

3. 注意事项

（1）转运前应尽可能稳定体温、血压、心率、经皮血氧饱和度等生命体征，纠正酸中毒，维持血糖正常，保持内环境稳定。

（2）转运途中亦应对生命体征持续监护，做好维持治疗。

（3）转运途中应尽量减少路途颠簸，避免加重出血。

（4）转运前对于频繁惊厥、使用负荷量镇静剂、可能继续出血患儿，避免途中出现意外应提早行气管插管；转运途中必要时应用呼吸机辅助呼吸。

第三节　新生儿溶血病

【概述】

新生儿溶血病（hemolytic disease of newborn，HDN）

是指由于母婴血型不合而引起的胎儿或新生儿免疫性溶血疾病，属于同族免疫性溶血性贫血（isoimmune hemolytic anemia）。以母婴 ABO 血型不合最常见，其次为 Rh 血型不合，发病早，进展迅速，严重者可致核黄疸，遗留严重神经系统后遗症或导致死亡，应引起高度重视。

【临床表现】

黄疸出现早，程度重，进展快，巩膜黄染，达到病理性黄疸诊断标准，严重者患儿可出现精神萎靡或烦躁、吃奶差、反应差，甚至出现惊厥、呼吸衰竭。

1. 黄疸 是溶血病的主要症状，可为轻症 ABO 溶血病患儿的唯一表现。黄疸进展快，程度重。大多数 Rh 溶血病患儿生后 24 小时内出现黄疸并迅速加重，而多数 ABO 溶血病患儿的黄疸在第 2~3 天出现。血清胆红素以非结合型为主，但如溶血严重，造成胆汁淤积，结合胆红素也可升高。

2. 贫血 生后 2 周内毛细血管血血红蛋白低于 145g/L 为早期贫血，生后 2 周后发生的贫血（<80g/L）为晚期贫血。严重 Rh 溶血病，生后即可有严重贫血伴有心力衰竭。主要是由于红细胞破坏过快超过红细胞生成速度所致，程度轻重不一。

3. 髓外造血 表现为肝脾肿大，严重可出现门静脉高压、肝实质破坏、肝功能损害。

4. 胎儿水肿 主要见于严重 Rh 溶血，ABO 溶血少见，多继发于严重贫血、低蛋白血症。

5. 胆红素脑病 为新生儿溶血病最严重的并发症，主要见于 7 天内新生儿。当非结合胆红素水平过高（大于 20mg/dl），易透过血-脑脊液屏障，可造成中枢神经系统功能障碍。初期可表现为嗜睡、反应低下、吸吮无力、肌张力减低等，之后出现肌张力增高、呼吸暂停、双眼凝视、角弓反张、抽搐等。

【诊治原则】

新生儿溶血病的诊断依靠：1. 临床表现；2. 母子血

型不合：母亲为 Rh 阴性或 O 型，患儿为 A 型或 B 型或 Rh 阳性；3. 溶血的证据：血红蛋白下降、网织和（或）有核红细胞升高、非结合胆红素明显增加，Coombs（抗人球蛋白）试验和（或）抗体释放试验阳性。

治疗需要采取综合措施，重点是预防胆红素脑病。1. 降低胆红素治疗：及时光疗，必要时换血治疗；光疗过程中注意补液、补充核黄素。2. 减轻溶血反应：早期静脉应用免疫球蛋白 1g/kg，必要时重复应用，总量 2g/kg。3. 预防胆红素脑病：必要时使用白蛋白 1g/kg，可重复应用，总量 2g/kg。4. 维持内环境稳定，纠正代谢性酸中毒。5. 纠正贫血：后期易出现晚期贫血，必要时输注红细胞。6. 换血指征：大部分 Rh 溶血病和个别严重的 ABO 溶血病需换血治疗。符合下列条件之一者应立即换血：（1）产时已明确诊断，出生时脐血胆红素>68μmol/L（4mg/dl），血红蛋白<120g/L，伴有水肿、肝脾肿大和心力衰竭者；（2）生后 12 小时内胆红素每小时上升>12μmol/L（0.7mg/dl）；（3）光疗失败：经光疗 4~6h 后血清总胆红素仍上升 8.6μmol/（L·h）（0.5mg/（dl·h）；（4）已有急性胆红素脑病的临床表现者无论胆红素水平是否达到换血标准都应换血。

【二级医院向三级医院的转诊标准及处置】

1. 标准

（1）母亲为 Rh 阴性血，患儿为 Rh 阳性血、黄疸出现早、进展快，疑诊 Rh 溶血病者。

（2）达到换血标准，或尚未达到换血标准，但经积极光疗效果欠佳，黄疸仍持续加重，可能进展到需要换血的溶血病或高胆红素血症者。

（3）有急性胆红素脑病表现者。

（4）合并严重贫血者。

（5）重度黄疸影响呼吸、循环，出现抽搐或严重抑制状态者。

2. 预处理

（1）准备好患儿的病史资料，尤其应完善母子血型

19

（ABO+Rh）及胆红素检查，积极光疗。

（2）对心率、呼吸、经皮血氧饱和度、血压等生命体征严密监护。

（3）必要时静脉应用免疫球蛋白、白蛋白。

（4）纠正代谢性酸中毒，维持内环境稳定。

（5）若出现呼吸抑制、抽搐、氧合不稳定等，及时给予止惊、氧疗等对症处理。

3. 注意事项

（1）转运前应了解母子血型，母子血型不清或可疑稀有血型不合引起的溶血时，携带母血标本或母亲本人同时至上级医院进一步检查，以便快速筛选合适的血源。

（2）转运途中应持续监护生命体征。

（3）转运途中如出现抽搐或严重抑制状态影响呼吸者，给予止惊治疗或呼吸机辅助呼吸。

第四节　新生儿呼吸窘迫综合征

【概述】

新生儿呼吸窘迫综合征（neonatal respiratory distress syndrome，NRDS）是由于肺表面活性物质（PS）不足所致，出生后不久即出现进行性呼吸困难、青紫、呼气性呻吟、吸气性三凹征和呼吸衰竭。主要见于早产儿，尤其是胎龄小于32~33周者，胎龄越小，发病率越高。其基本特点为肺发育不成熟、肺表面活性物质缺乏而导致的进行性肺不张、肺液转运障碍、肺毛细血管-肺泡间高通透性渗出性病变。其病理特征为肺泡壁至终末细支气管壁上附有嗜伊红透明膜，又名肺透明膜病（hyaline membrane disease，HMD）。由于产前预防性使用糖皮质激素、呼吸支持及PS替代疗法，RDS的预后得到明显改善。然而，近年来随着无产兆剖宫产的增加，晚期早产儿及足月儿RDS发病率有增加趋势，其临床特征有别于早产儿RDS，应该引起足够的重视。

19

【临床表现】

患儿多为早产儿，但足月儿尤其是剖宫产儿也可发病。呼吸窘迫及呼吸衰竭为其主要临床表现，胸片为诊断 RDS 重要的辅助检查。

1. 围生期　高危因素早产、围生期窒息、宫内感染、无产兆剖宫产、男婴、糖尿病母亲、可导致肺发育不良的胸廓畸形（如膈疝）、遗传因素（白种人、同胞有 RDS 病史）等。

2. 呼吸窘迫　出生时多数正常，生后 2~6 小时（严重者生后即刻）出现呼吸窘迫，表现为呼吸急促（>60/分）、发绀、鼻翼煽动、吸气性三凹征和明显的呼气呻吟。呼吸窘迫呈进行性加重是本病的特点，严重时呼吸浅快、呼吸节律不整、呼吸暂停及四肢松弛。查体听诊呼吸音减低，吸气时可听到细湿啰音。一般生后病情进行性加重，第 2~3 天病情最为严重，由于 3 天后 PS 的合成和分泌增加，3 天后病情逐渐好转。

3. 胸片典型　表现两肺透亮度降低、充气不良，可见细颗粒网状阴影；如病情加重，两肺透亮度更低，心影和膈缘不清，甚至呈白肺表现，出现明显的支气管充气征。

【诊治原则】

结合出生后不久即出现进行性加重的呼吸窘迫、围生期高危病史及典型的胸片表现，RDS 诊断并不困难，但需与新生儿湿肺、胎粪吸入综合征、新生儿肺炎等疾病相鉴别。

RDS 的治疗关键包括：①预防低氧血症、酸中毒（达到正常组织代谢、最佳 PS 生成，预防右向左分流）；②液体适量（避免低血容量、休克及水肿，尤其肺水肿）；③降低代谢需要；④防止肺不张、肺水肿加重；⑤降低肺氧毒性损伤；⑥减少机械通气性肺损伤。

主要措施有：

1. PS 替代疗法　可改善肺顺应性、利于肺泡扩张、提高血氧饱和度、缩短机械通气时间、降低气漏发生率

19

及死亡率。在极早早产儿（胎龄≤28周）有RDS高危因素者可预防用药；一旦诊断RDS后，应在充分改善氧合、通气、灌注和建立监测后早期治疗用药，一般在2小时内用药（早期抢救性治疗）。猪肺磷脂注射液推荐剂量：首剂200mg/kg，若效果欠佳，可重复给药100mg/kg，总量不超过400mg/kg。

2. 合理氧疗

（1）患儿出现低氧和呼吸困难，可选用鼻塞或面罩式持续气道正压通气（CPAP），压力5~6cmH₂O，监测经皮血氧饱和度，调整吸入氧浓度，维持目标SpO_2 90%~95%。应用PS后应尽快降低吸入氧浓度，避免氧中毒。经鼻间歇正压通气（NIPPV）可降低CPAP失败后机械通气比例。

（2）如CPAP及应用PS后仍呼吸困难，或PaO_2低于正常，或$PaCO_2$高于60mmHg，或反复发生呼吸暂停，应改为机械通气。机械通气参数要尽可能低，根据血气分析调节参数，防止发生气漏及过度通气。常采用同步间歇指令通气（SIMV），也可使用其他压力限制呼吸模式，包括辅助-控制、压力支持和容量补偿呼吸模式。常频通气模式效果不好者可选择高频振荡通气（HFOV）模式，可降低呼吸机相关性肺损伤及气漏的发生。HFOV模式在RDS合并气漏、PPHN、肺出血及足月儿RDS治疗方面更具有优势。

3. 支持疗法

（1）护理：用暖箱或辐射台维持患儿适中温度；湿度以50%左右为宜；定时清理呼吸道分泌物。

（2）液体及营养：RDS患儿常发生液体潴留，后期并发慢性肺部疾病，应适当限制液体量，第一天液体量60~80ml/(kg·d)，以后逐渐增加。

（3）循环：通过监测心率、血压和周围灌注评估循环功能，可考虑使用多巴胺［开始5μg/(kg·min)］以维持血压、心排出量，确保改善组织灌注及尿量，防止出现代谢性酸中毒；注意PDA大量左向右分流出现低血

19

压、灌注不良。

（4）防治感染：由于肺炎、败血症（尤其 GBS 感染导致者）往往有类似 RDS 的临床及胸片表现，对 RDS 患儿应进行血培养、全血细胞计数及分类、CRP 等检查，必要时考虑应用广谱抗生素治疗。

（5）注意急性并发症：气漏、院内感染、脑室内出血、动脉导管开放（PDA）、低血糖等。

【二级医院向三级医院的转诊标准及处置】

1. 标准

（1）诊断 RDS，本院不具备 CPAP 治疗条件。

（2）应用 CPAP 治疗后仍有明显呼吸困难，需应用 PS，而不具备相应条件者。

（3）应用 CPAP 超过 3 天，仍不能顺利撤机者。

（4）中重度 RDS 需气管插管、机械通气者。

（5）合并气漏、PDA、颅内出血等并发症者。

（6）胎龄<32~34 周早产儿。

（7）出现呼吸衰竭、心功能不全、休克、多脏器损伤、严重内环境紊乱（代谢性酸中毒、低/高血糖）等情况者。

2. 预处理

（1）对心率、呼吸、经皮血氧饱和度、血压等生命体征严密监护。

（2）积极给予氧疗，维持氧合，尽可能应用 CPAP，维持肺泡扩张。

（3）注意纠正代谢性酸中毒，维持血糖正常，保持内环境稳定。

（4）维持血压正常，必要时给予生理盐水扩容。

（5）适当限制液体量，避免肺水肿。

（6）必要时抗感染治疗。

3. 注意事项

（1）若有条件，可由接诊人员携带 PS 至转出医院，尽早应用 PS 后再转运。

（2）转运途中应持续监护生命体征，维持经皮血氧

19

饱和度、心率、血压、血糖在正常范围。

（3）转运途中应持续使用 CPAP 氧疗，必要时采取气管插管及机械通气。

（4）转运途中应注意呼吸机参数设置，避免出现气漏综合征，备急用胸腔穿刺引流器具。

第五节　新生儿肺炎

【概述】

新生儿肺炎为我国新生儿最常见疾病之一，是新生儿死亡的主要原因。分为吸入性和感染性两大类，前者包括羊水、胎粪及乳汁吸入，常伴有窒息缺氧；后者由细菌、病毒、真菌等病原体引起，可发生在宫内、分娩过程中或出生后。本节重点介绍胎粪吸入综合征（meconium aspiration syndrome，MAS）及感染性肺炎。

【临床表现】

1. 胎粪吸入综合征　也称胎粪吸入性肺炎，主要是胎儿在宫内或出生过程中吸入染有胎粪的羊水，以呼吸道机械性阻塞及发生化学性炎症为主要病理特征，以生后出现呼吸窘迫为主要表现的临床综合征。多见于足月儿或过期产儿。

临床特点：

（1）吸入被胎粪污染的羊水，皮肤、脐带、趾指甲有胎粪污染，气管内吸引可见胎粪样物。

（2）呼吸窘迫：患儿症状轻重与吸入羊水的性质（混悬液或块状胎粪）有关，主要表现为气促（>60 次/min）、鼻翼煽动、呼吸三凹征和青紫。轻度者仅表现为暂时性呼吸困难，往往能自愈；较重者存在呼吸困难和青紫，但吸入 40% 氧气即能维持正常的 PaO_2 和 $PaCO_2$；严重者可在生后数分钟内死亡或生后数小时内出现严重呼吸困难和青紫，一般氧疗无效，需要机械通气等综合治疗。

（3）易合并气胸，如呼吸困难突然加重，并伴有呼

19

吸音减弱，应怀疑气胸的发生。

（4）新生儿持续肺动脉高压（PPHN）：重症 MAS 患儿多伴有 PPHN，主要表现为持续而严重的发绀，其特点为：当 $FiO_2>0.6$，发绀仍不能缓解，哭闹、哺乳或躁动时发绀加重；发绀程度与肺部体征不平行（发绀重，体征轻）。

（5）严重 MAS 患儿可并发红细胞增多症、低血糖、低血钙症、HIE、多脏器功能衰竭及肺出血等。

（6）X 线检查：两肺透过度增强伴有节段性或小叶性肺不张，也可仅有弥漫性浸润影或并发纵隔气肿、气胸等；但部分 MAS 患儿其胸片严重程度与临床表现并非正相关。

2. 新生儿感染性肺炎是新生儿常见疾病，也是新生儿感染的最常见形式和死亡的重要原因。可发生在宫内、分娩过程中或生后，由细菌、病毒、原虫及真菌等不同的病原体引起。

临床特点：

（1）产前感染性肺炎：发病早，也称早发型肺炎，多在娩出后 24h 内发病。婴儿出生时多有窒息，复苏后可见呼吸快、呻吟、体温不稳定、呼吸暂停、反应差，逐渐出现啰音等表现；常合并肌张力改变、抽搐、昏迷等神经系统症状。

（2）产时感染性肺炎：患儿因病原不同而临床表现差别较大，且容易发生全身感染。如细菌性肺炎常在出生后 3~5 天发病，疱疹病毒感染多在分娩后 5~10 天出现症状，而衣原体感染潜伏期则长达 3~12 周。

（3）出生后感染性肺炎：发病较晚。①临床症状不典型：少有咳嗽，呼吸困难仅表现为呼吸不规则、暂停或气促，缺氧严重时可出现青紫现象。②一般特点：起病前可有上呼吸道感染症状，主要表现为一般情况差，呼吸浅促、鼻翼煽动、点头呼吸、口吐白沫、发绀、食欲差、呛奶、反应低下，哭声轻或不哭，呕吐、体温异常。③重症：病情严重者可出现呼吸困难、呼吸

19

暂停、点头呼吸和吸气时胸廓有三凹征，出现不吃、不哭、体温低、呼吸窘迫等，甚至发生呼吸衰竭和心力衰竭。

（4）金黄色葡萄球菌肺炎在新生儿中常有发生，中毒症状重，易并发化脓性脑膜炎、脓胸、脓气胸、肺大疱等。大肠埃希杆菌肺炎时患儿有精神萎靡、脓胸之液体黏稠，有臭味。呼吸道合胞病毒肺炎可表现为喘憋、咳嗽，肺部闻及哮鸣音。

（5）查体：肺部听诊呼吸音粗糙、减低或闻及湿啰音，呼吸道合胞病毒肺炎肺部听诊可闻及哮鸣音，合并心力衰竭者心脏扩大、心率快、心音低钝、肝大。血行感染者常缺乏肺部体征，而以黄疸、肝脾大、脑膜炎等多系统受累为主。通过羊水感染者，常有明显的呼吸困难和肺部啰音。

（6）辅助检查：可进行病原学检查，血常规、CRP常升高。胸片是重要辅助检查，细菌性肺炎表现为支气管肺炎，X线胸片可见弥漫性、深浅不一的模糊影，或者两肺广泛点状或大小不一的浸润影，少数可见大叶实变影；病毒感染性肺炎多表现为间质性肺炎改变。

【诊治原则】

根据病史、临床表现、体格检查及辅助检查，可做出诊断。

主要治疗措施如下。

1. 清除气道　胎粪吸入综合征患儿分娩时常有窒息。第6版新生儿复苏指南认为当羊水污染时首先判断患儿有无活力。有活力：呼吸有力、心率>100次/min、肌张力好，反之为无活力。如果患儿有活力，仅需吸球或吸痰管清理口咽即可；如果无活力需立即气管插管，用胎粪吸引管清理气管。抽吸后根据心率情况决定是否再次插管抽吸胎粪。目前循证医学证据提示反复气道吸引不能改变疾病结局，不应因反复吸引延误复苏。感染性肺炎患儿气道分泌物增多，亦应及时更换体位，拍背吸痰，清理气道。

19

2. 积极抗感染治疗　细菌性肺炎以早期静脉给予抗生素为宜，原则上根据病原菌选用抗生素；产前及产时感染者多为大肠杆菌等所致，可选用针对革兰阴性杆菌的头孢三代抗生素。产后感染者多为金黄色葡萄球菌、大肠杆菌等所致，宜选用广谱抗生素如头孢呋辛、头孢曲松等。李斯特菌肺炎可用氨苄西林；衣原体肺炎首选红霉素。

3. 氧疗　当 $PaO_2 < 60mmHg$ 或 $TcSO_2 < 90\%$ 时，应根据患儿呼吸困难及缺氧程度选用鼻导管、面罩或头罩等吸氧方式，以维持 PaO_2 $60 \sim 80mmHg$ 或 $TcSO_2$ $90\% \sim 95\%$ 之间为宜。若患儿已符合上机标准，应尽早机械通气治疗。

4. 对症治疗

（1）纠正酸中毒：纠正呼吸性酸中毒；保证气道通畅下积极预防和纠正代谢性酸中毒。

（2）维持正常循环：若出现低体温、苍白或低血压等休克表现者，应用全血、血浆、白蛋白或生理盐水进行扩容，同时应用多巴胺或多巴酚丁胺等。

（3）其他限制液体量；保温、镇静、热量供应、维持血糖、电解质正常。MAS 时必要时应用肺表面活性物质；预防肺气漏。

5. PPHN 治疗包括人工呼吸机高通气、碱性药物应用、血管扩张药应用、表面活性物质替代、高频通气。高通气与碱性药物应用都为了使血 pH 值升高，肺血管扩张，但研究显示两者的临床效果是有差异的，高通气似对氧合改善及预后更有利。

（1）高通气治疗：维持血气分析 pH $7.45 \sim 7.55$，PaO $280 \sim 100mmHg$，$PaCO_2$ $25 \sim 35mmHg$，或 $TcSO_2$ $96\% \sim 98\%$，从而降低肺动脉压力。

（2）血管扩张剂：磷酸二酯酶如西地那非等，可选择性扩张肺血管，被适用于新生儿 PPHN，取得一定疗效。

（3）一氧化氮（NO）吸入及体外膜氧合（ECMO）

治疗等。

【二级医院向三级医院的转诊标准及处置】

1. 标准

（1）头罩吸氧下仍有明显呼吸困难，可能需呼吸机辅助呼吸者。

（2）积极抗感染、氧疗等综合治疗 7 天症状无明显好转者。

（3）严重代谢性酸中毒、持续低/高血糖等内环境紊乱。

（4）合并气漏、PPHN、颅内感染者。

（5）合并多脏器功能损伤，出现心肝肾功能不全或衰竭、坏死性小肠结核炎、惊厥、休克、凝血功能异常/DIC 等。

2. 预处理

（1）对体温、心率、呼吸、经皮血氧饱和度、血压等生命体征严密监护，及时清理气道。积极氧疗维持氧合，必要时给予气管插管、复苏气囊加压给氧。

（2）维持血压，必要时给予生理盐水扩容。

（3）纠正酸中毒、维持血糖正常，保持内环境稳定。

（4）注意保暖，必要时控制惊厥、降颅压治疗。

3. 注意事项

（1）转运前应尽可能稳定体温、血压、心率、经皮血氧饱和度等生命体征，纠正酸中毒，维持血糖正常，保持内环境稳定，尽可能降低转运风险。

（2）转运前应清理口咽或气管插管，确保呼吸道通畅，确认气管插管位置。

（3）转运途中亦应对生命体征持续监护，做好维持治疗。

（4）转运途中应合理氧疗，必要时气管插管、机械通气，并避免气漏。

19

第六节 新生儿呼吸衰竭

【概述】

新生儿呼吸衰竭是由于多种原因引起的新生儿通气/换气功能异常，导致缺氧和 CO_2 排出障碍，从而导致新生儿发生急性呼吸功能衰竭。呼吸衰竭时患儿可有呼吸困难的表现，如呼吸音降低或消失、严重的三凹征或吸气时有辅助呼吸肌参与，可有意识状态的改变。

【临床表现】

1. 引起呼吸衰竭的原发疾病表现，常见的原发疾病包括：新生儿呼吸窘迫综合征（见第 4 节）、新生儿肺炎（见第 5 节）、呼吸暂停、肺出血、新生儿持续肺动脉高压、先天性膈疝（见第 8 节）、气漏综合征。

（1）呼吸暂停：是指气流停止时间 ≥20 秒，伴有血氧饱和度下降、青紫、肌张力低下或心动过缓（<100 次/分）。呼吸暂停是新生儿尤其是早产儿的常见症状，如未及时发现和处理，可致脑缺氧损伤，甚至猝死，应密切监护，及时处理。其发生率与胎龄相关，胎龄越小、发生率越高，常于生后第 1、2 天出现。主要与早产儿呼吸中枢及呼吸器官未发育成熟有关。临床特点：①频发呼吸暂停发作次数>2~3 次/小时，需要积极处理；②原发性呼吸暂停多见于早产儿，常见于胎龄<34 周、体重<1800g 的早产儿。继发性呼吸暂停多见于足月儿，而且常和严重疾病有关，常需要进一步检查以确定病因；③早产儿的呼吸暂停发生的高峰时间为生后 3~5 天，但也可发生得更早。发生在生后 24 小时内的呼吸暂停大多是病理性的。

（2）肺出血：肺出血是肺的大量出血，至少影响 2 个肺叶。常发生在严重疾病晚期。病理检查可见在气道和肺间质出现红细胞。间质出血主要发生于出生 24 小时以上的婴儿。其发生机制比较复杂，早期诊断和治疗比较困难，肺出血的病死率较高。临床特点：①患儿常有缺氧、感染、硬肿、早产等病史且较严重。可出现以下临床表现：反应差、面色苍白、发绀、四肢冷等全身症状；三凹征、呻吟、呼吸暂停等呼吸障碍；可见口鼻腔流出血性液体，或插管内流出泡沫样血性液体、皮肤瘀点、瘀斑等出血症状。体检肺部闻及湿啰音。②胸部X线片表现为：两肺透亮度降低，出现广泛性、斑片状、均匀无结构的密度增高影，系肺出血演变过程中极为重要的X线征象；肺血管瘀血影；心影轻中度增大，以左室扩大为主；大量肺出血时呈"白肺"。

（3）新生儿持续肺动脉高压（PPHN）：又称持续胎儿循环（PFC），出生后肺血管阻力不能下降，导致肺血流减少，卵圆孔和动脉导管水平存在分流，临床表现为低氧性呼吸衰竭。临床特点：①体检：原发性PPHN的体外表现没有异常，对于继发性的最明显表现是发绀及相关疾病的体征。出现严重三尖瓣反流时，心前区可闻及收缩期杂音或较强的第二心音。②血气：在无器质性心脏病患儿，同时监测动脉导管前（右上肢、头）后（下肢、腹部）的动脉血气或经皮氧合差异≥10%，证明动脉导管右向左分流情况的存在，提示PPHN。部分PPHN患儿的血流动力学分流仅限于卵圆孔水平的右向左分流。③胸片：一般表现正常或有相关肺实质疾患。一般不出现心影异常，肺血流正常或降低。④心电图：最常见右心室优势型，但在正常范围，少见心肌缺血或梗死。⑤超声心动图：所有怀疑PPHN者行超声心动图检查，评估血流动力学分流及心室功能，除外先心病。以动脉导管持续开放并右向左分流为主要征象，同时可以存在经卵圆孔的右向左分流和三尖瓣反流征象。其他超声心动指标如室间隔变平或突向左侧，提示肺高压。可用持续多普勒测三尖瓣反流速度估计肺高压。

（4）气漏综合征常发生于存在肺部病变（吸入综合征、RDS）并接受呼吸支持（CPAP和机械通气）的新生儿。也可发生于自主呼吸和没有肺部病变的新生儿（通常在生后最初几次自主呼吸时发生）。机械通气患儿出现不明原因的血流动力学、肺顺应性和氧合通气情况恶化时应怀疑气胸可能。临床特点：①体检：呼吸窘迫、发绀，胸廓不对称、患侧饱满，心尖搏动向对侧移位，患侧呼吸音消失或遥远，横膈降低、腹胀，出现严重低血压、心动过缓、呼吸暂停、低氧及高碳酸血症等生命指征变化；②胸片对诊断具有决定性意义；③气漏类型包括气胸、肺间质气肿、纵隔气肿、心包积气、皮下气肿等；④穿刺抽气对临床情况迅速恶化者进行胸腔穿刺具有诊断及治疗作用。

2. 症状及体征

（1）呼吸困难：安静时呼吸频率持续>60次/分或呼吸<30次/分，三凹征明显，伴有呻吟，呼吸节律改变，出现点头样呼吸、叹息样呼吸、呼吸暂停等。

（2）青紫：除外周围性及其他原因引起的青紫。

（3）神志改变：呼吸衰竭引起脑水肿。临床表现为精神萎靡，意识障碍、肌张力低下、甚至惊厥发作。

（4）其他：包括肝肾功能损害、胃肠功能衰竭、消化道出血、代谢紊乱、DIC等。

【诊治原则】

新生儿呼吸衰竭诊断主要依靠临床表现及动脉血气分析，具体疾病诊断需结合胸部X线、超声心动图等检查。动脉血气分析：（1）Ⅰ型呼吸衰竭（呼衰）$PaO_2 \leq$ 6.67kPa（50mmHg），海平面，吸入室内空气时；（2）Ⅱ型呼衰 $PaO_2 \leq$ 6.67kPa（50mmHg），$PaCO_2 \geq$ 6.67kPa（50mmHg）。轻症：$PaCO_2$ 6.67~9.33kPa（50~70mmHg）；重症：$PaCO_2$>9.33kPa（70mmHg）。

19

具体治疗措施：

1. 一般治疗　合适体位；保持气道通畅；胸部物理治疗，如翻身、拍背、吸痰等；营养支持；纠正酸中毒维持内环境稳定；液体平衡等。

2. 原发疾病的治疗　如对于RDS采用PS替代等措施；对呼吸暂停者采用刺激、兴奋呼吸药物应用；对先天性心脏病并发心力衰竭、肺水肿者采用正性肌力药和利尿剂;对新生儿肺炎者积极抗感染治疗;对 PPHN 者及时应用降低肺动脉压力措施;对气漏者及时行胸腔穿刺引流。

3. 氧疗与呼吸支持

(1) 吸氧:低氧血症较高碳酸血症的危害更大,故在呼吸衰竭早期应给予吸氧。常用鼻导管、面罩或头罩吸氧。对于早产儿应注意控制 FiO_2 和监测血氧,以免发生早产儿视网膜病变。应注意吸入氧的加温和湿化,以利于气道分泌物稀释和排出。

(2) 辅助机械通气:严重的呼吸衰竭需要气管插管和机械通气。

4. 特殊的呼吸支持

(1) 高频通气:越来越多应用于急性呼吸衰竭,尤其对治疗重度 RDS、PPHN 及气漏造成的呼吸衰竭,较常频机械通气有显著优势。

(2) 其他呼吸支持:如一氧化氮吸入、液体通气、体外膜肺等。

【二级医院向三级医院的转诊标准及处置】

1. 标准

(1) 需气管插管、机械通气者,不具备相应条件者。

(2) 出现意识障碍、惊厥、肌张力低下者。

(3) 严重内环境紊乱:出现严重代谢性酸中毒、持续低血糖/高血糖、低血钠、低血钙、高血钾等。

(4) 出现多脏器功能损伤:心肝肾功能不全或衰竭、坏死性小肠结肠炎、休克、凝血功能异常/DIC。

(5) 合并 PPHN 而不具备高频通气治疗技术。

2. 预处理

(1) 对心率、呼吸、经皮血氧饱和度、血压等生命体征严密监护。

(2) 积极氧疗维持氧合,必要时给予气管插管、复苏气囊加压给氧。

19

（3）维持血压，必要时给予生理盐水扩容。

（4）纠正酸中毒、维持血糖正常，保持内环境稳定。

（5）注意保暖，必要时控制惊厥、降颅压治疗。

3. 注意事项

（1）转运前应尽可能稳定体温、血压、心率、经皮血氧饱和度等生命体征，纠正酸中毒，维持血糖正常，保持内环境稳定，尽可能降低转运风险。

（2）转运途中亦应对生命体征持续监护，做好维持治疗。

（3）转运途中应使用呼吸机辅助呼吸，短途转运可气管插管下复苏气囊加压给氧，注意调整合适的呼吸机参数，避免气漏。

（4）转运途中做好心肺复苏抢救准备，备好抢救药物。

第七节　新生儿败血症

【概述】

新生儿败血症（neonatal septicemia）是指新生儿期致病菌经各种途径侵入新生儿血液循环，并在其中生长繁殖、产生毒素而造成全身性的感染，可导致全身炎症反应、感染性休克及多脏器功能不全综合征（MODS）。常见的病原体为细菌，也可为真菌、病毒或原虫等。新生儿时期该病的发生率和病死率均较高，胎龄越小，出生体重越低，发生率、病死率越高。随着全身炎症反应综合征（systemic inflammatory responsible syndrome，SIRS）研究的深入，败血症的定义也在不断地扩大，包括内源性感染因子（如肠道菌丛）启动以后所引起的全身炎症与感染。在新生儿中尽管已有 SIRS 的报道，但败血症一般主要是指血液中有细菌存在并持续繁殖，通过血培养可获得阳性细菌结果的一种病理过程，在具有细菌-免疫学诊断方面的证据，而并未获得阳性血培养结果

19

时也可做出诊断。不同地区病原菌有所不同，我国仍以金黄色葡萄球菌和大肠埃希杆菌为主。近年来，条件致病菌和厌氧菌、真菌感染有增多趋势。

【临床表现】

1. 依据发病时间分为早发型和晚发型。

（1）早发型：出生后 7 天内起病；多为宫内感染、产时感染，与围生期因素有关；常见病原菌包括大肠埃希杆菌、流感嗜血杆菌、GBS 等；常以呼吸道症状为主，暴发性起病，多器官受累，病死率高。

（2）晚发型：常在出生 7 天后发病；感染发生在出生时或出生后；病原菌以葡萄球菌、条件致病菌为主，念珠菌等真菌感染占一定比例；多隐袭性发作，常表现为体温不稳定、活动减少、喂养困难、黄疸；少数患儿病情迅速恶化，出现腹胀、胆汁性呕吐、血便等胃肠道症状，甚至合并坏死性小肠结肠炎；严重时可出现惊厥、尖声哭叫、前囟膨隆、紫癜或 DIC。

2. 临床表现在早期以非特异性症状为主，包括精神欠佳、反应欠佳、哭声减弱无调以及奶欲减退等。

在疾病进展时的主要表现为：

（1）体温改变：多数足月儿表现为发热；而早产儿与未成熟儿则主要表现为体温不升，少数新生儿可出现体温不稳定。

（2）黄疸：表现黄疸过重、消退延迟或在消退后再出现，以及黄疸原因无法解释，有时是败血症的唯一表现，严重时可发展为胆红素脑病。

19

（3）肝脾肿大：由于炎症反应与脏器的受累而先后出现。

（4）激惹与四肢肌张力改变部分新生儿可出现兴奋-激惹症状，也有部分早产儿可表现四肢肌张力减退。

【诊治原则】

由于新生儿败血症临床表现具有非特异性的性质，因此对新生儿在出现任何非特异疾病征象时，特别在有多系统受累征象或有心血管-呼吸系统的多种征象时，应考虑此病。应尽可能在全身抗生素应用前做实验室检查。非特异性检查包括血常规、C-反应蛋白（CRP）、血清降钙素原（PCT）、白细胞介素 6（IL-6）、血沉等。病原菌检查包括血培养、直接涂片找细菌、尿液细菌培养、脑脊液细菌培养以及病原菌特异抗体、病原菌抗原及 DNA 检测等。必要时考虑影像学检查如胸部 X 线检查、腹部 X 线检查、B 超、CT、MRI 检查以协助诊断合并的局限性感染及并发症。败血症需与颅内出血、窒息、气胸、肺炎、呼吸窘迫综合征、血液病、新生儿肝炎、TORCH 感染等相鉴别。

新生儿败血症的治疗以抗感染治疗为主，同时须重视对症及支持治疗。

1. 抗生素治疗用药原则根据感染发生时间（早发、迟发）、临床表现推断病原；依据所在地区病原的耐药情况选用抗生素；依据实验室病原和药敏结果调整抗生素种类、剂量，必要时进行血药浓度监测；早期、静脉、联合、足疗程给药；应了解所选药物的剂量、特点、副作用；选用药物、疗程、给药方式应考虑到病情的严重性及 PK/PD 特点；应注意患儿的并发病及用药史；怀疑或确诊脑膜炎，选择能够透过血-脑脊液屏障的药物；对 NEC，选择容易穿透至肠道组织和肠腔，且抗菌谱足以覆盖肠道细菌的抗生素。

2. 其他治疗严重感染的病例可采取新鲜血浆置换、交换输血、应用静脉注射免疫球蛋白；积极处理并发症如休克、凝血功能异常、酸碱失衡等；清除局部感染灶；NEC 时考虑外科治疗。

【二级医院向三级医院的转诊标准及处置】

1. 标准

（1）积极抗感染治疗 7 天效果欠佳，仍有发热等症状者。

（2）全身症状较重，反应及吃奶差，体温不稳定，严重黄疸者。

（3）疑诊合并颅内感染者。

19

（4）合并严重内环境紊乱或多脏器功能损伤，出现严重代谢性酸中毒、低/高血糖、惊厥、腹胀、肝脾肿大、心肝肾功能不全或衰竭、呼吸衰竭、休克、凝血功能异常/DIC 等。

2. 预处理

（1）对心率、呼吸、经皮血氧饱和度、血压等生命体征严密监护。

（2）积极抗感染治疗，可经验性选用抗生素。

（3）给予退热、光疗、营养支持、纠正酸中毒、维持内环境稳定等对症处理。

（4）若出现呼吸异常、青紫，可给予氧疗维持氧合。

（5）若出现惊厥，及时给予止惊治疗。

（6）维持血压稳定，若出现休克，需给予生理盐水扩容，必要时应用多巴胺、多巴酚丁胺等血管活性药物。

3. 注意事项　转运途中亦应对生命体征持续监护，做好维持治疗；注意体温监测，避免保暖过度及不足；及时控制惊厥，纠正酸中毒、低血糖等，维持内环境稳定；如出现严重抑制状态影响呼吸，可给予呼吸机辅助呼吸。

第八节　新生儿外科疾病

【概述】

新生儿外科疾病是新生儿死亡的重要原因之一，其临床表现有特殊性，如不能及时诊断及治疗，常造成新生儿死亡。常见的新生儿外科疾病有：先天性食管闭锁、先天性幽门肥厚性狭窄、先天性肠旋转不良、先天性肠闭锁、先天性巨结肠、先天性肛门直肠畸形、脐部疾病、胸部疾病等。

【临床表现】

新生儿外科疾病的常见临床表现有：呕吐、腹胀、便秘、便血、腹部肿块、呼吸困难、黄疸等。

19

常见外科疾病的临床特点如下：

1. 先天性食管闭锁

（1）产前彩超检查：羊水过多，胃泡不显影。

（2）生后口咽部有大量黏稠唾液泡沫。

（3）第一次喂奶或水出现剧烈呛咳、发绀和呼吸困难。

（4）胃管不能置入胃。

（5）需做食管造影确诊。

2. 先天性幽门肥厚性狭窄

（1）呕吐：生后2~3周开始呕吐；进行性加重的喷射性呕吐；每次进奶后不久即呕吐，吐后食欲强烈；呕吐物不含胆汁。

（2）肿块：可见胃蠕动波自左向右，右上腹部可触及一个橄榄样、光滑质硬的肿块，活动度好。触及肿块对诊断帮助很大。

（3）全身表现：明显消瘦，皮肤松弛有皱纹。

（4）彩超检查：可发现肥厚肌层为一环形低回声，相应的黏膜层为高密度回声。

（5）钡餐检查：主要表现有胃扩张，胃蠕动增强，幽门管狭细变长如线条状，胃排空延迟，十二指肠球部呈鸟嘴样改变。

3. 先天性肠旋转不良主要表现为急性高位肠梗阻。

（1）典型表现：生后有正常胎粪排出，生后3~5天突发大量黄绿色胆汁性呕吐，排便量减少。完全性梗阻时呕吐频繁而持续，不全梗阻时呕吐为间歇性。

（2）中肠扭转并肠绞窄：呕吐频繁，腹胀明显。如有胃肠道出血，常提示肠坏死。肠系膜动脉栓塞导致肠坏死和穿孔时，则出现腹膜炎、高热、脱水、酸中毒，甚至中毒性休克，死亡率极高。

（3）X线检查：腹部直立位平片可见胃及十二指肠扩大的液平面（双泡征）。

（4）钡灌肠发现盲肠位置异常则可确立诊断。

4. 先天性肠闭锁

（1）呕吐：多在生后3天内出现，进行性加重。

19

（2）腹部情况：高位肠闭锁腹胀局限于上腹部，下腹部较凹陷，呕吐后腹胀减轻。低位肠闭锁生后全腹均发胀，呕吐后腹胀不减轻，可见肠型。如伴发穿孔时腹胀加重，可见腹壁静脉怒张。

（3）无正常胎便排出：仅排出少量灰白色或青灰色黏液样物。

（4）全身情况：很快出现脱水、酸中毒、电解质紊乱及中毒症状，常伴吸入性肺炎。如腹壁水肿发红，则为肠穿孔腹膜炎。

（5）立位腹平片：腹部 X 线立位片在诊断上有很大价值，可出现双泡或三泡征或多发液气平面。

（6）孕期胎儿肠管扩张。

（7）钡剂灌肠：带状细小结肠（胎儿性结肠）。

5. 先天性巨结肠

（1）胎粪排除延迟：90%的患儿在出生 24 小时后仍不排胎粪，3~5 天后需经洗肠或灌肠后方才排出。

（2）明显腹胀：约占 90%，腹壁静脉怒张，可见肠形及肠蠕动波。

（3）呕吐：奶汁或粪液。

（4）直肠指诊：至关重要，直肠壶腹空虚，诱发排便反射阳性。

（5）钡剂灌肠：新生儿期误诊率达 23%，1 岁以上仅 6.5%。

（6）直肠黏膜活检：诊断安全，正确率达 96%。

6. 先天性肛门直肠畸形

（1）因类型较多，临床表现不一，出现症状时间也不同。完全闭锁而无瘘管的病例生后很快会出现急性肠梗阻，有较大会阴瘘的肛门闭锁患儿出生后数月才能出现排便困难，甚至少数病例长期无明显症状。大多数患儿无肛门，仔细检查会阴部，即可发现。主要表现为低位肠梗阻的症状，症状进行性加重，并出现脱水、电解质紊乱，可引起肠穿孔等并发症，往往一周内死亡。

（2）确定闭锁的位置：倒置位 X 线摄片，根据"耻

19

尾线"（PC 即耻骨体中点与第 5 骶骨体下缘的连线）和"坐骨点"来区别为高位、中间位或低位型。

（3）治疗：根据类型及末端的高度而不同。肛门或直肠下段轻度狭窄，一般采用扩张术多能恢复正常功能，扩肛约需 6 个月；肛门重度狭窄，影响排便时应行手术治疗。

7. 脐部疾病

（1）脐部溢液：可为出血、脓性液、尿液、粪便。

（2）脐部肿物：可见于息肉、脐茸、脐尿管囊肿、卵黄管囊肿、脐膨出、腹裂。

8. 胸部疾病主要包括①脓胸；②膈疝、膈膨升；③胸腔占位病变；④肺占位：肺大疱、肺脓肿等；⑤气胸。

【诊治原则】

新生儿出现呕吐、腹胀、便秘、便血、腹部肿块、呼吸困难、黄疸等时需要考虑外科疾病，诊断需要结合腹部 X 线摄片、消化道造影等检查。

新生儿外科疾病一经确诊，应尽早手术治疗。先天性巨结肠可根据病情灌肠保守治疗，必要时手术治疗。注意纠正内环境紊乱及营养支持。

【二级医院向三级医院的转诊标准及处置】

1. 标准　若考虑到新生儿外科疾病，无诊断及治疗条件者均应及时转诊。

2. 预处理　二级医院在转诊前应提前准备好患儿的病史资料，积极稳定病情；对心率、呼吸、经皮血氧饱和度、血压等生命体征严密监护；纠正水、电解质、酸碱平衡紊乱，维持血糖正常，保持内环境稳定；若有呼吸困难表现，积极给予氧疗，必要时气管插管；若呕吐、腹胀明显，给予禁食、胃肠减压、灌肠，行立位腹平片检查，同时给予营养支持。

3. 注意事项　转运前应尽可能稳定体温、血压、心率、经皮血氧饱和度等生命体征，纠正酸中毒，维持血糖正常，保持内环境稳定；转运途中对生命体征持续监

19

护，必要时联系手术室准备急诊手术；转运途中必要时使用呼吸机辅助呼吸。

第九节　早产儿及低出生体重儿

【概述】

早产及低出生体重儿问题是目前国内外围生医学研究的重点。全球早产的发生率约为5%~15%，美国大样本的统计为12%左右；2005年中华医学会儿科学分会新生儿学组多中心调查显示早产发生率为7.8%；2007年中国医院新生儿流行病学调查报告显示早产发生率为8.1%。

按照病因分类分为自发性早产、胎膜早破性早产、医源性早产。自发性早产指妊娠不满37周自发性出现早产临产，继而分娩，约占全部早产的50%，原因不明。胎膜早破性早产：系指先出现胎膜早破，继而出现早产分娩，约占全部早产的25%，感染被认为是此类早产的主要原因。医源性早产指有医学指征（母亲高血压、胎盘早剥、胎儿窘迫、宫内发育迟缓等）需要在妊娠37周以前结束分娩者，约占全部早产的25%。

早产是导致围生儿死亡的重要原因，除出生缺陷外，占围生儿死亡的70%以上。早产儿尤其是极低出生体重儿的死亡率高达12.7%~20.8%，其主要死因为窒息、RDS、肺出血、颅内出血、寒冷损伤综合征、感染性疾病、胆红素脑病、营养代谢性疾病等。极低及超低出生体重早产儿的远期预后较差，存活早产儿8%遗留有运动障碍、智力障碍、生长迟缓、学习困难、行为问题（注意力缺陷、多动综合征）及视听障碍，给社会和家庭造成巨大的经济和心理负担。

【临床表现】

1. 早产儿的分类

（1）根据胎龄分类：胎龄（gestational age，GA）指从最后1次正常月经第1天起至分娩时止，通常以周表

19

示。GA<37 周的新生儿，根据胎龄分为三类：①轻型早产儿：32~36 周的早产儿。②早期早产儿：28~32 周的早产儿；③极早早产儿：<28 周的早产儿。近年又有人把其中 34 周至不足 37 周之间的早产儿称为近足月儿（near term infant）或者称为晚期早产儿（late preterm infant）。

（2）根据出生体重分类：出生体重（birth weight，BW）指出生 1 小时内的体重。①低出生体重儿（low birth weight，LBW）：BW<2500g。②极低出生体重儿（very low birth weight，VLBW）：BW<1500g。③超级低出生体重儿（extremely low birth weight，ELBW）：BW<1000g。④正常出生体重儿（normal birth weight，NBW）：2500g≤BW≤4000g。

2. 早产儿近期并发症主要的近期并发症有呼吸窘迫综合征（RDS）、频发呼吸暂停、肺出血、新生儿持续肺动脉高压、气胸、脑室周围-脑室内出血（PVH-IVH），分别详见本章第 2、4、6 节。其他近期并发症如下。

（1）高胆红素血症：指由于循环血中胆红素过多而引起的皮肤、巩膜及其他组织黄染。早产儿的黄疸出现时间早，程度重，持续时间较长，更易出现胆红素脑病。

（2）动脉导管未闭（PDA）：早产儿常见的心脏问题，约占早产儿的 20%，早产儿生后 2~3 天内，由于 RDS 和机械通气的应用，肺动脉压力和阻力较高，故通过动脉导管的分流量较少；随着 RDS 的好转、机械通气停止，肺动脉压力和阻力下降，约有 30% 的患儿通过动脉导管的左向右分流明显增大，从而引起左室容量负荷过重，可表现为气促、呛咳、呼吸暂停、离氧不耐受、体重不增，甚至心力衰竭。典型病例于胸骨左缘第二肋间有响亮粗糙的连续性机械性杂音。早期 B 超筛查可明确诊断。

（3）坏死性小肠结肠炎（NEC）：极低出生体重儿（<1500g）的发生率为 5%~10%，胎龄越小，NEC 发生率越高。多于生后 2~12 天发病，极低出生体重儿可迟

19

至 2 个月。临床表现初起表现为喂养困难、腹胀、呕吐、胃潴留等，以及呼吸窘迫、呼吸暂停、嗜睡、体温波动等全身症状。随后出现大便性状改变、血便，严重者呼吸衰竭、休克、DIC 甚至死亡。查体可见肠型、腹壁发红、肠鸣音减弱或者消失。腹部 X 线平片表现为麻痹性肠梗阻，肠壁积气和门静脉充气征为特征性表现。病情严重，病死率 50%。

（4）低血糖：生后血糖<2.2mmol/L 为低血糖，反复低血糖可引起神经系统危害。出生 72 小时内的早产儿低血糖发生率约 5%。临床可无任何症状，也可出现非特异性症状，表现为震颤、阵发性青紫、呼吸暂停或呼吸增快、哭声减弱或音调变高、肌张力低下、反应差、嗜睡、惊厥，也可表现为面色苍白、多汗、体温不升、心动过速、哭闹等。

（5）代谢性酸中毒：主要原因是无氧酵解旺盛，产生高乳酸血症及肾脏保碱排酸功能较差，感染也可造成代谢性酸中毒。临床表现：轻度患儿可仅表现呼吸增快或者无症状，较重患儿出现皮肤苍白、心率增快、畏食、恶心、呕吐、精神萎靡、嗜睡、甚至昏迷。严重者可出现心率减慢、低血压、心力衰竭，危及生命。

（6）新生儿硬肿症：又名寒冷损伤综合征，多由寒冷或和热卡摄入不足、多种疾病（如严重感染、重度窒息等）、微循环障碍、体温调节中枢功能低下造成。临床表现：反应低下、哭声低弱、活动减少，也可出现呼吸暂停等。低体温，四肢或全身冰冷。皮肤硬肿，常呈对称性，发生次序依次为：下肢、臀部、面颊、上肢、全身。需与新生儿水肿（有各自的临床特点）、新生儿皮下坏疽（有难产或产钳分娩史）相鉴别。

3. 早产儿的晚期并发症

（1）支气管肺发育不良（Brochopulmonary dysplasia，BPD），即慢性肺疾病（CLD）。生后即需要机械通气和吸氧，生后 28 天或纠正胎龄 36 周仍依赖吸氧或机械通气，并有肺功能异常的慢性肺部疾病。

（2）贫血：胎龄、体重越小，贫血出现的时间越早越重。临床表现：生后 2~3 月或更早，逐渐出现面色苍白、甲床苍白、全身倦怠、无力、肌张力低下、哭声低微、吸吮力弱、奶量减少，有时呕吐、腹胀、便稀。较重者面色多虚肿、体重不增，肝脾可肿大。机体抵抗力差，易患感染性疾病。

（3）脑室周围白质软化（PVL）：脑白质损伤是早产儿脑损伤的形式之一，最严重的结局是早产儿脑室旁白质软化。临床表现均是非特异性的，即使脑白质损伤相当严重，患儿也只表现反应差。影像学诊断是早产儿脑白质损伤应用最广泛的诊断方法。

（4）早产儿视网膜病变（Retinopathy of prematurity, ROP）：异常的视网膜血管形成而导致的双眼疾病。病变程度可分为 5 期，严重者可致失明。80% 以上出生体重小于 1kg 的早产儿发生视网膜病，尤其是氧疗患儿。生后 4~6 周眼底筛查，可降低 ROP 的发生率。1 期、2 期 ROP 病变仅需密切观察即可，大部分可自行消退，当发展至严重程度时则需及时治疗。

（5）ELBWI 佝偻病：早产儿血清钙低下，但于第 7 天可恢复正常水平，一般不发生低钙症状不必补钙。但超低出生体重儿容易患佝偻病，主要原因为：钙磷及维生素 D 的储存较少；脂溶性维生素吸收功能较差；由于生长较快，钙磷的供给量不能满足需要；合并感染和消化道紊乱造成矿物质及脂肪吸收障碍。

【诊治原则】

1. 注意保暖置于暖箱保暖，根据新生儿日龄和体重不同设置适当的暖箱温度。

2. 监测体温、呼吸、心率、经皮血氧饱和度和血压等生命体征及血糖、血气变化。

3. 发育支持性护理保持舒适体位，减少噪声、光线、疼痛等刺激。

4. 及时氧疗，若有呼吸异常、青紫等，合理氧疗，必要时给予呼吸机辅助通气。

19

5. 及时开放静脉通道，合理采取静脉营养、肠内营养等营养支持策略。早产儿营养支持的目的是满足其生长发育的需求，达到宫内生长速度，实现"追赶性生长"。

6. 预防感染早产儿救治中的棘手问题，其中预防接触性感染是重点。要严格遵守消毒隔离制度，尽可能减少接触患儿，减少侵袭性操作，每次检查患儿或操作前后规范洗手。各种监护治疗仪器严格消毒。

7. 预防胆红素脑病早产儿黄疸程度常较重，持续时间较长，但血-脑脊液屏障发育不完善，易发生胆红素脑病，应积极早期干预。

8. 早产儿管理的原则遵循全面、有序的原则；重视并发症的处理；结合病因，有针对性进行管理；不要忽视晚期早产儿；要重视早期早产儿的随访。

【二级医院向三级医院的转诊标准及处置】

1. 标准

（1）胎龄<32~34周，或出生体重<1500~2000g早产儿。

（2）早产合并重度黄疸需要换血治疗者。

（3）早产儿合并严重感染、NEC、硬肿症、严重PDA等。

（4）早产儿合并持续低血糖、代谢性酸中毒等严重内环境紊乱者。

（5）早产儿合并BPD、中重度颅内出血、早产儿视网膜病变者。

（6）早产儿合并严重贫血、体重不增、生长发育迟缓等营养代谢性疾病者。

（7）早产儿合并多脏器功能不全，出现呼吸衰竭、心肝肾功能不全或衰竭、休克、凝血功能异常/DIC等。

（8）早产儿合并RDS、频发呼吸暂停、肺出血、新生儿持续肺动脉高压、气胸、脑室周围-脑室内出血（PVH-IVH）等并发症的转诊标准具体详见相关章节。

2. 预处理

（1）对体温、心率、呼吸、经皮血氧饱和度、血压

19

等生命体征严密监护，加强保暖。

（2）合理氧疗，维持氧合，必要时给予呼吸机辅助呼吸。

（3）维持循环正常，必要时给予生理盐水扩容、血管活性药物应用。

（4）注意纠正代谢性酸中毒，维持血糖正常，保持内环境稳定。

（5）注意营养支持，及时给予肠外或肠内营养，保证能量供应。

（6）必要时抗感染治疗。

（7）保持舒适体位，减少噪声、光线、疼痛等刺激。

3. 注意事项

（1）转运前应提前准备好患儿的病史资料，积极稳定生命体征，注意保暖，维持内环境稳定。

（2）转运途中应持续监护生命体征，维持经皮血氧饱和度、心率、血压、血糖在正常范围。

（3）转运途中应注意保暖，避免低体温，并继续给予营养支持治疗，避免低血糖。

（4）转运途中合理氧疗，必要时给予有创或无创呼吸机辅助呼吸。

（5）转运途中应尽量减少颠簸，避免颅内出血。

第十节　新生儿转运

【新生儿病房分级简介】

根据医护水平及设备条件将新生儿病房分为三级：①Ⅰ级新生儿病房：即普通婴儿室，适于健康新生儿，主要任务是指导父母护理技能和方法，以及常见遗传病代谢病的筛查。②Ⅱ级新生儿病房：即普通新生儿病房，适于胎龄>32周，体重≥1500g早产儿及有各种疾病而又无需循环或呼吸支持、监护的婴儿。③Ⅲ级新生儿病房即 NICU，是集中治疗Ⅰ、Ⅱ级新生儿病房转来的危重新

19

生儿病室，具备有高水平的新生儿急救医护人员及新生
儿急救转运系统。

【新生儿转运的定义】

新生儿转运是一个接收医院将一个可移动的 NICU
单元送到危重患儿身边的双程转运过程。在整个转运过
程中对患儿进行的严密的监控和及时的救治，使患儿在
转运途中能够得到与在 NICU 同样的医疗和护理，保证
治疗的及时性和连续性，从而降低新生儿的病死率和致
残率。它是新生儿医疗急救工作中非常重要的一个环节。

【新生儿转运的分类】

1. 按照出生前后分为宫内转运和新生儿转运。

(1) 宫内转运，也叫胎儿转运，将高危产妇转送至
设有 NICU 或者临近 NICU 的围生医学中心，是一种安
全、节约、便利的转运方法。主要对象是早产、胎膜早
破、多胎、妊娠高血压疾病、反复产前出血、胎儿畸形
(估计生后能矫正的)、Rh 溶血病、孕妇心肺功能不全
者或慢性肾功能衰竭或重症肌无力等。

(2) 新生儿转运即在生后的转运。

2. 按照交通工具分为陆上转运、航空转运和海上
转运。

(1) 陆上转运目前最常用的转运方式，以救护车为
主要交通工具，是我国目前开展最多的转运方式。

(2) 航空转运适用于病情重而且距离远的患儿，但
是费用较高。

(3) 海上转运噪音大，不利于听诊，很少应用。

3. 按照范围分为院间转运和院内转运，后者包括从
产房、手术室或者急诊室转入 NICU 和送患儿至其他科
室接受检查和治疗。通常所指的新生儿转运指院间的
转运。

【新生儿转运的指征】

每个Ⅲ级 NICU 可根据本地区的实际情况制定具体
的新生儿转运指征，通常包括以下重症患儿和高危新
生儿。

19

1. 低出生体重儿，尤其是出生体重<2000g 者，或者早产儿，尤其胎龄≤34 周者，需要在 NICU 进行最初阶段的管理。

2. 生后 Apgar 评分 1 分钟≤7 分。

3. 生后 24 小时内出现黄疸，尤其母婴血型不合者；黄疸进展快，或原因不明者。

4. 有缺氧和呼吸困难表现者，如口周发绀、呼气呻吟、呼吸急促、鼻翼煽动、点头呼吸、吸气三凹征等。

5. 可能发生呼吸衰竭的患儿①所需氧浓度≥40%；②呼吸暂停频繁发作伴心动过缓；③重症肺炎，或早期肺炎但是病情不稳定；④重度胎粪吸入综合征。

6. 外周循环差如皮肤发凉、发花经保暖不能改善、毛细血管再充盈时间延长。

7. 外科疾患如膈疝、脊髓脊膜膨出、肠胃道闭锁、食管气管瘘等。

8. 明显贫血者。

9. 出现惊厥、抽搐、肌张力低下或抑制的新生儿。

10. 疑有先天性心脏病无法明确者；需及早行心脏手术治疗者。

11. 有羊水污染、胎膜早破等高危因素，临床疑有新生儿感染无法明确者。

12. 重症吸入性肺炎，尤其是胎粪吸入综合征。

13. 疑有酸中毒、低血糖，低血钙等代谢紊乱者。

14. 有产伤者。

15. 小于胎龄儿。

16. 高危妊娠孕母的婴儿，尤其是母亲患妊高征、糖尿病、心脏病、甲亢、重度贫血、病毒感染等。

17. 有皮肤黏膜出血或（和）呕血便血者。

18. 反应不良，包括吃奶差、呕吐、生后反应低下，情况不好等原因不明。

19. 母亲有不良生产史的珍贵儿，即使无上述情况，亦作为高危儿进行观察。

但是，下列情况不适合转运：

19

1. 病情极不稳定，如严重心肺功能障碍、肺出血、休克等，随时有生命危险者。

2. 患严重先天发育畸形、遗传代谢性疾病，无救治意义者。

3. 家属因经济原因不能坚持治疗或不同意转诊者。

【新生儿转运的准备工作】

1. 转运设备和物品

高危新生儿在转运途中需要监护，必要时须进行急症处理，所以转运系统需置备必要的设备和与此相关的支持设施。

一个较完善的新生儿转运系统通常需要以下设备：①方便移动的暖箱；②车载呼吸机；③气源（小型氧气和压缩空气钢瓶）；④负压吸引器；⑤持续监测新生儿心率、呼吸频率、经皮氧饱和度、血压的监护仪；⑥持续静脉输液泵；⑦急救箱（气管插管、喉镜、复苏气囊和面罩、吸球、吸痰管、胃管、听诊器、胶布等）；⑧急救药品（肾上腺素、生理盐水、5% 及 10% 葡萄糖、5% 碳酸氢钠、多巴胺、苯巴比妥钠、维生素 K_1 等）；⑨通讯设备。

2. 转运人员的配备与培训 转运小组一般有 3 人组成，医生和护士各 1 名，急救医疗助理（救护车司机）1 名。转运医生主要有具备 NICU 实践经验的新生儿专科医生担任，或为儿科高年总住院医生负责。转运护士可为专职或 NICU 护士兼任。医护人员必须学习和掌握新生儿转运指征；新生儿复苏的理论和操作；转运药物应用指征、剂量和方法；转运过程中一些急症的处置以及转运仪器、设备的使用和维护。

转运医生负责组织和实施转运，能够具体指导转运护士、急救医疗助理开展常规的转运工作。急救医疗助理（救护车司机）主要负责救护车及其行驶，并帮助运送患儿。转运护士负责观察、记录新生儿的情况，配合医生进行必要的医疗处置。对于病情不稳定的患儿，专科医生应与上述成员一起参加转运小组。必须有一名新生儿主治医生负责整个转运过程的咨询工作。

【新生儿转运工作的具体实施】

1. 转诊医院的准备工作　患儿最危重的时刻往往在转运小组到达之前，转诊医院的医生可通过转运专线电话提出转运申请，并与监护中心的医生交流患儿的病情，讨论临时处理措施，并保持联系直到转运小组抵达现场时。转诊医生应注意给患儿保暖，开放气道和吸氧，心电或脉搏血氧监护，防止低血糖等。填写转诊记录表（见附表），提供已经掌握的新生儿病史和已经进行的诊疗信息，包括：（1）病史：母亲孕期并发症和用药史、胎龄、出生体重、Apgar 评分、复苏过程等。（2）体格检查：生命体征（包括体温、呼吸、心率），以及其他阳性体征。（3）实验室检查（血糖、血常规、胆红素等）和 X 线等检查报告。（4）目前的诊断和治疗情况：初步诊断，氧疗、用药及其他治疗。必要时取母血备检验。

2. 接收医院的准备工作　新生儿主治医生或总住院医生了解患儿病情，决定是否转运。做出转运决定后，详细记录医院地点及科室详细联系方式，需要转诊新生儿床号、父母姓名及联系方式；需要转诊新生儿基本信息：胎龄、日龄、出生体重，生命体征状况；是否需要特殊治疗如氧疗及机械通气等，制定转运计划，电话通知救护车司机做好出车准备。重新检查转运设备是否齐全，功能是否完备，电量是否充足。和转诊医院的医生探讨如何稳定患儿病情，并要求其做好转运准备。准备 20~30 分钟内完成并出发，并填写好转运前记录。到达后，与该院的医生、护士交流病史及患儿情况，检查患儿体征给予必要的化验和药物治疗。待病情较稳定后，由转运医生决定实施转运。转运前请患儿家长阅读转运须知，签署转运委托书。自转诊医院出发前，致电接收告知患儿病情及入院须做的特殊检查和准备事项。

3. 转运途中的监护与处置

（1）观察：呼吸频率与节律，随时调整体位，保持

19

呼吸道通畅；观察口唇、皮肤颜色，必要时予适当氧疗；观察眼神、哭声、四肢肌张力及活动，如有惊厥，给予止惊处理；保持各种导管（输液管、吸氧管、胃管）的通畅，防止堵塞、移位、扭曲、受压等。

（2）保暖：有条件时尽量使用新生儿转运暖箱，尤其早产儿。将新生儿包裹在柔软、干燥的衣服内，戴帽子，盖上毯子，维持体温正常。无暖箱时则将孩子抱在成人怀中。

（3）体位：体位以仰卧头偏向一侧为好，防止分泌物吸入窒息。搬动动作轻柔平稳，尽可能减轻震荡。

（4）喂养：如果情况允许，尽早开始母乳喂养。如不能直接哺乳，将挤出的母乳置于清洁的容器中，给予适量管饲，防止低血糖。

【新生儿转运的注意事项】

1. 充分准备后再出发，接电话后应充分询问并记录转诊医院的地点与电话，并进行核对。另外，转运所需要的东西应在出发前再次检查并补充。

2. 到达医院后一定做好稳定病情的工作，这是转运成功的保证。危重新生儿在转诊之前最好建立静脉通道，适当放宽气管插管指征。转运的空间和环境较医院难于控制，所以转运前应充分评估患儿状态，给予各种救护和预防措施，使患儿达到最佳状态，这是转运的原则。

3. 应避免指责基层医院的工作人员，注意医疗保护和医疗安全。

4. 转运小组离开时应携带的资料：新生儿病历资料的复印件或手写的病情介绍、实验室资料、影像学检查、家长签字的转运知情同意书。

5. 途中应认真做好生命体征、氧饱和度、反应状态等项记录，严密观察病情，随时做好抢救准备。

6. 做好与家属的沟通，阐述转院的必要性，告知转运的风险，签署知情同意书。

7. 快到医院时，需要告知病区做好接诊准备，如暖箱、辐射台、气管插管、呼吸机、监护仪处于工作状态。

19

新生儿转运记录表

姓名：　　　　　　性别：　男　女　　　　出生日期：　　　年　　月　　日

		内容
孕期情况		第＿＿＿胎，第＿＿＿产，孕＿＿＿周 妊娠并发症（高血压　糖尿病　其他＿＿＿＿） 用药＿＿＿
分娩情况		分娩方式：顺产　剖宫产　产钳　胎头吸引　臀位 W产科并发症：胎膜早破　胎盘早剥　前置胎盘　脐带绕颈　脐带脱垂 出生体重＿＿kg，身长＿＿cm，头围＿＿cm Apgar评分：1分钟＿＿分，5分钟＿＿分，10分钟＿＿分 复苏措施：清理呼吸道　吸氧　正压人工呼吸　心脏按压　肾上腺素　扩容 预防接种：卡介苗　接种　未接种，乙型肝炎疫苗　接种　未接种 维生素 K_1　注射　未注射

19

续表

		内容
病史		（就诊主诉和发病时间）
体检结果		体重公斤 体温℃ 精神反应: 好 中 差, 哭声: 正常 弱, 肤色: 红润 苍白 青紫 (口周, 躯干, 肢端) 皮肤黄染 (面部 躯干 四肢手足心) 皮肤脓疱 部位____ 前囟: 正常 膨隆 凹陷, 吸气时胸凹陷 有 无, 头皮水肿 头颅血肿 惊厥 呼吸: 次/分, 异常, 啰音 有 无 肺部呼吸音 正常 心脏: 心率次/分, 心音 正常 低钝, 杂音 有 无 腹部: 正常 膨隆, 脐带残端 正常 发红 分泌物 四肢肌张力: 正常 过高 过低 先天畸形____ (请注明)

19

续表

	内容
辅助检查结果	血常规: Hbg/L, WBC×10⁹/L, PLT×10⁹/L 血糖: mg/dl (mmol/l) 胆红素: 经皮_____ 血清_____ X线:
喂养评估	前24小时内喂奶次,共_____ml 母乳_____ 奶粉_____ 其他,喂养困难 有 无, 吐奶_____次,排尿_____次,大便_____次

19

续表

	内容
治疗记录	
初步评估意见	

初诊医院：_____
医生签字：
填报日期：　　　　年　　月　　日

19

第六篇

其他专科

第二十章

眼科学

【县级医院眼科专科诊治要求】

县级医院在眼科应该掌握十种常见病种和疑难病种。包括角膜炎、青光眼、白内障、玻璃体积血、视网膜脱离、各型眼底病、眼外伤、泪小管断裂、泪囊炎、斜视。

应该能够开展如下诊疗技术或手术：角膜内皮检查、角膜地形图检查、定量视野计检查、眼科电生理检查；白内障超声乳化手术、各种白内障联合手术、角膜移植手术、复杂视网膜脱离手术、球内非磁性异物摘取术、眶内容物剜出手术、YAG 激光手术、眼底病激光治疗。

第一节 角 膜 炎

【概述】

角膜防御能力的减弱，外界或内源性致病因素均可能引起角膜组织的炎症发生，统称为角膜炎（Keratitis）。

角膜炎的主要病因如下：

1. 感染源性 主要病原微生物为细菌、真菌、病毒，其他还有棘阿米巴、衣原体、结核杆菌和梅毒螺旋体等。目前细菌性角膜炎的主要致病菌以表皮葡萄球菌为首位，铜绿假单孢菌（绿脓杆菌）居第二位，再次为金黄色葡萄球菌。角膜的真菌感染以镰刀菌居多，其次为曲霉菌。单疱病毒性角膜炎是最主要、最常见的病毒性角膜炎，其发病率高，易反复发作。棘阿米巴感染虽然发病率不高，但随着对该病认识的深入和诊断水平的提高，诊断率显著提高。

2. 内源性　一些自身免疫性全身病如类风湿关节炎，可出现角膜病变。某些全身病也可以波及角膜，如维生素 A 缺乏引起角结膜干燥或角膜软化。

3. 局部蔓延　邻近组织的炎症可波及角膜。

【临床表现】

1. 细菌性角膜炎　起病急骤，常与角膜创伤或戴接触镜有关，淋球菌感染者多为新生儿。表现为眼红、眼痛、畏光、流泪、眼睑痉挛，绿脓杆菌感染者眼痛剧烈。常伴有不同程度的视力下降，伴大量脓性分泌物。

眼科检查可见睑结膜、球结膜高度充血水肿，角膜中央部溃疡，眼内前房可出现不同程度积脓，色黄或淡绿。溃疡呈环形，（绿脓杆菌性），或呈灰黄色匍行性进展（肺炎球菌性），绿脓杆菌与淋球菌性角膜炎，溃疡表面和结膜囊多有脓苔附着。

2. 真菌性角膜炎　多有植物致角膜外伤史或牲畜皮毛接触或长期用激素和抗生素病史。亚急性经过、病程长，眼部刺激症状轻或仅有异物感。

角膜浸润灶呈白色或乳白色，致密。略高出病灶周围平面，呈井状凹陷或呈牙膏样或苔垢样外观，有干燥感和粗糙感，质地疏松而硬脆，缺少粘性。但不规则，呈毛糙不齐或伪足样向周围伸展，周围可有卫星样结节性浸润灶。底部可有放射状后弹力层皱褶，溃疡外围可有内皮斑块状浸润混浊。前房积脓呈灰白色，黏稠或呈糊状粘附溃疡处的角膜内皮面。

20

3. 病毒性角膜炎　患眼多为复发的病例。初发单疱病毒感染常为幼儿阶段，表现为急性滤泡性结膜炎。过劳、饮酒、日光曝晒、月经来潮、发热和熬夜为常见复发诱因。

角膜有树枝状、地图状溃疡灶，或柱状基质炎病灶。前房一般无渗出物，重症病例可出现灰白色稀薄积脓。

如无合并化脓菌感染，溃疡面一般较洁净而无分泌物粘附。反复发作的病例，常有新旧病灶并存病灶不同程度的瘢痕性混浊，常有新生血管，新病灶可为浸润灶，亦可与溃疡灶并存合并化脓感染的病例，兼有化脓性角膜溃疡的特点。

4. 棘阿米巴性角膜炎　患眼有异物感、畏光、流泪伴视力减退。眼痛剧烈多数病程达数月。

角膜浸润先表现为上皮水泡，缺损上皮病灶呈树枝状或地图状为盘状角膜炎或基质内脓肿；角膜病灶早期表现为酷似病毒性角膜炎，可表现为角膜中央的环形浸润混浊，环的中央部分比较透明；环与周围透明角膜的界限也较清楚，外观酷似病毒性角膜炎的实质型，病情继续发展，环形病灶变成白色圆盘状病灶。圆盘的直径约 4~6mm 大小，距角膜缘各方的距离大致相等，与其周围角膜边界比较清楚，病灶区上皮粗糙，实质层水肿增厚，但很少形成溃疡，更少发生坏死穿孔。出现放射状角膜神经炎，表现为浸润从角膜旁中心基质沿角膜神经分布区向角膜扩散，而相应区域上皮保持完整，角膜感觉明显减退。

【诊治原则】

根据眼部刺激症状及睫状充血、角膜浸润混浊或角膜溃疡形态特征等，角膜炎的临床诊断通常不困难，但应强调病因诊断及早期诊断。详细询问患者病史十分重要，外伤史往往被忽略，实际上角膜异物和角膜擦伤是最常见的角膜疾病。角膜病既往史也非常重要，例如单疱病毒性角膜炎经常复发的病史是诊断的主要依据之一。患者曾经使用过何种药物也要明确，激素的使用可使某些感染性疾病恶化。

溃疡组织刮片检查行 Gram 和 Giemsa 染色有助于早期病因学诊断，同时进行细菌、真菌、棘阿米巴培养，可为角膜感染性疾病选择合适的治疗方案。由于临床表现的多样性，在病变发展到角膜深层或经药物治疗后，刮片镜检或培养的病原体阳性检出率明显降低，需多次取材，必要时进行角膜病变区组织活检以提高阳性率。近年用于临床的角膜共焦显微镜（confocal microscopy），提供了一种无创性的检查手段。适用于感染性角膜炎的早期病因诊断，并且可在病程的不同阶段多次使用，作为衡量治疗是否有效的一个指标。

角膜炎治疗的原则为积极控制感染，减轻炎症反应，促进溃疡愈合，减少瘢痕形成。

细菌性角膜炎宜选用敏感的抗生素进行治疗。首先临床医生应根据经验和疾病严重程度，使用对病原体有效的或广谱抗生素治疗，待实验室检查结果证实病原菌后，再调整给予敏感抗生素进一步治疗。抗真菌药物仍是治疗真菌性角膜炎的重要手段，但目前缺乏高效，低毒、广谱抗真菌的理想药物。临床上多采用联合用药的方法以提高疗效，病情严重者可配合全身用药。单疱病毒性角膜炎可使用高选择性抗疱疹病毒药物治疗，联用干扰素可提高疗效。

皮质类固醇的应用要严格掌握适应证及时机，使用期间需密切观察。细菌性角膜炎急性期禁用皮质激素，慢性期病灶愈合后可酌情使用。真菌性角膜炎禁用皮质激素。单疱病毒性角膜炎原则上只能用于非溃疡型的角膜基质炎。

并发虹膜睫状体炎者可用复方托品酰胺或1%的阿托品眼药水或眼膏散瞳。胶原酶抑制剂可减轻角膜基质层胶原结构的破坏。药物治疗无效溃疡穿孔或行将穿孔者，应采取治疗性角膜移植术，清除病灶，术后继续药物治疗。绝大部分患者可保存眼球，还可恢复一定视力。

【二级医院向三级医院的转诊标准及处置】

20

1. 标准

（1）欠缺诊治经验不能明确病原学诊断者。

（2）经治疗角膜炎无好转或反复发作者。

（3）溃疡穿孔或行将穿孔者需采取治疗性角膜移植术者。

2. 预处理　先按临床经验予以抗感染及对症治疗，

并在转送途中持续应用。

3. 注意事项 忌包扎眼部，溃疡深者予降眼压药物治疗，眼罩保护。

第二节 青光眼

【概述】

青光眼是不可逆的致盲性眼病。目前，青光眼（glaucoma）被定义为：病理性眼球内压力（intraocular pressure，IOP，眼压）升高导致特征性视神经损害和视野缺损的一组疾病或临床症候群。根据病因学、解剖学和发病机制等，青光眼有许多种分类方法，临床上通常将青光眼分为原发性、继发性和发育性三大类。

1. 原发性青光眼（primary glaucoma） 指没有明确眼部和全身继发性病因的青光眼，是青光眼的最主要类型，病因尚不完全明确。根据房角的情况，可分为原发性开角型青光眼（primary open angle glaucoma，POAG）与原发性闭角型青光眼（angle-closure glaucoma，PACG）。

原发性开角型青光眼（POAG）是一种慢性、进行性的视神经病变，病理性高眼压是造成视神经损伤的重要因素之一。POAG 的特征是获得性的视神经萎缩与视网膜神经节细胞及其轴突丢失，且无其他可能引起上述病变的眼部及全身疾患，眼压升高时房角始终保持开放。可分为：

（1）高眼压型：病理性高眼压［一般认为 24h 眼压峰值超过 21mmHg（1mmHg＝0.133kPa）］，眼底有青光眼的特征性损害（视网膜神经纤维层缺损或视乳头形态改变）和（或）视野出现青光眼性损害，房角开放，并排除引起眼压升高的其他因素，诊断为 POAG。

（2）正常眼压型：24h 眼压峰值不超过正常值上限（眼压≤21mmHg），眼底有青光眼的特征性损害（视网膜神经纤维层缺损或视乳头改变）和（或）视野出现青

20

光眼性损害，房角开放，并排除其他疾病引起的眼底及视野变化，诊断为正常眼压型青光眼。

（3）高眼压症：眼压多次测量超过正常上限，但未发现青光眼性视网膜神经纤维层缺损和（或）视野的损害，房角为宽角，并排除了继发性青光眼或较厚角膜、检测技术等其他因素导致的假性高眼压，可诊断为高眼压症，但要定期随访眼底视乳头、视网膜神经纤维层厚度和视野。眼压>25mmHg且中央角膜厚度≤555μm者具有较高的危险性，建议给予降眼压治疗。

（4）原发性房角关闭（PACG）：所导致的急性或慢性眼压升高，伴有或不伴有青光眼性视乳头改变和视野损害。根据临床表现可将 PACG 分为急性和慢性两种类型。建议针对高龄、具有浅前房、窄房角解剖特征的人群进行以医院为基础的机会性筛查。建议优先考虑用房角镜，有条件的医院建议用房角镜联合 UBM 检查。对闭角型青光眼患者采用改良的激发试验，即监测短期房角闭合状态（采用明暗光 UBM 或 3min 暗适应对房角进行评估），随后以 lh 的暗室试验判断眼压水平。改良后的闭角型青光眼激发试验以房角关闭及眼压升高两项指标为判断标准，从而决定是否对闭角型青光眼的高危眼进行及时处理。激发试验阳性可作为诊断依据，激发试验阴性不能排除 PACG。

原发性急性闭角型青光眼按传统的分类方法分为临床前期、先兆期、急性期、缓解期、慢性期。原发性慢性闭角型青光眼分为早期、进展期和晚期。完全失明的患眼为绝对期。

2. 继发性青光眼（secondary glaucoma）　是某些眼部疾病或全身疾病，或某些手术或药物的应用，干扰了正常的房水循环造成眼压升高的眼部病理状况，临床上常见病因有与炎症相关、外伤相关、出血相关、晶状体相关、药物相关、综合征相关、血管疾病相关、眼部占位性病变相关和眼部手术相关等。

3. 发育性青光眼（developmental glaucoma）　是胚

20

胎期和发育期内眼球房角组织发育异常所引起的一类青光眼，多数在出生时已存在，但可以到青少年期才表现出症状和体征，曾称先天性青光眼（congenital glaucoma）。分为原发性婴幼儿型青光眼，青少年型青光眼和伴有其他先天异常的青光眼三类。发育性青光眼的发病率在出生活婴中约为万分之一，原发性婴幼儿型青光眼的发病率约为三万分之一，双眼累及者约75%，男性较多，约65%。有明确家族遗传史的约10%，目前多认为是多基因遗传。

【临床表现】

1. 原发性开角型青光眼

（1）症状：早期几乎没有症状，部分患者表现为进行性近视，常觉视疲劳；病变进展到一定程度，眼压波动较大或眼压水平较高时患者方有视力模糊、眼胀和头痛等，甚至虹视和雾视；晚期因双眼视野缩小，可有行动不便和夜盲等表现。中心视力多数病例在短期内不受影响，甚至在晚期管状视野病例也可保持良好。

（2）眼局部体征：早期病例眼前部可无任何改变。前房深度正常或较深，虹膜平坦，眼前部表现很"安静"，前房角开放，房角的形态并不会随眼压的升降而有所改变。房角镜检查一般看不到房角结构的明显异常，有时可见较多的虹膜突（梳状韧带）、虹膜根部附着偏前、小梁网色素较多等。晚期病例眼压较高时可有角膜水肿，在患眼视神经损害较重时可有瞳孔轻度散大，对光反应迟钝（相对性传入性瞳孔障碍）。眼底青光眼视神经损害典型表现为视乳头凹陷的进行性扩大和加深，是所有青光眼发展到一定阶段后的共同特征。开角型青光眼早期，视神经乳头特征性的形态改变有视网膜神经纤维层缺损（retinal nerver fiber layer defect，RNFLD）、局限性的盘沿（rim）变窄以及视乳头杯凹的切迹（notch）。有些可表现为视乳头表面或其附近小线状或片状的出血。病程的继续进展，视乳头的杯凹逐步扩展，最终导致杯盘比（cup/disc ratio，C/D 比）的增加。晚

20

期病例的视神经乳头呈盂状凹陷，色泽淡白，视网膜中央血管在越过视乳头边缘处呈屈膝或爬坡状，类似"中断"一样。

（3）眼压：开角型青光眼的最早期表现为眼压的不稳定性，眼压波动幅度增大。眼压可有昼夜波动和季节波动，一般在清晨和上午较高，到下午逐渐下降，至半夜最低；冬天的眼压较夏天的要高些。随着病程发展，眼压水平逐步升高，多在中等度水平，少有超过60mmHg的。

（4）视功能：主要表现为视野（visual field）损害和缺损。视野改变与视神经乳头凹陷等体征相对应，也反映病变的严重程度。典型的青光眼视野损害如下：①中心视野的损害：中心视野是指中央30°范围。早期改变最常见的是旁中心暗点，在注视点周围10°以内范围，以鼻上方为最多见，可单独或与其他早期损害伴存。鼻侧阶梯也较常见，是指鼻侧视野水平分界线附近等视线的上、下错位或压陷。随着病程进展，旁中心暗点逐渐扩大，多个暗点相互融合形成典型的弓形暗点（Bjerrum暗点）。这种视野损害可以延伸至鼻侧的中央水平分界线，形成大的鼻侧阶梯，如有上方和下方的弓形暗点相接则形成环形暗点。②周边视野的损害：在中心视野出现暗点损害的同时或稍后，周边视野可开始出现变化，通常先是鼻上方，然后是鼻下方，最后是颞侧。颞侧视野的改变，可表现为周边部的楔形或扇形等视线压陷缺损。随后进行性缩小，与鼻侧缺损共同形成向心性缩小，最后可仅剩中央部5°~10°的一小块视野，称管状视野。管状视野可保留较好的中心视力。鼻侧的视野损害进展速度较快，可最终在颞侧留下一小片岛状视野，称颞侧视岛。这些残存的视野丧失，就导致完全失明。青光眼最早期视野损害应是光阈值的增高，发生在局部暗点出现之前，系可逆性改变。

2. 原发性闭角型青光眼　闭角型青光眼的临床表现比较复杂，随着认识的不断深入，更多地将临床发展规

20

律与其病理发展过程相结合，有急性和慢性二种临床表现型。

（1）急性闭角型青光眼（acute angle-closure glaucoma）：多见于虹膜膨隆型的明显窄房角眼，由于房角关闭的突然且范围较大，因此一般有明显眼压升高的急性症状。根据其临床发展规律，可分为四个阶段：

1）临床前期：指具有闭角型青光眼解剖结构特征：浅前房、窄房角等，但尚未发生青光眼的患眼，因为存在着急性发作的潜在危险而被认为是处于临床前期。有二种情况：一类是一眼已经发生急性闭角型青光眼，而另一眼却为从未有任何症状的"正常"眼，两眼发病间隔最长者可达数十年。另一类是没有闭角型青光眼发作史，眼部检查显示具备一定的急性闭角型青光眼解剖特征，暗室激发试验可呈阳性表现。

2）发作期：一旦周边虹膜堵塞了房角，房水不能外引流，眼压就立即上升，随之出现一系列临床症状，即为闭角型青光眼的发作。开始时，患者感到有些轻微的眼胀和头痛，或感恶心，白天视物呈蒙雾状，夜晚看灯光有虹视。根据临床表现，青光眼的发作可分为：

①典型的大发作：即急性大发作，起病急和明显的眼部体征表现是其特征（图13-2）。多为一眼，亦可双眼同时发作。由于房角突然大部分或全部关闭，眼压急剧上升，出现明显的眼痛、头痛，甚至恶心、呕吐等症状；视力高度减退，可仅存光感。眼部检查可见球结膜水肿，睫状充血或混合充血，角膜水肿呈雾状混浊，瞳孔扩大，多呈竖椭圆形或偏向一侧，对光反应消失，以及眼部刺激征等。裂隙灯检查见角膜上皮水肿，角膜后可有色素颗粒沉着（色素性 KP），前房很浅，房水闪辉，虹膜水肿、隐窝消失，发病略久的青光眼，尚可见虹膜色素脱落及（或）扇形萎缩。晶状体前囊下可呈现灰白色斑点状、粥斑样的混浊，称为青光眼斑。这些征象一般出现在眼压急剧升高而持续时间较长的情况下，即使眼压下降后也不会消失，作为急性大发作的标志而

遗留下来。眼球坚硬如石，测量眼压多在50mmHg以上，可超过80mmHg。眼底则常因角膜水肿而难以窥见。

经降眼压治疗角膜恢复透明后，应行房角检查。房角有可能重新开放，或有局部粘连，小梁网上有色素粘着，甚或纤维素性渗出等。角膜水肿消退后的眼底检查可见到视乳头正常或充血、视网膜轻度水肿、静脉轻度充盈（回流障碍），偶可见到出血斑点。如高眼压持续过久，则可出现视乳头苍白（缺血），或视网膜中央静脉阻塞性出血。

急性发作如持续时间短，眼压控制及时，一般视力可以逐渐恢复，视野也保持正常。如未能及时得到控制，眼压水平过高时，可在短期甚至数日内导致失明。但多数患者可或多或少得到缓解，从而转入慢性进展期。

②不典型发作：亦称小发作，临床特点是自觉症状轻微，仅有轻度眼部酸胀、头痛。视力影响不明显，但有雾视、虹视现象。眼部没有显著充血水肿，角膜透明度减退，裂隙灯检查可见轻度角膜上皮水肿。瞳孔形态正常，光反应略迟钝，虹膜膨隆，前房较浅。眼底可见，视乳头正常，偶见视网膜中央动脉搏动。眼压一般在30~50mmHg，亦可高达80mmHg。发作时间短暂，经休息后可自行缓解。对这种症状轻微和没有明显充血的不典型发作，也有称之为亚急性发作或亚急性闭角型青光眼。

由于房角关闭不完全，眼内组织充血水肿不明显，虹膜与小梁网组织虽然紧贴，但只要及时缩小瞳孔，房角仍可重新开放，发作比较容易控制。但如反复发作则可逐步产生房角损害，在大部分房角形成粘连后，就进入到慢性进展期。

上述二种不同的临床表现与房角关闭的速度和范围、眼压升高的程度和持续时间，以及可能的血管神经反应性等因素有关。

3）间歇缓解期：闭角型青光眼的发作，经及时治疗（特别是不典型发作亦可自行缓解）使关闭的房角重

20

新开放，眼压下降，病情得到暂时的缓解或稳定相当长的时期，这阶段称为间歇缓解期。此期的时间，长者可达 1~2 年或更长，短者 1~2 月，个别甚至数日内即可再次发作。反复的小发作，可形成局部的房角粘连，但并不影响大部分重新开放的房角房水引流功能，因而临床上眼压仍正常，房水流畅系数亦正常。只是当房角粘连的范围逐渐扩展到一定程度时，才表现出持续的眼压升高，即进入慢性进展期。但如果是药物控制的眼压下降而房水流畅系数未改善，房角大部分仍粘连关闭，不能算是间歇缓解期。

4）慢性进展期：房角内虹膜与小梁网组织产生了永久性粘连，眼压就会逐渐持续升高，病程乃转入慢性期而继续发展，这种状况称为慢性进展期。如发生在急性发作未能控制的基础上，则早期仍保留着急性期的症状和体征，但程度减轻。到后期则仅留下虹膜、瞳孔以及晶状体方面的体征。如是由不典型发作而来，则除了前房浅、房角大部分或全部粘连外，可无其他症状或体征。另外，一些间歇缓解期、甚至临床前期的患者长期滴用缩瞳剂，虽然避免了青光眼的发作，但房角却可能逐步缓慢地发生粘连，达一定程度时表现出眼压的持续升高，进入慢性进展期。

慢性进展期的早期，眼压虽然持续升高，但视乳头尚正常。到一定阶段时，视乳头逐渐凹陷和萎缩，视野也开始受损并逐渐缩小，最后完全失明（绝对期）。确定慢性进展期病程的主要依据是眼压升高，相应范围的房角粘连，房水 C 值低于正常。如视乳头已有凹陷扩大，诊断更明确。急性闭角型青光眼的慢性进展期与慢性闭角型青光眼是二个不同的概念，有必要对其有所认识和区别。

3. 慢性闭角型青光眼（chronic angle-closure glaucoma）多见于 50 岁左右的男性，临床表现象原发性开角型青光眼，中央前房深度可以正常或接近正常，虹膜膨隆现象不明显，但其周边前房浅，房角为中等狭窄，可呈多中心地发生点状周边虹膜前粘连（图 13-3）。这类青光眼的眼压升高，同样也是由于周边虹膜与小梁网发生粘连所致。由于房角粘连是由点到面逐步发展的，眼压水平也随之缓慢上升，所以临床上没有眼压急剧升高的症状，眼前段组织也没有虹膜萎缩、瞳孔变形等急性闭角型青光眼的表现。但视神经乳头在高眼压的持续作用下，逐渐形成凹陷性萎缩，视野也发生相应的进行性损害。往往不易引起患者的警觉，多在做常规眼科检查时或于病程晚期患者感觉到有视野缺损时才被发现，因此更具有潜在的危害性。因其病程的慢性特征，临床难以做出像急性闭角型青光眼那样的明确分期。在疾病的早期，眼压、眼底和视野均正常，但存在房角狭窄，或可见到局限性的周边虹膜前粘连。随着房角粘连的扩展，眼压升高多为中等程度，常在 40mmHg ~ 50mmHg。到病程中、晚期眼底有典型的青光眼性视神经乳头损害征象出现，相应地伴有程度不等的青光眼性视野损害。

为什么慢性闭角型青光眼的表现与急性闭角型青光眼的不同？这是因为慢性闭角型青光眼的眼球虽然亦有前房较浅、房角较窄、晶状体较厚等解剖变异，但程度较轻，而且眼轴不短，所以瞳孔阻滞因素不明显。临床观察到慢性闭角型青光眼的虹膜根部常可见到较多的表面突起处（称嵴突，crest），其房角粘连最早出现在虹膜嵴突部，粘连以点状开始，逐渐向两侧延伸扩展，房角逐渐被损害，眼压也逐渐升高。在这样一个漫长的过程中，患者可以逐渐适应高眼压的病理状况，因此可以表现得非常"安静"而无自觉症状。导致周边虹膜逐步与小梁网发生粘连的因素可能是多方面的，但房角狭窄是最基本的条件。

【诊治原则】

1. POAG 的治疗原则　根据患者的眼压、视野和眼底损害程度，结合医院的条件和医师的经验，可选择药物、激光和滤过性手术给予降低眼压治疗。降低眼压治疗时，应尽可能为患者设定个体化目标眼压。

20

可应用的局部降眼压药物制剂：建议前列腺素类衍生物可作为 POAG 一线用药。①前列腺素类衍生物；②β-肾上腺素能受体阻滞剂；③α2-肾上腺素能受体激动剂；④局部碳酸酐酶抑制剂；⑤拟胆碱能类药物。根据患者目标眼压的需要，选择单一或者联合药物治疗。单独用药不能达到目标眼压，可联合不同作用机制的药物治疗。

激光治疗：选择性激光小梁成形术可作为部分开角型青光眼患者的首选治疗。

手术治疗：①对药物或激光治疗不能控制病情进展、或不能耐受药物治疗的患者，应考虑滤过性手术治疗。手术方式包括小梁切除术、非穿透性小梁切除术、青光眼引流装置植入术、睫状体光凝术等。手术方式的选择应基于患者年龄、疾病程度、药物治疗反应等因素综合考虑以获得最大的益处。②根据患者年龄、眼部情况，术中、术后选择应用抗代谢药物（如丝裂霉素 C、5-氟尿嘧啶）可减少滤过手术失败风险。③青光眼引流装置植入术适用于滤过性手术失败和（或）药物治疗无效的青光眼。④睫状体光凝术是治疗各种难治性青光眼的安全而有效的手术方法之一。视神经保护治疗也应引起关注。

2. PACG 的治疗原则　闭角型青光眼的诊断一旦确立，就应根据其所处的不同阶段及时给予治疗。

（1）临床前期的闭角型青光眼：治疗目的是预防发作，主张及时做周边虹膜切除（开）术（iridectomy，iridotomy），以解除瞳孔阻滞（图 13-4）。对暂时不愿手术者应给予预防性滴用缩瞳剂，常用 1% 毛果芸香碱（pilocarpine，匹罗卡品）2~3 次/日，并定期随访。

（2）急性发作的闭角型青光眼：挽救视功能和保护房角功能是治疗的主要目的。应作急诊全力抢救，以期在最短时间内控制高眼压，减少对视功能的损害并防止房角形成永久性粘连。挽救视功能方面，首先是降低眼压，常常是促进房水引流、减少房水生成和高渗脱水三

20

种手段联合应用；其次是及时应用神经保护药物。保护房角方面，常用缩瞳剂和抗感染药物。对急性发作患者的处理，首先眼局部频滴缩瞳剂，常用1%毛果芸香碱，可每15分钟一次，眼压下降后或瞳孔恢复正常大小时逐步减少用药次数，最后维持在3次/日。缩瞳剂能够拉离根部虹膜，开放房角，既促进了房水引流又保护了房角免于粘连损坏。如果发作眼充血明显，甚至有前房纤维素性渗出，可局部或全身应用皮质类固醇制剂或非甾体抗感染药，一则有利于患眼反应性炎症消退，二则减轻房角组织的炎症水肿，有利于房水引流并减少或避免粘连的发生。针对高眼压状况，还同时合并应用高渗脱水剂和抑制房水生成的药物降低眼压。高渗脱水剂有甘油、山梨醇、甘露醇、尿素等，常用20%甘露醇溶液，1.0~1.5g/kg体重/日，快速静脉滴注。临床使用时应注意老年患者，尤其是有高血压和心功能、肾功能不全，以及电解质紊乱的患者全身状况，以免发生意外。房水生成抑制剂有眼局部用和全身用二类。全身应用的主要是碳酸酐酶抑制剂，常用的有乙酰唑胺（醋氮酰胺），250mg/次，或醋甲唑胺，25mg/次，2次/日口服，眼压控制后可停用。眼局部用的主要有碳酸酐酶抑制剂和β肾上腺素受体（β受体）阻滞剂，前者有2%杜塞酰胺滴眼液，3次/日，1%布林左胺滴眼液，2次/日；后者有0.5%噻吗洛尔、0.25%倍他洛尔、2%卡替洛尔、0.3%美替洛尔及0.5%左布诺洛尔等滴眼液，可选用一种，2次/日，能有效地协助高眼压的控制。（有关房水生成抑制剂详见原发性开角型青光眼的治疗）。

　　急性发作的患眼，如果采取上述药物治疗3天后眼压仍持续在50~60mmHg或以上，则应考虑及时手术治疗。这时由于房角多已粘连丧失功能，只能做眼外引流术，但在眼部组织水肿、充血剧烈的情况下施行手术，组织炎症反应大，滤过泡容易纤维瘢痕化，也易发生手术并发症，往往效果较差。对于虹膜萎缩明显、瞳孔固定散大的急性发作眼，滤过性手术较虹膜周切术效果确

20

切。术前术后加强皮质类固醇的应用，可减少手术的创伤反应，提高手术成功率。如果药物治疗眼压能被控制，则可参照不典型发作控制后的处理原则，选作眼内或眼外引流手术。

对于眼压升高的青光眼，尤其是急性发作过的青光眼，及时给予全身应用自由基清除剂、抗氧化剂如维生素E、维生素C等，可对受损的视网膜视神经组织起到一定的保护作用。

（3）闭角型青光眼的不典型发作，常常缩瞳剂、β受体阻滞剂、碳酸酐酶抑制剂联合应用，一般能较快控制。眼压下降后，可逐步停用β受体阻滞剂和碳酸酐酶抑制剂。如眼压不再升高，房角大部分或完全开放，可作周边虹膜切除（开）术。如眼压再度回升，则表示房角的房水引流功能明显受损，只能选作眼外引流手术如小梁切除术（trabeculectomy）等滤过性手术。

（4）间歇缓解期的闭角型青光眼：因房角完全或大部分开放，眼压正常，应施行周边虹膜切除（开）术，以解除瞳孔阻滞，避免房角关闭，达到阻止病程进展的治疗目的。暂时不愿手术者，则应在滴用缩瞳剂的情况下加强随访。

（5）慢性进展期的闭角型青光眼：治疗目的是控制眼压。因房角已大部分粘连或全部粘连，房水引流功能破坏，眼压升高，只能选择作小梁切除术或巩膜咬切术等眼外引流术。术前眼压应尽可能地控制在较低水平，30mmHg以下施行青光眼滤过性手术比较安全。

（6）慢性闭角型青光眼：早期病例及相对"正常"眼，处理原则上同急性闭角型青光眼的间歇缓解期和临床前期眼。针对其根部虹膜有较多嵴突的解剖特征，施行周边虹膜切除（开）术的同时进行激光周边虹膜成形术（iridoplasty）可能效果更好，尚待临床的验证。对于中、晚期的病例，因房角大多数失去正常房水引流功能，眼压已升高，则只适于选作小梁切除术等滤过性手术；同时因已存在高眼压对视网膜视神经的损害，应给予神

20

经保护药物治疗。

（7）绝对期的青光眼：治疗目的在于减轻症状，多需手术治疗，应尽量避免眼球摘除给患者带来的精神痛苦。

最后，总结一下 PACG 的手术治疗原则。

（8）周边虹膜切除术的手术适应证：急性或慢性前房角关闭、前房角粘连闭合范围累计<180°、无视乳头改变和视野损害者，可选择激光或手术方式行周边虹膜切开或切除术。

（9）滤过性手术的适应证：急性或慢性前房角关闭、前房角粘连闭合范围>180°、药物无法控制的眼压或视神经损伤较重者，应选择滤过性手术，推荐复合式小梁切除术。对于房角关闭>180°但仍有部分开放区，眼压升高，行滤过手术具有严重并发症风险的患者，可采取激光周边虹膜切开术；术后眼压仍高的患者可采用药物治疗。急性前房角关闭发作时，应给予局部和全身降眼压药物治疗，迅速降低眼压。若眼压无法控制或无下降趋势，可在手术前急诊进行前房穿刺术以降低眼压，或者在手术中采取必要的降低眼压措施。

原发性急性或慢性闭角型青光眼尚无任何青光眼体征的对侧眼，存在前房角关闭的可能时，应采用激光或手术方式行预防性周边虹膜切开或切除术。如存在非瞳孔阻滞因素，可进行激光周边虹膜成形术。

（10）滤过性手术联合白内障手术的手术指征：符合滤过性手术指征的白内障患者，白内障手术指征参照白内障手术适应证。

（11）单纯白内障手术的指征：符合白内障手术指征又需要做虹膜周边切除术的青光眼患者可采用单纯白内障摘除术来治疗。

【二级医院向三级医院的转诊标准及处置】

1. 标准

（1）不能明确诊断者或复杂的病例。

（2）经治疗眼压不降或控制不佳。

20

（3）进行性视神经损害或治疗后合并其他并发症者。

2. 预处理 先行局部或联合全身降眼压药物治疗，并在转送途中持续应用。

3. 注意事项 急性大发作的闭角型青光眼患者，如果转送距离较远且症状严重者，途中可予对症支持治疗，但需密切关注患者全身状态。

第三节 白内障

【概述】

晶状体混浊称为白内障（cataract）。白内障是全球第一位致盲眼病。世界卫生组织从防盲治盲的角度出发，将晶状体混浊并导致矫正视力低于 0.5 者，称为临床意义的白内障。任何影响眼内环境的因素，如衰老、物理损伤、化学损伤、手术、肿瘤、炎症、药物（包括中毒）以及某些全身性代谢性或免疫性疾病，都可以直接或间接破坏晶状体的组织结构，导致其代谢紊乱，使晶状体蛋白发生变性从而产生混浊。此外，晶状体或眼球的发育异常以及某些先天性全身性综合征，也可以导致晶状体混浊。

白内障发生的危险因素包括日光照射、严重腹泻、营养不良、糖尿病、吸烟、饮酒、受教育程度、阿司匹林和糖皮质激素应用、性别、青光眼和遗传因素等。

白内障可按不同方法进行分类：1. 根据病因：发育性；年龄相关性；并发性；代谢性；药物及中毒性；外伤性；辐射性；后发性。年龄相关性白内障（age-related cataract）是最为常见的白内障类型，由于多见于老年人，以往称为老年性白内障。2. 根据发病年龄：先天性；后天获得性。3. 根据晶状体混浊部位：皮质性；核性；囊膜下性等。4. 根据晶状体混浊形态：点状；冠状；绕核性等。

【临床表现】

1. 症状

（1）视力下降：这是白内障最明显也是最重要的症状。晶状体周边部的轻度混浊可不影响视力，而在中央部的混浊，虽然可能范围较小、程度较轻，但也可以严重影响视力。在强光下，瞳孔收缩，进入眼内的光线减少，此时视力反而不如弱光下。晶状体混浊明显时，视力可下降到仅有光感。

（2）对比敏感度下降：白内障患者在高空间频率上的对比敏感度下降尤为明显。

（3）屈光改变：核性白内障因晶状体核屈光指数增加，晶状体屈光力增强，产生核性近视，原有的老视减轻。若晶状体内部混浊程度不一，尚可产生晶状体性散光。

（4）单眼复视或多视：晶状体内混浊或水隙形成，使晶状体各部分屈光力不均一，类似棱镜的作用，产生单眼复视或多视。

（5）眩光：晶状体混浊使进入眼内的光线散射所致。

（6）色觉改变：混浊晶状体对光谱中位于蓝光端的光线吸收增强，使患者对这些光的色觉敏感度下降。晶状体核颜色的改变也可使患眼产生相同的色觉改变。

（7）视野缺损：晶状体混浊使白内障患者视野产生不同程度的缺损。

2. 体征　晶状体混浊可在肉眼、聚光灯或裂隙灯显微镜下观察并定量。不同类型的白内障具有其特征性的混浊表现。对晶状体周边的混浊需散瞳后方可看到。

晶状体混浊分类系统Ⅱ（Lens Opacities Classification System Ⅱ，LOCS Ⅱ）是美国国立眼研究所资助的一项分类方法，用于活体白内障分类以判断晶状体混浊的范围和程度，广泛应用于白内障研究、流行病学调查和药物疗效评价等。其方法是将瞳孔充分散大，采用裂隙灯照相和后照法，区别晶状体混浊的类型，即核性

20

（N）、皮质性（C）和后囊下（P）以及核的颜色
（NC）。通过与相应的一组标准照片的比较，记录相应的
等级（见表6-1）。

表6-1 LOCS Ⅱ晶状体混浊分类标准

晶状体部位混浊情况	LOCS Ⅱ类
核（N）透明，胚胎核清楚可见 N0	
早期混浊	N1
中等程度混浊	N2
严重混浊	N3
皮质（C）透明 C0	
少量点状混浊	CTR
点状混浊扩大，瞳孔区内出现少量	
点状混浊	C1
车轮状混浊，超过二个象限	C2
车轮状混浊扩大，瞳孔区约50%混浊	C3
瞳孔区约90%混浊	C4
混浊超过 C4	C5
后囊膜下（P）透明 P0	
约3%混浊	P1
约30%混浊	P2
约50%混浊	P3
混浊超过 P3	P4

20

晶状体核硬度分级标准

晶状体核硬度的准确评价对超声乳化吸除术选择适
应证和手术方式有重要意义。临床上，根据核的颜色进
行分级，最常用的为 Emery 核硬度分级标准。该标准将
核硬度分为以下 5 级：

Ⅰ度：透明，无核，软性；

Ⅱ度：核呈黄白色或黄色，软核；

Ⅲ度：核呈深黄色，中等硬度核；

Ⅳ度：核呈棕色或琥珀色，硬核；

Ⅴ度：核呈棕褐色或黑色，极硬核。

【诊治原则】

1. 药物治疗　至今为止尚无药物可完全阻止或逆转晶状体混浊，目前对白内障的发生机制有多种学说，因此针对不同的病因学说有不同的药物，以期延缓晶状体混浊的进程，如：无机盐配方、游离氨基酸配方和维生素 C、E 等的辅助营养类药物；吡诺克辛钠、卡他林等阻止醌型物质的氧化作用的药物；谷胱甘肽等抗氧化损伤药物以及麝珠明目液、石斛夜光丸和障翳散等传统中药。

2. 手术治疗　手术治疗是各种白内障的唯一有效治疗手段。

（1）手术适应证

1）视力障碍：以往认为白内障成熟期为手术的最佳时机。现在由于手术技术及设备的进步，一般认为白内障引起视力明显下降，影响工作和生活时，即可进行手术。由于不同的患者对视力的需求明显地不同，因此很难确定一个绝对视力标准作为白内障手术的适应证。矫正视力低于 0.3 时，属低视力眼，可以实施手术。国外手术适应证标准定得较宽，一般矫正视力低于 0.5~0.6 即可以手术。

2）医疗目的：因白内障引起的眼部并发症，如晶状体源性青光眼，或影响其他眼病的治疗，如糖尿病视网膜病变需要眼底激光治疗时，应行白内障摘除手术。

3）美容目的：无光感的白内障，因成熟或过熟使瞳孔区发白，影响美容时，也可手术。

（2）术前准备

1）眼部检查包括检查患者的视力、光感及光定位、红绿色觉；裂隙灯、眼底镜检查，记录晶状体混浊程度，排除眼部活动性炎症等。

20

2）特殊检查包括眼压；角膜曲率以及眼轴长度的测量，计算人工晶状体屈光度；有条件者行角膜内皮细胞、眼部 B 超、视觉激光干涉仪和视觉电生理检查等。

3）全身检查包括对高血压、糖尿病患者的血压和血糖的监控；心、肺、肝、肾等脏器功能的检查，确保可耐受手术。

4）术前冲洗结膜囊和泪道，抗生素眼药水滴眼预防感染，散瞳剂充分散大瞳孔。

（3）手术方法

1）白内障囊内摘除术（intracapsular cataract extraction, ICCE）：将混浊晶状体包括囊膜完整地摘出眼外。不需要手术显微镜，操作简单。术后瞳孔透明，不发生后发障。但手术切口大，需 11mm 以上。玻璃体脱出的发生率高，易造成玻璃体疝而引起青光眼、角膜内皮损伤、黄斑囊样水肿和视网膜脱离等并发症。

2）白内障囊外摘除术（extracapsular cataract extraction, ECCE）：将混浊晶状体核和皮质摘出而保留后囊膜。是国内目前应用最为广泛的白内障术式。手术需在显微镜下完成，对术者的手术技巧的要求相对较高，手术切口需要 9~10mm。因为完整保留了后囊膜，减少了对眼内结构的干扰和破坏，防止了玻璃体脱出及其并发症，同时为顺利植入后房型人工晶状体创造了条件，术中保留的后囊膜术后易形成后发性白内障。

3）超声乳化白内障吸除术（phacoemulsification）：采用小切口进行手术，应用超声能量将混浊的晶状体核乳化后清除，并保留晶状体后囊膜，可以同期植入后房型人工晶状体。此手术的优点是切口小，只需 3mm，伤口愈合快，术后散光小，视力恢复迅速。

4）激光乳化白内障吸除术（laseremulsification）：是新近发展起来的一项手术技术，应用激光对晶状体核进行乳化后吸除。目前已初步应用于临床。激光乳化的切口较超声乳化更小，损伤更少。

3. 无晶状体眼的矫正　白内障摘除术后，患眼呈高度远视状态，根据患者的实际情况不同，可采取不同的方式矫正。

（1）人工晶状体植入术（intraocular lens implantation）：可一期或二期植入人工晶状体矫正无晶状体眼的高度远视状态。术后可迅速恢复视力，具有物像放大倍率小、周边视野不变形等优点，为无晶状体眼屈光矫正最有效的方法，已得到广泛应用。人工晶状体按植入眼内的位置主要可分为前房型和后房型 2 种；按其制造材料可分为硬性和软性（可折叠）2 种。软性可折叠式人工晶状体可通过 3mm 左右的小切口植入眼内，通过"记忆"恢复形状，因此手术切口较植入硬性人工晶状体减小一半。

（2）眼镜（spectacle）：高度数（+10～14D）的凸透镜矫正无晶状体眼屈光不正是应用最久的方法。它经济简单，易于更换，故沿用至今。但凸透镜有 20%～35% 的物像放大率，用以矫正单侧无晶状体眼会出现物像不等大而导致融合困难，用以矫正双侧无晶状体眼会出现视物变形、视野缩小、球面差等。

（3）角膜接触镜（contact lens）：物像放大率为 7%～12%，在一般人的耐受范围内，可用于单眼无晶状体眼，无环形暗点和球面差，周边视野正常。但取戴麻烦，使用不当易造成角膜感染。

（4）其他方法：包括屈光性手术如角膜镜片术、角膜磨削术和角膜表层镜片术等，目前应用尚不多。

【二级医院向三级医院的转诊标准及处置】

1. 标准

（1）不具备手术及相关检查设备。

（2）伴有晶状体脱位等眼部其他病变或严重的需要三级医院术中监护的全身疾病的复杂病例。

（3）对视觉效果要求高，欲植入多焦或散光等高端光学人工晶状体的病例。

2. 预处理　先予手术眼局部抗生素滴眼液点眼。

3. 注意事项　如果转送距离较远者需注意眼部

20

卫生。

第四节　玻璃体积血

【概述】

玻璃体本身无血管，不发生出血。玻璃体积血（vit-reous hemorrhage）的主要病因如下：

1. 糖尿病视网膜病变是引起玻璃体积血的最主要原因。其导致的玻璃体积血占玻璃体积血的 39%~54%。

2. 视网膜裂孔（retinal break）和视网膜脱离（retinal detachment）约占玻璃体积血的 12%~17%。

3. 玻璃体后脱离（PVD）时，一般出血量较小。

4. 眼外伤（trauma）睫状体损伤可以导致大量玻璃体积血。

5. 视网膜血管性疾患伴缺血性改变：视网膜中央静脉或分枝静脉阻塞（CRVO、BRVO）引起的玻璃体积血发生率仅次于糖尿病视网膜病变。其他引起周边视网膜产生新生血管疾患：

（1）家族渗出性玻璃体视网膜病变（FEVR）。

（2）视网膜劈裂症。

（3）视网膜毛细血管扩张症（retinal telangiectasia）。

（4）视网膜静脉周围炎（Eale's 病）镰状细胞病（sickle cell disease）。

（5）未成熟儿视网膜病变（Premature retinopathy）。

（6）视网膜血管瘤（retinal angiomatosis）。

（7）炎性疾患伴可能的缺血性改变：1）视网膜血管炎（retinal vasculitis）；2）葡萄膜炎（uveitis）。

（8）Terson 综合征：蛛网膜下腔出血合并玻璃体积血。

【临床表现】

玻璃体出血量少时患者眼前飘动红色烟雾，眼底检查可以看到视乳头或部分视网膜；出血量大时患者视物发黑，整个眼底不能窥见。时间较长的玻璃体积血变为白色混浊。

【诊治原则】

依据症状和眼底检查进行诊断。患者应进行双眼眼底检查，以寻找病因。眼底不能窥见时应进行超声波检查，排除视网膜脱离和眼内肿瘤。也可令患者头高位卧床休息两天以后，再行眼底检查。

出血量少的不需特殊处理，可等待其自行吸收。怀疑存在视网膜裂孔时，令患者卧床休息，待血下沉后及时给予激光封孔或视网膜冷冻封孔。大量出血者吸收困难，未合并视网膜脱离和纤维血管膜时的可以等候 2 周到 3 个月，如玻璃体积血仍不吸收时可进行玻璃体切割术，合并视网膜脱离或牵拉性视网膜脱离时，应及时进行玻璃体切割术。

【二级医院向三级医院的转诊标准及处置】

1. 标准

（1）合并其他二级医院无诊疗经验或不具备手术及相关检查设备的眼部病变的病例。

（2）经治疗后无好转，积血不吸收或出现其他并发症的病例。

（3）大量出血者吸收困难，合并视网膜脱离和纤维血管膜需行玻璃体切割术者。

2. 预处理　控制血压、血糖。需进一步手术治疗者可先予术眼抗生素滴眼，并在转送途中持续应用。

3. 注意事项　如果转送距离较远者中途需监测血压、血糖，并注意眼部卫生。

第五节　视网膜脱离

【概述】

视网膜脱离是指视网膜神经上皮与色素上皮分离。发生脱离的病因不同，一类由于视网膜出现裂孔致脱离为孔源性视网膜脱离（rhegmatogenous retinal detachment, RRD）（或称原发性视网膜脱离），另一类则因其他病所致的为非孔源性视网膜脱离（non hole retinal detachment, NRRD 或继发性视网膜脱离）。非孔源性视网膜脱离又按其病因分为牵拉性视网膜脱离（traction retinal detachment）和渗出性视网膜脱离（exudative retinal detachment）。

【临床表现】

视网膜脱离多数表现为无痛性突然眼前漂浮物，可有某方向持续闪光感，随后发现同一方向幕状遮挡，黄斑尚未波及时，视力可以正常。逐步扩大至黄斑脱离则视物变形、视力下降，最终直至数指或光感。

可疑患者均应充分散瞳全面检查眼底。大多数眼前段无活动炎症，眼压偏低或正常。眼底可见玻璃体不同程度混浊，常见色素性颗粒。视网膜脱离范围由局限性至全脱离。脱离区视网膜失去透明性，灰白色略隆起，表面起伏不平，视网膜血管随之变迂曲。多数周边部可发现视网膜裂孔（retinal tear），可以一个或多发孔。按裂孔形态主要有视网膜马蹄形孔（horseshoe retinal tear）、圆形孔（round hole）、锯齿缘断离（ora serrata dialysis）以及巨大裂孔（giant retinal tear）等多种形态。重点应注意赤道部的视网膜格子样变性区，其边缘易发生马蹄形裂孔，变性区内可见萎缩圆孔；有挫伤史时易发生锯齿缘断离。应用压迫巩膜法寻找周边部的视网膜裂孔，以免遗漏。病程较长或有葡萄膜炎反应者，往往衍变增生性玻璃体视网膜病变（proliferative vitreoretinopathy, PVR），视网膜出现固定皱褶，甚至形成不同程度的漏斗状脱离。

【诊治原则】

典型病例突然飞蚊症、幕样遮挡或闪光感病史，眼底见视网膜灰白色隆起并查到裂孔，即可做出诊断。有时发生牵拉孔撕裂视网膜血管，可能引起玻璃体大量积血，妨碍眼底检查，需行 B 型超声波检查，帮助诊断。部分未能查出裂孔者，为排除继发于其他眼底病或全身病的继发性视网膜脱离，应与下列视网膜脱离相鉴别，部分病例眼底血管荧光造影有助确诊。

治疗原则：封闭全部裂孔，缓解或消除玻璃体牵引。一经确定孔源性视网膜脱离诊断应尽早手术。

如能早期发现视网膜裂孔，尚无视网膜下液体，应及早用光凝或冷凝封闭，防止进一步发展为视网膜脱离。

较单纯的病例大多可选择巩膜扣带术（scleral buckling），直视下行裂孔定位、冷凝（cryotherapy）或光凝（photo-coagulation）封闭全部裂孔，巩膜外填充物加压，促进视网膜神经上皮与色素上皮的无菌性炎症，产生粘连，是目前最简便的有效手术方法。已形成增生性玻璃体视网膜病变（PVR）者，需要行玻璃体切割术。目前玻璃体切割术手术设备和技术进展迅速，疗效可靠。

视力预后与术前黄斑是否脱离、脱离时间的长短密切相关。黄斑尚未脱离或脱离一周以内者，术后有望恢复较好视力，黄斑脱离超过1个月，术后仅恢复部分视力。已发生增生性玻璃体视网膜病变者成功率降低，且术后有复发可能。故确诊后应及时手术，不仅解剖复位，亦应争取恢复较好的视功能。

【二级医院向三级医院的转诊标准及处置】

1. 标准

（1）无诊治经验，不能明确视网膜脱离病因或明确裂孔及其定位的。

（2）无相关检查及治疗、手术所需设备的。

（3）经外路或内路手术治疗视网膜不能复位或出现其他并发症者。

2. 预处理　需进一步手术治疗者可先予术眼抗生素滴眼及其他相关支持药物，并在转送途中持续应用。

3. 注意事项　如果转送距离较远者需避免剧烈运动或颠簸，并注意眼部卫生。

20

第六节 视网膜疾病

【概述】

视网膜（retina）位于眼球壁最内层，结构和功能均十分精细，它的病变亦很复杂多样。视网膜的功能是接收和传递视觉。视网膜通过视神经（optic nerve）与大脑相联系，视网膜色素上皮外面与脉络膜、睫状体和晶状体紧邻，内面内界膜与玻璃体相贴附，因此，眼球的各部分组织、头面部以及全身疾患均可累及视网膜。各种视网膜病表现虽各不相同，且随病程进展，其表现不断改变，但总的有以下诸种表现：

1. 视网膜水肿（retinal edema） 由于眼病或全身疾病如炎症（inflammation）、缺血（ischemia）、缺氧（hypoxia）等，使视网膜屏障受到破坏，致视网膜发生水肿，按液体存在的位置不同分细胞外水肿和细胞水肿。由于视网膜水肿，均表现为透明的视网膜变为灰白色混浊，虽然表现相似，但二者发病机制不同。细胞外水肿是由于毛细血管受损，血浆液体经受损的管壁渗漏，在神经上皮细胞外聚集，视网膜呈灰白色，通常称为视网膜水肿。如糖尿病视网膜病变（diabetic retinopathy）、部分炎症、外伤视网膜震荡等，细胞外水肿通常可逆。而细胞内水肿则由于视网膜动脉阻塞后缺血、缺氧致双极细胞、神经节细胞及神经纤维的胞膜不能将内环境与外环境隔开，细胞外的水分和离子进入细胞内而肿胀，呈白色雾状混浊，如急性缺血的视网膜动脉阻塞，短暂缺氧功能尚可恢复，但多数因缺血不能及时缓解，视网膜内层细胞很快死亡，此后，视网膜虽可恢复透明，眼底色泽恢复，但视功能难以恢复。

2. 视网膜出血（hemorrhage） 因病变不同视网膜出血位置的深度不同，各部位出血表现亦各异。

（1）视网膜浅层出血：来自表浅毛细血管丛，出血沿神经纤维层走向分布，故在后极部呈线状或火焰状，但在周边部则呈片状,新鲜出血颜色较鲜红。

(2)视网膜深层出血:源于内颗粒层的深层毛细血管丛,出血沿细胞走向垂直的空隙延伸,在视网膜表面所见其一端呈类圆点状,色暗红,眼底观察与微动脉瘤较难区别,经眼底荧光血管造影即可鉴别。

(3)视网膜前出血:位于内界膜和神经纤维层之间,多位眼底后极部,受重力作用红细胞下沉,呈水平液面,其上方为血清。

(4)视网膜下出血:来源于视网膜下新生血管或脉络膜毛细血管。出血位于色素上皮下时,呈黑灰或暗红色,出血量多则可以隆起,可见视网膜血管爬行其上;位于神经上皮下者颜色鲜红、境界清楚。出血进入玻璃体,新鲜出血呈鲜红色,渐变暗红,继之形成乳白色乳糜状沉积于后下方,最终机化。

3. 渗出 各种病变使血管受损,产生血浆内的成分如脂质(lipid)或脂蛋白(lipoprotein)从视网膜血管内溢出,沉积在视网膜内称为渗出。根据脂质多少不同,它常位于后极部,呈黄色或黄白色。脂质较多呈黄色颗粒状,称硬性渗出,因其位于外丛状层,于黄斑区沿神经纤维走向分布故呈星芒状排列。渗出量多融合成团块,亦可排列呈环形。棉绒斑(cotton-wool spot)曾被称为"软性渗出",但实质上并非渗出,而是由于毛细血管闭塞致局部组织缺氧,以致神经纤维层的神经轴索断裂、肿胀而形成的白色斑似棉絮状,多见于后极部血管旁。

4. 视网膜色素改变 视网膜色素改变是视网膜色素上皮(retinal pigment epithelium,RPE)对各种损伤的反应。由于先天性发育异常、变性性病变、炎症等可发生色素分布异常。表现为色素减少即脱色素和色素沉着,如炎症中心 RPE 受损色素脱失,毗邻的 RPE 增生反应而色素沉着,使神经上皮与色素上皮粘连变紧密。色素可沿血管分布,由于沿毛细血管走行而形成分支状,如视网膜色素变性所见的骨细胞样色素。

5. 视网膜增生性病变 由于出血、外伤、炎症以及

20

视网膜裂孔形成，在不同的细胞介导和多种细胞因子参与下，在视网膜前、后面发生增生性病变，形成视网膜前膜（pre-retina membrane）、视网膜下膜（sub-retina membrane）等，因而视网膜形成不同程度的皱褶，增生膜收缩牵拉视网膜使视网膜脱离愈加严重。

常见的视网膜疾病有以下几种：

一、视网膜中央动脉阻塞

【临床表现】

多于动脉硬化、炎症、痉挛、栓子等因素有关。突然一眼无痛性视力下降或完全失明。少数患者在起病前可有一过性黑矇。患眼瞳孔直接对光放射消失，间接对光放射存在。应立即完善眼底荧光血管造影、OCT 及心血管系统检查，排除视神经疾病及黄斑疾病。

【诊治原则】

此病属眼科急诊，由于实验研究证实视网膜在完全缺血条件下 90 分钟后出现不可逆损害，因此强调 2 小时以内的紧急处理。具体措施可以包括：降低眼内压，压迫眼球，口服呋塞米。舌下含服血管扩张剂如硝酸甘油含片。其他可试用口服阿司匹林，活血化瘀的中药制剂，神经支持药物等。转上级医院进一步诊治，行高压氧、体外反搏等治疗。

二、视网膜静脉阻塞

【临床表现】

多见于高血压动脉硬化以及糖尿病，青光眼等患者。急性视力障碍，但不像视网膜动脉栓塞那样急剧，依受累部位及阻塞程度不同可分为视网膜中央静脉和视网膜分支静脉阻塞，累及黄斑部时，视力下降显著。

【诊治原则】

眼底检查及眼底荧光血管造影、OCT 检查可明确诊断。同时注意全身系统性疾病的相关检查以明确病因，对因治疗。为防止再出血，促进出血及渗出物的吸收，

20

部分患者在玻璃体积血静止后可给予具有促进血液吸收作用的药物。中药治疗，采用清热、凉血、活血化瘀及通经活络等。在发病初期，以清热凉血为主，活血止血为辅。

三、糖尿病视网膜病变

【临床表现】

1. 症状　早期可无症状，病变波及黄斑或玻璃体积血则有视力下降、飞蚊症或视物变形等症状。根据不同并发症的出现，则不同程度的视力障碍，严重者致盲。患者有确切的糖尿病史，或无症状血糖高。

2. 眼底检查　早期视网膜上小的出血点和静脉轻微扩张，随病程出血增多，有黄色硬性渗出和白色棉絮斑，进入增殖期视网膜上出现新生血管，以后形成纤维血管膜，发生玻璃体积血和牵拉性视网膜脱离。当黄斑部出现水肿，或发生玻璃体积血，牵拉性视网膜脱离都会引起视力下降。

荧光血管造影：早期可显示微血管瘤和毛细血管扩张，随病变发展显示无灌注区和新生血管、黄斑囊样水肿。

糖尿病视网膜病变分期

级别眼底检查所见

单纯性

Ⅰ有微动脉瘤或并有小出血点　（＋）较少、易数；（＋＋）较多、不易数

Ⅱ有微动脉瘤或并有小出血点及硬渗　（＋）较少、易数；（＋＋）较多、不易数

Ⅲ有白色棉絮斑或并有出血斑、硬渗　（＋）较少、易数；（＋＋）较多、不易数

增生性

Ⅳ眼底有新生血管或并有玻璃体积血

Ⅴ眼底有新生血管和纤维增生

Ⅵ眼底有新生血管和纤维增殖，并有视网膜脱离

20

注："较少、易数"和"较多、不易数"均包括出血斑点。

糖尿病性视网膜病变新的国际临床分级标准（2002 年）

病变严重度	散瞳眼底检查所见
无明显视网膜病变	无异常
轻度 NPDR	仅有微动脉瘤
中度 NPDR	微动脉瘤，存在轻于重度 NPDR 的表现
重度 NPDR	出现下列任何 1 个改变，但无 NPDR 表现
	1. 任一象限中有多于 20 处视网膜内出血
	2. 在两个以上象限有静脉串珠样改变
	3. 在 1 个象限有显著的视网膜内微血管异常
PDR	出现 1 种或多种改变：
	新生血管形成、玻璃体积血或视网膜前出血
糖尿病性黄斑水肿分级	
无明显糖尿病性黄斑	后极部无明显视网膜增厚或硬性渗出
轻度糖尿病性黄斑	后极部存在部分视网膜增厚或硬性渗出，但远离黄斑中心
中度糖尿病性黄斑	视网膜增厚或硬性渗出接近黄斑但未涉及黄斑中心

20

| 重度糖尿病性黄斑 | 视网膜增厚或硬性渗出涉及黄斑中心 |

NPDR：非增生性糖尿病视网膜病变 PDR：增生性糖尿病视网膜病变

【诊治原则】

有明确糖尿病病史。眼底及荧光血管造影检查，排除其他常见视网膜血管性改变。

所有糖尿病患者均应定期进行眼底检查。

全身治疗控制适当的血糖、血压、血脂水平。眼底病变尚无特效药物治疗。早期病例应定期观察荧光血管造影，一旦出现大面积缺血区时，表示病变已进入增生前期，应行全视网膜光凝术，避免发生新生血管。若治疗及时，可较好地保存一定的视力。

玻璃体手术的应用挽救了一部分晚期病例。因玻璃体积血有自行吸收的可能，故如经 B 型超声波证实无视网膜脱离，则可等待观察 6 个月。主要有两种情况采用，即清除长时期不吸收的玻璃体积血，术中同时行全视网膜光凝，防止术后再出血。已发生牵拉性视网膜脱离并波及黄斑部，则需行玻璃体切割联合视网膜复位术，亦需要行全视网膜光凝。

激素及抗血管内皮生长因子玻璃体腔内注药术有一定的治疗效果。

四、早产儿视网膜病变

【临床表现】

症状：孕期 34 周以下，出生体重小于 1500g，出生后有吸氧史的婴儿发病率可高达 60%。手电筒照射可见"白瞳症"。

因不同病程表现各异。1984 年国际 ROP 会议制定的分类标准，简要介绍。

1. 病变定位

Ⅰ区以视乳头为中心的 60°圆周内。

20

Ⅱ区以视乳头为中心，至鼻侧锯齿缘为半径的圆周内。

Ⅲ区其余颞侧部分。

2. 病变范围，以累及眼底的钟点数计。

3. 病程分期

有和无血管区出现分界线；

分界线嵴样隆起；

嵴处纤维血管膜增生伸向玻璃体；

牵拉部分视网膜脱离，是否累及黄斑分别称 4A 及 4B 期；

全视网膜脱离，呈不同程度的漏斗状。

如后极部视网膜血管的扩张扭曲称"附加"病变，预示病变进展。

【诊治原则】

早产史，特别是出生时低体重（小于 2000 克），出生后有吸氧治疗病史。上级医院检查明确眼底检查及荧光血管造影检查证实早产儿视网膜病变。排除其他先天和后天性眼底疾病。第 1、2 期可自然退行故密切观察，第 3 期采用冷凝或光凝，已发生视网膜脱离采用巩膜扣带术，晚期需行玻璃体切割术。晚期病例疗效有限，故重要在于早期发现。应在出生后 1 周即检查眼底，直至 3~6 月无变化止。抗血管内皮生长因子玻璃体腔内注药术渴望广泛应用于临床治疗。

五、年龄相关性黄斑变性

【临床表现】

干性型（萎缩型或非渗出型）一般双眼对称，发展缓慢。眼底特点：黄斑区呈黄白色边界不齐的地图样萎缩，色素紊乱。因脉络膜毛细血管和中层血管萎缩，裸露大血管。病变边缘可有玻璃膜疣。由于围绕中心凹扩展，视力逐渐下降，最终丧失中心视力，仅存周边的低视力。眼底荧光血管造影在萎缩区脉络膜毛细血管充盈迟缓甚至不充盈。

湿性型（渗出型），患眼突然发现视物模糊，变形，小视和自觉暗点。常一眼先发病，眼底黄斑区视网膜下有污秽灰白色膜，病灶大小不一，环绕膜有色素增生，膜的边缘可见暗红色深层出血或鲜红色浅层出血，因新生血管、蛋白渗出及出血使后极部视网膜混浊，大量出血可穿过神经上皮进入玻璃体，使玻璃体混浊眼底不能窥见。往往另眼视力尚可，黄斑区可仅见玻璃膜疣，但数年后亦发病。病变晚期可形成纤维增生性瘢痕。眼底荧光血管造影和吲哚青绿脉络膜血管造影（indocyanine green angiography，ICGA）对确定新生血管膜的存在和定位有重要作用，造影早期新生血管膜呈花边样高荧光，边缘发毛，造影晚期新生血管膜和视网膜下腔渗漏荧光，故呈高荧光，出血则遮挡荧光。

【诊治原则】

干性型尚无有意义的治疗。

湿性型新生血管膜位于距中心凹 $200\mu m$ 以外者，可行激光光凝封闭新生血管，防止继续发展。但不能防止复发，故光凝后仍需密切观察。自 90 年代开展玻璃体手术，可成功地取出视网膜下新生血管膜，但因 RPE 及视细胞的损害，手术后视功能未能得到改善；亦有行视网膜转位术；近期并有进行自体虹膜色素上皮移植（iris pigment epithelium，IPE）成功的报道。光动力学疗法（photodynamic therapy，PDT）、经瞳孔温热疗法（transpupillary thermotherapy，TTT）也是近几年推出的新治疗方法，均为采用的特定波长激光封闭新生血管膜，对适应证者有一定延缓新生血管膜发展的作用，但均存在复发问题。所有上述疗法尚有待临床大量观察，长期随访以确定疗效。

20

六、视网膜母细胞瘤

【临床表现】

由于肿瘤发生于婴幼儿，早期不易发现。大约 50% 以上的患儿是因肿瘤发展出现白瞳症（指瞳孔区呈现白色反光)而被家长发现,约20%的患眼因肿瘤位于黄斑部、视力障碍而表现为内斜视或外斜视。少数有患眼红痛及青光眼。若肿瘤长大引起眼内压增高,可见角膜上皮水肿、角膜变大及眼球膨大。晚期,肿瘤穿破眼球壁,表现为眼球表面肿块或眼球突出等。

眼部检查可见白瞳症。肿瘤团块可播散于前房中,假性前房积脓或在虹膜表面形成灰白色肿瘤结节。肿瘤长大引起眼内压增高,可见角膜上皮水肿、角膜变大及眼球膨大。晚期,肿瘤穿破眼球壁,表现为眼球表面肿块或眼球突出等。

须与 costs 病和转移性眼内炎等疾病鉴别诊断。

【诊治原则】

治疗原则最重要的在于早发现、早治疗。选择治疗方法时,首先应考虑保存和挽救患儿生命,在此基础上,再根据肿瘤发展的不同时期,进一步考虑能否保存患眼和保留视力。

1. 手术治疗　冷凝术(cryotherapy)早期小的周边部肿瘤可采取经巩膜冷凝,可使肿瘤消退,形成脉络膜萎缩病灶。

眼球摘除术(ophthalmectomy)眼内期,肿瘤已占眼底面积达 1/4 以上,应行眼球摘除术,术中操作要轻,避免压迫眼球,需距巩膜壁后 10mm 处剪断视神经。一般就诊较晚,大多肿瘤已发展相当大,而需行眼球摘除术,同时应行病理检查。

眼眶内容摘出术(orbital exenteration)肿瘤已穿破眼球或向眶内生长,应行眼眶内容摘出术,术后联合放射治疗和化疗,但大多生命预后不好。此手术影响外观,应严格掌握适应证。

2. 外部放射治疗　曾用于肿瘤较大或瘤体分散,家属不愿行眼球摘除术者。用带电粒子束放疗(charged-particle radiotherapy),使肿瘤萎缩或缩小后联合其他治疗。

3. 巩膜敷贴放射治疗(plaque brachytherapy)　对于较局限的肿瘤,包括位于后极部肿瘤均可采用,目前常用的放射性核素有 60 钴、125 碘、106 钌等。局部放疗较外部放射治疗要安全。

4. 化学疗法（chemotherapy） 部分抗癌药物作为手术的辅助治疗。

5. 经瞳孔温热疗法（TTT）。

【二级医院向三级医院的转诊标准及处置】

1. 标准

（1）无诊治经验不能明确诊断者。

（2）无治疗所需药物或设备者。

（3）治疗无效或加重者。

2. 预处理 对症治疗，并在转送途中持续应用。

第七节 眼 外 伤

【概述】

眼外伤（ocular trauma）是指眼球及其附属器受到外来的物理性或化学性因素的侵蚀，造成眼组织器质性及功能性的损害。由于眼的位置暴露，眼外伤很常见，据统计，我国每年会有数百万到上千万人发生。患者多为男性，以儿童或青壮年最多，后果严重。

眼外伤的临床分类，一般是按致伤原因或轻重程度分类。

按致伤原因可分为机械性眼外伤和非机械性眼外伤两类，前者包括眼钝挫伤、穿通伤和异物伤等；后者有眼热烧伤、化学伤、辐射伤和毒气伤等。

按损伤程度分为轻、中、重三级，轻度外伤指眼睑、结膜、角膜等表浅部位的擦伤及Ⅰ°碱烧伤等。中度外伤指眼睑、泪器、结膜的撕裂伤、角膜浅层的异物伤及Ⅱ°碱烧伤等。重度外伤包括眼球穿通伤、眼内异物、眼挫伤及Ⅲ°碱烧伤等。

国际眼外伤学会已推荐新的分类方法，按其性质分为开放性和闭合性两类。开放性眼外伤指眼球壁的全层裂开，包括破裂伤、眼球穿通伤等。其中，贯通伤指锐

20

器造成眼球壁同时有入口和出口的损伤。异物引起的外伤有其特殊性，称眼内异物。闭合性外伤包括眼挫伤以及可能引起的球壁板层裂伤，非眼球壁的全层裂开。

一、眼球钝挫伤

1. 角膜挫伤

【临床表现】

疼痛、畏光、流泪、眼睑痉挛、伴视力下降。轻者角膜上皮剥脱；重者后弹力层破裂，呈白色纹状水肿；最重者角膜破裂；如有感染，可并发角膜溃疡。

【诊疗原则】

（1）轻度者包扎抗感染 1~2 天可愈。

（2）重者待上皮修复后，少量激素促进角膜水肿吸收。症状无好转转上级医院进一步诊治。

（3）角膜穿孔伤者勿压迫眼球，需急诊行角膜伤口清创缝合手术治疗。

2. 虹膜睫状体挫伤

【临床表现】

睫状充血或混合性充血，畏光，疼痛，睫状体压痛，瞳孔散大变形，伴视力下降检查可见前房积血，虹膜根部离断，瞳孔呈 D 型。

【诊疗原则】

视不同情况，采用相适应的治疗方法。

（1）瞳孔散大者有时可自愈，可用维生素 B1，维生素 B12，等药物帮助功能恢复。

（2）虹膜根部离断者轻者无症状，不需治疗。有单眼复视者需进一步诊治。

（3）前房积血卧床休息，双眼包扎半卧位，应用止血剂，局部加用皮质激素。对于严重患者，需行前房冲洗手术及其他对症治疗，或转上级医院进一步处理。

3. 玻璃体积血

见前玻璃体积血章节。

4. 视网膜裂孔与脱离

20

见视网膜脱离章节。

5. 眼部挤压伤及眶尖综合征

【临床表现】

眼部或面部挤压伤病史。具有 Ⅱ、Ⅲ、Ⅳ、Ⅵ 及 Ⅴ 神经第一支损害体征：视力明显下降，甚则失明，眼球运动障碍，视觉电生理异常。

【诊疗原则】

（1）稳定生命体征。

（2）早期应用大量皮质激素和血管扩张剂。

（3）保护视神经，视细胞药物。

（4）立即转上级医院进一步治疗。

6. 眼球破裂伤

【临床表现】

眼睑肿胀，眼部剧痛，流泪，眼睑痉挛伴视力严重障碍甚则失明。检查可见球结膜高度充血水肿，眼球变形；眼压低，前房及玻璃体积血；肉眼或手术探查可查见角巩膜裂口。

【诊疗原则】

按眼球穿通伤处理，尽量保存眼球。

二、眼球穿通伤

1. 角膜穿孔伤

【临床表现】

有锐器伤史，眼红痛伴刺激症状，视力突然减退。检查发现角膜有线状或瓣状伤口；伴有（无）虹膜嵌顿，伤口表面可有纤维渗出膜。若伤口未水密，前房变浅或消失。

【诊疗原则】

手术清创缝合，恢复前房。全身及局部使用广谱抗生素抗感染，激素抗感染治疗。

2. 角巩膜穿孔伤

【临床表现】

有利器伤史，眼红痛，伴刺激症状，视力突然下降。

20

前房浅或消失；伤口处可见眼组织脱出，瞳孔变形；若伤及晶状体，可导致其混浊。

【诊疗原则】

手术清创缝合，恢复眼球完整性，形成前房。全身及局部使用广谱抗生素抗感染，激素抗感染治疗。

3. 巩膜穿通伤

【临床表现】

有锐器穿破伤史。视力突然下降，伴有疼痛。伤口小，体征不明显，较大者常伴有眼内出血/眼内容物脱出，眼压偏低，结膜下高度充血，水肿或呈紫色。

【诊疗原则】

手术清创缝合，恢复眼球完整性。全身及局部使用广谱抗生素抗感染，激素抗感染治疗。多合并玻璃体积血、视网膜脱离，伤后2周可行玻璃体视网膜手术。

4. 感染性眼内炎

【临床表现】

眼红肿痛，伴刺激症状，视力下降，伴有（无）全身中毒症状。球结膜混合性充血，高度水肿，角膜水肿，睫状体压痛，房水混浊，甚至积脓，玻璃体混浊。

当怀疑眼内炎时，超声有助于诊断玻璃体炎症，尤其对于不能看到后段情况的病例，超声显示为玻璃体混浊、脉络膜增厚或脉络膜脱离、超声对于随后观察眼内炎的治疗反应也很有好处。

眼外伤怀疑眼球内有异物时应行CT检查。另外当感染怀疑为邻近眶内或眶周部位来源时，需用CT鉴别是否有瘘道，必要时手术治疗。

房水或玻璃体液的微生物检查对于明确诊断和指导治疗非常重要。

【诊疗原则】

治疗穿通伤患者建议预防性应用抗生素，当眼球内有异物、伤口可能被污染或有自主神经以及眼后节受累时，建议静脉应用抗生素。因入侵的微生物可有多种而且可能致病力强，故应使用广谱抗生素。

血视网膜屏障明显障碍了抗生素进入玻璃体腔，因此当怀疑外伤性眼内炎或外伤有球内感染的高危因素（包括存在球内异物）时，玻璃体腔应用抗生素。对于外伤性眼内炎或高危险性的外伤，玻璃体切除联合眼内注射抗生素仍然是首选的治疗方法。

治疗方案与眼内炎的原因相关，最后视力的预后很大程度上取决于治疗的及时与否。取决于及早诊断和有效治疗。

化脓性炎症对视网膜和葡萄膜都有损害，在敏感的抗生素治疗的同时如无全身禁忌证，可以联合全身皮质类固醇药物治疗，以减轻炎症渗出物和减少组织损害，但一定要有敏感性抗生素治疗显出疗效时才能开始皮质类固醇药物治疗，以免促进眼内炎症发展或扩散。使用一些维生素类和能量合剂有促进视网膜代谢和功能恢复，如能配合用一些中药治疗，一般按清热、解毒、消炎治则给药。

三、眼异物伤

眼异物伤属于开放式眼外伤，但具有特殊性，因为异物进入眼除机械性损伤外，还有异物存留的毒性损害及诱发感染会引起各种并发症和后遗症，后果严重。眼内异物多为铁类有磁性金属，少数为非磁性异物。不同性质的异物所引起的损伤及其处理有所不同。

1. 眼前部及表浅组织异物

【临床表现】

眼前部表浅组织异物指眼睑皮肤、结膜及角膜表面异物。

【诊疗原则】

按异物所处的位置，采取不同的处理方式：

（1）眼睑异物（eyelid foreign bodies）多见于爆炸伤时，可使眼睑布满细小的火药渣、尘土、沙石、煤渣等。对较大的表浅异物可用镊子直接夹取。小的深的若无感染化脓情况，可不予取出。

20

（2）结膜异物（conjunctive foreign bodies）常见的有灰尘、煤屑等，多隐藏在睑板下沟、穹隆部及半月皱襞，异物摩擦角膜会引起刺激症状。用无菌湿棉签拭出异物，然后点抗生素滴眼液。

（3）角膜异物（corneal foreign bodies）以铁屑、煤屑较多见，有明显的疼痛、畏光、流泪、眼睑痉挛等刺激症状。铁质异物可形成锈斑，植物性异物容易引起感染。对角膜浅层异物，可在表面麻醉下，用盐水湿棉签拭去。较深的异物可用无菌注射针头剔除。如有锈斑，尽量一次刮除干净。对多个异物可分期取出，即先取出暴露的浅层异物，对深层的异物暂不处理。若异物较大，已部分穿透角膜进入前房，应行显微手术摘除异物。挑取异物时应严格执行无菌操作，避免交叉感染。异物取出后点抗生素滴眼液或眼膏。

2. 眼内异物

眼内异物（intraocular foreign bodies）是指致伤物穿破眼壁存留于眼内的损害。其损伤因素包括机械性破坏、化学及毒性反应、继发感染等。眼内异物严重危害视功能。由于异物飞入眼内的方向不同，异物可存留在眼内不同位置，包括视神经乳头、黄斑部等。任何眼部或眶外伤，都应怀疑并排除异物。

【临床表现】

眼内的反应取决于异物的化学成分、部位和有无带菌。不活动的无菌异物，如小的石、沙、玻璃反应性，眼组织尚能耐受。金属异物如铁、铜、铝、锌是常见的反应性异物，对眼组织有毒性损害。很小的异物多可以被机化组织包裹，反应较轻，大的异物常有刺激性炎症，引起细胞增生、牵拉性视网膜脱离以至于眼球萎缩等。因铜的毒性反应，纯铜会引起急性铜质沉着症和严重炎症反应。若铜为合金，含量少于85%，会引起慢性铜质沉着症。铜亲合膜性结构，典型的表现是铜在角膜周边部后弹力层沉着，形成 Kayser-Fleischer 环外观，房水有绿色颗粒，虹膜呈黄绿色，晶状体皮质及后囊表面有黄

20

绿色细点状沉着物,"向日葵样白内障",玻璃体呈棕红色混浊,并有条索形成,视网膜血管和黄斑区有金属斑。一般认为金属离子弥散后,摘除异物已不能减轻损害。铁可在眼内多种组织沉着,并释放出铁离子被氧化并向异物周围扩散,引起组织脂质过氧化,细胞膜损伤,酶失活等毒性反应。光感受器和色素上皮对铁质沉着最敏感,损害后的症状为夜盲、向心性视野缺损或失明。检查可以看到角膜基质有铁锈色沉着,虹膜异色症,瞳孔散大及反应迟钝,晶状体前棕色沉着,白内障,玻璃体混浊,周边视网膜色素增殖,视网膜血管变细,视神经萎缩等。因为铁离子聚集在小梁网,可继发开角型青光眼。ERG 改变包括极早期 a 波升高,b 波正常,以后 b 波降低,最终消失。

眼内异物的诊断主要依据病史和临床表现,特别要详细询问外伤史,然后有目的地做影像学检查。发现伤口是诊断的重要依据。如角膜有线状伤口或全层瘢痕,相应的虹膜部位有穿孔痕,晶状体局限性混浊,表明有异物进入眼内。巩膜伤口较难发现。若屈光介质尚透明,可在裂隙灯或检眼镜下直接看到异物。必要时作三面镜检查。对视网膜毒性,可用 ERG 检查。采用 X 线摄片、超声波、CT 扫描等排除异物各有其优缺点。MRI 可用于非磁性异物检查。

【诊疗原则】

眼球内异物一般应及早手术取出。手术方法取决于异物类型、所在位置、有否磁性、可否看见、是否包裹等来决定。

前房及虹膜异物可经靠近异物的方向或相对方向作角膜缘切口取出,磁性异物可用电磁铁吸出,非磁性异物用镊子夹出。晶状体异物,若晶状体大部分透明,可不必立即手术。若晶状体已混浊,可连同异物一起摘除。玻璃体内或球壁异物对赤道部之前靠近球壁,小的,未包裹的,玻璃体内铁异物,若无视网膜并发症,可以应用磁铁取出。若异物大,有包裹,并有粘连,均需玻璃

20

体手术取出，同时处理并发症。较大的异物可通过角巩膜切口或原入口取出，以减少周围视网膜损伤。异物较小且已完全包裹于球壁内，不一定要勉强取出。

眶内异物（intraorbital foreign bodies）常见的有金属弹片、气枪弹或木、竹碎片等。临床上可有局部肿胀、疼痛症状。若合并化脓感染时，可引起眶蜂窝组织炎或瘘道。若已感染应切开排脓取出异物。一般眶内金属异物多被软组织包裹，可不必勉强取出。但植物性异物会引起慢性化脓性炎症，应尽早完全取出。另外，异物深入眶尖部，或波及到眶内段视神经时，应做 CT 准确定位，尽快给予取出，解除对视神经的威胁。

四、眼附属器外伤

1. 眼睑外伤

【临床表现】

伤眼疼痛，眼睑水肿，皮下瘀血，重者可皮肤撕裂，甚至波及眼轮匝肌及睑板。

【诊疗原则】

清创缝合，抗生素预防感染，若伤口很深则需肌内注射破伤风抗毒素。

2. 眼眶外伤

【临床表现】

依损伤部位不同而异。

（1）眶缘骨折时，骨折处有明显压疼，触之不平。

（2）眶上壁骨折时，可引起眶上裂综合征的临床表现。

（3）破裂波及视神经孔者，出现视力丧失。

（4）眶内侧壁受损，可出现皮下气肿，捻发音和鼻出血，眼球内转运动受限。

（5）眶底爆裂性骨折，出现复视，伤眼向下向内移位，甚至陷落。碎骨片向外破裂，可使眼眶扩大，眼球内陷及垂直性复视。碎骨片向眼球内破裂，可伤及眼球，眼外肌肉，眶内血管及软组织，甚至眼球突出。

20

（6）脑脊液漏，脑膜感染征。

【诊疗原则】

严重者首先治疗休克，抢救生命。对多数闭合性眶骨骨折，除视神经挫伤外，一般不做特殊处理。合并颅脑外伤的昏迷患者在外科治疗的同时应尽早进行眼科检查，以便及时发现和治疗视神经损伤。眼眶的锐器伤常引起眼睑、眼球及眶深部组织的损伤，眼外肌损伤可出现眼球运动障碍。软组织损伤应分层清创缝合，同时防治感染。眼球损伤按前述穿通伤处理。眶内出血可引起急性眶内压升高，必要时做眶减压术。

五、眼化学性烧伤

眼化学性烧伤（ocular chemical injury）由化学物品的溶液、粉尘或气体接触眼部所致。多发生在化工厂、实验室或施工场所，其中以酸、碱烧伤最为常见。酸对蛋白质有凝固作用，低浓度时仅有刺激作用，高浓度能使组织蛋白凝固坏死。由于凝固的蛋白不溶于水，能阻止酸继续向深层渗透，组织损伤相对较轻。碱能溶解脂肪和蛋白质，可促使其渗透到深层和眼内，使细胞分解坏死，相比之下，碱烧伤的后果要严重得多。

【临床表现】

由于酸碱的浓度剂量、作用方式、接触时间、接触面积等不同，临床表现则有不同。根据酸碱烧伤后的组织反应，一般可分为轻、中、重三种不同程度的烧伤。

1. 轻度多由弱酸或稀释的弱碱引起。眼睑与结膜轻度充血水肿，角膜上皮有点状损害或水肿。数日后消退，上皮修复，不留瘢痕，无明显并发症，视力多不受影响。

2. 中度多由强酸或较稀的碱引起。睑皮肤可起水疱或糜烂，结膜水肿，并有小片缺血坏死灶；角膜混浊水肿，上皮层完全脱落，或形成白色凝固层。严重影响视力，治愈后会遗留角膜斑翳。

3. 重度多由强碱引起。结膜出现广泛的缺血性坏死，角膜全层呈灰白或者呈瓷白色浑浊。由于组织坏死，

20

角膜基质层溶解，出现角膜溃疡或穿孔，碱可立即渗入前房，引起葡萄膜炎、继发性青光眼和白内障等。角膜穿孔愈合后会形成前粘性角膜白斑、角膜葡萄肿或眼球萎缩。由于结膜缺损，愈合时可造成睑球粘连，最终引起视功能或眼球的丧失。此外。眼睑、泪道的烧伤还可引起眼睑畸形，眼睑闭合不全、溢泪等并发症。

【诊疗原则】

1. 现场急救　立即分秒必争地在现场就地取材，用大量清水或其他水源反复冲洗，冲洗时应翻转眼睑，转动眼球，暴露穹隆部，将结膜囊内的化学物质彻底洗出。应至少冲洗 30min 后，送至医院再行冲洗，并尽快开始酸碱中和治疗。眼部冲洗是处理酸、碱烧伤的最重要一步，及时彻底冲洗能将烧伤减到最小程度。

2. 后继治疗

(1) 早期治疗：1% 阿托品每日散瞳。局部和全身应用抗生素控制感染。用糖皮质激素，以抑制炎症反应和新生血管形成。但在伤后 2~3 周内，角膜有溶解倾向，应停用。维生素 C 可抑制胶原酶，促进角膜胶原合成，可全身及局部大量应用，在伤后做结膜下注射，效果较好。

(2) 中期治疗：清除坏死组织，防止睑球粘连。如果球结膜有广泛坏死，或角膜上皮坏死，可做早期切除。若在 2 周内出现角膜溶解变薄，需行全角膜板层移植术，并保留植片的角膜缘上皮，以挽救眼球。也可作羊膜移植术，口腔黏膜或对侧球结膜移植术。每次换药时用玻璃棒分离或安放隔膜防止睑球粘连。

(3) 胶原酶抑制剂应用：为防止角膜穿孔，可滴用 2% 枸橼酸钠；或 2.5%~5% 半胱氨酸等胶原酶抑制剂点眼。也可点用自家血清、纤维连接蛋白等，有一定的疗效。

(4) 晚期治疗：针对并发症进行。如手术矫正睑外翻、睑球粘连分离治疗法或增视性角膜移植术等。若出现继发性青光眼时，应用药物降低眼压，或行其他抗青

20

光眼手术。

六、其他类型眼外伤

1. 眼部热烧伤

【临床表现】

高温物体与眼接触后立即引起患者的剧痛，畏光、流泪；结膜出现不同程度的充血、水肿和坏死，角膜出现不同程度的混浊和坏死，上皮剥脱，基质水肿。严重者可发生角膜穿孔。轻度热烧伤治愈后往往不遗留疤痕；中度热烧伤治愈后常留下不同程度瘢翳；重度热烧伤由于结膜坏死常常留下睑球粘连，如果角膜经治疗疤痕愈合，形成白面或连成白斑常有新生血管和结缔组织增殖，形成肉样血管翳，有时合并葡萄肿，如果眼睑受伤严重可出现眼睑畸形或眼睑闭锁。

【诊疗原则】

同眼化学伤。

2. 红外线损伤

【临床表现】

（1）眼睑皮肤灼伤：高强度红外线可引起眼睑皮肤于热烫伤相似的变化。

（2）结膜炎或慢性睑缘炎：常发生于小剂量照射的环境下（如高炉工和玻璃制作工）。

（3）干眼症：在红外线下长期工作的工人由于泪膜蒸发加快，有时可以出现"干眼症"的症状。

（4）红外线白内障又称辐射热白内障：最早在吹玻璃工人中发生，也可发生于冶炼工和电焊工等工种。

（5）低度红外线照射，可引起调节功能减退。

（6）眼底灼伤：最初自觉眼前雾视，不久即出现中心暗点，偶有光视、色视或视物变形，眼底检查轻者可因脉络膜充血，黄斑部变暗，重者组织水肿而呈灰白色，偶见小出血点，数日后在中心凹处出现数个黄白色小点，为以不规则的色素环，晚期可发囊样变化，甚至黄斑穿孔。

20

【诊疗原则】

（1）对眼外部灼伤按热烫伤处理。

（2）对红外线导致的结膜炎或睑缘炎治疗同睑缘炎和结膜炎。

（3）晶状体受伤时，应进行医学监督，定期随诊治疗。

（4）视网膜脉络膜损伤时，早期主要是抑制炎症反应，促进水肿消退，可口服泼尼松、维生素 B_1、B_{12} 和血管扩张剂，以改善视网膜营养。

3. 紫外线损伤

【临床表现】

（1）紫外线角膜、结膜炎，又称电光性眼炎：当眼部暴露于紫外线，潜伏期一般 6~8h 之间，最短潜伏期为 0.5h，不超过 24h：表现有疼痛剧烈。怕光、流泪、眼睑痉挛，异物感明显。有些患者主诉有头痛、眼胀、视力轻度减退。

体征有：

1）球结膜充血、水肿，分泌物呈黏液状。

2）轻度睫状充血，角膜知觉迟钝。

3）瞳孔缩小，对光反应迟钝。

临床经过：轻者，潜伏期长，症状轻，一般在 2~3 天复原。严重者，潜伏期短，症状重，经过时间长，一般在 7~10 天复原。绝大多数患者无后遗症。

（2）紫外线皮炎：眼睑皮肤受紫外线照射后 6~8 小时可产生皮肤潮红、灼热，甚至引起小水泡和小出血，晚期可出现色素增生和脱皮。

（3）慢性紫外线损伤：长期暴露于低度紫外线时，可发生睑缘炎和慢性结膜炎，严重者亦可引起角膜损害。

【诊疗原则】

（1）广谱抗生素眼水和眼膏，防止继发感染，减少眼睑和角膜的摩擦。

（2）如果上皮剥脱严重，宜用上皮细胞生长因子眼水或碱性成纤维细胞生长因子眼水滴眼，促进上皮愈合。

（3）戴有色眼镜，以减轻光线刺激。

【二级医院向三级医院的转诊标准及处置】

1. 标准

（1）伤情严重或无诊治经验。

（2）经治疗无好转或加重。

2. 预处理　必须先争分夺秒，进行充分急救处理后再转送，如抢救生命至生命体征平稳、化学伤及热烧伤的充分冲洗伤眼、开放性眼外伤的非加压性包眼，途中应用抗生素预防感染，对症支持治疗。

3. 注意事项　如果转送距离较远复合外伤者中途需监测生命体征等。

第八节　泪小管断裂

【概述】

严重挫伤或锐器切割伤造成近内眦部睑缘裂伤时，可造成泪小管断裂，不良愈合后可能出现眼睑畸形和溢泪。

【临床表现】

眼睑水肿和出血，泪小点内侧近内眦部睑缘裂伤。

【诊治原则】

泪小管断裂时，应争取显微镜下行泪小管吻合术，分层对位缝合，并植入义管，以避免和减轻眼睑畸形，保持泪道通畅。

【二级医院向三级医院的转诊标准及处置】

1. 标准

（1）无手术显微镜等手术必需设备或器械。

（2）术中探查无法找到泪小管断端。

（3）并发症严重，眼睑缺损或眼球损伤者。

2. 预处理　包眼，局部或全身应用抗生素预防感染。

3. 注意事项　如果转送距离较远者中途需包扎伤眼等。

20

第九节　泪囊炎

【概述】

各种原因引起泪小管至鼻泪管的狭窄或阻塞如先天性闭锁、炎症、肿瘤、外伤、异物、药物毒性等导致的泪道结构和功能不全，可使泪液排出障碍，容易继发感染，可出现溢泪以及粘脓性分泌物，形成泪囊炎（dacryocystitis）。可根据病因分为新生儿泪囊炎、急性泪囊炎和慢性泪囊炎。

现分述如下：

一、新生儿泪囊炎

泪道系统的先天性阻塞通常是覆盖于鼻泪管鼻侧末端的 Hasner 瓣发生膜性阻塞所致，患儿多由其父母代诉在出生时或出生后不久被发现有溢泪症状，可单眼或双眼发病，泪囊若有继发感染，可出现粘脓性分泌物，形成新生儿泪囊炎（neonatal dacryocystitis）。

【临床表现】

常为单侧，出生不久即发现患眼有溢泪，以后眦角出现脓性分泌物。病情缓慢，症状较轻。患儿溢泪、分泌物增多。有时泪囊区可略隆起，压迫泪囊有分泌物溢出。

【诊治原则】

大部分先天性 Hasner 瓣阻塞可在出生后 4~6 周自行开放，因此可先行局部按摩和抗生素眼药水滴眼，鼻腔应用缓解充血的婴儿滴鼻剂等保守治疗。若不能自行痊愈或治疗无效，半岁以后可考虑行泪道探通术。保守治疗期间，发生新生儿泪囊炎者按急性泪囊炎进行处理，待炎症消退后再行泪道探通。先天性泪囊膨出采用按摩和局部抗生素眼药水保守治疗 1~2 周无效者，或并发感染时，进行泪道探通。先天性皮肤泪道瘘管可给予手术切除。

20

泪小点膜闭者可用探针或泪点扩张器直接刺穿，然后行泪道冲洗；泪点狭窄通过扩张或硅胶管植入进行治疗，泪点缺如时可在泪小管相应部位做睑缘切开，同时行泪囊逆行硅胶插管；如泪点和泪管完全缺如，则行结膜-泪囊-鼻腔吻合术。泪管的阻塞可通过留置泪道硅胶管治疗；泪道激光亦有较满意的治疗效果。鼻泪管阻塞者可行泪囊鼻腔吻合术。

二、急性泪囊炎

急性泪囊炎（acute dacryocystitis）由毒力强的致病菌如链球菌或肺炎球菌，或者少见的白色念珠菌感染引起，多为慢性泪囊炎的急性发作，也可以无溢泪史而突然发生。新生儿泪囊炎的致病菌多为流感嗜血杆菌。

【临床表现】

急性泪囊炎起病急，患眼充血、流泪，有脓性分泌物。检查见泪囊部（内眦韧带下方）红、肿、热、痛明显，常波及眼睑及颜面部。眼睑肿胀，结膜充血、水肿，颌下及耳前淋巴结肿大。全身可有发热、不适。数日后局部形成脓肿，破溃排出脓液后炎症减轻。有时形成泪囊瘘管，时愈时发或长期不愈。机体免疫力低下或感染未控制者，可演变为眼睑眶隔前蜂窝织炎，眶蜂窝织炎或脓肿，甚至引起全身脓毒血症导致死亡。感染也可逆泪道而上，导致眼表感染或超敏性周边角膜溃疡。

【诊治原则】

治疗的原则是控制感染，缓解疼痛，使堵塞的泪道重新通畅。急性泪囊炎早期局部热敷，超短波理疗，滴抗生素眼药水，全身应用抗生素或磺胺类药物。脓肿出现波动感则切开排脓放入引流管。炎症消退后，按慢性泪囊炎处理。炎症期忌行泪道冲洗或泪道探通，以免导致感染扩散。

20

三、慢性泪囊炎

慢性泪囊炎（chronic dacryocystitis）是一种较常见的眼病，在鼻泪管下端阻塞，泪囊内有分泌物滞留的基础上发生，常见致病菌为肺炎球菌、链球菌、葡萄球菌等。女性较男性更易受累。成人发生堵塞的原因不明，可能与沙眼、泪道外伤、鼻炎、鼻中隔偏曲、下鼻甲肥大等因素有关。

【临床表现】

慢性泪囊炎主要症状为溢泪，溢泪使下睑鼻侧及泪囊部皮肤潮红、糜烂，出现慢性湿疹表现。挤压泪囊区有黏液或粘脓性分泌物自泪小点溢出。鼻侧球结膜充血。

慢性泪囊炎是眼部的感染病灶，泪囊中的致病菌及脓性分泌物反流到结膜可引起结膜炎症，角膜存在损伤的情况下，可导致角膜溃疡。因此要重视慢性泪囊炎对眼球构成的潜在威胁，特别是在施行内眼手术前，必须给予治疗，避免引起眼内化脓性感染。

【诊治原则】

治疗原则是药物控制炎症后，手术使堵塞的泪道重新通畅。药物治疗仅能暂时减轻症状，手术是主要的治疗手段。可根据泪道阻塞的部位选用高频电/激光泪道再通术、泪囊鼻腔吻合术、内镜下泪道微创手术等，重建泪液引流通路。高龄患者可行泪囊摘除术去除病灶，但术后溢泪症状仍存在。

【二级医院向三级医院的转诊标准及处置】

1. 标准

（1）无诊治经验。

（2）经治疗病情复发。

2. 预处理　先行抗感染治疗，并在转送途中持续应用。

20

第十节 斜 视

【概述】

斜视是指双眼注视物体时，物像不同时落在双眼的黄斑中心凹上，即一眼注视目标时，另一眼偏离目标。属眼外肌疾病，可分为共同性斜视和非共同性斜视两大类。

一、共同性斜视

1. 共同性内斜视

【临床表现】

（1）常在出生时、婴幼儿期或学龄前起病，有时发热可诱发内斜视，但更多见的是没有发病因素，起病缓慢与隐蔽，常没有明确的发病时间。

（2）患者通常无任何不适和症状，但患者常没有双眼视觉，没有立体视。

（3）位向鼻侧偏斜，可双眼交替出现一眼内斜，也可恒定一只眼内斜。眼位偏斜的度数在任何注视方向均相等。

（4）主斜眼视力常较差，即有斜视性弱视。交替内斜视者视力可以正常。

（5）常伴有屈光不正，没配戴眼镜者，视力不正常。

【诊治原则】

诊断标准

（1）恒定单眼或双眼交替内偏斜大于5°。

（2）向六个诊断眼位注视时，斜视角基本小变。

（3）眼球运动无障碍，各方向转动没有明显受限。

（4）第二斜视角等于第一斜视角。

上级医院行进一步治疗。

2. 共同性外斜视

【临床表现】

（1）发病年龄较大，常在青少年才发病：亦有婴幼

20

儿期发病的。

（2）外隐斜者常有视疲劳症状，阅读或近距离工作时易出现字迹模糊或复视，眼周痛、头痛等。间歇性外斜视者在户外常畏光，喜闭一只眼，偶有视物变小。但其他共同性外斜视患者常无任何不适症状。

（3）眼位偏斜，可双眼交替出现一眼向外偏斜，也可恒定一只眼外斜。眼位偏斜的度数在任何注视方向均相等。可采用角膜反光法检查斜视角。间歇性外斜视者，常在看远或精神分散时外斜视更明显，可能有看远与看近的斜视度不相同。

（4）双眼球向各方向运动均没有障碍。

（5）外斜眼常有弱视，因此常表现斜眼视力矫正不良。但交替性外斜视者，其双眼视力可能是正常的。

（6）常有低度远视性或近视性屈光不正，需配戴眼镜以矫正视力。

【诊治原则】

诊断标准

（1）恒定性或间歇性外斜视>5°。

（2）向六个诊断眼位注视时，斜视角基本不变。

（3）眼球运动无障碍，各方向转动没有明显受限。

（4）第二斜视角等于第一斜视角。

转上级医院进一步诊治。

二、非共同性斜视

非共同性斜视分为麻痹性斜视和痉挛性斜视，但痉挛性斜视较为少见。麻痹性斜视可分为先天性和后天性麻痹性斜视，其病因复杂，可能是系统性疾病影响神经、神经核或肌肉的结果，故诊治麻痹性斜视时必须注意全身情况，以免延误病情。

【临床表现】

（1）起病急骤，常可讲出具体的发病时间。

（2）常有较多的自觉症状，如复视、视混淆、眼性眩晕、步态不稳，或因异常投射手不能准确拿物体。

（3）眼位偏斜，眼球向麻痹肌肉作用方向的反向偏斜，而且向麻痹肌作用方向注视斜视度变大。

（4）第二斜视角比第一斜视角大。

（5）常有典型的代偿头位，即眼性斜颈。

（6）眼球运动有障碍，向麻痹肌作用方向转动有不同程度的障碍，可能同时有其他肌肉运动亢进。

（7）可能伴有其原发病因的临床表现和体征。

【诊治原则】

诊断标准

（1）存在复视、视混淆或眩晕等症状。

（2）不同程度的眼球运动障碍。

（3）第二斜视角大于第一斜视角。

转上级医院进一步诊治。

【二级医院向三级医院的转诊标准及处置】

标准

（1）无斜视诊治经验。

（2）经治疗眼位不能矫正。

（3）出现并发症者。

20

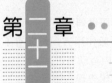

耳鼻咽喉科学

【县级医院耳鼻咽喉头颈外科诊治要求】

县级医院耳鼻咽喉头颈外科专业应该掌握下列常见症状的诊断思路和诊治原则，包括耳鸣、耳聋、眩晕、咽痛、声嘶、颈部肿块等。

应该掌握下列疾病的一般概述、临床表现、诊治原则及向三级医院的转诊标准及处置原则，包括耳外伤、中耳炎、鼻面部外伤、鼻出血、慢性鼻窦炎、鼻息肉、鼻中隔偏曲、变应性鼻炎、鼻咽癌、上颌窦癌、喉外伤、慢性扁桃体炎、喉癌、喉阻塞等。

应该能够开展以下诊疗技术：纯音测听、声导抗、耳声发射、鼻内镜检查、纤维喉镜、乳突根治术、鼓膜修补术、前后鼻孔填塞术、鼻中隔矫正术、鼻内镜下鼻窦开放术、腺样体及扁桃体切除术、气管切开术、声带息肉切除术、会厌囊肿及颈部小肿块切除术。

第一部分　症状学

第一节　耳　鸣

【概述】

耳鸣是指在没有相应外部声源的情况下，所产生的一种主观的听觉感觉，此种声音并不是由声波产生，而是神经讯号异常或受损所致。耳鸣不是独立的疾病，仅仅是一种症状，目前常将耳鸣分类为他觉性耳鸣及自觉性耳鸣两类：1. 他觉性耳鸣：除了患者本身听得到，他人也可用仪器甚至于用耳朵即可听到患者主诉之耳鸣声，这一类比例较少，他觉性耳鸣常见病因有血管性疾病所造成的脉动性耳鸣与肌肉性疾病所造成痉挛性耳鸣。2. 自觉性耳鸣：此患者较多，耳鸣声仅患者听得到，他人听不到，可能与多种因素有关，包括外耳疾病、中耳疾病、内耳疾病、听神经及听神经传导路径疾病、大脑皮质疾病、精神性因素等。通常意义上所说的耳鸣即是自觉性耳鸣。

耳鸣的神经机制尚不完全清楚，不论耳鸣的外周机制如何，最终在听觉中枢的主要机制是听神经纤维与各级中枢神经元自发放电节律时常有关。引起耳鸣、诱发耳鸣和影响耳鸣的因素非常复杂，经过必要的检查与鉴别诊断后，很多耳鸣患者可以找到可能的病因。

【常见病因】

1. 耳毒性药物如抗生素类药物：妥布霉素；抗惊厥药物：卡马西平、利多卡因；抗肿瘤药物：顺铂；利尿剂：呋塞米以及水杨酸盐类：水杨酸钠等。

2. 噪音在引起耳鸣的病因中，强噪声最为常见。

3. 年龄年龄是引起耳鸣的重要原因之一。

4. 血管畸形或血液流变学改变。

5. 其他耳科疾病包括外耳道异物、耳硬化症、鼓室硬化症、外耳及中耳畸形、耳蜗发育异常、梅尼埃病、听神经瘤、突发性耳聋、老年性耳聋等。

【影响因素】

1. 噪音不仅可诱发耳鸣，甚至可使部分患者的耳鸣加重。

2. 心理因素耳鸣可使患者产生一系列的心理障碍，这些心理障碍又会加重耳鸣。在耳鸣治疗学中，心理咨询是个重要环节，通过向患者耐心讲解耳鸣相关知识，消除不必要的焦虑或恐惧情绪，从而使患者摆脱沉重的

21

心理负担，达到治疗目的。

3. 月经和妊娠可能与体内内分泌改变有关。

4. 其他病理因素包括甲状腺疾病、糖尿病、颈椎病、多发性硬化、贫血、梅毒、偏头痛、高血压、肾功能不全、自身免疫性疾病等。

【诊治原则】

耳鸣诊断以患者主诉为主，病史询问应包括耳鸣的特征（如耳鸣频率、响度、持续时间等），耳鸣的可能原因（如噪声、药物、失眠、头部外伤、过度劳累和紧张等），使耳鸣加重或缓解的因素，耳鸣对情绪的影响程度，有无全身系统疾病，有无听力损失及家族史等。对耳鸣患者的检查包括耳科一般的临床检查，耳鸣的测试，如耳鸣音调测试、耳鸣响度测试、耳鸣掩蔽听力图、残余抑制、耳鸣响度的主观评估等，以及听力学和影像学检查。

因为导致耳鸣的疾病与因素很复杂，因此要针对不同病情来制定相应的治疗方案。耳鸣的治疗方法很多，但没有特效疗法，包括心理治疗与心理咨询、生物反馈疗法、松弛疗法、掩蔽疗法、药物治疗、人工耳蜗植入、习服治疗等。

第二节　耳　聋

【概述】

耳聋是指听觉系统中传音、感音及听神经和各级中枢发生病变，引起听功能障碍，产生不同程度的听力下降。耳聋按病变部位及性质可以分为传导性聋、感音神经性聋、混合性聋三类；按病变发生的时间可以分为先天性耳聋和后天性耳聋两类；按病变对儿童形成语言的影响可以分为语前聋和语后聋两类：

【分级】

1. 听力损失的分级标准各国并不一致，现在多倾向于国际标准化组织（ISO）1964 年标准和世界卫生组织

（WHO）1980 年标准。该标准按言语频率 500、1000、2000Hz 的平均听阈计算，以 25dB 为听力损失阈的开始，将耳聋分为 5 级：轻度：平均听阈 26~40dB，表现为近距离一般听话无困难；中度：41~55dB，表现为近距离听话感到困难；中、重度：56~70dB，表现为近距离听大声说话有困难；重度：71~90dB，表现为在耳边大声呼喊方能听到；全聋：91dB 以上，表现为听不到耳边大声呼喊的声音。

2. 世界卫生组织提出的用于儿童的分类方法，被许多听力专业机构采用。它根据 500、1000、2000、和 4000Hz 的平均听力损失将听力损失程度分成 4 个等级：26~40dB 为轻度，41~60dB 为中度，61~80dB 为重度，大于 80dB 为极重度。

【病因】

1. 传导性聋　包括先天性和后天性，先天性包括外耳、中耳的畸形，例如先天性外耳道闭锁或鼓膜、听骨、蜗窗、前庭窗发育不全等；后天性包括外耳道发生阻塞，如耵聍栓塞、骨疣、异物、肿瘤、炎症等。中耳化脓或非化脓性炎症，或耳部外伤致听骨链受损，中耳良性、恶性肿瘤或耳硬化症等。

2. 感音神经性聋　也包括先天性和后天性，先天性者常由于内耳听神经发育不全所致，或妊娠期受病毒感染或服用耳毒性药物引起，或分娩时受伤等；后天性包括引起耳蜗、听神经或听中枢功能异常的所有因素或病因，如病毒感染、药物耳中毒、外伤、噪音、代谢障碍、肿瘤等。

【诊治原则】

应仔细询问病史；检查外耳道及鼓膜；进行音叉检查及纯音听阈测听，以查明耳聋的性质及程度。对儿童及不合作的成人，还可进行主观行为测听和客观测听，如声阻抗测听、听性脑干反应测听及耳蜗电图等。

传导性聋应根据不同的致聋原因治疗。首先去除病因如异物、炎症、肿瘤，修复外伤。对先天性外、中耳

21

畸形和各类中耳炎，在确定咽鼓管及耳蜗功能正常时，可做听力重建手术，如鼓室成形术。耳硬化症患者可行镫骨手术。不适合手术者，建议配戴助听器。

感音神经性聋：及早检查发现耳聋病因，根据耳聋的病因、病程可给予营养神经类药物、激素类药物、血管扩张剂等治疗，病情稳定后，建议及早佩戴助听器，防止或延缓听力功能进一步下降，对于重度以上耳聋、助听器效果不佳或对听力要求较高的患者可行人工耳蜗植入等。

第三节 眩 晕

【概述】

眩晕是平衡系统（前庭、视觉、本体觉）功能紊乱而产生的空间定位觉障碍。人的前庭系统功能归结起来有3个方面：1. 感受人体在空间的位置，采取正确姿势适应环境；2. 当头部运动时，通过反向性前庭眼反射，维持清晰的视觉，前庭受损则产生视觉识别障碍；3. 维持正确姿势反射，除感知直线加速度、角加速度外，还要对平衡反射信息进行综合分析，再引起反射运动。人体维持平衡主要依赖于前庭系统、视觉、本体感觉组成的平衡三联，因而眩晕的发生是由于前庭系统、视觉与本体感觉所传入的体位、空间、静态与动态的各种神经冲动的整合失谐所致。在维持平衡过程中，前庭系统起主导作用，视觉与本体觉起辅助作用，而在运动时则是依靠小脑维持肌张力。

【临床表现】

1. 周围性眩晕的特点

（1）眩晕为剧烈旋转性，持续时间短，头位或体位改变可使眩晕加重明显。

（2）眼球震颤：眼震与眩晕发作同时存在，多为水平性或水平加旋转性眼震，通常无垂直性眼震，振幅可以改变，数小时或数日后眼震可减退或消失，健侧注视时眼震明显，存在固视抑制。头位诱发眼震多为疲劳性，温度诱发眼震多见于半规管麻痹。

（3）平衡障碍：站立不稳，左右摇摆，自发倾倒，静态直立试验多向眼震慢相方向倾倒。

（4）自主神经症状：如恶心、呕吐、出汗及面色苍白等。

（5）常伴耳鸣、听觉障碍，而无脑功能损害。

2. 中枢性眩晕的特点

（1）眩晕程度相对较轻，持续时间长，为旋转性或向一侧运动感，闭目后可减轻，与头部或体位改变无关。多数眩晕和平衡障碍程度不一致。

（2）眼球震颤粗大，可以为单一的垂直眼震和（或）水平、旋转型，可以长期存在而强度不变。眼震方向可随注视方向的变化而变化，无固视抑制。

（3）平衡障碍：表现为旋转性或向一侧运动感，站立不稳，自发倾倒和静态直立试验倾倒方向不一致。

（4）自主神经症状不如周围性明显。

（5）无半规管麻痹、听觉障碍等。

（6）可伴脑功能损害，如脑神经损害、眼外肌麻痹、面舌瘫、球麻痹、肢体瘫痪、颅内高压等。

3. 与精神因素有关的眩晕　包括焦虑症、抑郁症、过度换气综合征等。

【常见眩晕性疾病的特点】

1. 良性复发性位置性眩晕（BPPV）　是与头部或身体姿势变动相关的短暂的眩晕发作，是一种常见的内耳性疾病。50%～70%属于原发性，亦称特发性，无明显病因；30%～50%属于继发性，常继发或并发于迷路炎、前庭神经炎、头外伤，偏头痛，梅尼埃病发作期，突发性耳聋，耳外科疾病等病理条件下。BPPV为临床上最为常见的一类眩晕。可分为耳石症和嵴石症。体位试验是诊断BPPV的金标准。眩晕特点：　（1）旋转性；（2）与头的位置和（或）头位的改变相关，如弯腰、坐起、躺下和平卧转头、翻身等；（3）有一定的潜伏期1

21

~5秒；（4）持续时间一般小于1分钟，短则数秒。眩晕发作时可伴有恶心、呕吐等自主神经系统症状，但轻重不一。治疗以手法复位为主，对于难治性眩晕也可行手术治疗。

2. 梅尼埃病 是一种特发的内耳病，表现为反复发作的旋转性眩晕、感音神经性听力损失、耳鸣和耳胀满感。基本病理改变为膜迷路积水。确定诊断依据：（1）发作性旋转性眩晕2次或2次以上，每次持续20分钟至数小时。常伴自主神经功能紊乱和平衡障碍，无意识丧失。（2）波动性听力损失，早期多为低频听力损失，随病情进展听力损失逐渐加重。至少一次纯音测听为感音神经性听力损失，可出现听觉重振现象。（3）伴有耳鸣和（或）耳胀满感。（4）排除其他疾病引起的眩晕。可疑诊断依据：1）仅有一次眩晕发作，纯音测听为感音神经性听力损失，伴耳鸣和耳胀满感。2）发作性旋转性眩晕2次或2次以上，每次持续20分钟至数小时。听力正常，不伴耳鸣和耳胀满感。3）波动性低频感音神经性听力损失，可出现重振现象，无明显眩晕发作。符合以上任何一条为可疑诊断。对于可疑诊断者根据条件可进一步行甘油试验、耳蜗电图、耳声发射、前庭功能检查及内耳MRI增强造影等检查。

3. 前庭性偏头痛（MV）

前庭性偏头痛诊断标准：

A：至少5次前庭症状发作，发作强度为中或重度，持续5分钟~72小时。

B：伴或不伴先兆的偏头性病史（按照ICHD诊断标准）。

C：至少50%的前庭发作伴有一个或多个偏头痛特点。

（1）头痛至少伴有以下两个特征：头痛为单侧，搏动性，中或重度疼痛，日常躯体运动可以加重头痛。

（2）恐声、恐光。

（3）视觉先兆。

21

D：不符合其他前庭疾病或头痛标准。

可能性前庭性偏头痛诊断标准：

A：至少 5 次前庭症状发作，发作强度为中或重度，持续 5 分钟~72 小时。

B：仅仅符合前庭性偏头痛诊断标准 B 或 C。C：不符合其他前庭疾病或头痛标准。

4. 过度换气综合征　因焦虑伴发的过度换气，使脑部缺血引起头晕。主要症状包括：呼吸困难、胸痛、轻微头痛、叹气、打哈欠以及额外使用胸壁和辅助呼吸肌呼吸，这是诊断的要点。典型病例可因低碳酸血症而导致肌肉痛和手、足痉挛。精神性表现包括焦虑、受惊、不真实情感。为明确诊断，可做过度换气试验和血气分析等。

5. 椎-基底动脉系统缺血性病变　临床表现与受累部位、血流量减少程度和个体耐受能力有关。可表现为眩晕与平衡障碍、头痛、视觉障碍、意识障碍、共济失调、运动与感觉障碍等。

【常见眩晕发作时的症候学特点】

1. 发作持续时间　数秒或数十秒见于 BPPV、前庭阵发症、变压性眩晕、癫痫性眩晕和晕厥等；数分钟见于 TIA、MV、前庭阵发症、癫痫性眩晕、上半规管裂、变压性眩晕等；20min 以上见于梅尼埃病和 MV；数天见于脑卒中、前庭神经炎和 MV 等；持续性头晕见于双侧前庭功能低下和精神疾患。

2. 伴随的症状　脑神经或肢体瘫痪见于后颅窝或颅底病变；耳聋、耳鸣或耳胀见于梅尼埃病、听神经瘤、突发性聋、外淋巴瘘、大前庭水管综合征、前庭阵发症、耳硬化症和自体免疫性内耳病；畏光、头痛或视觉先兆见于 MV。

3. 诱发因素　头位变化见于 BPPV、后颅窝肿瘤和 MV 等；月经相关或睡眠剥夺见于 MV 等；大声或瓦氏动作见于上半规管裂和外淋巴瘘；站立位见于体位性低血压等；视野内的物体运动见于双侧前庭病。

21

4. 发作的频率 单次或首次见于前庭神经炎、脑干或小脑卒中或脱髓鞘、首次发作的 MV、首次发作的梅尼埃病、迷路炎、外淋巴瘘或药物性；复发性见于BPPV、梅尼埃病、短暂性脑缺血发作（TIA）、MV、前庭阵发症、外淋巴瘘、癫痫性眩晕、自体免疫内耳病、听神经瘤、单侧前庭功能低下代偿不全等。

【诊治原则】

根据眩晕的不同临床表现和相关病史，可选择不同的专科检查。耳科检查：外耳道检查、前庭功能检查、眼震电图、听力检查等；神经系统检查：检查与前庭系统相关的部分、星迹试验、偏指试验、视力和眼底检查；影像与电生理相关检查：头颅 CT、CTA，脑 MRI、MRA、数字减影血管造影（DSA）、经颅多普勒超声（TCD）等；内科其他疾患引起的眩晕检查：应尽可能做全面体检，如血压、脉搏的测试、心电图、脑电图、血常规、血生化等。

眩晕不是一种疾病，而是某些疾病的综合症状。治疗主要是针对引起眩晕的不同病因进行病因治疗，以及相应的对症处理，手术治疗眩晕类疾病必须有明确定位诊断和适应证。

第四节 咽 痛

【概述】

咽部疾患中最为常见的症状。通常为咽部疾病引起，也可因邻近器官疾病、乃至全身疾病而引起。临床上可见到两种类型：自发性咽痛和激发性咽痛。前者在咽部无任何动作的平静状态出现，常局限于咽部某一部位，多由咽部疾病所引起；后者由咽部各种活动如吞咽、进食或压舌板等机械刺激所引起。

【诊治原则】

不同病因引起的咽喉痛伴随症状也不相同。

1. 鼻咽部炎症 鼻咽在急性炎症期，患者会有一种

21

干疼的感觉，同时炎症期的血管扩张，会导致患者将鼻涕回吸吐出时略带血。

2. 口咽部位炎症　口咽部位的发炎症状多是急性扁桃体炎和急性咽炎。扁桃体急性炎症时，患者感觉咽痛，并往往伴有中度发热或高热，严重时还会出现扁桃体化脓；急性咽炎的发作一般比较急。

3. 下咽或喉部炎症　常见的是急性会厌炎和急性喉炎。急性会厌炎是耳鼻喉科常见的急危重症之一，患者多感觉咽部剧疼，甚至无法吞咽食物，说话时有含水音，同时，咽部还伴有梗阻感，严重时呼吸困难，危及生命。急性喉炎发作时患者也可有喉（咽）痛、咽部有异物感，但与急性会厌炎有一个明显的区别，患者说话的声音嘶哑，而非含水音。

4. 非炎性疾病　咽喉痛的原因有很多，也很复杂，并非都由炎症引起。如舌咽神经痛、外界刺激、黏膜溃疡等都会引起咽痛。舌咽神经痛引起的疼痛多是一侧疼痛，且疼痛得较剧，没有一定的原因引起，在使用抗生素以后症状没有明显改善；茎突过长导致的疼痛咽部一侧疼痛，吞咽时疼得更加明显，与舌咽神经痛不同的是，这种疼痛会在咽部同一侧上下放射；由于维生素缺乏等原因导致的黏膜溃疡又称为阿弗他溃疡，为自愈性疾病，在7~10天内就会愈合，在发病过程中，会引发咽部持续性疼痛；而一些恶性的、经久不愈的口腔溃疡，需要积极治疗。

5. 肿瘤　扁桃体肿瘤、喉癌、鼻咽癌等，在早期没有明显的疼痛感，患者自感疼痛就医时往往病情已经发展到了中晚期。因此这些没有疼痛感觉的咽喉疾病更需要人们重视，一旦感觉咽部不明原因出现了异物感、鼻涕中带血、面部有麻木感、耳后以下出现活动力差的肿块等症状时，要尽早就医检查。下咽癌早期往往并无临床症状，50%的患者可出现咽部隐痛，因此对于久治不愈的咽痛，建议行喉镜检查排除肿瘤可能。

6. 其他　例如心肌梗死，出现咽喉痛，如找不到明

21

确原因，并伴有胸闷、出汗或恶心症状时，要警惕心肌梗死的发生。当心肌缺血、缺氧时，产生的乳酸、丙酮酸、磷酸等酸性物质及多肽类物质，会刺激神经产生疼痛，并扩散至咽部的迷走神经，诱发咽喉放射痛症状。因此，有高血压、冠心病的老人出现咽喉疼痛时，如临床医生查体与患者症状严重程度不符，建议行心电图排除心绞痛或心肌梗死可能。

第五节　声　嘶

【概述】

声带非周期性的振动在临床上表现为声音嘶哑（Hoarseness），为最经常出现的嗓音问题。可由于不同原因引起声带增厚及僵硬程度增加，关闭相声门裂隙增大、声带活动度下降等所致。因病变的不同而出现相应的粗糙声、气息声、耳语声甚至完全失声。

【诊治原则】

引起声音嘶哑常见的原因不同，临床特点和治疗原则也不同。

1. 先天性发音障碍　喉蹼、声带发育不良（声带沟）、杓状软骨移位等引起的声音嘶哑出生后即出现。

2. 炎症　急性炎症发病急，轻者声音粗糙、发音费力，严重者由于喉部分泌物较多且黏稠，声带充血肿胀，声门闭合不良，声音嘶哑明显，可出现失声，并伴有全身不适的症状。白喉时黏膜肿胀，伴白膜形成，发音嘶哑无力。慢性炎症缓慢发病，初为间断性，用声过度后声嘶加重，后逐渐发展成为持续性声音嘶哑。由于特有的反流性咽喉炎所引起的发音障碍，除声音嘶哑外还常常伴有咽部异物感，较多黏痰，经常咽痛。

3. 发音滥用　用声不当所致慢性机械性损伤、声带磨损、上皮增厚。可见于声带小结、声带息肉、任克氏层水肿等。声音嘶哑的程度与病变部位、大小有关。

4. 肿瘤　良性肿瘤声音嘶哑发展缓慢，恶性肿瘤声

21

音嘶哑可在短期内进行性加重，最后完全失声。

5. 外伤 各种原因外伤、异物、手术等原因致局部形成瘢痕。

6. 声带麻痹 由各种原因引起的中枢神经系统、周围神经系统或肌源性疾患引起的声带麻痹均可出现不同程度的声音嘶哑。症状的严重程度多决定于麻痹声带的位置及喉功能的代偿程度。喉上神经麻痹声音低而粗糙，不能发高音，双侧喉上神经麻痹可伴有饮食、唾液误吸入呼吸道引起呛咳；单侧喉返神经麻痹表现为不同程度的声门关闭不全，发音嘶哑易疲劳，伴有误吸或气息声，但经对侧代偿后也可无症状。双喉返神经瘫痪引起声带麻痹，双声带皆固定在中间位，发音低哑、无力，不能持久，可出现耳语声并伴有不同程度的呼吸困难。迷走神经的损伤，不仅破坏喉的运动神经，同时咽肌亦失神经支配，感觉信息的破坏源于喉、气管、咽、肺的受体。颈部手术所致的迷走神经损伤，往往伴有其他颅神经损伤的症状。

7. 癔症性声嘶 喉本身正常，多突发声音嘶哑，自耳语至完全失声程度不同，但咳嗽、哭笑声正常。声嘶恢复快，可再发。

8. 其他 由于年龄、性别及激素水平的变化导致在变声期、女性月经期及老年阶段可出现不同程度的声音嘶哑。

第六节 颈部肿块

【概述】

颈部肿块（neck mass）是耳鼻咽喉-头颈外科中常见的症状之一。颈部肿块根据其病因和病理可分为四类：1. 肿瘤；2. 炎性肿块；3. 先天性肿块；4. 其他。Skandalakis 总结了一些规律：颈部炎症肿块病程多为 7 天，颈部肿瘤性肿块病程多为 7 个月，颈部先天性畸形肿块病程多为 7 年。又有 4 个 80% 的规律：在非甲状腺肿块

21

中，颈部肿块 80% 为肿瘤；在肿瘤中，恶性占 80%；在恶性肿瘤中，转移性者占 80%；在转移性恶性肿瘤中，原发灶 80% 位于锁骨上。

【诊治原则】

肿瘤分为良性和恶性肿瘤。颈部的良性肿瘤主要为甲状腺良性肿瘤和涎腺多形性腺瘤。肿块多生长缓慢，边界清楚，活动良好，如生长过程中突然加快，与周围组织粘连、界限不清时提示恶变。颈部的恶性肿瘤以淋巴结转移为主。头颈部的不同解剖区域引流至相应的颈部淋巴结群，因而不同的原发灶转移可引起相应的淋巴结肿大。如鼻咽癌早期可出现患侧颈深上二腹肌淋巴结肿大（Level IIb 区）；扁桃体恶性肿瘤常转移至下颌下及颈深上淋巴结；梨状窝癌常转移到患侧颈动脉三角淋巴结；而胸腹腔的恶性肿瘤往往转移到锁骨上淋巴结。由于颈部的恶性肿瘤，大多数是转移性病灶，所以应根据病史、肿瘤的位置、体格检查、影像学检查和病理检查等确定原发病灶，并针对原发病变确定治疗方案。

炎性肿块由病原体的不同分为特异性（如结核）和非特异性两大类。一般有感染和外伤史，局部疼痛或压痛，非急性炎症期边界多清楚，活动良好。

先天性肿块多为囊性肿块，常见于婴幼儿，非感染期肿块质地柔软，圆形或椭圆形，触之有波动感，有时可见瘘管。

第二部分 常见疾病

第一节 耳外伤

21

【概述】

根据耳外伤的部位不同，可分为耳廓外伤、鼓膜外伤、中耳外伤、颞骨骨折等。常见的耳廓外伤有挫伤、切伤、咬伤、撕裂伤、冻伤和烧伤。鼓膜外伤常见的原因是挖耳和外耳道压力急剧变化所致。颞骨骨折多由车祸、坠跌、战伤等引起。

【临床表现】

1. 耳廓血肿　耳廓被钝物击伤后，可以在皮下或软骨膜下积血，形成血肿。检查时，耳廓受损的部位呈圆形肿胀，皮肤颜色紫红或暗红，表面紧张光滑，触之疼痛，可有波动感，用注射器可以抽出血液或淡黄色液体。

2. 耳廓撕裂伤　耳廓外伤轻重不一，轻者局部只有裂口，严重者可有耳廓部分或全部离断伴有或不伴有组织缺损。早期伤口出血，局部疼痛，合并感染后可有急性化脓性软骨膜炎表现。

3. 外耳道外伤　皮肤肿胀、撕裂、出血，软骨或骨部骨折有可能导致外耳道狭窄。

4. 鼓膜、中耳外伤　鼓膜可呈不规则穿孔，穿孔边缘有血迹，有时可伴听小骨损伤脱位，可有流血、耳聋、耳鸣、耳痛以及眩晕。

5. 内耳外伤　轻者可仅表现为迷路震荡和（或）爆震聋，主要表现为感音性耳聋、耳鸣、眩晕、恶心、呕吐、眼震及平衡障碍。严重者可合并岩骨骨折，表现为耳内出血，如鼓膜未穿破，则鼓室内积血使鼓膜呈蓝色，鼓膜破裂有脑脊液耳漏，流出淡红色血液，或清亮液体。有时合并面瘫。

6. 严重的耳外伤常合并颅脑外伤，颌面外伤等　应注意神志、呼吸、心跳、脉搏、血压、瞳孔，其他神经系统及颅颌面伤情、全身情况。

【诊治原则】

根据外伤史、症状和体征容易诊断，应注意有无听力减退、眩晕和复合伤，如颞骨骨折、颅底骨折及脑脊液耳漏。

1. 耳廓挫伤　24h 内先行冷敷。血肿较大时，应在严密消毒下穿刺抽血，局部加压包扎。必要时可以反复抽吸或切开吸引。手术后全身应用抗生素，预防感染。若伴有耳廓撕裂伤，还应酌情注射破伤风抗毒素。

2. 耳廓撕裂外伤　只要没有完全断离，都应予以严

21

密消毒，对位缝合。一般来讲，以外伤后 8 小时内清创缝合最为理想。由于耳廓血供丰富，代谢率低，伤后 24 小时内清创缝合仍有一期愈合的可能。清创时应当用生理盐水反复冲洗，遇有泥沙、凝血块等应彻底清除。但是，操作不能粗暴，不要轻易舍弃皮肤和软骨。缝合时最好用小针细线，凡外露的软骨都要有皮肤覆盖，缝线不要穿入软骨。手术过程中应注意无菌操作，若无特殊情况不必放置引流条。

3. 耳廓完全断离 不超过 5 小时，应设法找回断耳，用生理盐水洗净，抗菌消毒后细心对位缝合，称耳廓再植，仍有成活的希望，全耳廓撕脱，离断血管条件较好者，可行显微血管吻合。

4. 鼓膜外伤 外耳道严禁冲洗和滴药，禁止用力擤鼻，全身使用抗生素预防感染。鼓膜穿孔如长期不愈合可修补。

5. 耳聋和面瘫 全身情况稳定或好转后，如有手术适应证，可行鼓室成形术或面神经手术等。

6. 耳廓冻伤 应逐步复温，迅速复温不仅疼痛，而且不利于血液循环恢复正常。严禁用冰雪或用手揉搓耳廓，以免增加组织的机械性损伤。水疱未破溃时不要弄破，可以局部涂用冻伤膏或抗生素软膏。水疱破溃形成溃疡时，除局部用药外，还应全身应用抗生素，预防继发性感染。

【二级医院向三级医院的转诊标准及处置】

1. 标准

（1）耳廓离断>2/3 或完全离断者。

（2）耳部外伤伴有面瘫或严重颅脑、颌面外伤者。

（3）耳外伤清创后出现软骨膜炎等并发症，需二次清创或手术者。

（4）耳外伤伴有中、内耳损伤，且患耳为仅存听力耳。

（5）耳外伤后期，如需行鼓室成形术等功能性二期手术者。

2. 预处理 急性期给予简单止血、包扎或消毒，注射破伤风。

3. 注意事项

（1）如伴有面瘫或严重颅脑、颌面外伤者同时需注意生命体征。

（2）如果耳廓完全离断，需要低温干燥保存，禁忌运送途中将断耳保存于生理盐水中。

第二节 中耳炎

【概述】

中耳炎是累及中耳全部或部分结构的炎性病变，好发于儿童。可分为非化脓性及化脓性两大类。非化脓性者包括分泌性中耳炎、气压损伤性中耳炎等，化脓性者有急性和慢性之分。特异性炎症罕见，如结核性中耳炎等。

【临床表现】

1. 分泌性中耳炎 主要表现为耳闷胀感或闭塞感、听力下降、可伴有轻微耳痛、耳鸣、气过水声等，通常继发于上感，乘飞机或潜水等诱发因素。可见鼓膜紧张部内陷，鼓室积液，偶可透过鼓膜见液平面及气泡等，若鼓室内积液多，鼓膜可表现为外突，鼓膜活动度受限。

2. 化脓性中耳炎

（1）急性化脓性中耳炎：由化脓性细菌感染引起的中耳炎症，其症状主要是耳痛、流脓伴听力减退。小儿的全身症状比成人明显，可有发热、呕吐等。严重的并发症有颅内并发症，如脑膜炎、脑脓肿等。其他并发症有迷路炎、面神经麻痹等。

（2）慢性化脓性中耳炎：是指中耳黏膜、骨膜或深达骨质的持续性或复发性细菌感染性疾病。目前认为，急性炎症经 6~8 周尚未痊愈，表示病变已转变为慢性。本病在临床上较为常见，常以耳内间断或持续性流脓、鼓膜穿孔、听力下降为主要临床表现，可伴有耳鸣、眩

21

晕，严重时可引起颅内、颅外的并发症。根据临床表现和病例特征，可以将慢性中耳炎分成 3 型：单纯型：多为鼓膜中央性穿孔，穿孔位于紧张部，周围有残余鼓膜；骨疡型：常为鼓膜边缘性穿孔，鼓室内有肉芽或息肉，分泌物多为脓性，常有臭味，间有血丝；胆脂瘤型：中耳内存在复层鳞状角化上皮，鼓膜多表现为松弛部穿孔或紧张部后上边缘性穿孔。胆脂瘤分先天性和后天性两种。

【诊治原则】

根据病史及临床表现诊断并不困难。

1. 分泌性中耳炎　针对病因治疗，如切除肥大的腺样体，积极治疗上呼吸道感染等。

2. 急性化脓性中耳炎　尽早足量应用抗生素控制感染，改善中耳引流，局部应用抗菌药物等，过早停药容易复发或转为分泌性中耳炎。

3. 慢性中耳炎　根据不同的分型，采取不同的治疗策略。包括积极抗感染，彻底清理病变的基础上，可行鼓膜修补术或鼓室成形术等。

【二级医院向三级医院的转诊标准及处置】

1. 标准

（1）尚不具备开展耳科手术的条件。

（2）慢性中耳炎术后复发需再次行手术者。

（3）胆脂瘤病变累及迷路或迷路周围骨质、耳蜗、岩尖等岩骨部位者。

（4）儿童慢性中耳炎需要手术治疗者。

（5）患耳为仅存听力耳者。

（6）中耳炎伴有颅内、外并发症者。

（7）急性中耳炎治疗后反应差或病情加重者，尤其在幼儿患者，全身情况较重者，更应及早转院。

2. 预处理　对可能伴有颅内、外并发症的中耳炎患者需先行积极抗感染等对症处理。

3. 注意事项　转诊途中，需要注意转诊患者，尤其是幼儿患者的意识、脉搏等全身情况。

第三节　鼻面部外伤

【概述】

鼻处于颜面部较突出的部位，较易受到外伤累及，随着交通的发达，鼻面部外伤的发病率逐渐提高。鼻面部外伤包括鼻骨骨折、鼻窦外伤、视神经管骨折、面中部复合骨折和脑脊液鼻漏等，轻者仅有鼻面部的软组织肿胀，重者鼻面部多发骨折并合并颅脑及全身多发复合性损伤，危及生命。鼻面部外伤有时病情复杂，应该注意生命体征和维持气道的通畅，依病情的轻重缓急循序处理，及时准确的诊断和合理的治疗对鼻面部结构、功能及外观的恢复具有重大的意义。

【临床表现】

1. 鼻骨骨折　外鼻肿胀、皮下瘀血；鼻梁偏斜、鼻背塌陷和畸形，触之可感到鼻骨塌陷和骨擦音；存在皮下气肿者可触及捻发音，合并鼻中隔血肿或鼻中隔骨折者可出现鼻塞。

2. 鼻窦外伤　包括额窦骨折、筛窦骨折、上颌窦骨折和蝶窦骨折。

（1）额窦骨折：根据骨折的部位分为前壁骨折、后壁骨折和底部骨折；根据骨折的类型分为线型骨折、凹陷型骨折和粉碎型骨折，额窦骨折常与眶、筛、鼻骨骨折同时发生；额窦骨折典型的临床表现有额部的软组织挫伤、皮肤肿胀、皮下瘀血及局部皮肤的麻木或感觉异常，轻者仅局部的肿胀，重者伴随局部的凹陷畸形，甚至伴发脑脊液鼻漏和颅内损伤。

（2）筛窦骨折：单纯筛窦骨折少见，多同时伴有鼻骨和眼眶损伤，即鼻-眶-筛骨折。轻者可仅表现为鼻出血，重者如鼻-眶-筛骨折可表现为内眦间距增宽、鼻梁塌陷、复视、视力下降、患者瞳孔散大、直接对光反射减弱或消失等。

（3）上颌窦骨折：以前壁凹陷型骨折多见，多集中

21

在上颌骨额突和眶下孔周围，常为颌面复合骨折的一部分，多合并颧弓和眼眶的骨折。表现为局部的肿胀、塌陷畸形、左右两侧颌面部不对称及眶下区的麻木，上颌窦上壁即眶底骨折时可出现眼球内陷、运动障碍及复视等。

（4）蝶窦骨折：蝶窦位于颅底正中，与垂体、视神经、颈内动脉、海绵窦等关系密切，单独发生的少见，常为颅底骨折的一部分，可出现视力减退、失明、脑脊液鼻漏和致死性大出血。

3. 视神经管骨折 系严重的颅底骨折，额叶区及额颞区颅脑外伤、尤其是眉弓外侧挫伤时常同时伴发视神经管骨折。表现为失明或视力下降，多为外伤后即可发生，少数为外伤几小时后发生，眼球常完好无损，眼底可正常或视神经乳头苍白，患眼瞳孔散大，直接对光反射消失或减弱，间接对光反射存在，即出现典型的Marcus-Gunn瞳孔。

4. 颅面骨骨折 包括颧骨及颧弓骨折、眼眶骨折和面中部骨折。

（1）颧骨及颧弓骨折：又称为颧骨复合体骨折，多为交通事故及工伤所致。典型的表现是颧弓坍陷畸形伴张口疼痛和张口受限。

（2）眼眶骨折按发生机制分为爆裂性骨折和非爆裂性骨折。眼眶爆裂性骨折是指当眼球受钝性外伤时，眶内压力剧增，致使眶下壁或内壁薄弱处发生爆裂性骨折，早期表现为眼睑肿胀、眼球突出，肿胀消退后眼球塌陷而出现复视，部分存在眼外肌嵌顿时出现眼球运动障碍。眼眶非爆裂性骨折一般指眶缘和眶壁的联合骨折，是相对爆裂性骨折而言的，多伴发颧骨骨折和上颌骨骨折，常发生眶缘连带眶壁的移位。急性期眶周水肿、眶内出血和眶周瘀斑，消肿后可出现眼球位置移位、复视、眼球运动障碍等，眶缘触诊有阶梯样感。

（3）面中部骨折：面中部骨折是面部中段颅骨骨折，颅面骨相互之间形成一个垂直支柱式结构，所受外力被各骨连接处和窦腔骨壁分散、减弱，对来自垂直方向的外力有较强的抵抗力，不易发生骨折，但对于来自横向的外力则抵抗力较弱，容易发生骨折。发生骨折时可出现骨折段的移位、面部形状的改变、上下牙列咬合错乱和眼部情况。

5. 脑脊液鼻漏　分为创伤性和非创伤性两大类，创伤性脑脊液鼻漏的病因主要是外伤及颅底和鼻窦手术创伤，二者占90%以上，外伤占大多数，其中筛顶和筛板处的发生率最高，其次是蝶窦及额窦后壁。多表现为单侧鼻腔间断或持续流出清凉水样液体，增加颅压（如低头、压迫双侧颈内静脉）流出液增加，多数伤后即发生，少数为迟发性。

【诊治原则】

1. 鼻骨骨折　根据外伤史、鼻部畸形、鼻腔的通气情况、触诊以及影像学检查可以明确诊断，但交通事故等暴力较大者所致的鼻骨骨折需排除是否合并复合骨折，了解颅脑和全身情况。鼻骨侧位片可了解是否存在骨折及错位，但鼻骨骨折的左右侧不易判定，鼻骨薄层CT三维重建可精确判断骨折及畸形的情况。治疗的原则为矫正鼻部畸形和恢复鼻腔通气功能。若外伤2~3小时内外鼻肿胀不明显的情况下的即可行鼻骨复位术，若外鼻肿胀明显可消肿后再手术，但手术时机不应超过2周，防止2周后骨痂形成，增加手术难度。手术一般采用局麻下闭合性鼻骨骨折复位术，若外伤时间过长可采用全麻或局麻下开放性鼻骨骨折复位术，存在开放性伤口者需清创缝合，骨折的碎骨片尽量对合复位保留，术后给予广谱抗生素和破伤风抗毒素。

2. 鼻窦骨折

（1）额窦骨折：根据外伤史、临床表现和影像学检查可以诊断额窦骨折，CT扫描可明确额窦骨折的部位和范围，MRI利于判断颅内情况。额窦骨折的治疗原则为整复骨折、恢复外形和功能，避免并发症。前壁线型骨折一般不需特殊处理，以预防感染、保持鼻腔、鼻窦引

21

流通畅为主，可自愈；前壁凹陷骨折或粉碎性骨折一旦确诊，应及时手术，常规清创，清除异物和碎骨片，充分止血，复位凹陷的骨折片，注意保持鼻额管的通畅，术后广谱抗生素预防感染，防止额窦骨髓炎的发生；后壁骨折应该明确有无脑膜的撕裂、脑脊液鼻漏、颅内血肿或脑组织的挫伤，密切观察生命体征，若存在颅内情况及时请神经外科会诊。

（2）筛窦骨折：根据外伤史、临床表现和影像学检查可以明确诊断，鼻窦 CT 可以明确骨折的部位和严重程度。轻者观察，无特殊处理，严重鼻出血者，筛前动脉出血的可能性大，填塞无效，可行筛前动脉结扎术，注意复合性骨折的处理，开放性伤口注意内眦韧带、泪道系统和视力的情况。

（3）上颌窦骨折：诊断容易，CT 利于明确骨折的部位，三维重建可直观显示其立体的解剖关系。若面部畸形明显或存在复视可行手术整复，根据骨折的部位采取唇龈沟、眶下缘和鼻内等不同的手术进路。

（4）蝶窦骨折：常合并颅底骨折，注意观察生命体征和视力情况，需排除视神经管骨折、颅内出血或假性动脉瘤的可能，一经确诊及时转诊。

3. 视神经管骨折　外伤史和伤后视力严重减退或丧失，有 Marcus-Gunn 瞳孔征即可考虑视神经管骨折，高分辨率 CT 薄层扫描可确诊。鞍区眶尖部位的 CT 扫描可清晰显示视神经管骨折的部位及程度。MRI 可早期发现视神经挫伤、水肿等情况，有助于及早治疗，改善患者的视力。按急症及早行视神经管减压术，首选鼻内镜下手术，手术前后给予足量的糖皮质激素以减轻视神经水肿。

4. 颅面骨骨折

（1）颧骨及颧弓骨折：一经确诊，若存在畸形、影响功能，宜及早手术复位，手术的目的是恢复面部美观、咬合功能及矫正眼球功能障碍。

（2）眼眶骨折：根据临床表现和 CT 扫描，可明确眼眶爆裂性骨折、骨折的位置和眶内容物嵌入上颌窦或筛窦腔的程度。早期应禁止擤鼻，防止逆行感染和形成气肿，根据骨折的情况2周内尽早手术复位，回纳眶内容物，若存在眼外肌嵌顿，应尽早手术，防止发生不可逆的缺血损伤，手术时间过晚由于骨折部位错位愈合，骨痂形成，嵌顿的眶内容物纤维化，瘢痕形成，影响复位效果。对于错过最佳复位时机者，可植入人工材料缩小眶容积，防止眼球塌陷引起复视。眼眶非爆裂性骨折可根据外伤史、临床表现、眶缘局部触诊有阶梯感、CT扫描可确诊，宜尽早手术复位重建眶壁。

（3）面中部骨折：依据外伤史、面部外形变化、触诊、临床表现，辅以X线、CT检查，可以明确骨折的部位和类型。早期处理：保持呼吸道通畅，及时止血，处理颅脑、胸、腹复合伤的联合处理，注意生命体征，以处理合并伤为主，抢救生命。对面中部骨折简单应急处理稳定骨折段，减轻症状，待病情稳定后再行复位与固定，以恢复上下颌牙正常的咬合关系，矫正面部畸形。

5. 脑脊液鼻漏 根据外伤史、单侧鼻腔流清亮水样液体和葡萄糖定量检查可以确诊。葡萄糖含量超出1.65mmol/L（30mg/dl）为阳性标准，应排除泪液和血液的污染，以免出现假阳性。β2转铁蛋白的检测阳性有较高的特异性。高分辨率薄层CT扫描或MRI脑池造影等方法可用于漏孔的定位诊断。创伤性脑脊液鼻漏大多可以通过保守治疗而治愈，可先保守治疗，采取半坐位卧床，限制水、钠摄入量，脱水剂降颅压，避免增加颅内压的动作，如咳嗽、擤鼻、打喷嚏，防止便秘等。保守治疗2~4周无效者或反复发作颅内感染者应行手术治疗，手术分为颅内法和颅外法，鼻内镜下经鼻修补脑脊液鼻漏具有创伤性小、恢复快、疗效可靠的优势愈来愈被多数的医生所接受和采用。

【二级医院向三级医院的转诊标准及处置】

1. 标准

（1）鼻骨骨折：复位不理想需再次手术者；外伤时

21

间较长，需要开放性鼻骨骨折复位者；合并多发骨折及鼻面部畸形整复困难者。

（2）鼻窦外伤：多发鼻窦骨折存在鼻面部畸形者；合并眼球运动障碍、复视及视力减退者；合并脑脊液鼻漏保守治疗无效者。

（3）视神经管骨折：存在视力减退或失明者。

（4）颅面骨骨折：存在面部畸形需要手术整复者；存在复视者；上下颌牙列咬合异常者。

（5）脑脊液鼻漏：保守治疗无效需要手术者。

2. 预处理

（1）鼻骨骨折：外伤 24 小时内可局部冷敷，24～48 小时后可热敷减轻肿胀，存在开放性伤口者可应用抗生素和破伤风抗毒素，注意排除复合伤。

（2）鼻窦外伤：伤口清创处理，抗生素预防感染，存在视力减退者应用糖皮质激素减轻水肿及视神经损伤。

（3）视神经管骨折：应用足量糖皮质激素减轻水肿及视神经损伤。

（4）颅面骨骨折：保持呼吸道通畅，简单应急处理面中部骨折，稳定骨折段，减轻症状。

（5）脑脊液鼻漏：保守治疗，监测生命体征，排除颅脑、胸、腹等复合伤。

3. 注意事项

（1）鼻腔大出血需排除假性动脉瘤。

（2）交通事故及工伤等损伤严重者，相关科室排除和处理复合伤，病情稳定后再转入耳鼻喉科进一步处理鼻面部创伤。

（3）监测生命体征，观察病情变化。

（4）注意保持呼吸道通畅，防止误吸。

21

第四节 鼻 出 血

【概述】

鼻出血是临床常见症状之一，多因鼻腔、鼻窦疾病等局部因素引起，也可因鼻腔鼻窦邻近部位如鼻咽部病变、海绵窦病变、颈内动脉破裂及其假性动脉瘤出血经鼻腔流出，某些全身性疾病如原发性高血压、血液病等也可导致鼻出血。

【临床表现】

鼻出血由于出血原因不同其表现各异，轻者仅涕中带血，重者血流如注，反复出血可致出血性休克。青少年出血多位于鼻中隔前下端的黎氏区，多局部干燥、糜烂或血管扩张；老年者出血多为鼻腔后端出血，下鼻道后端的吴氏鼻-鼻咽静脉丛，多合并高血压病史；中青年鼻出血多位于鼻中隔的上方。鼻腔后端及深部的出血多存在血管畸形，出血处似血管瘤样隆起，触碰易激发出血且出血量较大。

【诊治原则】

鼻出血诊断容易，应详细询问有无高血压及血液病史，了解出血情况及诊治过程，初步确定出血部位，鉴别咯血和呕血，排除鼻腔鼻窦占位性病变和真菌性鼻窦炎，监测血压和进行血常规和凝血功能检查。稳定患者紧张的情绪，迅速进行前鼻镜检查，了解是否是鼻腔前端出血，同时予以鼻腔表面麻醉及鼻黏膜收缩，再次吸除鼻腔血液查找出血点，有针对性地前鼻孔填塞。若考虑鼻腔后端出血，且出血量大，应急情况下可行后鼻孔填塞。若出血点明确可局麻下行出血点电凝止血。若出血点不明确，宜鼻内镜下仔细查找出血点，深处不能明视者可利用带吸引的剥离子似探雷样触碰缝隙处黏膜，若触碰到出血点多能激发出血明确出血部位，有针对性填塞，若仍不能确定出血部位，针对可疑部位填塞。对于反复填塞患者高度紧张不能配合或全身状况不能耐受者可全麻下手术，利于出血点的寻找。同时注意控制血压、卧床休息、镇静止痛、保持大便通畅、禁止用力、抗生素预防感染、止血药物酌情应用，尤其是老年患者防止血栓形成，加强看护，慎防跌倒和晕厥。既往的后鼻孔填塞、颈外动脉结扎和筛动脉结扎术应用的愈来愈

21

少，基本已被鼻内镜下电凝止血术所替代。

【二级医院向三级医院的转诊标准及处置】

1. 标准

（1）出血量大，出血部位不明者。

（2）前后鼻孔填塞无效者。

（3）鼻腔存在出血性占位病变者。

（4）外伤后大出血，怀疑可能存在假性动脉瘤或筛前动脉损伤所致出血者。

2. 预处理

（1）监测生命体征。

（2）注意卧床，减少活动、打喷嚏等诱发血压增高的诱因。

（3）讲明途中风险，预知可能出现的危险。

3. 注意事项

（1）后鼻孔填塞病人注意呼吸情况。

（2）外伤性鼻出血禁止过度暴力鼻腔填塞，注意观察神志，防止误吸。

（3）出血量大者注意预防出血性休克的发生。

第五节　慢性鼻窦炎

【概述】

鼻窦炎是指鼻窦黏膜的炎症性疾病，多与鼻炎同时存在，故又称鼻-鼻窦炎。按照鼻窦炎发生的数目分为单组鼻窦炎、多组鼻窦炎、全组鼻窦炎。慢性鼻-鼻窦炎指症状超过 12 周，症状在 12 周以内的为急性鼻-鼻窦炎。而急性鼻-鼻窦炎根据症状持续的时间进一步分为普通感冒/急性病毒性鼻-鼻窦炎（症状持续时间不超过10 天）、急性病毒后鼻-鼻窦炎（症状在 5 天后加重或症状持续超过 10 天但少于 12 周）以及急性细菌性鼻-鼻窦炎。慢性鼻-鼻窦炎的发病机制复杂，传统的观点认为感染、变态反应、鼻腔鼻窦解剖异常是三大主要致病因素，三者常交叉存在。同时环境因素、遗传因素、骨炎、胃食

21

管反流、呼吸道纤毛系统疾病、全身免疫功能低下等也可成为诱因。近年认为慢性鼻-鼻窦炎是变态反应、真菌感染、细菌超抗原、细菌生物膜、病毒等多种因素导致的非感染性黏膜炎症。组织病理学表现为中性粒细胞浸润，同时伴有上皮细胞杯状细胞增生、基底膜增厚及鳞状上皮化生，黏膜固有层腺体增生或纤维组织增生和水肿。

【临床表现】

患者多表现为鼻塞、粘脓性鼻涕、嗅觉减退及头面部闷胀沉重感，前组鼻窦炎者以前额部明显，后组鼻窦炎者以枕部胀闷为主，鼻腔通气改善后症状减轻，咳嗽、低头、用力时由于头部静脉压升高而使头胀闷不适加重。部分患者鼻涕倒流引起刺激性咳嗽。受凉、上呼吸道感染时症状加重，急性发作时若治疗不当，可以引起眶部感染甚至影响视力。

【诊治原则】

根据 EPOS-2012 和 CPOS-2008 的建议，诊断慢性鼻窦炎包括症状、体征和辅助影像学检查三个方面。症状包括主要症状（鼻塞、粘脓性鼻涕）和次要症状（嗅觉减退、头面部闷胀沉重感），四种症状中必须有两种以上，其中主要症状必居其一，而且症状持续的时间超过12 周。前鼻镜或鼻内镜检查可见中鼻道或嗅裂有脓性分泌物。影像学检查主要是鼻窦 CT 扫描，不作为诊断的必备条件，只有在持续治疗 3 个月以上症状不改善或者准备手术治疗的时候才采用鼻窦 CT 扫描检查，鼻窦 CT 是诊断鼻窦炎最直接和准确的方法，不仅可以显示病变鼻窦的位置、范围、解剖学致病因素、鼻腔鼻窦黏膜病变程度，而且还可以根据某些 CT 特征对鼻窦炎的性质进行确定，如真菌性鼻窦炎的特征性钙化斑。病情的严重程度可通过视觉模拟量表（VAS）来确定，0~3 分为轻度，3~7 为中度，7~10 为重度。

根据 EPOS-2012 建议，轻度不伴有鼻息肉的慢性鼻窦炎先行局部糖皮质激素+鼻腔冲洗治疗 3 个月，若治疗失败，则加用大环内酯类抗生素治疗 3 个月，治疗失败

21

则行手术治疗。中重度患者直接行局部糖皮质激素+鼻腔冲洗+大环内酯类抗生素治疗 3 个月，失败则行手术治疗。术后定期随访，并给予局部糖皮质激素+鼻腔冲洗，视情况加用大环内酯类抗生素。大环内酯类抗生素不仅可以下调或抑制炎性病变的发生和发展，而且可以作用于细菌生物膜降解细菌生物膜，常用的为克拉霉素或罗红霉素，250mg/d，持续 3 个月以上，主要针对非IgE 升高的类型。对伴有鼻息肉的慢性鼻窦炎则需要增加超过一个月以上的全身糖皮质激素治疗，而 CPOS 与EPOS 的主要区别是全身给予糖皮质激素不超过 2 周，然后采用超过一个月的全身抗组织胺药物取代全身糖皮质激素，以避免长期应用激素导致的弊端。常温无菌的生理盐水鼻腔冲洗可以达到清洁鼻腔，改善黏膜环境的目的，使用 1.8%~2.4%高渗盐水鼻腔冲洗可以减轻黏膜水肿，窦腔冲洗适合术后患者。对于慢性鼻-鼻窦炎急性发作者首选药物为全身使用阿莫西林+克拉维酸钾、二代头孢菌素类抗生素，使用时间为 7~14 天。

规范药物治疗无效的时候，可以采用手术治疗。如果患者有明确的鼻息肉和解剖学异常而且影响鼻窦引流，也可以不经过药物治疗直接手术。手术的目的原则是解除鼻腔鼻窦解剖学异常造成的机械性阻塞、重建正常的鼻腔结构、通畅鼻窦的通气和引流、尽可能保留黏膜，为鼻腔鼻窦黏膜炎症的良性转归创造生理性的局部环境，最终达到鼻-鼻窦黏膜形态与自身功能的恢复。

【二级医院向三级医院的转诊标准及处置】

1. 标准

（1）规范的药物治疗 3 个月以上仍不能有效控制症状者。

（2）患者有明确的鼻息肉和解剖学异常而且影响鼻窦引流者。

（3）慢性鼻-鼻窦炎急性发作且出现眶内并发症，需要手术治疗者。

（4）术后复发患者需要再次行手术者。

（5）复杂的额窦病变、蝶窦病变、筛窦骨质增生严重者。

2. 预处理　按照 EPOS 和 CPOS 指南规范化保守治疗。

3. 注意事项

（1）慢性鼻-鼻窦炎急性发作期不主张行鼻窦 CT 扫描，除非怀疑存在并发症者。

（2）鼻窦 CT 扫描，不作为诊断的必备条件，只有在持续治疗 3 个月以上症状不改善或者准备手术治疗的时候才采用鼻窦 CT 扫描检查。

第六节　鼻息肉

【概述】

鼻息肉是一种多发生于中鼻道及窦口鼻道复合体的带蒂或广基地、单发或多发的高度水肿息肉样改变的黏膜慢性炎症性疾病。由于病因的多元性和明显的术后复发性，鼻息肉在鼻科疾病中占有重要地位。好发年龄为 30~60 岁，男性多于女性，儿童相对较少并且多为上颌窦后鼻孔息肉。其发病机制不明，与多种致病因素有关，存在变态反应学说、中鼻道微环境学说、阿司匹林耐受不良、遗传因素、鼻腔纤毛功能障碍及细菌超抗原学说、一氧化氮学说等。其组织学特征为血管内皮间隙增宽后血浆蛋白大量漏出，导致组织高度水肿，表面为假复层柱状纤毛上皮覆盖，上皮基底膜广泛增厚并扩展到黏膜下层，形成不规则的透明膜层，上皮下为水肿的疏松结缔组织，组织间隙扩大并增生的腺体，其间多种炎细胞浸润。根据组织学特性鼻息肉可分为嗜酸性粒细胞增多伴水肿型、慢性炎症型（淋巴细胞、中性粒细胞浸润为主）、浆黏液腺体型、不典型基质型。

21

【临床表现】

临床表现因息肉出现的侧别、大小及多少而异。体积小且单发的鼻息肉，可无任何症状，仅在体检时发现。随着鼻息肉体积增大则出现持续性鼻塞且进行性加重，严重者说话有闭塞性鼻音、睡眠打鼾、张口呼吸症状，甚至出现蛙鼻。息肉阻塞嗅区可出现嗅觉障碍，嗜酸性粒细胞增多的鼻息肉常以嗅觉减退为首发症状。伴发鼻窦炎者可有黏液性鼻涕及鼻面部胀痛不适感。体积过大压迫咽鼓管咽口或炎性刺激可导致咽鼓管功能障碍。

前鼻镜或鼻内镜检查鼻腔可发现表面光滑、灰白或蛋黄、半透明的荔枝样新生物，可单发或多发，常双侧同时存在，多源自中鼻道，多发者也可源自嗅裂和中鼻甲，触之柔软、不痛、不易出血。

【诊治原则】

根据病史、症状和体征，诊断并不困难，但要注意鼻息肉病的可能。有下列情况应想到鼻息肉病：有鼻息肉前期手术史及术后复发史；糖皮质激素治疗有效；息肉样变黏膜与正常黏膜无明显分界；双侧鼻腔鼻窦黏膜广泛型炎症反应和息肉样变，累及多个鼻窦；常伴有支气管哮喘。

鼻息肉尤其是单侧鼻息肉应该与下列疾病相鉴别：

1. 鼻腔鼻窦内翻性乳头状瘤外形如多发性息肉，表面粗糙不平，色灰白或淡红，触之质韧易出血，单侧，手术时易出血，术后易复发，病理确诊。

2. 鼻咽纤维血管瘤多见于青年男性，又称为男性青春期鼻咽纤维血管瘤，位于鼻咽部，偏于一侧，基地广，不能活动，表面光滑，色红，可见血管纹，触之质硬、易出血，禁忌活检。

3. 鼻腔鼻窦恶性肿瘤凡单侧进行性鼻塞，反复少量鼻出血或有血性脓涕且恶臭、外鼻变形、面部麻木、剧烈偏头痛、一侧鼻腔新生物、触之质脆易出血者，必须活检，明确诊断。

4. 鼻腔脑膜脑膨出儿童患者单侧鼻腔肿物应排除脑膜脑膨出可能，常位于鼻顶部，表面光滑，有搏动感，可出现反复发作性脑膜炎，应尽早行 CT 或 MRI 检查，明确诊断。

鼻息肉的治疗原则是切除息肉，解除鼻塞，开放鼻窦，通畅引流，促进功能恢复，防止复发。视情况可采取不同的诊疗策略，症状较轻者，可行内科治疗，1个月后疗效不佳者再行手术治疗；如息肉较大，严重影响鼻功能，应在规范化术前准备后行外科治疗，术后常规术后护理、清理及规范化药物治疗。药物治疗又称为药物息肉切除，每日晨起空腹顿服泼尼松 0.5mg/kg，疗程 5~10 天，同时使用鼻内糖皮质激素并维持治疗。手术治疗是鼻息肉的主要治疗方法，传统的额镜下鼻息肉手术由于不能明视，容易损伤正常结构，而且不易切除干净，容易复发，随着鼻内镜的问世和发展，鼻息肉的手术效果大大提高，鼻内镜下可清楚判断鼻息肉的根蒂部，切除彻底，并且能够保留正常结构，可以同时开放鼻窦，处理鼻窦病变。由于鼻息肉发病与多因素有关，而且容易复发，现多主张综合治疗，即术前 1 周开始采用泼尼松 30mg/d，并联合应用鼻内糖皮质激素，每日 2 次；再行手术治疗，术前常规鼻窦 CT 检查，了解病变的范围及解剖结构的异常，术后继续口服泼尼松 7 天，鼻内糖皮质激素喷鼻维持 3 个月，甚至 6~12 个月。

【二级医院向三级医院的转诊标准及处置】

1. 标准

（1）复发性鼻息肉。

（2）可疑鼻息肉病。

2. 预处理　规范化的药物治疗。

3. 注意事项

（1）青年男性鼻咽部新生物表面可见血管纹者可能是鼻咽纤维血管瘤，禁忌活检，防止大出血。

（2）儿童单侧鼻顶部肿物表面光滑有搏动感者可能是脑膜脑膨出，禁忌活检。

21

第七节　鼻中隔偏曲

【概述】

鼻中隔偏曲是指鼻中隔形态上向一侧或两侧偏曲或

局部突起，并引起鼻腔功能障碍或产生症状者。偏曲的类型包括：C 形、S 形，若为尖锥样突起称骨棘或矩状突，若为由前向后的山嵴样突起称骨嵴，也可为复杂的偏曲类型，按偏曲的部位分为：软骨部偏曲、骨部偏曲、高位偏曲和低位偏曲。鼻中隔偏曲的病因不明，与鼻腔发育不均衡、外伤、鼻腔占位性病变压迫等有关，有的伴有鼻梁的偏斜。

【临床表现】

鼻塞是最常见的症状，多呈持续性鼻塞，可出现在偏曲，也可出现在偏曲的对侧即中下甲肥大侧，若为 S 形偏曲则为双侧鼻塞，若存在交替性鼻塞，提示并发慢性鼻炎。鼻出血多发生于偏曲的突出处，由于黏膜较薄，气流刺激发生糜烂性出血。若鼻中隔偏曲的嵴突或矩状突与下鼻甲或中鼻甲接触甚至相抵，可引起同侧反射性头痛。此外，鼻中隔偏曲也可引起邻近结构的受累，常见的是咽鼓管功能障碍和继发鼻窦炎。

【诊治原则】

根据患者的症状、体征和鼻内镜检查结果可以做出诊断，鼻窦 CT 扫描可以评估鼻中隔偏曲与相邻解剖结构的关系及其与鼻窦炎的相关性，定位鼻中隔偏曲的部位即手术矫正的范围，判断是否影响鼻内镜手术操作，是否对术后鼻腔鼻窦通气引流及术后出现鼻腔粘连构成威胁。另外，注意鉴别鼻中隔结节，鼻中隔结节发生于中隔高位近中鼻甲处是中隔黏膜局限性肥厚形成的突起，以探针触之质地柔软。鼻中隔偏曲出现症状时应该手术治疗，经典的手术方式是鼻中隔黏膜下切除术，现在多采用鼻内镜下鼻中隔成形术、鼻中隔局部矫正术、鼻中隔三线减张术等，既矫正鼻中隔偏曲，又尽可能保留鼻中隔的软骨支架作用，多根据术中情况同时行下鼻甲外移术或中下鼻甲成形术。变应性鼻炎和血管运动性鼻炎伴有鼻中隔偏曲保守治疗无效者，鼻内镜鼻腔鼻窦手术中鼻中隔偏曲影响手术操作及术后效果者，应同时行鼻中隔矫正术。外伤性鼻中隔偏曲或鼻中隔软骨脱位应尽早手术矫正和复位。鼻中隔手术并发症有鞍鼻畸形、鼻小柱收缩及鼻中隔穿孔。

【二级医院向三级医院的转诊标准及处置】

1. 标准

（1）鼻中隔偏曲手术后仍存在偏曲需要再次手术者。

（2）鼻中隔偏曲合并外鼻畸形需要同时手术治疗者。

（3）鼻中隔术后出现鼻中隔穿孔者。

2. 预处理　无特殊处理。

3. 注意事项

（1）急性炎症期禁忌手术。

（2）应用抗凝药者宜停药至少 1 周。

（3）60 岁以上老人慎行鼻中隔手术。

（4）18 岁以下慎行鼻中隔手术，防止影响鼻面部骨质发育，即使手术也应行范围较少的鼻中隔成形术。

第八节　变应性鼻炎

【概述】

变应性鼻炎即过敏性鼻炎，是易感个体接触变应原后主要由免疫球蛋白 E（IgE）介导的以发作性喷嚏、流涕和鼻塞为主要症状的鼻黏膜非感染性炎性疾病。全球呈高发趋势，以儿童、青壮年居多，欧美发达国家的发病率为 12%~30%，2010 年我国北京地区 3~5 岁儿童变应性鼻炎的发病率为 15.43%，韩德民等 2007 年公布了国内 11 个中心城市的流行病学调查资料，成人自报患病率介于 9%~24.6% 之间，平均为 11.2%。变应性鼻炎本身虽不是严重疾病，但可显著影响患者生活质量，而且变应性鼻炎可伴发结膜炎、分泌性中耳炎、鼻窦炎和鼻息肉，还是诱发支气管哮喘的重要因素，变应性鼻炎患者相对无鼻炎者患哮喘的风险高出 3~5 倍。WHO 指出变应性鼻炎已成为影响全球人类的健康问题，并于 2001 年首次发布"变应性鼻炎及其对哮喘的影响临床指南性文件，随后多次进行了更新。

21

变应性鼻炎的病因复杂，是易感个体接触变应原所诱发，是一种具有多基因遗传倾向的疾病，生态环境的改变可通过表观遗传学多种机制对呼吸道黏膜系统的先天性免疫和获得性免疫进行调控，使得患者对变应原易感性增加，此外，变应性鼻炎发病率可能与饮食结构的改变以及"过度清洁"的生活方式有关。变应原的种类众多，其中花粉和真菌是室外环境中最主要的吸入性变应原，而屋尘螨和粉尘螨、真菌和动物（宠物）皮屑以及蟑螂是室内主要的变应原。季节性变应原主要是木本类、禾木和草本类的风媒花粉，北方的致敏花粉主要为蒿属花粉，南方地区多为禾木科、桑菊科植物花粉。食物尤其是转基因食物、某些蔬菜和水果也会成为变应原。

【临床表现】

变应性鼻炎的发作存在早发相和迟发相。早发相发生于与变应原接触的数分钟内，主要由肥大细胞/嗜碱性粒细胞脱颗粒释放的炎性介质引起，炎性介质作用于鼻黏膜的感觉神经末梢、血管壁和腺体，产生早发相的鼻部症状：多发性喷嚏、鼻溢和鼻塞；迟发相发生于早发相后的4~6小时，主要由细胞因子引起炎性细胞主要是嗜酸性粒细胞浸润的黏膜炎症，也是局部炎症得以迁延的主要原因。典型的临床表现为鼻痒、阵发性鼻涕、大量水样鼻溢和鼻塞。常于接触变应原时诱发。鼻腔检查可将鼻黏膜苍白水肿，鼻腔有水样或黏液样分泌物。

【诊治原则】

1. 诊断　根据典型的临床症状、体征、皮肤点刺试验和血清特异性IgE检测容易诊断，其中喷嚏、清水样涕、鼻塞、鼻痒等症状出现2项以上（含2项），每天症状持续或累计在1小时以上。皮肤点刺试验应在停用抗组胺药物至少7天后进行。

2. 分类和分度　传统的分类方法是以变应原是否为季节性分为季节性变应性鼻炎和常年性变应性鼻炎，世界卫生组织（WHO）ARIA工作小组（2001，2008）从个性化治疗的需要和对生活质量的影响程度出发，推荐

21

新的分类方法，具体如下。

根据症状持续的时间分为间歇性变应性鼻炎和持续性变应性鼻炎。

间歇性：症状<4天/周，或<连续4周；

持续性：症状≥4天/周，且≥连续4周。

根据患者症状的严重程度，以及是否影响生活质量（包括睡眠、日常生活、工作和学习），将变应性鼻炎分为轻度和中-重度。

轻度：症状较轻，对生活质量未产生影响。

中-重度：症状明显或严重，对生活质量产生影响。

变应性鼻炎应该与急性鼻炎、血管运动性鼻炎、非变应性鼻炎伴嗜酸性粒细胞增多症、冷空气诱导性鼻炎、反射亢进性鼻炎、内分泌性鼻炎、顽固性发作性喷嚏相鉴别。另外，变应性鼻炎常伴发和诱发支气管哮喘、过敏性咽喉炎、分泌性中耳炎和睡眠呼吸紊乱综合征等。

3. 治疗原则　避免变应原，正确使用抗组胺药和糖皮质激素，如有条件行特异性免疫疗法。

（1）避免接触变应原。

（2）药物治疗：抗组胺药：推荐使用口服或鼻用第二代或新型 H1 抗组胺药，可有效缓解鼻痒、喷嚏和流涕等症状。疗程一般不少于2周。适用于轻度间歇性和轻度持续性变应性鼻炎，与鼻用糖皮质激素联合应用治疗中-重度变应性鼻炎；糖皮质激素：推荐鼻用糖皮质激素，可有效缓解鼻塞、流涕和喷嚏等症状。对中-重度持续性患者疗程不少于4周。对其他药物治疗无反应或不能耐受鼻用药物的重症患者可采用口服糖皮质激素进行短期治疗。不推荐鼻内、肌内及静脉注射；抗白三烯药：对变应性鼻炎和哮喘有效；色酮类药：对缓解鼻部症状有一定效果，滴眼液对缓解眼部症状有效；鼻内减充血剂：对鼻充血引起的鼻塞症状有缓解作用，疗程应控制在7天以内；鼻内抗胆碱能药物：可有效抑制流涕；中药：部分中药对缓解症状有效；儿童和老年人的治疗原则与成人相同，但应特别注意避免药物的不良反应。妊

21

娠期患者应慎用各种药物。

（3）特异性免疫治疗：分为皮下注射和舌下含服，疗程分为剂量累加阶段和剂量维持阶段，总疗程不少于2年。应采用标准化变应原疫苗，由具备资质的人员进行操作。主要用于常规药物治疗无效的成人和儿童（5岁以上）、由尘螨导致的变应性鼻炎。

（4）外科治疗的适应证：经药物或免疫治疗鼻塞症状无改善，有明显体征，影响生活质量；鼻腔有明显的解剖学变异，伴有功能障碍；合并慢性鼻-鼻窦炎、鼻息肉、药物治疗无效。

【二级医院向三级医院的转诊标准及处置】

1. 标准

（1）规范化治疗效果差，需要特异性免疫治疗，二级医院不具备免疫治疗条件。

（2）需要外科手术治疗者。

2. 预处理 规范化阶梯性药物治疗。

3. 注意事项

（1）儿童患者注意糖皮质激素的不良反应，合理选用药物。

（2）妊娠期患者慎用各种药物。

（3）皮肤点刺试验时需停用抗组胺药物1周以上。

第九节 鼻 咽 癌

【概述】

鼻咽癌是我国高发的肿瘤之一，占头颈部肿瘤发病率首位，广东、广西、福建、湖南等省为高发区，男性发病率约为女性的2~3倍，40~50岁为高发年龄组。目前认为与遗传因素、EB病毒感染和环境因素有关。其病理类型为：原位癌、微小浸润癌、鳞状细胞癌（高、中、低分化）、泡状核细胞癌、未分化癌和腺癌，其中95%~98%为低分化鳞癌。

【临床表现】

由于鼻咽部解剖位置隐蔽，鼻咽癌早期症状不典型，早期诊断较难，容易误诊，应特别警惕。常见症状为：

1. **鼻部症状**　早期可出现涕中带血，时有时无，多未引起患者重视，瘤体增大可阻塞后鼻孔，引起鼻塞，始为单侧，继而双侧。

2. **耳部症状**　发生于咽隐窝的鼻咽癌，早期可压迫或阻塞咽鼓管咽口，引起耳鸣、耳闷及听力下降，鼓室积液。

3. **颈部淋巴结肿大**　颈部淋巴结转移者较常见，以颈部淋巴结肿大为首发症状者占60%，转移肿大的淋巴结为颈深上群淋巴结，呈进行性增大，质硬不活动，无压痛，始为单侧，继而发展为双侧。

4. **脑神经症状**　瘤体经患侧咽隐窝由破裂孔侵入颅内，常先侵犯Ⅴ、Ⅵ脑神经，继而累及Ⅱ、Ⅲ、Ⅳ脑神经而引起头痛、面部麻木，眼球外展受限、上睑下垂等脑神经受累症状；瘤体直接侵犯或由转移淋巴结压迫，可导致Ⅸ、Ⅹ、Ⅺ、Ⅻ脑神经受损，引起软腭瘫痪、呛咳、声嘶、伸舌偏斜等症状。

5. **远处转移**　鼻咽癌晚期常向骨、肺、肝等部位转移。

【诊治原则】

1. **检查**　鼻咽镜检查可见鼻咽顶后壁及咽隐窝小结节状或肉芽肿样隆起，表面不平，易出血，有时表现为黏膜下隆起，表面光滑，早期病变不典型，仅表现为黏膜充血、血管怒张或一侧咽隐窝较饱满，对可疑病变应引起重视，活检确诊；颈部触诊颈上深部可触及质硬、活动差或不活动、无痛性肿大淋巴结；EBV血清学检查可以作为鼻咽癌诊断的辅助指标；影像学检查如CT、MRI可以显示肿瘤的侵犯范围及颅底骨质破坏情况，对指导临床分期及治疗方案的制定有重要意义。

2. **诊断**　详细询问病史非常重要，若患者出现原因不明的回吸性涕中带血、单侧鼻塞、耳闷、头痛、复视

21

或颈上深部淋巴结肿大等症状，应警惕鼻咽癌的可能，需行鼻咽镜检查，对可疑患者应行影像学检查，并行鼻咽部活检以明确诊断。

3. 治疗　鼻咽癌大多属于低分化鳞癌，对放射治疗敏感，因此，放射治疗为首选治疗方案，其次为化疗或手术。

放射治疗多采用调强适形放疗技术，能最大限度将放疗剂量集中在靶区内杀灭肿瘤细胞，减少对邻近组织的损伤，其 3 年控制率为 92%～93%，总生存率 70%，但远处转移仍是治疗失败的主要原因。

鼻咽癌的化疗效果不高，但可以采用诱导化疗与同期放化疗以增强放疗敏感性，应用分子标志物来预测放化疗的敏感性，是研究的热点和方向。

手术是一种挽救性治疗方案，适应证包括：根治性放疗后 3 个月鼻咽部原发灶残留，病变局限；根治性放疗后，颈淋巴结残留或局部复发。

分子靶向治疗应用于晚期患者或联合放化疗，采用的方法：放疗联合利妥昔单抗或尼妥珠单抗，但其疗效尚待进一步观察。

【二级医院向三级医院的转诊标准及处置】

1. 标准　鼻咽癌一经确诊，当地医院无放疗条件者。

2. 预处理　鼻咽部肿物怀疑鼻咽癌者活检确诊。

3. 注意事项

（1）鼻咽部肿物可疑鼻咽癌者活检确诊。

（2）EB 病毒抗体阳性者常规检查鼻咽部。

（3）涕中带血、颈上深部淋巴结肿大、单侧分泌性中耳炎者常规排除鼻咽部占位。

第十节　上颌窦癌

【概述】

上颌窦癌是鼻腔鼻窦恶性肿瘤中最为常见的，约占

70%，病理类型以鳞状细胞癌最为多见，约占 80%，此外尚有腺样囊性癌、恶性黑色素瘤、黏液表皮样癌、横纹肌肉瘤、软骨肉瘤等。男性多见，可发生于任何年龄组，但绝大多数发生于 50~70 岁之间，肉瘤则多见于年轻人，也可见于儿童。其病因至今未明，可能与长期炎症慢性刺激造成黏膜上皮的鳞状化生有关。另外，长期吸入某些刺激性或化学性致癌物质，可以诱发恶性肿瘤。

【临床表现】

原发于上颌窦内的恶性肿瘤初期多无特征性症状，一旦肿瘤超越窦腔之外，侵入邻近器官后，其表现又十分复杂。临床症状根据肿瘤部位范围、病理类型、生物学特性、病程、扩展方向等因素而表现出多样化。Sebileau 自中鼻甲下缘一想象水平线，将上颌窦分为上下两部分，上部分发生的肿瘤，容易通过筛窦或眼眶入侵颅底，故预后不如发生于下部分者。上颌窦癌多发生于上颌窦内上角区，早期多无明显症状，随肿瘤发展常出现以下症状：单侧脓血鼻涕且持续时间较长，晚期伴有恶臭；肿瘤侵犯眶下神经时出现面颊部麻木和疼痛；肿瘤挤压侵犯可致鼻腔外侧壁内移出现鼻塞；肿瘤侵犯窦腔底部的牙槽骨可引起磨牙的松动和疼痛，常误诊为牙痛而拔除牙齿；肿瘤破坏前壁可引起面颊部隆起；肿瘤侵及眶壁及眶内下壁可出现流泪、眼球突出、眼球运动障碍等；肿瘤侵入翼腭窝或翼内肌可出现顽固性神经痛和张口受限；肿瘤向下突破窦腔底壁可出现硬腭的隆起、塌陷和溃烂；肿瘤向内上侵及颅底可出现内眦部的隆起等，晚期可出现同侧下颌下淋巴结肿大。

【诊治原则】

21

上颌窦癌症状出现较晚，且易误诊，早期诊断困难。对有上述症状者应提高警惕，尤其是 40 岁以上患者，症状为一侧性、进行性加重者更应仔细检查。前鼻镜和鼻内镜检查应注意中鼻道有无新生物、血迹，中下鼻甲有无向内侧推移现象。影像学检查可以显示肿瘤的大小和侵犯范围，并有助于选择术式，同时也是随访复查局部有无复发的重要依据，通常以鼻窦增强 CT 检查为主，联合 MRI 可以更加详细地了解肿瘤情况。

上颌窦癌应该与内翻性乳头状瘤、上颌窦出血坏死性息肉、真菌性鼻窦炎、上颌窦囊肿等相鉴别，术前影像学检查利于鉴别，术中冰冻检查利于术中手术方式的选择和变更。

上颌窦癌的治疗应根据肿瘤的病理类型、大小、侵犯范围以及患者的承受能力决定，当前多主张早期采用以手术为主的综合治疗，包括术前放射治疗，手术彻底切除癌肿原发灶，必要时可行单侧或双侧颈淋巴结清扫术，以及术后放疗、化疗等。手术治疗是治疗成败的关键。手术方式有鼻侧切开术、上颌骨全切术、扩大上颌骨全切术，手术创伤大，近年随着内镜技术的发展，对局限于上颌窦内侧壁的恶性肿瘤尝试采用鼻内镜下鼻腔外侧壁切除术也取得了满意的治疗效果。放射治疗分为术前放疗、术后放疗、单独根治性放疗和姑息性放疗。单独根治性放疗只适用于对放射线敏感的恶性肿瘤，如肉瘤、未分化癌等，但疗效并不满意。

【二级医院向三级医院的转诊标准及处置】

1. 标准

（1）高度怀疑当地医院无法确诊的上颌窦占位性病变。

（2）确诊的上颌窦癌。

2. 预处理

（1）对症处理。

（2）活检病理检查。

3. 注意事项

（1）单侧牙齿疼痛者。

（2）单侧鼻塞，进行加重者。

（3）单侧鼻腔脓血涕者。

（4）单侧面部麻木者。

（5）可疑患者常规行鼻内镜检查和鼻窦 CT 扫描。

21

第十一节 喉 外 伤

【概述】

喉外伤是指喉部被暴力、物理或化学因素致伤，导致喉部组织结构的破损、出血、呼吸困难及声音嘶哑或失声等情况。喉外伤分为喉外部伤和喉内部伤两类。前者包括闭合性喉外伤和开放性喉外伤；后者包括喉烫伤、烧灼伤和器械损伤。

一、喉外部伤

【临床表现】

1. 疼痛　喉及颈部为著，随发声、吞咽、咀嚼、咳嗽加重，且可向耳部放射。疼痛严重者，可造成吞咽困难。不同程度的声音嘶哑或失声、咳嗽及咯血、皮下气肿、开放性损伤、颈部出血。

2. 呼吸困难　其原因为：

（1）喉软骨骨折、移位，喉黏膜下出血、肿胀所致喉狭窄、梗阻。

（2）气肿、气胸。

（3）喉内创口出血流入气管、支气管，造成呼吸道阻塞。

3. 休克　严重喉外伤可致创伤性或出血性休克。其中，出血、呼吸困难、休克是喉外伤的三个危机现象，应给予高度重视。

【诊治原则】

闭合性喉外伤可遵循 Schaefer-Fuhrman 标准（表6-2）进行分度，并做相应处理。开放性喉外伤抢救时应首先保持呼吸道通畅，止血、抗休克，而后视伤情进行相应的清创、修复手术。

21

表 6-2 喉外伤诊疗原则

分度	诊断标准		处理原则
	黏膜	软骨和关节	
I度	轻度水肿或血肿	甲状软骨、环状软骨及环杓关节无损伤	保守治疗
II度	轻度裂伤	环状软骨无损伤，甲状软骨单发骨折，无错位，环杓关节无损伤	保守治疗加气管切开
III度	严重撕裂伤	甲状软骨多发骨折有错位，环状软骨单发骨折无错位	手术探查，黏膜软骨复位加气管切开
IV度	严重撕裂伤	甲状软骨多发骨折有错位，环状软骨多发骨折有错位，环杓关节均有脱位。	在III度损伤基础上加喉内固定扩张
V度	有缺损	软骨有缺损	断端吻合加缺损区行皮瓣修复术

【二级医院向三级医院的转诊标准及处置】

1. 标准

（1）无耳鼻咽喉头颈外科专科医生及诊治经验。

（2）患者需要手术治疗，而当地不具备手术条件或无手术资质。

（3）Ⅳ、Ⅴ度喉外伤。

（4）多发伤、颅脑损伤当地无法处理。

2. 预处理

（1）患者保持安静、颈部制动、进流质或禁食，应用抗生素及糖皮质激素药物。疼痛剧烈者可给予止痛剂。开放性喉外伤注射破伤风抗毒素。

（2）保持呼吸道通畅：严密观察患者呼吸及皮下气肿变化情况（特别是伤后 24～48 小时），必要时行气管切开。对于有呼吸困难伴气胸、纵隔气肿者，应先有计划地紧急施行气管切开或经损伤气管断端或气管造瘘口插入气管插管或气管套管，建立稳固的通气。

（3）控制出血：对于开放性损伤找到出血血管并将其结扎。如找不到，可用纱布填塞止血。已贯穿喉腔的伤口不可加压包扎，以防发生喉水肿或加重脑水肿及脑缺氧，可用手指压迫止血，并尽快转运。

（4）抗休克治疗：对于休克、昏迷或颅脑损伤及全身重要脏器损伤应首先支持治疗，待全身稳定后再尽早治疗喉气管损伤或转运。

二、喉烫伤或烧灼伤

【临床表现】

1. 轻度 一般损伤在声门及声门以上，有声音嘶哑、喉痛、唾液增多和咳嗽多痰。黏膜充血、肿胀或发白，有水泡、溃疡及假膜。

2. 中度 损伤在隆突以上，除上述症状外，喉黏膜有水肿和糜烂，有吸气性呼吸困难或窒息，常伴有下呼吸道黏膜烧伤。日后可遗留喉疤痕狭窄。

3. 重度 损伤至支气管，甚至达肺泡。除上述喉部的表现外，因有下呼吸道黏膜的水肿、糜烂和溃疡，甚至坏死，患者呼吸急促，咳嗽剧烈，并发肺炎。咳出血脓痰和坏死脱落的气管黏膜。误吞腐蚀剂者，可致喉、气管食管瘘。若烧伤面积过大，可致严重的阻塞性肺不张、支气管肺炎、肺水肿，可出现进行性昏迷等。

【诊治原则】

轻度者采用雾化法，将抗感染、消肿药液吸入喉部与呼吸道，保持口腔清洁，及时吸出咽部分泌物，适当补液，加用抗生素，控制继发性感染。中度者除冲洗咽喉，用中和药物雾化吸入外，出现喉水肿时，及时行气管切开术，以解除呼吸困难。重度的喉部与下呼吸道有烧伤，除作气管切开术，加强引流外，全身使用大剂量有效抗生素，控制肺部感染、肺水肿，纠正脱水、休克，保护心脏功能等措施。

【二级医院向三级医院的转诊标准及处置】

1. 标准

（1）无耳鼻咽喉头颈外科专科医生及诊治经验。

（2）中重度损伤保守治疗一个月以上，出现喉气管狭窄或食管狭窄。

2. 预处理 对于损伤一个月以内的患者，行保守治疗（必要时加气管切开），符合上述标准的转诊治疗。

第十二节 慢性扁桃体炎

【概述】

慢性扁桃体炎（chronic tonsillitis）多由急性扁桃体炎反复发作转为慢性。此外，患急性传染病（如猩红热、麻疹、流感、白喉等）后可引起慢性扁桃体炎，鼻腔有鼻窦感染也可伴发本病。病原菌以链球菌及葡萄球菌等最常见。临床表现为有反复急性发作（发热、咽痛）病史，经常咽部不适，异物感，发干、痒，刺激性咳嗽，口臭等症状。是耳鼻喉科常见疾病之一。

21

【临床表现】

1. 反复发作咽痛　每遇感冒、受凉、劳累、睡眠欠佳或烟酒刺激后咽痛发作，并有咽部不适及堵塞感。

2. 口臭　由于扁桃体内细菌的繁殖生长及残留于扁桃体内的脓性栓塞物，常可致口臭。

3. 扁桃体肿大　多见于儿童，肥大的扁桃体可使吞咽困难，说话含糊不清，呼吸不畅或睡眠时打鼾。

4. 全身表现　扁桃体内的细菌，脓栓常随吞咽进入消化道，从而引起消化不良。如细菌毒素进入体内，可有头痛、四肢乏力、容易疲劳或低热等表现。

【诊治原则】

1. 诊断　根据典型病史，体格检查见扁桃体慢性充血，扁桃体表面不平，瘢痕，与周围组织有粘连，有时可见隐窝口封闭，呈黄白色小点，其上盖有菲薄黏膜或粘连物。隐窝开口处可有脓性分泌物或干酪样分泌物，挤压时分泌物外溢；舌腭弓及咽腭弓充血；下颌淋巴结肿大等可诊断。另外，扁桃体激发试验、血清抗链球菌溶血素"O"、抗链激酶和抗透明质酸酶滴度的动态观察等，对诊断有一定的参考意义。

2. 一般治疗

(1) 保持口腔清洁每天睡前刷牙，饭后漱口，以减少口腔内细菌感染的机会。

(2) 含漱法可选用含碘片，每次 1~2 片，每日 3~4 次含化。用淡盐水漱口，简单又方便，可于饭后及睡前，取温开水一杯，加少许食盐，口感有咸味即可，反复漱口，每次 5 分钟左右。

(3) 药物治疗可长期服用维生素 C，每次 1 片，每日 3 次。体质虚弱常易发作者，应在医生指导下使用提高机体免疫力功能的制剂。非急性发作时，不要滥用抗生素。

(4) 参加体育锻炼，增强体质和抗病能力。

3. 手术治疗的指征

(1) 慢性扁桃体炎反复急性发作，或有并发扁桃体

21

周围脓肿病史。

（2）扁桃体过度肥大，妨碍呼吸、吞咽及言语含糊不清者。

（3）慢性扁桃体炎与邻近组织器官的病变有关时，如中耳炎、鼻窦炎、颌下淋巴结炎等。

（4）长期低热，全身检查除扁桃体炎外无其他病变者。由于扁桃体炎而导致的肾炎、风湿等病，应在医生指导下择期手术。

4. 手术禁忌证

（1）急性炎症期及患急性病、上呼吸道感染和有流行病的时期。

（2）造血系统疾病、凝血功能减退、高血压、心脏病、肺结核等患者不宜手术。

（3）妇女月经期及经前3~5日、妊娠期不做手术。

（4）有干燥性或萎缩性咽炎的患者如不十分必要可不手术，否则，术后咽炎症状加重。

【二级医院向三级医院的转诊标准及处置】

1. 标准

（1）无耳鼻咽喉头颈外科专科医生及诊治经验。

（2）患者需要手术治疗，而当地不具备扁桃体切除术手术条件或无手术资质。

（3）与血液病、风湿性心脏病、肾炎相关必须切除手术者。

2. 预处理 合并内科疾病者，应与相关学科紧密合作，采取综合措施，尽量控制基础疾病，例如输血小板悬液、应用抗生素、糖皮质激素治疗等。

第十三节 喉 癌

21

【概述】

喉癌分原发性和继发性两种。原发性喉癌指原发部位在喉部的肿瘤，以鳞状细胞癌最为常见。继发性喉癌指来自其他部位的恶性肿瘤转移至喉部，较为少见。喉癌症状主要为声嘶、呼吸困难、咳嗽、吞咽困难、颈部淋巴结转移等。高危人群应当注意戒烟，适当饮酒，做好预防工作。早期发现，早期诊疗对于减轻喉癌的危害非常重要，一方面可提高患者术后生存率，另外有可能尽量保留喉的发音功能，减少术后并发症。

【临床表现】

喉癌症状主要为声嘶、呼吸困难、咳嗽、吞咽困难、颈部淋巴结转移等。不同原发部位症状出现顺序可不同。

1. 声门上型喉癌　多原发于会厌舌面根部。早期无任何症状，甚至肿瘤发展至相当程度时，仅有轻微或非特异的感觉，如咽痒、异物感、吞咽不适感等，往往在肿瘤发生淋巴结转移时才引起警觉。该型肿瘤分化差，发展快，出现深层浸润时可有咽痛，向耳部放射。如肿瘤侵犯杓状软骨、声门旁或喉返神经可引起声嘶。晚期患者会出现呼吸及吞咽困难、咳嗽、痰中带血、咯血等。因此，中年以上患者，出现咽喉部持续不适者，应重视，及时检查以及早发现肿瘤并治疗。

2. 声门型喉癌　由于原发部位为声带，早期症状为声音的改变，如发音易疲倦，无力，易被认为是"咽喉炎"，因此 40 岁以上，声嘶超过 2 周者，应当仔细行喉镜检查。随着肿瘤的进展，可出现声嘶加重甚至失声，肿瘤体积增大可致呼吸困难。晚期随着肿瘤向声门上区或下区发展，可伴有放射性耳痛、呼吸困难、吞咽困难、咳痰困难及口臭等。最后可因大出血、吸入性肺炎或恶病质死亡。该型一般不易发生转移，但肿瘤突破声门区则很快出现淋巴转移。

3. 声门下型喉癌　该型少见，原发部位位于声带平面以下，环状软骨下缘以上。因位置隐蔽，早期症状不明显，易误诊。在肿瘤发展到相当程度时可出现刺激性咳嗽，咯血等。声门下区堵塞可出现呼吸困难。当肿瘤侵犯声带则出现声嘶。对于不明原因吸入性呼吸困难、咯血者，应当仔细检查声门下区及气管。

4. 跨声门型喉癌　指原发于喉室，跨越声门上区及

21

声门区的喉癌。早期不易发现，肿瘤发展慢，从首发症状出现到明确诊断需要六个月以上。

【诊疗原则】

目前喉癌的治疗包括手术治疗、放射治疗、化疗及生物治疗等，有时多种方式联合治疗，使喉癌5年生存率得以提高，最大限度地保留了患者喉的发声功能，提高了患者的生活质量。

1. 手术治疗　在组织胚胎学上，喉的左、右两侧独立发育，声门上、声门及声门下是来自不同的原基；左右淋巴引流互不相通，声门上、声门和声门下淋巴引流各自独立，为喉的手术治疗尤其是部分切除术提供了依据。根据癌肿部位的不同，可采用不同的术式。

（1）支撑喉镜下切除术适用于喉原位癌或较轻的浸润性病变。目前喉激光手术和等离子手术开展逐渐推广，具有微创、出血少、肿瘤播散率低、保留发声功能良好等优点。主要适合较早期病例。

（2）喉部分切除术包括喉裂开、声带切除术；颌侧部分喉切除术；垂直半喉切除术；还有一些相应的术式改良，根据声门癌侵犯范围选择。

（3）声门上喉切除术适用于声门上癌。

（4）全喉切除术适用于晚期喉癌。

2. 放射治疗　钴和线性加速器是目前放射治疗的主要手段。对于早期喉癌，放疗治愈率与5年生存率与手术治疗效果相当。缺点是治疗周期长，可能出现味觉、嗅觉丧失及口干等症状。

3. 化学疗法　按作用分为诱导化疗，辅助化疗，姑息性化疗等。诱导化疗即手术或放疗前给药，此时肿瘤血供丰富，有利于药物发挥作用。辅助化疗指手术或放疗后加用化疗，以杀灭可能残存的肿瘤细胞。姑息性化疗指复发或全身转移的患者，无法手术，采用姑息性的治疗。

4. 生物治疗　虽目前有部分报道，但多数生物治疗处于实验阶段，疗效未肯定。包括重组细胞因子、过继

21

转移的免疫细胞、单克隆抗体、肿瘤分子疫苗等。

【二级医院向三级医院的转诊标准及处置】

1. 标准

（1）无耳鼻咽喉头颈外科专科医生及诊治经验。

（2）病变范围临床 T 分级为 T2、T3、T4 病变，或任何 N0 以上的病例，或 T1 病例可行支撑喉镜下激光手术者当地无相应设备或手术资质。

（3）合并内科疾病，如冠心病、糖尿病等。

2. 预处理　行肿物活检明确病理，符合上述标准的转诊治疗。如有Ⅲ度以上喉梗阻，先行气管切开解除喉梗阻后转诊。

第十四节　喉 阻 塞

【概述】

喉阻塞是喉部或邻近器官的病变使喉部气道变窄以致发生呼吸困难。其为一组症候群。由于喉阻塞可引起缺氧，如处理不及时可引起窒息，危及患者生命。根据发病急、缓将喉阻塞分为急性和慢性两类。

【临床表现】

1. 吸气性呼吸困难　当声门变窄时，吸入的气流将声带推向下方，使两侧声带游离缘彼此靠近，故声门更为狭小而出现吸气困难。

2. 吸气性喉鸣　声门下黏膜肿胀时，可产生犬吠样咳嗽。

3. 吸气性软组织凹陷　由于用力吸气时胸腔内产生负压，使胸壁的软组织内陷而出现胸骨上窝、锁骨上窝、肋间隙、上腹部等处的吸气性凹陷现象。

4. 声音嘶哑　病变在声带处，由于声带活动障碍而发生嘶哑症状。

5. 根据病情轻重，喉阻塞可分为四度。

（1）一度：平静时无症状，哭闹，活动时有轻度吸气性困难。

21

（2）二度：安静时有轻度吸气性呼吸困难，活动时加重，但不影响睡眠和进食，缺氧症状不明显。

（3）三度：吸气期呼吸困难明显，喉鸣声较响，胸骨上窝、锁骨上窝等外软组织吸气期凹陷明显。因缺氧而出现烦躁不安、难以入睡、不愿进食。患者脉搏加快，血压升高，心跳强而有力，即循环系统代偿功能尚好。

（4）四度：呼吸极度困难，由于严重缺氧和体内二氧化碳积聚，患者坐卧不安，出冷汗、面色苍白或发绀，大小便失禁，脉搏细弱，心律不齐，血压下降。如不及时抢救，可因窒息及心力衰竭而死亡。

【治疗原则】

喉阻塞能危及生命，必须积极处理。应按呼吸困难的程度和原因，采用药物或手术治疗。

1. 一度 由喉部炎症引起者，应及时使用激素加抗生素，配合雾化吸入等。

2. 二度 严密观察病情变化，做好气管切开术的准备工作。如为异物，应立即取出；如为肿瘤，可考虑气管切开。

3. 三度 如为异物应及时取出，如为急性炎症，可先试用药物治疗，若观察未见好转或阻塞时间较长，应及早施行气管切开。因肿瘤或其他原因引起的喉阻塞，宜先行气管切开，待呼吸困难缓解后，再根据病因，给予其他治疗。

4. 四度 行紧急抢救手术。利用麻醉喉镜引导进行气管插管，或插入气管镜缓解呼吸困难或行环甲膜切开。待呼吸困难缓解后再作常规气管切开术，然后再寻找病因进一步治疗。

【二级医院向三级医院的转诊标准及处置】

1. 标准

（1）无耳鼻咽喉头颈外科专科医生及诊治经验。

（2）喉阻塞病因为肿瘤者。

（3）合并内科疾病，如冠心病、糖尿病等。

2. 预处理 符合上述标准者，如有Ⅲ度以上喉梗

21

阻，先行气管切开解除喉梗阻后转诊；Ⅰ～Ⅱ度喉阻塞者予以糖皮质激素、抗生素治疗，转运过程持续输液，并密切观察梗阻情况，必要时立即行气管切开。糖尿病患者应用糖皮质激素后，应持续检测血糖、血酮体，并予相应处理。

21

第二十二章

口腔医学

县级医院在口腔科应该掌握如下常见疾病的临床表现、诊疗原则、特殊疑难问题的转诊标准及处置。包括难治性根尖周炎，牙周病，上颌骨 Lefort Ⅲ型骨折，巨大成釉细胞瘤，颞下颌关节紊乱综合征，颞下颌关节强直，骨性错颌畸形，上颌窦癌，腮腺区恶性肿瘤，口底癌等。

应能够开展如下诊疗技术：常规根管治疗术，上颌骨 Lefort Ⅲ型骨折手术治疗，常规牙周手术，颞下颌关节强直的手术治疗，颞下颌关节紊乱的保守治疗，常规种植牙技术，正颌外科手术，口腔颌面部恶性肿瘤游离皮瓣移植修复术，腮腺区恶性肿瘤根治性手术，口腔颌面部骨缺损游离骨瓣修复术。

第一节 不可复性牙髓炎

【概述】

不可复性牙髓炎（irreversible pulpitis）是一类病变较为严重的牙髓炎症，炎症已不可能逆转，几乎没有恢复正常的可能，临床治疗上只能选择摘除牙髓以去除病变的方法，因此称为不可复性牙髓炎。按其病程、感染途径与临床表现，分为急性牙髓炎（包括慢性牙髓炎急性发作)、慢性牙髓炎、残髓炎和逆行性牙髓炎。

【临床表现】

1. 急性牙髓炎

(1) 症状：主要症状是剧烈疼痛，疼痛的性质具有以下特点：①自发性阵发性痛；②夜间痛；③温度刺激加剧疼痛；④疼痛不能自行定位。

(2) 检查：患牙可查及极近髓腔的深龋或其他牙体硬组织疾患，或见牙冠有充填体存在，或有深牙周袋。探诊常可引起剧烈疼痛，有时可探及微小穿髓孔，并可见有少许脓血自穿髓孔流出。温度测验时，患牙的反应极其敏感或表现为激发痛。刺激去除后，疼痛症状要持续一段时间。当患牙对热刺激更为敏感时，表明牙髓已出现化脓或部分坏死。牙髓的炎症处于早期阶段时，患牙对叩诊无不适反应 (-)；而处于晚期炎症的患牙，可出现垂直方向的叩诊不适 (±)。

2. 慢性牙髓炎

(1) 症状：一般不发生剧烈的自发性疼痛，有时可出现阵发性隐痛或钝痛。慢性牙髓炎的病程较长，患者可诉有长期的冷、热刺激痛病史。患牙常表现有咬合不适或轻度的叩痛。患者一般多可定位患牙。慢性牙髓炎临床上分为三类：慢性闭锁性牙髓炎，慢性溃疡性牙髓炎及慢性增生性牙髓炎。

(2) 检查：慢性闭锁型牙髓炎：查及深龋洞、冠部充填体或其他近髓的牙体硬组织疾患。探诊洞内患牙感觉较为迟钝，去净腐质后无肉眼可见的露髓孔。患牙对温度测验和电测验的反应多为迟缓性反应，或表现为迟钝。多有轻度叩痛 (+)。慢性溃疡型牙髓炎：查及深龋洞或其他近髓的牙体损害。患者由于怕痛长期废用患牙，可见患牙有大量软垢、牙石堆积。去除腐质，可见有穿髓孔。用尖锐探针探查穿髓孔时，浅探不痛，深探剧痛且见有少量暗色血液渗出。温度测验表现为敏感。一般没有叩痛。慢性增生性牙髓炎：患牙大而深的龋洞中有红色的牙髓息肉，探之无痛，但极易出血。由于长期废

22

用，常可见患牙邻牙以及对颌牙有大量牙石堆积。

3. 残髓炎

（1）症状：临床表现症状与慢性牙髓炎的疼痛特点相似，常表现为自发性钝痛、放射性痛、温度刺激痛。因炎症发生于近根尖孔处的根髓组织，所以患牙多有咬合不适感。患牙均有牙髓治疗的病史。

（2）检查：患牙牙冠见做过牙髓治疗的充填体或暂封材料。对患牙施以强冷或强热刺激进行温度测验，其反应可为迟缓性痛或稍有感觉。叩诊轻度疼痛（+）或不适感（±）。去除患牙充填物，探查根管深部时有感觉或疼痛。

4. 逆行性牙髓炎

（1）症状：患牙可表现为自发痛、阵发痛，冷、热刺激痛，放射痛，夜间痛等典型的急性牙髓炎症状。也可呈现慢性牙髓炎的表现，即冷、热刺激敏感或激发痛，以及不典型的自发钝痛或胀痛。患牙均有长时间的牙周炎病史，可诉有口臭、牙松动，咬合无力或咬合疼痛等不适症状。

（2）检查：患牙有深达根尖区的牙周袋或较为严重的根分叉病变。牙龈水肿、充血，牙周袋溢脓。牙有不同程度的松动。无引发牙髓炎的深龋或其他牙体硬组织疾病。对多根牙的牙冠不同部位进行温度测验，其反应可为激发痛、迟钝或无反应。患牙对叩诊的反应为轻度疼痛（+）～中度疼痛（++）。X线片显示患牙有广泛的牙周组织破坏或根分叉病变。

【诊治原则】

不可复性牙髓炎是一类病变较为严重的牙髓炎症，几乎没有恢复正常的可能，临床治疗上只能选择摘除牙髓以去除病变的方法，所以临床医生只能选择去除病变牙髓，保存患牙，已维持牙列完整，维护咀嚼功能。

1. 急性牙髓炎治疗首先要减轻剧痛，在局麻下去尽龋坏组织，开髓，降低咬合，摘除牙髓，去除全部或大部分牙髓。牙髓去除后也可根据情况选择直接根管预备还是暂封后择期预备。

2. 慢性牙髓炎直接局麻下行根管治疗。

3. 残髓炎直接局麻下行根管治疗或再治疗。

4. 逆行性牙髓炎患牙能否保留，主要取决于牙周病变的程度和牙周治疗的效果。可在制定治疗计划前请牙周专科医师会诊患牙牙周病变程度和牙周治疗效果。如牙周病变较严重且经牙周治疗效果不佳者可考虑直接拔除，如牙周情况尚可，可考虑根管治疗且在治疗开始后，同时或尽快开始常规的牙周治疗，观察数月后，以待根尖和牙骨质修复。若无修复，可再行进一步的牙周治疗如翻瓣术等。

【二级医院向三级医院的转诊标准及处置】

1. 标准

（1）患者有严重的系统性疾病，使其活动受限，但可自主行动或不可自主行动，有时可能有生命危险。

（2）患者心理状况焦虑且不能合作。

（3）患者张口困难。

（4）患者咽反射明显。

（5）患牙有严重倾斜或扭转。

（6）患牙隔湿困难。

（7）牙冠形态有显著变异（如牙中牙）。

（8）根管弯曲>30°或呈"S"形。

（9）牙齿工作长度>28mm。

（10）根管在根中或根尖1/3分开。

（11）根尖孔敞开（直径>1.5mm）。

（12）X线示无髓腔或无根管腔影像。

（13）根管影像异常。

（14）牙根有内吸收或（和）外吸收。

（15）有并形成台阶、穿孔、根尖堵塞、器械分离等。

（16）麻醉效果不佳。

2. 预处理　如有患者有急性症状，可采用开髓引流先行缓解症状。

22

3. 注意事项 建议无经验的医生不要盲目地进行牙髓治疗，以免增大后续治疗的难度。

第二节 难治性根尖周炎

【概述】

难治性根尖周炎（refractory periapical periododontitis）：指经过反复多次常规根管治疗，根尖病变仍迁延不愈的病例。主要包括有症状型及根尖周阴影持续存在的无症状型。

【临床表现】

1. 有症状型难治性根尖周炎

（1）症状：其症状与慢性根尖周炎或慢性根尖周炎急性发作的疼痛特点相似。慢性根尖周炎患牙可有咬合不适，牙龈肿胀或反复肿胀，有窦道开口或窦道开口未闭合等症状；慢性根尖周炎急性发作患牙则会出现自发痛、剧烈跳痛，面部肿胀，患牙有伸长感，患者不敢咬合等症状。

（2）检查：患牙牙冠部可见做过牙髓治疗的充填体或暂封材料，叩诊阳性是其临床特征，与邻牙或对侧同名牙相比，叩诊时疼痛有诊断意义。患牙根尖区牙龈可见或无窦道开口，慢性根尖周炎未合并牙周损害的患牙一般不松动，急性发作的患牙可有不同程度的松动。影像学显示患牙根管腔内有或无高密度根充物影像，牙周膜间隙可能为正常或略增宽，根尖部牙槽骨可见不同程度的牙槽骨破坏形成透射影。

2. 无症状型根尖周炎

（1）症状：患者暂无明显自觉症状。

（2）检查：患牙牙冠部可见做过牙髓治疗的充填材料，叩诊有不适感。患牙根尖区牙龈可见或无窦道开口，未合并牙周损害的患牙一般不松动。影像学显示患牙根管腔内有或无高密度根充物影像，牙周膜间隙可能为正常或略增宽，根尖部牙槽骨可见不同程度的牙槽骨破坏形成透射影。

【诊治原则】

1. 难治性根尖周炎的诊治原则即尽量保存患牙。患牙病变迁延不愈多与感染控制不足有关，医师需分析既往失败的原因，才有可能明确提出有效的处理对策。

2. 根管内感染的有效控制是成功治愈难治性根尖周炎的关键。完善的根管治疗是成功的保障，根管的机械化学预备、消毒及充填等步骤均旨在最大限度地去除感染物质，防止再感染。在确定治疗操作本身感染仍难以控制的病例，有必要进行根管内细菌培养和药敏试验，确定敏感药物并应用；如效果仍不佳，可以考虑进行根管外科手术。

（1）根管预备与根管冲洗：在根管治疗过程中，通过机械与化学方式进行无菌操作可有效去除根管内感染物质。

（2）根管消毒：对于根尖周病变长期存在的患牙来说，通常需要复诊行根管内封药消毒。

（3）根管充填：热牙胶充填技术不仅能严密充填主根管，还能有效封闭根管峡部、根尖分歧、侧支根管及牙本质小管等部位，阻止根尖微渗漏，包埋根管残存感染物，预防再感染。

（4）根管外科：由于根管系统尤其是根尖 1/3 区域解剖结构的复杂性，非手术治疗难以彻底清除隐蔽部位的感染源；根尖周异物、真性根尖囊肿等亦需通过手术的方式来去除病变组织，清除感染，建立健康的根尖周愈合微环境。

【二级医院向三级医院的转诊标准及处置】

1. 标准

（1）患牙经过根管治疗及根管再治疗后，根尖病变无明显改善。

（2）患牙经过一次常规根管治疗操作，发现根管系统复杂，首诊医生无继续治疗的能力。

（3）无根管再治疗所需的设备、器械或材料等。

22

2. 预处理 如有患者有急性症状，局部可采取根管开放、降低牙齿咬合等方法，全身可采用口服或注射的途径给予抗生素类药物或止痛药物。

3. 注意事项 建议无设备或无经验的医生不要盲目地再治疗患牙或轻率的拔除患牙。

第三节 牙 周 病

【概述】

慢性牙周炎（chronic periodontitis，CP）是最常见的一类牙周炎，约占牙周炎患者的 95%，是由菌斑生物膜引起的感染性疾病，导致牙齿支持组织（牙龈、牙周膜、牙槽骨）的炎症和破坏，牙周袋形成进行性附着丧失和牙槽骨吸收。

【临床表现】

可发生于任何年龄，起病和发展非常缓慢，刷牙或者进食时牙龈出血或者口内异味，牙龈炎症可表现为鲜红色或暗红色，水肿松软，并可有不同程度的肿大甚至增生，探诊后出血，甚至溢脓。炎症程度一般与菌斑牙石的量以及局部刺激因素相一致。严重的炎症导致牙龈结缔组织中的胶原纤维水解，结合上皮根方增殖和牙槽骨吸收，造成附着丧失。严重的附着丧失可使牙松动和病理性移位，多根牙发生根分叉病变。根据牙周袋深度、结缔组织附着丧失和骨吸收的程度来分为轻、中和重度。慢性牙周炎患者除有上述主要特征（牙周袋形成、牙龈炎症、牙周附着丧失、牙槽骨吸收）外，晚期常可出现其他伴发病变和症状，如：1. 牙齿移位、倾斜；2. 由于牙松动、移位和龈乳头退缩，造成食物嵌塞；3. 由于牙周支持组织减少，造成继发性牙合创伤；4. 牙龈退缩使牙根暴露，对温度刺激敏感，还可发生根面龋；5. 深牙周袋内脓液引流不畅或身体抵抗力降低时，可发生急性牙周脓肿；6. 深牙周袋接近根尖时，可引起逆行性牙髓炎；7. 牙周袋溢脓和牙间隙内食物嵌塞，可引起口腔异

22

味等。

【诊治原则】

慢性牙周炎的治疗目标应是彻底清除菌斑、牙石等病原刺激物，消除牙龈的炎症，使牙周袋变浅和改善牙周附着水平，并争取适当的牙周组织再生。并且进行健康教育，长期控制菌斑。

1. 消除菌斑生物膜，控制感染　牙菌斑和其矿化后形成的牙石是导致牙周感染的根本原因，用机械方法清除龈上、龈下牙石和菌斑仍是最有效的基础治疗手段，其中根面平整术，使根面符合生物学要求，有利于牙周支持组织重新附着于根面。

此外，凡是能促进菌斑堆积的因素，例如粗糙的牙石或不合理的修复体、未充填的龋齿等，在治疗过程中尽量去除这些因素。

2. 牙周手术　基础治疗后 6~8 周，复查，若仍有 5mm 以上的牙周袋，且探诊仍有出血，则可视情况进行牙周翻瓣手术。手术在直视下彻底清除病变组织，修整牙龈、牙槽骨外形、植骨或截除病情严重的患根等，近年来，通过牙周组织引导性再生手术能使病变区的牙根面形成新的牙骨质、牙周膜和牙槽骨的正常附着。

3. 建立平衡的牙合关系　可通过松动牙的结扎或固定、调牙合等治疗使患牙消除继发性或原发性牙合创伤而减轻动度，改善咀嚼功能并有利于组织恢复。

4. 全身治疗　少数患者对基础治疗反应不佳，可适当局部或者全身使用抗菌药物；全身性疾病如某些心血管疾病、未控制的糖尿病等也要特殊处理；吸烟者应戒烟。

5. 拔除患牙　对于深牙周袋、过于松动的患牙，如已无保留价值，应尽早拔除。

6. 疗效维护和防止复发　大多数慢性牙周炎在经过恰当的治疗后，炎症消退，病情得以控制。为了防止病情的复发，应在基础治疗结束时即进入维护期。

22

【二级医院向三级医院的转诊标准及处置】

1. 标准

（1）无牙周医师专科诊治经验。

（2）牙周病变严重，发展迅速或经过牙周基础治疗病变未控制者。

2. 预处理 如血压、血糖、心脏、血液等全身系统疾病，则应及请专科医生处理。

3. 注意事项 一定注意健康教育，做好维护期的牙周支持疗法。

第四节 牙周-牙髓联合病变

【概述】

牙周炎和牙髓根尖周病的发病因素和病理过程都存在以厌氧菌为主的混合感染，两者的病变还可以互相扩散和影响，导致联合病变的发生。

【临床表现】

根据感染的初始来源及深牙周袋形成的原因，牙周-牙髓联合病变有三种临床类型。

1. 牙髓感染来源的牙周-牙髓联合病变

（1）牙槽脓肿若不能及时从根管引流，则脓液可沿其他阻力较小的途径排出。

（2）牙髓治疗过程中或治疗后造成的牙周病变也不少见。如根管壁侧穿或髓室底穿通、髓室或根管内封入烈性药（砷制剂、塑化液、干髓剂等），均可通过根分叉区或根管侧支伤及牙周组织。

（3）根管治疗后的牙齿，有的可发生牙根纵裂。还有不少发生于活髓牙齿的牙根纵裂，也可伴发局限的深牙周袋和牙槽骨吸收。临床表现患牙有钝痛、咬合痛（只局限于某一个牙尖的咬合痛）、窄而深的牙周袋，可反复发生牙周脓肿，出现窦道。X线片可见到明显的根周投射影。

2. 牙周感染来源的牙周-牙髓联合病变

（1）牙周炎对牙髓的影响较小，袋内的毒素等可通过牙本质小管或根管侧支对牙髓形成慢性、小量的刺激，80.6%已有牙髓的炎症或坏死。

（2）逆行性牙髓炎是临床最常见的。临床检查可见患牙深达根尖区的牙周袋或严重的牙龈退缩，牙齿一般松动达Ⅱ度以上。牙髓有明显的激发痛。

（3）某些牙周治疗对牙髓也可产生一定影响。但一般情况下，牙髓的反应常较局限且为慢性，临床常无明显症状。

3. 牙周病变与牙髓病变并存　当病变发展到严重阶段时，例如牙髓病变扩延到一个原已存在的牙周袋，使两者互相融合和影响，这种情况称为"真正的联合病变"。

【诊治原则】

有牙周-牙髓联合病变时，应尽量找出原发病变，遵循两种疾病各自的治疗原则，积极地处理牙周、牙髓两方面的疾病，彻底消除感染源。牙髓-牙周联合病变的预后很大程度上取决于牙周病损的预后。

1. 由牙髓根尖周病引起牙周病变的患牙，牙髓多已坏死或大部坏死，应尽早进行根管治疗。牙周袋已存在多时，则应在根管治疗开始后，同时或尽快开始常规的牙周治疗，观察数月后，以待根尖和牙骨质修复。若无修复，可再行进一步的牙周治疗如翻瓣术等。

2. 有的患牙在就诊时已有深牙周袋，而牙髓尚有较好的活力，则可先行牙周治疗，消除袋内感染，必要时行翻瓣手术，以待牙周病变愈合。有的学者认为虽有X线片显示垂直骨吸收达根尖周者，但决定治疗方案的唯一依据仍是牙髓活力测试，若牙髓仍生活，则只需要做牙周治疗，包括翻瓣术。

3. 逆行性牙髓炎的能否保留，主要取决于牙周病变的程度和牙周治疗的效果。总之，应尽早查清病源，以确定治疗的主次。在不能确定的情况下，死髓牙先做根管治疗，配合规范的牙周治疗；活髓牙则先做系统的牙

22

周治疗和调牙合，若疗效不佳，再视情况行牙髓治疗。

【二级医院向三级医院的转诊标准及处置】

1. 标准

（1）无牙周医师专科诊治经验。

（2）病变复杂，在经过牙周治疗，牙髓治疗病变未控制者。

2. 预处理　如患者疼痛严重，则先通过局部处理或全身给药缓解疼痛。

3. 注意事项　查明病因，详细检查，制定治疗计划，切勿盲目拔除患牙。

第五节　骨性牙颌面畸形

【概述】

骨性错颌畸形是由于上颌骨和（或）下颌骨的形态、大小、比例和生长异常所致的一种错颌畸形。如安氏Ⅱ类错颌畸形中的下颌骨发育不足，上颌骨发育过度，患者呈明显的凸面型。安氏Ⅲ类错颌中上颌骨发育不足，下颌骨发育过度，患者呈明显的凹面型。X线头影测量分析对骨性错颌的部位、程度有着重要的诊断价值。

【临床表现】

骨性牙颌面畸形一般分为骨性Ⅱ类错颌畸形和骨性Ⅲ类错颌畸形。骨性Ⅱ患者多为下颌发育不足，其典型表现是下颌后缩畸形，ANB角大于5°，上颌相对于下颌位置靠前，或者下颌相对于上颌位置后缩，或为复合表现，伴有口内磨牙远中关系，前牙深覆合、深覆盖、牙列拥挤和开唇露齿等，垂直向可表现为下面高过短、正常或下面高长，侧面软组织凸面型。少数骨性Ⅱ类患者为上颌发育过度，表现为上颌前突和过长，上前牙唇倾，前牙深覆盖。骨性Ⅲ类错颌畸形多为上颌发育不足、下颌发育过度或二者兼有，ANB角小于0°，下颌相对于上颌位置靠前，或者上颌相对于下颌位置靠后，或为复合表现，口内表现为磨牙近中关系，可伴有前牙对刃合、

22

反合或开合等症状，侧面软组织凹面型，下颌发育过度者常伴有下颌偏斜。

【诊治原则】

1. 乳牙期和替牙期存在颌骨畸形，常利用患者的生长潜力进行生长改良。多数经过生长改良治疗的患者在恒牙初期还需要进行综合性正畸治疗。有些问题较为严重的患者，其不良的生长型仍将在矫治后表现出来，并随着患者的生长日渐加重，这些患者需要等到生长发育结束后通过正颌手术矫治骨性畸形。骨性牙颌面畸形多是长宽高三维方向上的不调，因此在矫治中应综合考虑，并针对突出的问题进行矫治。下颌骨发育不足的骨性Ⅱ类患者，如果下面高短或正常，最好使用功能矫治器，患者戴用功能矫治器时，下颌处于前伸位，有助于下颌向前生长；如果下面高过长，在使用功能矫治器时应慎重，常使用高位牵引口外弓或带有全牙列合垫的高位牵引口外弓进行治疗。少数上颌骨发育过度的骨性Ⅱ类患者，常用口外弓和头帽，对于上颌垂直向发育过度的患儿还可以使用功能矫治器。上颌骨发育不足的骨性Ⅲ类患者常早期进行上颌前方牵引，伴有上颌宽度不足的患者常联合上颌扩弓一起治疗。下颌发育过度的骨性Ⅲ类患者，常用的矫治方法有颏兜治疗和功能性矫治器治疗；对于严重的下颌前突。生长改良多不能解决问题，需等到生长发育结束后进行正颌外科手术矫治骨性畸形。

2. 成年患者严重的骨性颌面畸形，头颅定位侧位片分析，如 ANB 角大于6°，或者小于4°，为达到颜面美观、咬合系统协调稳定，建议考虑正畸正颌联合治疗。

【二级医院向三级医院的转诊标准及处置】

1. 标准　无正畸颌外专科医生及此类疾病的诊治经验。

2. 预处理　可先行研究模型制取、分析。头颅定位侧位片、全颌曲面断层片拍摄、分析，告知患者病情及初步的治疗计划。

22

3. 注意事项 对于乳牙期和替牙期存在颌骨畸形，要告知患者及时治疗，早期干预，以免延误最佳治疗时间。

第六节 上颌骨 Lefort Ⅲ 型骨折

【概述】

上颌骨高位骨折，常伴有颅脑损伤，容易形成陈旧性骨折而导致治疗难度大大增加，往往导致严重的咬合错乱，并可引起视力改变。

【临床表现】

又称上颌骨高位骨折或颅面分离骨折。骨折线从鼻额缝横跨眼眶，经颧额缝向后达翼突，形成颅面分离，常导致面中部拉长和凹陷。此型骨折多伴有颅底骨折或颅脑损伤，出现耳、鼻出血或脑脊液漏。伴有颌骨骨折的一般特点：咬合错乱，后牙早接触，前牙开牙合，面中部变长，眶周瘀血，可伴有复视。

【诊治原则】

发生率比较低，仅占上颌骨骨折的 5%~19%，骨折线形成颅面分离。治疗应在颅脑情况稳定的情况下再考虑颌骨骨折的治疗。新鲜骨折可考虑通过颌间牵引的保守治疗方式，但大多数系陈旧性骨折，需采用手术治疗。手术应先通过颌间结扎恢复咬合关系，然后按照由外向内的顺序，先复位固定颧额缝、颧颜缝和鼻额缝的骨折，最后恢复鼻外形和进行眶底修补重建。手术入路可采用冠状切口或面部小切门加口内切口。

【二级医院向三级医院的转诊标准及处置】

1. 标准 颅脑损伤情况稳定，意识清醒，无明显活动性出血，转诊至三级医疗机构。

2. 预处理 无。

3. 注意事项 途中注意保持呼吸道通畅，监测生命体征。

第七节 巨大成釉细胞瘤

【概述】

是指颌骨内发生的体积巨大的成釉细胞瘤，手术切除后常出现大段骨段缺损。持续生长可导致病理性骨折。

【临床表现】

1. 好发于青年，男多于女，男女之比为 2∶1，96% 病变在下颌骨磨牙区，常伴有阻生牙。肿瘤生长缓慢，病变区颌骨膨隆，可见牙移位，十分巨大者可导致面部畸形。

2. X 线片可见到多房或单房透光阴影，病变区因牙未萌出，易与含牙囊肿和成釉细胞瘤相混淆。

【诊治原则】

治疗需要手术切除，依照临界瘤处理原则手术。治疗不彻底极易复发。手术后导致的骨缺损可采用游离骨瓣移植（如腓骨瓣）的办法修复重建。

【二级医院向三级医院的转诊标准及处置】

1. 标准 巨大成釉细胞瘤一般都需采用外科手术治疗，肿物体积大，单纯切除可造成大范围骨段缺损需要即刻功能修复。对患者做出诊断后，转诊至三级医疗机构。

2. 预处理 无。

3. 注意事项 无。

第八节 上颌窦癌

【概述】

是指上颌窦区发生的恶性肿瘤，往往容易转移，引起颈部淋巴结肿大或远处转移，最终危及生命。

【临床表现】

1. 早期，由于癌瘤局限于上颌窦内，患者可以毫无症状而不被发觉。当肿瘤发展到一定程度后才出现明显

22

症状而引起患者的注意。

2. 临床上可根据肿瘤不同的原发部位而出现不同的症状：如肿瘤发生自上颌窦内壁时，常先出现鼻阻塞、鼻衄、一侧鼻腔分泌物增多、鼻泪管阻塞有流泪现象；肿瘤发生自上颌窦上壁时，常先使眼球突出、向上移位，可能引起复视；当肿瘤发生自上颌窦外壁时，则表现为面部及颊沟肿胀，以后皮肤破溃、肿瘤外露，眶下神经受累可发生而颊部感觉迟钝或麻木；肿瘤发生自后壁时，可侵入翼腭窝而引起张口困难；当肿瘤发生自上颌窦下壁时，则先引起牙松动、疼痛、颊沟肿胀，如将牙痛误认为牙周炎等而将牙拔除时，肿瘤突出于牙槽部，创口不愈合形成溃疡。晚期的上颌窦癌可发展到上述的任何部位以及筛窦、蝶窦、颧骨、翼板及颅底部而引起相应的临床症状；诸如头痛、牙关紧闭、皮肤浸润直至破溃等等。

3. 由于上颌窦癌临床表现的多样性，致使患者可首诊于各不同的临床科室，包括耳鼻咽喉科、眼科、口腔科以及神经科等。

4. 上颌窦癌常转移至颌下及颈部淋巴结，有时可转移至耳前及咽后淋巴结。远处转移少见。

【诊治原则】

1. 采用以手术治疗为主的综合治疗原则，并于术前或术后配合放疗或化疗，如有颈部淋巴结转移者应行颈部淋巴结清扫术。

2. 手术治疗是上颌窦癌的主要治疗方法。原则上应行上颌骨全切除术。虽然有人主张为保存功能，对早期上颌窦癌可行次全切除或保留腭板的部分上颌骨切除术，但这是具有复发危险的尝试，不宜常规应用。

3. 如肿瘤波及眶下板时，须行全上颌骨并包括眶内容物切除；肿瘤累及后壁及翼腭窝时，应施行扩大根治性切除术，及下颌骨缘突（或升支上份）及翼板与上颌骨一并切除。

4. 晚期肿瘤波及颞下窝颅中凹底、筛窦时应行颅颌面联合切除术，将颅前凹或（和）颅中凹骨板连同上颌

22

骨或（及）面部病灶整块切除。

5. 在施行上颌骨或扩大根治性切除术时，为减少失血可考虑直接行颌内动脉结扎术而不是颈外动脉结扎术。在条件及经验许可的条件下，也可在术前行辅助性颈外动脉栓塞术。

6. 上颌窦癌手术后造成的缺损可以应用口腔赝复技术恢复缺失的上颌骨，也可用外科手术整复。

【二级医院向三级医院的转诊标准及处置】

1. 标准　上颌窦癌一般都需采用外科手术治疗，对患者做出诊断后，转诊至三级医疗机构。

2. 预处理　无。

3. 注意事项　无。

第九节　口 底 癌

【概述】

是指口底区的恶性肿瘤，往往容易转移，引起颈部淋巴结肿大或远处转移，最终危及生命。

【临床表现】

1. 口底癌以发生在舌系带两侧的前口底最为常见。局部可出现溃疡或肿块。由于口底区域不大，极易侵犯舌系带而至对侧；并很快向前侵及牙龈和下颌骨舌侧骨板；进一步侵入松质骨后，可使下前牙发生松动，甚至脱落。向后侵犯，除波及后口底外，还可深入舌腹肌层。晚期向深层侵犯口底诸肌群。侵犯舌体后可导致舌运动障碍，固定于口内。此时患者多有自发性疼痛，流涎明显。有时口底癌可起自一侧后口底；源于后口底的口底癌更易早期侵犯舌腹及下颌骨。

2. 口底癌可来自白斑或扁平苔藓恶变，此时癌周或可见伴存的白色病损。

3. 口底癌较多发生颈淋巴结转移，一般约在 40% 左右，国外报道可达 70%。前口底癌易发生双侧颈淋巴结转移。最易侵及的是颏及颌下淋巴结，后期则多转移至

22

颈深上群淋巴结。

【诊治原则】

除 T1 期口底癌可采用放疗外，应以手术治疗为主。

1 原发癌的处理 鉴于口底癌易早期侵及下颌舌侧牙龈及骨板，故在切除口底原发癌时，常需一同行下颌骨牙槽突或方块状切除术。较晚期的病例还应连同口底肌群及舌下腺一并去除。舌腹受侵者还应包括舌体部分切除术。晚期口底癌下颌骨明显被侵犯者，应作下颌体部分及口底全切除术。

2. 口底切除后原则上应同期修复口底缺损 以保证消灭创面和保证舌的运动。除极小病灶切除后可将舌侧缘与眼颊黏膜直接缝合外，均应采用组织移植以修复口底。缺损限于前口底时可采用蒂在前的两侧颊黏膜瓣，或鼻唇沟皮瓣，或颈前舌形颈阔肌皮瓣转移以整复之。晚期病例术后的较大型缺损还常包括舌腹部的缺损，此时可选择前臂或其他血管化游离皮瓣移植。伴下颌骨缺损时，可以不锈钢针维持缺隙，也可同期行骨肌皮瓣整复复合组织缺损。

3. 转移癌的处理 口底癌的颈淋巴转移率较高，常早期发生淋巴结转移，转移率仅次于舌癌，一般转移至颏下、下颌下及颈深淋巴结，但大都先有下颌下区转移，以后转移到颈深淋巴结，并常发生双侧颈淋巴结转移。一般应考虑选择性颈清术。

【二级医院向三级医院的转诊标准及处置】

1. 标准 口底癌一般都需采用外科手术治疗，对患者做出诊断后，转诊至三级医疗机构。

2. 预处理 无。

3. 注意事项 无。

第十节 腮腺区恶性肿瘤

【概述】

是指发生于腮腺区的肿瘤，可累及面神经可导致面瘫，并可向区域淋巴结或全身转移。

【临床表现】

腮腺区占位性包块，低度恶性者类似良性肿瘤，表现为腮腺区占位性病变，可长期无明显增长。高度恶性者多有快速增长史，或长期包块近期内突然快速增长，常伴有疼痛、面瘫等症状出现。包块常位置固定，界限不清，活动度差。

【诊治原则】

1. 腮腺肿瘤治疗的主要手段是外科手术，首次手术是治愈的关键。恶性程度高的涎腺癌必须在手术后给予放射治疗。手术中防止肿瘤包膜破损致瘤组织外溢极其重要，否则会造成种植性多次复发。

2. 腮腺的外科手术术式选择解剖保存面神经作腮腺腺叶和肿瘤切除现被认定是治疗腮腺肿瘤的标准式，但对腺叶切除的范围近些年来有些不同的做法。由于腮腺肿瘤80%发生于腮腺浅叶，大多数学者认为切除这部分已足够，但不少学者认为应作包括深叶在内的全腺叶切除。是否切除深层腺叶要根据术中所见及组织病理。恶性程度高的肿瘤如腺样囊性癌、低分化黏液表皮样癌和其他腺癌应作全腺叶切除，甚至牺牲面神经。现今由于医疗卫生条件改善和肿瘤防治知识水平提高，肿瘤发现较早较小，有些仅1~2cm直径，切除腺叶的范围值得研讨。当前肿瘤切除原则是在根除肿瘤前提下尽可能保存功能。

【二级医院向三级医院的转诊标准及处置】

1. 标准　腮腺区恶性一般都需采用外科手术治疗，对患者做出诊断后，转诊至三级医疗机构。

2. 预处理　无。

3. 注意事项　无。

第十一节　颞下颌关节紊乱综合征

22

【概述】

是指不明原因引起的颞下颌关节区疼痛，严重时可引起张口受限，影响进食及休息。

【临床表现】

1. 关于颞下颌关节紊乱综合征的自然病史或病程尚了解不多，仍然缺乏令人信服的报告。但是一般认为本病发展过程有3个阶段：功能紊乱阶段，关节结构紊乱阶段和关节器官破坏阶段。这3个阶段通常显示了疾病的早期、中期和后期。早期的功能紊乱有的表现为一过性的，可以自愈或经过治疗后痊愈；有的则逐步发展到结构紊乱、关节器官破坏即骨关节炎。但也有不少患者在某一阶段相对稳定而并不发展到另一阶段，即此病有自限性；有的则即使已发展到关节结构紊乱阶段，经过适当治疗后，仍然可以恢复到病变的早期阶段。此外还可以见到2个阶段的症状同时存在或交替发生，反复发作，迁延不愈。病史短则几天、几月，长则数年、数十年不等。

2. 颞下颌关节紊乱综合征临床表现的症状极为复杂，归纳起来有4个主要症状：即下颌运动异常、关节和周围肌疼痛、关节运动时杂音和弹响及头痛。

【诊治原则】

颞下颌关节紊乱病的治疗方法很多，如：各种药物治疗，各种物理治疗，各种牙合治疗包括各种牙合垫，局部封闭治疗，关节腔内注药疗法和冲洗疗法。关节镜外科治疗，正畸治疗，修复治疗，肌训练治疗，心理支持疗法以及手术治疗等。归纳起来其防治原则为：

1. 以保守治疗为主，采用对症治疗和消除或减弱致病因素相结合的综合治疗。包括：

（1）减少和消除各种可能造成关节内微小创伤的因素，如：牙合创伤，经常吃硬食物等。

（2）减弱和消除自身免疫反应，如清洗关节腔内免疫复合物，皮质激素类药物关节腔内注射等。

2. 治疗关节局部症状的同时应改进全身状况和患者的精神状态。包括积极的心理支持治疗。

3. 应对患者进行医疗知识教育，有时需反复进行，

22

使患者能理解本病的性质。相关的发病因素以及有关的下颌运动的知识，以便患者进行自我治疗，自我保护关节。改变不良生活行为。如：不控制地打哈欠；一口咬半个苹果；用牙咬开瓶盖等。

4. 遵循一个合理的、合乎逻辑的治疗程序。

5. 治疗程序应先用可逆性保守治疗。如服药、理疗、封闭和牙合板等。然后用不可逆性保守治疗，如调牙合、正畸矫治等。最后选用关节镜外科和各种手术治疗。当然，如果由明显牙合因素引起的，应首选相应的牙合治疗。或有明显手术适应证者，也可先采用手术疗法，但应严格掌握适应证。

【二级医院向三级医院的转诊标准及处置】

1. 标准 颞下颌关节紊乱病患者症状较重，单纯服药、理疗、封闭治疗效果不佳，需进行综合治疗者。

2. 预处理 无。

3. 注意事项 注意不可轻易进行不可逆的调磨牙齿。

第十二节 颞下颌关节强直

【概述】

是指由于疾病、损伤或外科手术而导致的关节固定、运动丧失。在临床上可分为关节内强直和关节外强直，以关节内强直最为常见。

【临床表现】

关节内强直主要表现如下：

1. 开口困难 关节内强直的主要症状是进行性开口困难或完全不能开口，病史较长，一般在几年以上。开口困难的程度因强直的性质而不同。如属纤维性强直一般可有一定的开口度，而骨性强直则完全不能开口。有时在骨性强直患者，尤其是儿童，用力开口时，下颌骨仍可有数毫米的动度，但这并非关节的活动，而是下颌体的弹性及颅颌连接处不全骨化的结果。开口困难造成

22

进食困难，通常只能由磨牙后间隙处缓慢吸入流质或半流质，或从牙间隙用手指塞入小块软食。

2. 面下部发育障碍畸形　多发生在儿童。由于咀嚼功能的减弱和下颌的主要生长中心髁突被破坏所致。下颌畸形一般随年龄的增长而日益明显。表现为面容两侧不对称，颏部偏向患侧。患侧下颌体、下颌支短小，相应面部反而丰满；健侧下颌由于生长发育正常，相应面部反而扁平、狭长，因而常常容易误诊健侧为强直侧。双侧强直者，由于整个下颌发育障碍，下颌内缩、后退，而正常上颌却显前突。形成特殊的小颌畸形面容。发病年龄愈小，颜面下部发育障碍畸形愈严重。尤其是幼儿，由于下颌发育受阻，形成小颌畸形和下颌后缩，使下颌骨及其相应的软硬组织。特别是舌和舌骨均处于后缩位置，即与咽后壁间距离缩小。造成上呼吸道狭窄。以致引起阻塞性睡眠呼吸暂停低通气综合征。

除有下颌发育障碍外，下颌角前切迹明显凹陷，下颌角显著向下突出。发生角前切迹的一般解释是：由于患者经常力图开口，长期的下颌升颌肌群向上牵引与下颌体上的降颌肌群向下牵拉而形成。

3. 牙合关系错乱　下颌骨发育障碍造成面下部垂直距离变短，牙弓变小而狭窄。因此，牙的排列和垂直方向生长均受阻碍，结果造成牙合关系明显错乱：下颌磨牙常倾向舌侧，下颌牙的颊尖咬于上颌牙的舌尖，甚至无接触；下颌切牙向唇侧倾斜呈扇形分离。如果关节强直发病于成年人或青春发育期以后，因下颌骨已发育正常或基本正常，则面部和牙合关系无明显畸形。仅有开口受限。

4. 髁突活动减弱或消失　用两手小指末端放在两侧外耳道内，拇指放在颧骨部作固定，让患者作开闭口运动和侧方运动，此时通过外耳道前壁，不仅能查明髁突有无动度，并且可对比两侧髁突运动的差别，以便确定诊断。关节内强直侧没有动度或者动度极小（纤维性强直），而健侧则活动明显。

5. X线检查　X线表现可见两种类型：第一种类型正常关节解剖形态消失，关节间隙模糊，关节窝及髁突骨密质有不规则破坏。临床上可有轻度开口运动，此种类型多属纤维性强直。第二种类型关节间隙消失，髁突和关节窝融合成很大的致密团块，呈骨球状。

【诊治原则】

纤维性强直可选用髁状突切除术，骨性强直宜采用假关节成形术。手术原则如下：

1. 截开的部位　截开的部位即假关节形成的位置，应尽可能在下颌升支的高位，越接近原来关节活动的部位，手术后关节功能恢复越好。根据骨性愈着的位置和范围，常选择截开的部位有二：（1）在髁突颈部截开，适用于纤维性关节强直或骨粘连范围小而局限于髁状突而下颌切迹尚存在的患者。（2）在下颌切迹下，下颌孔以上的部位截开，适用于骨粘连范围较大，下颌切迹变得狭小或已消失的患者，对一些关节强直多次复发，骨粘连区极为广泛，无法在下颌孔以上部位截开的患者，只能采用在升支下颌孔以下部位截骨。

2. 截骨断面的处理　关节的功能结构，实际上是两个骨面既分离又保持接触的对立统一体，不仅活动，而且相对稳定。骨粘连截开后，是两个面积较大的骨平面，接触面较宽，术后运动很不灵活。因此应将截开的能活动的断面修整，使之形成一个体积较小的圆形骨突，不但有利于下颌运动，也可减少再次骨性愈着的机会。

3. 保持截开的间隙　保持截开的间隙一般有两种意见。一种意见，主张广泛切除截开处骨质，造成一个宽的腔隙，使两断端不再接触，切除骨质的宽度至少应在1cm以上。这种方法对保持间隙，防止复发有一定效果。但是因为骨质切除太多，术后由于升颌肌群在咀嚼运动时的收缩，仍然不能完全避免使截开的间隙又逐渐缩小，最终不仅又导致两断端再重新接触愈着，而且使下颌升支高度降低，形成开拾畸形。因此，多数学者的另一种意见是：截开的间隙应保持在1cm左右，并在此间隙插

22

入各种组织或代用品。这种插补物可消除去骨后的死腔，减少肉芽组织形成，分离两个骨断面，有预防复发的作用。另一方面插补物还可维持去骨后间隙的距离，恢复原来下颌运动的支点，避免形成开牙合。插入的组织较为常用的有：去骨膜的肋软骨、带蒂的颞筋膜或颞肌、筋膜瓣、真皮脂肪等。这些组织对保持截开的间隙虽然有一定效果，但是有的最后转化为瘢痕，继之骨化而使截开的间隙又重新愈着。为此有人使用各种金属或高分子化学材料等，但是也有插入物移位或碎裂，最后又重新被骨痂包埋而关节强直复发。还有一些学者研究用人工关节置换来解决关节术后复发问题。如何保持截开的间隙是防止术后复发的关键，迄今仍然是本病研究的中心课题。

【二级医院向三级医院的转诊标准及处置】

1. 标准 颞下颌关节强直的治疗一般都需采用外科手术治疗，对关节强直患者做出诊断后，转诊至三级医疗机构。

2. 预处理 无。

3. 注意事项 无。

第十三节 牙合与咬合病的修复治疗

【概述】

咬合病（occlusal disease）是指因咬合的形态和功能异常而导致的口颌系统功能异常的一类疾病总称。

【临床表现】

1. 牙体硬组织异常 早接触、合干扰可能导致牙磨耗、牙隐裂、牙折，可继发牙髓炎根尖周炎等。

2. 牙周组织异常 咬合关系异常或是咬合力量不协调可引起牙合创伤，导致牙齿所受的牙合力过大或异常，超出了其耐受范围而引起牙周组织异常。

3. 颌位异常

（1）牙位与肌位不一致：由于牙尖交错牙合（ICP）

22

的早接触造成的。

（2）ICP 改变：ICP 改变时，只有部分牙尖接触，可出现早接触、牙合干扰等异常表现，咬合不稳定，下颌位置重复性差。

4. 咀嚼肌异常　ICP、下颌体的偏移，直接引起相关肌的伸长或收缩，造成肌功能亢进而引起肌痉挛。另外，由于牙周膜将咬合异常的刺激传导至中枢以间接的方式改变肌的活动造成肌肉痉挛。

5. 颞下颌关节异常

（1）直接影响：多数牙缺损或缺失，牙列畸形不良修复体等造成 ICP 偏离后退接触位（RCP），造成颌位异常，导致颞下颌关节的不稳定，引起关节突和关节盘的位置关系异常。

（2）间接影响：ICP 异常引导中枢神经导致翼外肌等相关肌群痉挛，引起关节突和关节盘的位置关系异常。

6. 咀嚼、吞咽异常

7. 身体其他部位的异常　可造成视觉障碍、头昏、耳鸣、鼻塞、恶心等症状，引起头、颈、肩肌群失去平衡影响到身体姿势。

【诊治原则】

咬合病治疗的基本原则是去除异常因素，使咬合的形态与神经肌肉系统的功能相协调。这种治疗要考虑患者对牙合的变化有一定的生理耐受性，因此治疗要充分考虑个体的特征，治疗设计要符合个体的具体情况。

【二级医院向三级医院的转诊标准及处置】

1. 标准

（1）无修复专科医生及诊治经验。

（2）经治疗后不适症状未缓解。

（3）出现肌肉、颞下颌关节及其他硬组织外的症状。

2. 预处理　无。

3. 注意事项　对于牙齿的调改一定要慎重。

22

第十四节 颞下颌关节紊乱病的修复治疗

【概述】

颞下颌关节紊乱病（temporomandibular disorders, TMD），在广义上也属于咬合病，是指以颞下颌关节区疼痛、异常关节音及下颌运动功能障碍为主要特征而又不属于风湿等其他临床上或病理上诊断证明的一类颞下颌关节病的传统总称。

【临床表现】

主要的临床表现有关节局部酸胀或疼痛、关节弹响和下颌运动障碍。

1. 开闭口运动出现异常　正常人自然开口度平均3.7厘米，如果开口度超过4厘米就是过大，不足3.5厘米则是过小。颞下颌关节紊乱病患者常出现开口过大或过小的现象。正常人开闭口时下巴为垂直运动，呈"↓"型。而颞下颌关节紊乱病患者张嘴时下巴发生偏斜或歪曲，有的人甚至在张嘴张到一半时有一个停顿，然后下巴晃动几下才能继续张嘴。

2. 关节周围疼痛　主要是在开闭口、咀嚼食物或按压关节或肌肉时疼痛，多数患者无自发痛。疼痛以持久的钝痛多见，疲劳时加重，一般下午症状重，天气寒冷时重。有些患者还伴有关节区发沉、酸胀、咀嚼肌容易疲劳等症状，有的还出现面颊、太阳穴、后脑勺等区的慢性疼痛。

3. 关节区出现异常的声音　正常情况下，下颌关节在张闭口时没有明显的声音。颞下颌关节紊乱病患者在开闭口的不同时期，常常出现杂音。不少患者对此症状不太在意，往往是医生检查时才发现。一些患者出现的杂音为"咔、咔"声，多为单音，偶尔为双音，我们称之为"弹响音"。有些为"咔叽、咔叽"破碎的声音，多为多声，连续出现，叫"破碎音"。还有一种连续的像揉玻璃纸样的声音，叫"摩擦音"。其中破碎音和摩擦音声音较小，须用听诊器才能听到。

4. 头痛 一半以上的颞下颌关节紊乱病患者出现头痛症状。

此外，有的患者还伴有许多其他症状。如耳闷、听力下降、耳鸣、吞咽困难、慢性全身疲劳等。颞下颌关节紊乱病的发展一般有三个阶段：功能紊乱阶段、结构紊乱阶段、器质性破坏阶段。这三个阶段分别显示疾病的早期、中期和晚期。每一阶段都有不同的类型，可伴有上述全部或部分症状。

【诊治原则】

TMD 的治疗可分为外科手术治疗和非手术治疗，修复治疗属于非手术治疗。其治疗程序为：循序渐进，多种方法联合使用，首选可逆性治疗方法，最初所有的治疗必须是方便的、保守的、可逆性的、无创性的和非侵入性的。大多数病例可通过可逆性保守治疗解除病痛，必要时再采用不可逆的保守治疗方法，如调牙合治疗、正畸治疗、某些药物治疗等。只有对少数病程迁延、症状严重，特别是疼痛和开口受限严重，也影响颞下颌关节其他功能的 TMD 已形成颞下颌关节强直的病例才考虑用不可逆的手术治疗。

修复治疗方法有：

1. 牙合间矫治一般根据病情采取不同的牙合间矫治，常用咬合板治疗。

2. 常用的辅助治疗如治疗教育，行为纠正，家庭物理治疗，肌肉松弛治疗以及心理咨询等。

3. 义齿修复治疗在牙列缺损的情况下，可先制作人工牙-咬合板一体的简单可摘义齿修复体，经过一段时间的试戴和调整，确定适宜的治疗颌位后，再考虑设计铸造支架式义齿或固定义齿修复。

4. 调牙合治疗应在患者疼痛消失，功能紊乱症状明显减轻，下颌运动范围接近正常以及上下颌骨关系、神经肌肉功能、患者心理状态尽可能稳定的情况下进行。

22

【二级医院向三级医院的转诊标准及处置】

1. 标准

（1）无修复专科医生及诊治经验。

（2）经可逆性治疗症状未缓解。

2. 预处理 可先对患者的颞下颌关节紊乱病情进行评估，如有条件可进行可逆性咬合板治疗进行简单治疗，详细记录病情变化。

3. 注意事项 调牙合治疗应作为第二线选择，必须慎重行事，尽可能少破坏原有的牙合形式，要经常反复的评估治疗效果，不能进行预防性调牙合。

第二十三章

皮肤病学

【县级医院皮肤科诊治要求】

县级医院在皮肤科应该掌握如下常见疾病的表现及特殊疑难问题处理。包括重症药疹、白癜风、大疱性皮肤病、荨麻疹、梅毒、艾滋病、银屑病、浅部真菌病、痤疮、皮肤肿瘤。

应该能够开展如下诊疗技术：皮肤病损显微外科技术（Mohs 手术）、皮肤真菌镜检、皮肤磨削术、皮肤病损激光治疗、皮肤病损烧灼治疗、血清变应原筛查、皮肤病损电灼治疗、皮肤及皮下肿物切除术。

第一节　重症药疹

【概述】

药疹亦称药物性皮炎，为药物的一种皮肤反应，指药物通过口服、注射、吸入、栓剂使用、灌肠或外用药吸收等途径进入机体后，在皮肤黏膜上引起的炎症性皮损，严重者可累及机体的其他系统。重症药疹包括 Steven-Johnson 综合征、大疱性表皮松解型药疹、剥脱性皮炎型药疹和药物超敏反应综合征，表现严重，甚至可危及生命。

【临床表现】

Steven-Johnson 综合征和大疱性表皮松解型药疹起病

急骤，进展快。表现为皮肤黏膜疼痛、红斑及广泛表皮剥脱，尼氏征阳性，似浅表的二度烫伤，全身中毒表现较重。

Steven-Johnson 综合征皮肤剥脱面积小于总体表面积10%，大疱性表皮松解型药疹皮肤剥脱面积大于总体表面积30%，介于二者之间的为二者重叠。严重者常因继发感染、肝肾衰竭、电解质紊乱、内脏出血、蛋白尿甚至氮质血症等而危及生命。

剥脱性皮炎型药疹表现为全身皮肤弥漫性潮红、继之大量剥脱。首次发病者潜伏期约 20 日左右。多有黏膜损害，表现为口腔黏膜糜烂、疼痛而影响进食，眼结膜充血、水肿、畏光、分泌物增多，重时可发生角膜溃疡。可伴有全身浅表淋巴结肿大，常有畏寒、发热甚至高热；可伴有支气管肺炎、药物性肝炎，外周血白细胞可显著增高或降低，可因全身衰竭或继发感染而危及生命。

药物超敏反应综合征常于首次用药 2~6 周发生，多见于环氧化物水解酶缺陷个体，表现为发热，皮损早期表现为面部、躯干上部、上肢的红斑、丘疹或麻疹样皮损，面部水肿是其标志性特征。肝损伤常见，暴发性肝坏死和肝衰竭是主要死亡原因。常有淋巴结肿大，肾脏、肺部、心脏、中枢神经系统等也可受累。血液系统异常表现为嗜酸性粒细胞增高、非典型性淋巴细胞增多。如未能及时发现与治疗，死亡率 10% 左右。

【诊治原则】

重症药疹的诊断可依据明确服药史、潜伏期及各型重症药疹的典型临床表现。早期诊断非常重要，可参考患者过去的服药史、服药与发疹的时间顺序、停药后的反应、相关药物资料库综合分析。

大疱性表皮松解型药疹应与金黄色葡萄球菌性烫伤样皮肤综合征进行鉴别，剥脱性皮炎型药疹应与其他原因所致的剥脱性皮炎进行鉴别。

重症药疹治疗原则：

23

1. 首先停用致敏药物，包括可疑致敏药物，慎用结构类似药物，加快药物排出。

2. 及早、足量使用糖皮质激素。

3. 防止继发感染无菌操作，创面护理，有感染时根据药敏试验结果选用不易致敏抗生素。

4. 加强支持疗法纠正低蛋白血症、水电解质紊乱，保肝等。

5. 必要时静脉注射人血免疫球蛋白、血浆置换等。

【县级医院向三级医院的转诊标准及处置】

1. 标准

（1）皮损明显，受累面积较大，符合重症药疹诊断标准者。

（2）有黏膜、内脏受累。

（3）较重感染等并发症治疗反应差者。

2. 预处理　妥善处理创面，输液、纠正低蛋白、水电解质紊乱。

3. 注意事项　如果转送距离较远者中途需监测血压、体温等。

第二节　白癜风

【概述】

白癜风是一种常见的后天性色素脱失性皮肤黏膜疾病，表现为局限性或泛发性色素完全脱失。

【临床表现】

白癜风为后天发生，多见于青壮年。任何部位皮肤均可发生，但好发于易受光照及摩擦损伤部位，如颜面部、颈部、躯干部和四肢等，部分沿神经呈节段性分布。皮损为局限性色素脱失斑，大小及形态不一。进展期脱色斑发展较快，并有同形反应，即压力、摩擦、外伤后可形成继发白癜风；稳定期白斑停止发展，境界清楚，边缘有色素沉着环。

白癜风可分为三种类型：局限型、泛发型和全身型。

23

局限型又分三类：局灶型表现为同一解剖部位存在一片或数片白斑，节段型白斑按皮节分布，黏膜型：白斑仅累及黏膜。

泛发型最常见，可分为寻常型（白斑散在分布于体表）、面肢端型（白斑分布于面部和肢体远端）、混合型为几种不同类型同时存在。

全身型：全身皮肤完全或几乎全部脱色。

【诊治原则】

根据皮损为乳白色色素完全脱失斑，表皮正常，无自觉症状等特点，可诊断本病。Wood's 灯等有助于白癜风诊断，表皮色素减少越多，与周围皮肤对比越明显，也有助于白癜风与贫血痣鉴别，后者在 Wood's 灯下变得不明显。

治疗原则：白癜风治疗目的在于使皮损复色和停止进展。

1. 光疗包括光化学疗法（补骨脂素加光疗）、窄波 UVB 疗法、308nm 准分子激光照射等，后两者不良反应轻微，可作为 6 岁以上白癜风患者治疗首选。

2. 糖皮质激素治疗进展较快白癜风可系统应用糖皮质激素控制，局限型、早期损害可局部外用糖皮质激素，三月内未见色素再生应停止用药。

3. 外用免疫抑制剂 0.1% 他克莫司或吡美莫司外用有一定疗效，可与光疗或外用激素联合应用。

4. 外科疗法自体移植可用于药物治疗无效的稳定期白癜风（至少 6 个月），可采用微小皮片移植、负压吸引水疱表皮移植、自体黑素细胞移植等。

5. 脱色治疗对泛发性白癜风患者，残余的色素可通过褪色剂（如氢醌）去除，去色素区域须终身采用光保护措施。

6. 心理支持。

【县级医院向三级医院的转诊标准及处置】

1. 标准

（1）缺乏必要治疗手段，如光疗、外科疗法等。

23

（2）常规治疗 3 个月无效。

（3）白癜风进展期，患者心理受到较大影响。

2. 预处理　给患者讲解白癜风相关知识，减轻心理压力。

3. 注意事项　避免来自医生的消极态度，缓解患者紧张情绪。

第三节　大疱性皮肤病

【概述】

大疱性皮肤病是一组以水疱和大疱为基本皮损的皮肤病。按照病因可分为自身免疫性（包括天疱疮、大疱性类天疱疮、疱疹样皮炎、获得性大疱性表皮松解症等）和遗传性大疱性表皮松解症等；按照组织病理学水疱部位可分为表皮内和表皮下水疱病。

【临床表现】

1. 天疱疮好发于中年人，皮损为松弛性水疱或大疱，糜烂面较难愈合，常有黏膜损害。可分为三个主要类型：寻常型天疱疮、落叶型天疱疮和副肿瘤性天疱疮。

寻常型天疱疮是最常见的类型。表现为皮肤上发生水疱或大疱，疱壁薄，尼氏征阳性，大疱松弛易破，流出较多渗液，形成糜烂面，继发细菌感染时常伴有恶臭味。所有患者均存在黏膜糜烂，半数患者的皮损初发于口腔黏膜，表现为水疱、糜烂、溃疡。

落叶型天疱疮一般无黏膜损害，水疱壁更薄，极易破，尼氏征阳性，在糜烂面上可形成黄褐色油腻性疏松的鳞屑和落叶状薄痂，痂下湿润，有腥臭味。

副肿瘤性天疱疮患者存在已知或潜在的肿瘤，通常为淋巴组织肿瘤，以疼痛、严重的口腔及黏膜糜烂为特点。

2. 大疱性类天疱疮好发于老年人，皮损特点为广泛性大疱，疱壁厚、不易破裂，剧烈瘙痒，尼氏征阴性，疱破后糜烂面较易愈合。

23

3. 遗传性大疱性表皮松解症是典型的机械性大疱病，表现为皮肤受到轻微外伤后发生大疱为特点，表现为张力性大疱和皮肤糜烂结痂及瘢痕形成。包括许多不同亚型，除少数例外，都是早期发病。

【诊治原则】

1. 诊断　免疫性大疱性皮肤病的诊断依靠临床表现、组织病理学检查、直接和间接免疫荧光检查。遗传性大疱性表皮松解症确诊主要依靠特殊免疫组化、透射电镜等。

2. 治疗原则　天疱疮、类天疱疮首选糖皮质激素，可联合免疫抑制剂等治疗。遗传性大疱性表皮松解症只能给予支持及对症治疗。

【二级医院向三级医院的转诊标准及处置】

1. 标准

（1）无诊治大疱性皮肤病的经验和条件。

（2）经治疗 2 周皮损不愈合或仍继续增多。

（3）合并较重感染、存在糖皮质激素应用禁忌证。

2. 预处理　先行支持对症处理、纠正低蛋白血症、水电解质紊乱、控制感染等。

3. 注意事项　病情危重患者转送前先与上级医院联系，详细介绍病情及治疗经过。

第四节　荨麻疹

【概述】

荨麻疹是指皮肤、黏膜发生的风团，伴或不伴血管性水肿。

【临床表现】

急性荨麻疹：皮肤出现大小不等的风团伴瘙痒，风团可大可小，单发或多发，持续时间一般不超过 24 小时，但新风团可此起彼伏，不断发生。病情严重者可伴有心慌、烦躁、恶心、呕吐、腹痛和腹泻甚至血压降低、呼吸困难。

23

慢性荨麻疹：所有荨麻疹开始都是急性的，皮损反复发作超过 6 周以上者称为慢性荨麻疹。风团时多时少，反复发生，常达数月或数年之久，偶可急性发作，表现类似急性荨麻疹。

血管性水肿是一种发生于皮下疏松组织或黏膜的局限性水肿，可分为获得性和遗传性两种类型。可与风团伴发或单独发生，偶可伴发喉头水肿引起呼吸困难，消化道受累时可有腹痛、腹泻等症状。

【诊治原则】

根据反复发生及消退迅速的风团，消退后不留痕迹等临床特点，可以确定诊断。血管性水肿发病较早，可有遗传史，血清补体 C4 水平下降、C1 抑制物含量或功能下降有助诊断遗传性血管性水肿。

急性荨麻疹：可选用 H1 抗组胺药，腹痛可给予解痉药物，感染诱发的控制感染。肾上腺素用于喉头水肿、过敏性休克，糖皮质激素可用于病情严重的患者。

慢性荨麻疹：以 H1 抗组胺药为主，一种抗组胺药无效时，可合用 H2 抗组胺药或改换其他抗组胺药，部分抗组胺药可以加量使用（如氯雷他定、西替利嗪、依巴斯汀等），也可应用免疫调节药物。

【二级医院向三级医院的转诊标准及处置】

1. 标准

（1）慢性荨麻疹，经治疗 2 周仍有瘙痒、风团。

（2）荨麻疹伴发腹痛、呼吸困难、过敏性休克表现者。

（3）风团持续时间超 24 小时，反复发作者。

（4）抗组胺药、糖皮质激素效果不佳的病情严重患者。

2. 预处理　先行输液、稳定血压、吸氧，必要时气管插管及对症处理。

3. 注意事项　如果转送距离较远者中途需监测血压、心率。

23

第五节 梅 毒

【概述】

梅毒是由梅毒螺旋体引起的一种慢性传染病，主要通过性接触和血液传播。本病可有多种临床表现，可侵犯全身各组织器官或通过胎盘传播引起流产、早产、死产和胎传梅毒。

【临床表现】

一期梅毒的潜伏期为 2~4 周，典型表现为硬下疳，直径约 1~2cm，圆形或椭圆形浅在性溃疡，界限清楚、边缘略隆起，疮面清洁；触诊基底坚实、浸润明显，呈软骨样的硬度；无明显疼痛或触痛。多见于外生殖器部位。

二期梅毒多在感染 9~12 周发生，梅毒疹皮损呈多形性，包括斑疹、斑丘疹、丘疹、鳞屑性皮损、脓疱疹等，常泛发对称。掌跖部易见暗红斑及脱屑性斑丘疹。外阴及肛周皮损多为湿丘疹及扁平湿疣。皮损一般无自觉症状，可有瘙痒。口腔可发生黏膜斑。可发生虫蚀样脱发。二期复发梅毒，皮损局限，数目较少，皮损形态奇异，常呈环状或弓形。也可发生骨关节、眼和神经损害。

三期梅毒多在感染 2 年后发生，皮肤黏膜损害表现为头面部及四肢伸侧的结节性梅毒疹，大关节附近的近关节结节，皮肤、口腔、舌咽的树胶肿，上腭及鼻中隔黏膜树胶肿可导致上腭及鼻中隔穿孔和鞍鼻。骨梅毒，眼梅毒，其他内脏梅毒，也可累及呼吸道、消化道、肝脾、泌尿生殖系、内分泌腺及骨骼肌等。神经梅毒：可发生梅毒性脑膜炎、脑血管栓塞、麻痹性痴呆、脊髓痨等。心血管梅毒：可发生单纯性主动脉炎、主动脉瓣闭锁不全、主动脉瘤等。

23

先天性梅毒不发生硬下疳，早期病变较后天性梅毒重，骨骼及感觉器官受累多而心血管受累少。

潜伏梅毒除梅毒血清学阳性外无任何阳性体征,脑脊液检查正常,多在术前检查时发现。

【诊治原则】

梅毒临床表现复杂多变,对可疑患者均需行实验室检查确定诊断。根据临床表现、接触史、潜伏期结合实验室(暗视野显微镜、镀银染色、吉姆萨染色或直接免疫荧光检查发现梅毒螺旋体,梅毒血清试验早期阴性,后期阳性)结果确定梅毒分期,应注意一次梅毒血清学试验阴性结果不能排除梅毒。

治疗原则:应给与及早、足量、规则治疗。定期随访,注意防治吉海反应。首选苄星青霉素,头孢曲松钠可作为青霉素过敏者优先选择的替代治疗药物。四环素类和红霉素类可作为青霉素过敏者的次选替代治疗药物。

【二级医院向三级医院的转诊标准及处置】

1. 标准

(1)缺乏确诊和观察血清学滴度的梅毒血清学实验室检查手段。

(2)经正规治疗半年后,梅毒非特异性血清检查指标(如 RPR 滴度)不下降。

(3)诊断晚期心血管梅毒、神经梅毒者。

2. 预处理 先行对症处理,性伴侣检查。

3. 注意事项 解读梅毒实验室检验结果需考虑前带现象和血清固定等,晚期神经梅毒患者可能有精神症状,注意避免跌倒等继发伤害。

第六节 皮肤肿瘤

【概述】

皮肤起源于外胚叶及中胚叶,组织结构异常复杂,在各种致病因素作用下,各种组织均可异常增生形成肿瘤,因此皮肤肿瘤的种类远远超过其他器官。皮肤肿瘤可分为良性及恶性两大类。

23

【临床表现】

常见的良性皮肤肿瘤为痣细胞痣、皮脂腺痣、先天性血管瘤、瘢痕疙瘩、脂溢性角化、汗管瘤、粟丘疹、皮肤纤维瘤、表皮痣等，多表现为高出皮肤表面的肿物。

痣细胞痣可分为先天性和后天性，大小不一，可呈棕色、褐色、蓝黑色或黑色，无色素皮损多呈皮色，多无自觉症状。皮脂腺痣皮损呈淡黄或黄褐色，青春期皮损肥厚呈疣状，有密集乳头瘤样隆起。先天性血管瘤又称草莓状血管瘤，好发颜面、头颈部，皮损为高出皮肤柔软分叶状红色肿物，部分患者在5~7岁时可自行完全消退。脂溢性角化好发老年人，表现为淡褐色、黑褐色、黑色斑片或扁平丘疹。汗管瘤常对称分布于眼睑周围，1~3mm皮色丘疹。皮肤纤维瘤好发成年女性四肢，为黄褐色、黑褐色坚实结节。

恶性皮肤肿瘤如 Bowen 病、基底细胞癌、鳞状细胞癌，好发于日光暴露部位，表现为大小不等的斑块、结节、溃疡等。Paget 病好发于乳房、外阴部位，表现为红斑或斑块，可有糜烂、渗出、结痂、溃疡等。蕈样肉芽肿早期表现多类似湿疹、皮炎，常伴有剧烈顽固性瘙痒。

【诊治原则】

组织病理学检查是诊断皮肤肿瘤的金标准。发生于乳房、外阴等部位的湿疹，临床治疗效果不佳者尽早行组织病理学检查。蕈样肉芽肿早期可能需多次活检才能确定诊断。皮肤镜检查有助于恶性黑素瘤和其他疾病的鉴别。

良性皮肤肿瘤可手术切除或激光、冷冻等治疗。Bowen 病、基底细胞癌、鳞状细胞癌早期可手术切除，最好 Mohs 外科切除术，也可用光动力疗法等治疗。蕈样肉芽肿早期皮损可用干扰素，局部治疗可选用氮芥、芳香维 A 酸、电子束照射、X 线、光化学疗法，晚期采用化疗（如环磷酰胺、苯丁酸氮芥、甲氨蝶呤等）。早期手术切除为原发性恶性黑素瘤的理想疗法，已转移患者

23

可化疗、放疗。

【二级医院向三级医院的转诊标准及处置】

1. 标准

（1）皮损临床表现不典型，常规治疗无效。

（2）临床可疑皮肤肿瘤，缺乏组织病理学检查条件。

（3）发生于重要部位或皮损面积较大的基底细胞癌、鳞状细胞癌。

（4）恶性黑素瘤。

2. 预处理　支持及对症处理，进行必要的术前检查。

3. 注意事项　如果转送距离较远者中途需监测血压等生命体征。

第七节　银屑病

【概述】

银屑病是一种免疫介导的多基因遗传性疾病，在多种诱因如外伤、感染及药物等刺激下诱导易感者发病。特征性的皮损是境界清楚、上附银白色鳞屑的红色斑块。

【临床表现】

临床可分为寻常型、脓疱型、关节病型、红皮病型四种类型，寻常型银屑病按病情发展分为进行期、稳定期、消退期。

银屑病基本皮损为鳞屑性红斑，并具有厚积性鳞屑、薄膜现象和点状出血等特征。慢性斑块型银屑病是寻常型银屑病中最常见的，皮损常对称分布，体表受累可从小面积到全身泛发，好发于头皮、肘、膝、骶尾部和手足，约半数银屑病患者有指（趾）甲损害，多表现为甲板上有点状凹陷，不平。点滴状银屑病好发于青少年，与链球菌感染有关，预后较好。

红皮病型银屑病以泛发红斑和鳞屑为特征，可伴有

23

全身症状如发热、浅表淋巴结肿大等，易复发。关节病型银屑病除皮损外可出现关节病变。任何关节均可受累，表现为关节肿胀和疼痛，活动受限，一个重要标志是关节的侵蚀性改变，病程慢性。脓疱型银屑病分为泛发性和局限性脓疱型银屑病，临床以红斑和无菌性脓疱为主要表现。泛发性患者常伴发热、全身不适。

【诊治原则】

本病根据典型皮损及反复发生等特性进行诊断和分型，组织病理学检查具有一定的诊断价值。

银屑病的治疗是长期的，治疗要个体化，避免短期、剧烈的方法。

外用药治疗可选用糖皮质激素、维生素 D_3 衍生物、维 A 酸、蒽林、煤焦油等。口服维 A 酸类药物或甲氨蝶呤适用于各型银屑病；环孢素主要适用于红皮病型、脓疱型、关节病型银屑病；生物制剂如依那西普、英夫利西单抗、阿达木单抗适用于中重度银屑病或银屑病性关节炎患者；窄谱 UVB 是当前治疗银屑病最为有效的光疗法。

【二级医院向三级医院的转诊标准及处置】

1. 标准

（1）较大面积的中重度银屑病。

（2）脓疱型、关节病型、红皮病型银屑病。

（3）中度银屑病患者常规治疗效果不佳。

（4）鉴别诊断困难，无组织病理学检查条件。

2. 预处理　支持对症处理，减轻患者痛苦。

3. 注意事项　对患者进行健康宣教，缓解患者紧张情绪。

第八节　艾滋病

【概述】

是由人类免疫缺陷病毒感染引起的以严重免疫缺陷为主要特征的性传播疾病，临床上以淋巴结肿大、畏食、慢性腹泻、体重减轻、发热、乏力等全身症状起病，逐渐发展至各种机会性感染、继发肿瘤等而死亡。

【临床表现】

从感染 HIV 到发展为艾滋病，可大致分为急性 HIV 感染、无症状 HIV 感染和艾滋病三个阶段。

急性 HIV 感染阶段和无症状 HIV 感染阶段无明显皮损出现。艾滋病阶段可合并各种条件性感染（如口腔念珠菌感染、卡氏肺囊虫肺炎、巨细胞病毒感染、疱疹病毒感染、弓形体病、隐球菌脑膜炎、肺结核）和肿瘤（如卡波西肉瘤、淋巴瘤等）。

HIV 感染的皮肤表现包括非感染性皮肤损害、感染性皮肤损害和皮肤肿瘤。

非感染性皮损可类似于脂溢性皮炎、鱼鳞病、毛发红糠疹、银屑病等，此外还可出现特应性皮炎、光敏性皮炎、玫瑰糠疹、荨麻疹、多形红斑及痤疮样皮损。感染性皮肤损害表现为各种病原微生物的感染，但病情较一般患者严重，包括带状疱疹、单纯疱疹、各种病毒疣、真菌感染、细菌感染如毛囊炎、多发性皮肤脓肿或疖等。皮肤肿瘤包括卡波西肉瘤、淋巴瘤、黑色素瘤、鳞状细胞癌等。

【诊治原则】

艾滋病和 HIV 感染临床表现特异性不强，需与其他病因引起的类似症状相鉴别，但有些特殊的机会性感染和肿瘤可作为诊断和临床分期的指征。HIV/AIDS 的诊断原则是以实验室检测为依据，结合临床表现和参考流行病学资料综合进行。

治疗原则：

1. 阻止 HIV 在体内复制、繁殖，包括核苷类逆转录酶抑制剂、蛋白酶抑制剂、非核苷类逆转录酶抑制剂等。

2. 合并机会性感染和肿瘤的治疗。

3. 对症、支持治疗等。

23

【二级医院向三级医院的转诊标准及处置】

1. 标准

（1）HIV 筛查阳性需上报，进一步行确证试验。

（2）HIV 血清阳性，符合艾滋病诊断者，转艾滋病定点治疗医院就诊。

2. 预处理 根据合并的条件性感染和肿瘤及非感染性皮损给予相应治疗。

3. 注意事项 患者宣教，性伴侣检查。

第九节 痤 疮

【概述】

痤疮是一种累及毛囊皮脂腺的慢性炎症性皮肤病，由多种因素引起，好发于皮脂溢出部位，可表现为粉刺、丘疹、脓疱、结节、囊肿及瘢痕等皮损。

【临床表现】

痤疮的特征性表现是开放性和闭合性粉刺。粉刺形成后，可扩大形成丘疹、脓疱、结节、囊肿等不同程度皮损。痤疮消退后可遗留色素沉着，部分遗留肥厚性或萎缩性瘢痕。

聚合性痤疮多累及男性青年，表现为严重的结节、囊肿、窦道及瘢痕；暴发性痤疮是囊肿型痤疮最严重的表现，突然发生结节性、化脓性痤疮，面、颈胸、背、手臂均受累，可出现发热、关节痛、贫血等全身症状。

【诊治原则】

根据发病年龄，好发于面部、胸背部，结合典型临床表现一般不难诊断。

治疗原则：去脂、溶解角质、杀菌、抗感染及调节激素水平。

1. 轻症患者可选外用药物维 A 酸类、过氧化苯甲酰、克林霉素、红霉素、水杨酸等。

2. 中、重度痤疮可选用口服抗生素：四环素或米诺环素、多西环素。也可选用维 A 酸类：维胺脂、异维 A

23

酸。女性可口服抗雄激素药物：螺内酯、西咪替丁、口服避孕药如达英-35 等。

3. 糖皮质激素可用于严重的结节性痤疮、聚合性痤疮、暴发性痤疮。中重度痤疮可联用红蓝光照射。

【二级医院向三级医院的转诊标准及处置】

1. 标准

（1）中度痤疮，经积极治疗疗效差。

（2）重度痤疮如聚合性痤疮、暴发性痤疮。

2. 预处理　先行必要的化验如血常规、肝肾功能等。

3. 注意事项　给患者进行健康宣教。

第十节　浅部真菌病

【概述】

浅部真菌病主要指皮肤癣菌侵犯皮肤、毛发、甲板引起的感染性皮肤病。皮肤癣菌包括毛癣菌属、小孢子菌属和表皮癣菌属，其共同特点是亲角质蛋白。念珠菌属也可引起浅部真菌病。

【临床表现】

浅部真菌病按发病部位命名，包括头癣、体癣、股癣、手癣和足癣等，少数按皮损形态命名，如叠瓦癣、花斑癣。

头癣多累及少年儿童，成人少见。伴有或不伴鳞屑的脱发是头癣最常见表现，脱发可散在，也可累及整个头皮。许多患者有颈后或耳后淋巴结肿大，有助于与其他引起脱发的疾病如斑秃鉴别。

体癣皮损多表现为境界清楚的环状或多环状，边缘可分布丘疹、丘疱疹和水疱，中央色素沉着。股癣发于腹股沟部位，单侧或双侧发生，亦常发生于臀部。基本皮损与体癣相同。

手足癣可分为三种类型：水疱鳞屑型、角化过度型、浸渍糜烂型。手癣常为单侧发病，而足癣常为双侧发病。

23

甲癣表现为甲板表面失去光泽或增厚、灰黄浑浊、甲板表面凹凸不平或破损。甲癣可引起严重并发症如蜂窝织炎、丹毒。

花斑癣好发于青壮年男性的颈、前胸、肩背、上臂、腋窝等皮脂腺丰富的部位。可为色素增加或减退斑，表面覆以糠秕状鳞屑，一般无自觉症状。

【诊治原则】

根据临床表现、真菌镜检和培养可明确浅部真菌病的诊断。

治疗浅部真菌病主要应用口服或外用抗真菌药物，头癣、甲癣一般口服药物治疗效果好，体股癣、手足癣、花斑癣如果外用抗真菌药物疗效欠佳，可合用口服药物。

【二级医院向三级医院的转诊标准及处置】

1. 标准

（1）无真菌镜检或培养设备。

（2）临床表现复杂，经治疗疗效欠佳，反复发作者。

（3）合并较重感染如丹毒、蜂窝织炎等治疗反应差者。

2. 预处理 合并较重细菌感染者适当应用抗生素。

3. 注意事项 转诊前停用抗真菌药物，可提高真菌镜检或培养阳性率。检查肝功，以便口服抗真菌药治疗。

第二十四章

精神病学

【县级医院精神疾病专科诊治要求】

目前，我国县级综合医院的精神科设置还非常不健全，基本上没有设置精神科。而与此相反的是，基层精神疾病患者绝大多数首次就诊地点在相应的县级综合医院，这造成了大量的精神疾病患者特别是抑郁症、焦虑症等长期得不到有效诊断和治疗。因此，2013 年 5 月 1 日开始实施的《中华人民共和国精神卫生法》，鼓励和支持县级医疗卫生机构开设精神科门诊。所以，提高县级医院精神科诊断与治疗技能迫在眉睫。

县级医院的精神疾病专科应具备一定的精神医学服务能力，如常见精神疾病的医疗服务能力，对精神疾病患者的康复服务能力，心理咨询和治疗能力，综合科联络会诊能力等。其中应当具备诊治以下常见疾病的医疗服务能力：各类器质性（包括症状性）精神障碍、精神活性物质所致精神障碍、精神分裂症、焦虑抑郁障碍等。

第一节　精神分裂症

【概述】

精神分裂症（schizophrenia）是一组病因未明的精神疾病，具有知觉、思维、情感、行为等多方面的障碍，

753

以精神活动和环境不协调为特征。通常意识清晰，智能尚好，部分患者可出现认知功能损害。多起病于青壮年，常缓慢起病，病程迁延，有慢性化倾向和衰退的可能，但部分患者可保持痊愈或基本痊愈状态。

【临床表现】

精神分裂症的特征性症状涉及认知、行为和情绪的功能失调，妄想、幻觉、思维、言语紊乱、明显紊乱或异常的运动行为（包括紧张症）、阴性症状，但没有任何单一症状具有此障碍的诊断性特征。目前对该疾病没有放射学/实验室或神经测评方面的检查。

【诊治原则】

根据中国精神分裂症防治指南：早期治疗、单一用药为原则、定期评价疗效和药物不良反应、全病程治疗。精神分裂症的全病程治疗策略分为急性期治疗、巩固期治疗和维持期治疗。

1. 急性期的治疗　首次发作、首次起病或复发、症状加剧的患者治疗，均应视为急性期治疗。此时患者往往以兴奋躁动、幻觉妄想、联想障碍、行为怪异或者敌对攻击、自杀自伤等症状为主。

（1）对精神症状进行评估，了解患者有无自杀念头或企图，有无伤害、冲动行为，有无情绪低落，对于急性精神病性或激越性患者，可以对患者进行保护性非自愿治疗。

（2）用药治疗开始前需详细询问病史，进行体格、神经系统及精神检查，同时进行各项实验室检查，如血尿常规、肝肾功能、甲状腺功能、血糖、血脂、心电图、乙肝指标、梅毒筛查、血或尿液精神活性物质检查等。体重和生命体征应常规测定。育龄女性患者进行妊娠检查。诊断不明确或需要鉴别、排除躯体疾病所致者可进行脑电图、脑诱发电位、脑 CT/MRI 等检查。

（3）具体选择何种抗精神病药物作为首选治疗用药，应根据个体化评估结果和临床治疗学原理做出抉择。

（4）对于合作的患者，给药方法以口服为主。多数

24

情况下，尤其症状较轻者，通常采用逐渐加量法。一般1~2周逐步加至有效治疗剂量。急性症状在有效剂量治疗2~4周后可开始改善。不同的患者，症状的缓解程度不一，恢复的时间长短不定。应以有效剂量持续治疗，使病情进一步缓解。

（5）对于不合作、不肯服药、兴奋躁动较严重的患者，常采用注射给药。注射给药应短期应用，注射时应固定好患者体位，避免折针等意外，并采用深部肌内注射。一般来说，肌注氟哌啶醇5~10mg；或静脉注射或静脉滴注或肌内注射氯丙嗪给药；或苯二氮䓬类药物注射给药，如地西泮（安定）和氯硝西泮等，或肌内注射新型非典型抗精神病药注射制剂如齐拉西酮肌注限于3天内。此时可以减少合用的抗精神病药物的剂量。必要时24小时内每6~8小时重复一次。患者应卧床护理，出现肌张力障碍可以注射抗胆碱能药物东莨菪碱0.3mg来对抗。

（6）精神病性症状严重或药物治疗效果不佳者，或伴有抑郁与自杀念头，需要快速控制病情时，可以联合使用电休克治疗。

（7）监测患者最初2~4周的治疗反应，包括治疗效果和早期不良反应，如体位性低血压、头晕、锥体外系副反应、失眠、镇静等。关注药物相互作用，尤其与细胞色素P450酶系相关的代谢。

（8）坚持心理治疗提供心理干预；增效治疗在急性期可治疗患者的共存症状；苯二氮䓬类药物可以治疗紧张症状，焦虑和激越；抗抑郁药物可以治疗共存的抑郁和强迫障碍；心境稳定剂和β受体阻滞剂可以降低敌意和攻击的严重性。

（9）治疗中不应突然停用某种抗精神病药物，否则患者会因精神病性症状的反跳而被误认为是病情复发。

（10）鉴于治疗中安全性和严重不良反应等因素，原则上不推荐氯氮平作为首发精神分裂症患者的一线治

24

疗选择。

2. 巩固期（稳定期）治疗

（1）维持巩固急性期所用的有效药物治疗至少 6 个月，防止已缓解的症状复发，并使阴性症状获得进一步改善。

（2）对患者减少应激，提供支持，降低复发的可能性。

（3）监测药物不良反应（如迟发性运动障碍、闭经、溢乳、体重增加、糖脂代谢异常、心肝肾功能损害等），根据疗效与最少不良反应调整药物剂量，提高治疗依从性。

3. 维持期治疗　抗精神病药物的长期维持治疗可以显著减少精神分裂症的复发。一般维持剂量比治疗剂量低，传统药物的维持剂量可以减至治疗剂量的 1/4~2/3。但过低的维持剂量仍有较高的复发率。维持治疗的时间，根据不同的病例有所差别。对于首发的、缓慢起病的精神分裂症患者，维持治疗时间至少需要 2~3 年。急性发作、缓解迅速彻底的患者，维持治疗时间可以相应较短。反复发作、经常波动或缓解不全的精神分裂症患者常需要终身治疗。长效制剂在维持治疗上有一定的优势，只要 1~4 周给药一次，从而减轻了给药负担，并且肌内注射能保证药物进入体内起到治疗作用。

【二级医院向三级医院的转诊标准及处置】

1. 标准

（1）无精神科专科医生及诊治经验。

（2）不具备保护性措施，无法收治保护非自愿治疗而又紧急需要治疗的患者。

（3）临床表现特殊，诊断和鉴别诊断有困难者。

（4）合并器质性疾病，危及生命，须最快转上级医院。

（5）出现严重药物副作用，危及生命，须最快转上级医院，如：恶性综合征、癫痫发作、麻痹性肠梗阻和体位性低血压、胆汁阻塞性黄疸、粒细胞缺乏、心律失常、过量中毒药物等。

(6) 治疗效果不好，持续有冲动、攻击、自杀、自伤行为的患者，需转上级医院。

2. 转诊说明　需要向患者直系亲属说明病情，做好知情告知，确保在转诊过程中的安全问题。

第二节　双相情感障碍

【概述】

双相情感障碍（bipolar disorder，BD）是以显著而持久的情感或心境改变为主要特征的一组疾病。

【临床表现】

临床上主要表现为情感高涨或低落，伴有相应的认知和行为改变，可有精神病性症状，如幻觉、妄想。一般是指临床上既有躁狂或轻躁狂发作，又有抑郁发作的一类心境障碍。躁狂发作时，表现为情感高涨、兴趣与动力增加，言语行为增多；而抑郁发作时则出现情绪低落、兴趣减少疲乏，思维行为迟滞等为核心症状。病情严重者常见焦虑症状和物质滥用，在发作高峰期还可出现敏感、多疑甚或幻觉、妄想，或紧张性症状等精神病性症状。双相障碍一般呈发作性病程，躁狂和抑郁常反复循环、交替往复或不规则等多样形式出现，但也可以混合方式存在。躁狂发作持续 1 周以上，抑郁发作持续 2 周以上。病程多形演变，发作性、循环往复性、混合迁延性、潮起潮落式的病程不一而足。并对患者的日常生活及社会功能等产生不良影响。多次发作之后会出现发作频率加快、病情越发复杂等现象。

【诊治原则】

中国双相障碍防治指南指出：双相障碍临床表现复杂多样，患者的不同症状及其特点（包括伴焦虑症状、伴精神病性症状、伴混合特征、自杀风险、攻击风险、快速循环等）、影响治疗的躯体状况（谵妄、不稳定的重大躯体疾病、存在电痉挛治疗禁忌证、药物治疗禁忌

24

757

证等)、合并其他精神疾病诊断、目前用药和既往用药情况、治疗依从性以及社会心理应激等因素,均可能影响治疗决策。因此需要对患者进行充分的评估,并定期应用实验室检查及精神科量表(自评量表和他评量表)进行治疗反应及耐受性、安全性、社会功能、生活质量以及药物经济负担方面的量化监测。

由于双相障碍几乎终生以循环方式反复发作,其发作的频率远较抑郁症为高,尤以快速循环病程者为甚。因此,双相障碍常是慢性过程障碍,其治疗目标除缓解急性期症状外,还应坚持全病程治疗原则以阻断反复发作。医生应在治疗开始前应告知患者和家属全病程治疗的重要性及实施办法,争取良好的依从性。全病程治疗可分为 3 个治疗期。(见表 6-3)

【二级医院向三级医院的转诊标准及处置】

1. 标准

(1)无精神科专科医生及诊治经验。

(2)不具备保护性措施,无法收治保护非自愿治疗而又紧急需要治疗的患者。

(3)临床表现特殊,诊断和鉴别诊断有困难者。

(4)合并器质性疾病,危及生命,须最快转上级医院。

(5)出现严重药物副作用,危及生命,须最快转上级医院,如:恶性综合征、癫痫发作、麻痹性肠梗阻和体位性低血压、胆汁阻塞性黄疸、粒细胞缺乏、心律失常、过量中毒药物等。

(6)治疗效果不好,持续有冲动、攻击、自杀、自伤行为的患者,需转上级医院。

2. 转诊说明 建议双相情感障碍患者 2 级以上医院诊治。转诊时需要向患者直系亲属说明病情,做好知情告知,确保在转诊过程中的安全问题。

24

表 6-3 全病程治疗目的、时间及要点

分期	治疗目的	治疗时间	要点
急性治疗期	控制症状，缩短病程	一般 6～8 周（难治性病例除外）	药物治疗为主；治疗应充分，并达到完全缓解，以免症状复燃或恶化
巩固治疗期	防止症状复燃，促使社会功能的恢复	抑郁发作 4～6 个月，躁狂或混合性发作 2～3 个月	主要治疗药物（如心境稳定剂）剂量应维持急性期治疗水平不变；配合心理治疗十分必要（防止患者自行减药或停药，促进其社会功能恢复）
维持治疗期	防止复发，维持良好社会功能，提高患者生活质量	尚无定论；多次发作者，可考虑在病情稳定达到既往发作 2～3 个循环的间歇期或 2～3 年	确诊患者在第二次发作缓解后即可给予维持治疗；密切观察下适当调整药物剂量；去除潜在心理社会因素及提高抗复发心理治疗，更能有效提高抗复发效果

24

第三节　抑郁症

【概述】

抑郁症是一种常见的精神疾病，可由各种原因引起，以显著而持久的心境低落为主要临床特征，且心境低落与其处境不相称，临床表现可以从闷闷不乐到悲痛欲绝，甚至发生木僵；部分病例有明显的焦虑和运动性激越；严重者可出现幻觉、妄想等精神病性症状。多数病例有反复发作的倾向，每次发作大多数可以缓解，部分可有残留症状或转为慢性。

【临床表现】

抑郁症的主要临床表现包括核心症状以及其他相关症状，其中核心症状主要为心境低落、兴趣丧失以及精力缺乏。抑郁症患者在心情低落的基础上常常还伴有其他认知、生理以及行为症状，如注意力不集中、失眠、反应迟钝、行为活动减少以及疲惫感。病程至少持续 2 周（每天大部分时间都处于低落的心境中）。临床也可呈现抑郁状态：心境低落、兴趣减退、精力丧失、睡眠紊乱、食欲和体重改变、精神运动性迟滞或激越、注意力不集中、无价值感以及自杀观念（行为）。非精神科的患者常以睡眠问题和躯体不适作为就诊时的主诉。

【诊治原则】

根据抑郁症防治指南：抑郁症的全病程治疗策略分为急性期治疗、巩固期治疗和维持期治疗。

1. 急性期治疗（8~12 周）

（1）对精神症状进行评估，了解患者有无自伤自杀念头或企图，有无伤害、冲动行为，有无情绪低落，对于急性精神病性或激越性患者，可以对患者进行保护性非自愿治疗。

（2）用药治疗开始前需详细询问病史，进行体格、神经系统及精神检查，同时进行各项实验室检查，如血尿常规、肝肾功能、甲状腺功能、血糖、血脂、心电图、

24

乙肝指标、梅毒筛查、血或尿液精神活性物质检查等。体重和生命体征应常规测定。育龄女性患者进行妊娠检查。诊断不明确或需要鉴别、排除躯体疾病所致者可进行脑电图、脑诱发电位、脑 CT/MRI 等检查。

（3）具体选择何种抗抑郁药物作为首选治疗用药，应根据个体化评估结果和临床治疗学原理做出抉择。以控制症状，尽量达到临床治愈与促进功能恢复到病前水平，提高患者生活质量。在此基础上采取多元化的治疗方法，包括药物治疗、心理治疗和物理治疗（如MECT）、补充或替代药物治疗等。

（4）三环类药物（TCA）禁忌证：严重心、肝、肾病；癫痫；急性闭角型青光眼；12 岁以下儿童、孕妇和前列腺肥大者慎用；TCA 过敏者；禁与 MAOIs（单胺氧化酶抑制剂）联用。

（5）选择性五羟色胺回收抑制剂 SSRIs 的禁忌证：对 SSRIs 过敏者；严重心、肝、肾病慎用；禁与 MAOIs（单胺氧化酶抑制剂）、色氨酸联用。SSRIs 与华法林、洋地黄毒苷等慎合用，应特别注意。

（6）患有高血压的患者、老年人以及有肝脏或肾脏功能异常的患者联用文拉法辛和西咪替丁时应该慎重。与西咪替丁一样，以红霉素及其衍生物（如克拉霉素）治疗的患者也应该慎用文拉法辛。

（7）曲唑酮禁用低血压、室性心律失常。

（8）米氮平：严重心、肝、肾病、白细胞计数偏低的患者慎用。不宜与乙醇、地西泮和其他抗抑郁药联用。禁与 MAOIs（单胺氧化酶抑制剂）和其他 5-HT 激活药联用，以避免出现中枢性 5-羟色胺综合征。

（9）治疗中监测的项目包括：①症状严重程度，是否有残留症状，包括社会功能及生活质量；②对自己或他人的"危险"程度；③转躁的线索；④其他精神障碍，包括酒依赖或其他物质依赖；⑤躯体状况；⑥对治疗的反应；⑦治疗的不良反应；⑧治疗的依从性。

（10）药物选择推荐：①伴有明显激越，选用以下

24

具有镇静作用的药，NaSSA 中的米氮平，SSRI 中的帕罗西汀、氟伏沙明，SMA 中的曲唑酮，SNRI 中的文拉法辛，TCA 中的阿米替林、氯米帕明；②伴有强迫症状，常用较大剂量的 SSRI 或氯米帕明；③伴有精神病性症状，可用阿莫沙平，氟伏沙明等抗抑郁药（不宜使用安非他酮），或合并使用第二代抗精神病药；④伴有躯体疾病，可选用不良反应和相互作用较少的 SSRI、SNRI、米氮平或安非他酮。

（11）与抑郁相互影响的常见疾病有冠心病、脑卒中、糖尿病、高血压、肾病综合征，所选择的抗抑郁药不应该影响原有疾病，使用的抗抑郁药物与原来使用治疗躯体疾病的药物没有或较少相互作用。

（12）尽量单一用药，从小剂量开始，根据病情需要和患者耐受情况，逐步递增剂量至足量和足够长的疗程（至少 6 周）。

（13）药物治疗一般 2~4 周开始起效，如果使用某种药物治疗 4~6 周无效，可改用同类其他药物或作用机制不同的另一药物。

（14）改良电抽搐治疗 MECT：可以快速缓解症状，尤其适用于有拒食、自杀等紧急情况。以下几种临床状况需要合并改良电抽搐治疗与药物治疗：重度抑郁症，特别是强烈自伤、自杀行为或明显自责、自罪患者；原来抑郁发作时，用充分的抗抑郁药治疗无效，进一步的药物治疗仍可能无效；伴有妄想（通常是偏执性、躯体性或自我负性评价）的抑郁症。MECT 需由有经验的专科医生实施，通常需治疗 6~12 次。完成疗效有助于最大限度地缓解症状。缺点在于：不能预防抑郁的复发，部分患者也因电抽搐治疗的不良反应如过敏、不适合麻醉等情况而禁止使用。

（15）心理治疗：轻度抑郁症可单独使用心理治疗；单用心理治疗 6 周后无疗效或 12 周后症状缓解不完全，应联合药物治疗；中、重度抑郁症心理治疗联合药物治疗；认知行为治疗和人际心理治疗精神动力治疗可以选择。

2. 巩固期治疗（4~9个月） 原则上应继续使用急性期治疗有效的药物，并强调治疗方案、药物剂量、使用方法保持不变。

3. 维持期治疗 一般倾向至少2~3年，多次复发（3次或以上）以及有明显残留症状者主张长期维持治疗。

【二级医院向三级医院的转诊标准及处置】

1. 标准

（1）无精神科专科医生及诊治经验。

（2）自杀观念强烈，不具备保护性措施，无法收治保护非自愿治疗而又紧急需要治疗的患者。

（3）临床表现特殊，诊断和鉴别诊断有困难者。

（4）合并器质性疾病，危及生命，须最快转上级医院。

（5）出现严重药物副作用，危及生命，须最快转上级医院，如：恶性综合征、癫痫发作、麻痹性肠梗阻和体位性低血压、胆汁阻塞性黄疸、粒细胞缺乏、心律失常、过量中毒药物等。

（6）治疗效果不好，持续有冲动、攻击、自杀、自伤行为的患者，需转上级医院。

2. 转诊说明 需要向患者直系亲属说明病情，做好知情告知，确保在转诊过程中的安全问题。

第四节 焦虑障碍

【概述】

焦虑障碍是一组以担心、焦虑、回避为主要临床相的精神障碍。焦虑是一种常见情绪，但焦虑的严重程度与客观的事件或处境不相称或持续时间过长时则为病理性焦虑，临床上称为焦虑症状。

【临床表现】

焦虑症状表现为精神症状和躯体症状。精神症状是

24

指一种提心吊胆、惶恐不安、恐惧和担心忧虑的内心体验伴有紧张不安，总是感到似乎大难就要临头，却知道实际上不存在真正的危险或威胁；躯体症状是在精神症状基础上伴发自主神经系统功能亢进症状，如心悸、气短、胸闷、口干、出汗、肌紧张性震颤、颤抖或颜面潮红、苍白等。焦虑常伴有失眠，最典型的表现为入睡困难（上床后 30min 仍不能入睡）和感觉过敏，另外，睡眠时间短，多梦，易醒也很常见，同时还可出现性欲下降。

【诊治原则】

焦虑障碍有不同的类型，是慢性病程，需求加强长期治疗随访，减少焦虑障碍复发率。焦虑障碍防治指南建议患者早期开始治疗且需要长期治疗，尤其是严重慢性患者，如广泛性焦虑障碍患者，治疗至少持续 12 个月。医师应根据焦虑障碍患者类型的不同、病期的不同症状来选择相应的治疗，包含药物治疗、心理治疗和物理治疗。需要注意事项如下：

1. 急性期对精神焦虑症状进行评估，了解患者有无自伤自杀念头或企图，有无伤害、冲动行为，对于急性精神病性或激越性患者，可以对患者进行保护性非自愿治疗。

2. 用药治疗开始前需详细询问病史，进行体格、神经系统及精神检查，同时进行各项实验室检查，如血尿常规、肝肾功能、甲状腺功能、血糖、血脂、心电图、乙肝指标、梅毒筛查、血或尿液精神活性物质检查等。体重和生命体征应常规测定。育龄女性患者进行妊娠检查。诊断不明确或需要鉴别、排除躯体疾病所致者可进行脑电图、脑诱发电位、脑 CT/MRI 等检查。

3. 小剂量开始用，注意苯二氮䓬类药物依赖，如反跳性失眠症（rebound insomnia）、记忆受损和停药综合征，尤其老年人服药后由于机体运动功能受损，很容易摔倒。与长半衰期药物比较，短、中半衰期药物更容易导致戒断反应、反跳和依赖。

24

4. 三环类药物（TCA）禁忌证严重心、肝、肾病；癫痫；急性闭角型青光眼；12 岁以下儿童、孕妇和前列腺肥大者慎用；TCA 过敏者；禁与 MAOIs 联用。

5. SSRIs 的禁忌证对 SSRIs 过敏者；严重心、肝、肾病慎用；禁与 MAOIs、色氨酸联用。SSRIs 与华法林、洋地黄毒苷等慎合用，应特别注意。

6. 患有高血压的患者、老年人以及有肝脏或肾脏功能异常的患者联用文拉法辛和西咪替丁时应该慎重。与西咪替丁一样，以红霉素及其衍生物（如克拉霉素）治疗的患者也应该慎用文拉法辛。

7. 曲唑酮禁用低血压、室性心律失常。

8. 米氮平严重心、肝、肾病、白细胞计数偏低的患者慎用。不宜与乙醇、地西泮和其他抗抑郁药联用。禁与 MAOIs 和其他 5-HT 激活药联用，以避免出现中枢性 5-羟色胺综合征。

【二级医院向三级医院的转诊标准及处置】

1. 标准

（1）无精神科专科医生及诊治经验。

（2）临床表现特殊，诊断和鉴别诊断有困难者。

（3）合并器质性疾病，危及生命，须最快转上级医院。

（4）出现严重药物副作用，危及生命，须最快转上级医院，如：恶性综合征、癫痫发作、麻痹性肠梗阻和体位性低血压、胆汁阻塞性黄疸、粒细胞缺乏、心律失常、过量中毒药物等。

（5）治疗效果不好，持续有冲动、攻击、自杀、自伤行为的患者，需转上级医院。

2. 转诊说明　需要向患者直系亲属说明病情，做好知情告知，确保在转诊过程中的安全问题。

第五节　痴　呆

【概述】

痴呆（dementia）是指较严重的、持续的认知障碍。

临床上以缓慢出现的定向、记忆、学习、语言理解、思维等智能减退为主要特征，伴有不同程度的人格改变，表现为言语和行为异常，但没有意识障碍。认知功能缺损和行为异常终将导致患者的职业及社会生活功能下降或丧失。因起病缓慢，病程较长，故又称为慢性脑综合征（chronic brain syndrome）。来源可以是中枢神经系统变性性疾病、颅内疾病、代谢障碍和内分泌障碍、血管性疾病、中毒、缺氧等疾病。

【临床表现】

1. 症状 记忆减退是常见症状，早期出现近记忆障碍，学习新事物的能力明显减退，严重者甚至找不到回家的路。严重的患者常以虚构（confabulation）的形式来弥补记忆方面的缺损。思维缓慢、贫乏，可出现时间、地点和人物定向障碍。还常伴有语言障碍。可逐渐表现为用词困难，出现命名不能；甚至语言重复、刻板、不连贯或发出无意义的声音。重度痴呆患者表现缄默。还可出现人格改变。通常表现兴趣减少、主动性差、情感淡漠、社会性退缩，但亦可表现为脱抑制行为，如冲动、幼稚行为等。情绪症状包括焦虑、易激惹、抑郁和情绪不稳等，并可有"灾难反应"（catastrophic reactions），即当患者对问题不能做出响应和对工作不能完成时，可能出现突然放声大哭或愤怒的反应。有些患者会出现坐立不安、漫游、尖叫和不恰当的、甚至是攻击性行为。也可出现妄想和幻觉。患者的社会功能受损，对自己熟悉的工作不能完成；晚期生活不能自理，运动功能逐渐丧失，甚至穿衣、洗澡、进食以及大小便均需他人协助。

2. 体征 体格检查非常重要。患者往往有神经系统定位体征，可借以明确诊断。

3. 检查 神经心理学测查和实验室检查有助于明确诊断。对怀疑痴呆的患者，需检查血常规，血清钙、磷，血糖，肾、肝和甲状腺功能，血维生素 B_{12} 和叶酸，以及梅毒血清的筛查，也可按临床需要做神经系统影像检查，以明确病因。

【诊治原则】

《中国痴呆与认知障碍诊治指南》中指出：在痴呆中，最常见的类型是阿尔茨海默病（Alzheimer disease，AD），曾称老年期痴呆。第二大类型是血管性痴呆（vascular dementia，VD）。痴呆的治疗主要包括药物治疗和心理/社会行为治疗。

治疗的共同目标为：1. 改善认知功能；2. 延缓或阻止痴呆的进展；3. 抑制和逆转痴呆早期部分关键性病理过程；4. 提高患者的日常生活能力和改善生活质量；5. 减少并发症，延长生存期；6. 减少看护者的照料负担。

药物治疗旨在改善认知缺损的促认知药治疗，也包括针对精神行为症状的药物治疗。

痴呆患者未出现精神心理症状，改善认知缺损的促认知药治疗说明：

1. 必须与患者或知情人充分地讨论治疗益处及其可能出现的不良反应。

2. 明确诊断为轻-中度 AD 患者可以选用胆碱酯酶抑制剂（多奈哌齐、卡巴拉汀、加兰他敏）治疗。胆碱酯酶抑制剂（多奈哌齐）可用于治疗轻-中度 VD 患者。胆碱酯酶抑制剂可用于路易体痴呆和帕金森病痴呆的治疗。

3. 明确诊断为中—重度 AD、VD 患者可以选用美金刚或美金刚与多奈哌齐、卡巴拉汀联合治疗。

4. 应用某一胆碱酯酶抑制剂治疗无效或因不良反应不能耐受时，可根据患者病情及出现不良反应程度，选择停药或调换其他胆碱酯酶抑制剂进行治疗，治疗过程中严密观察患者可能出现的不良反应。

5. 银杏叶制剂或鼠尾草提取物可能对治疗 AD 有效，尚待进一步验证。

6. 轻-中度 AD 患者可以选用尼麦角林、尼莫地平、吡拉西坦或奥拉西坦、维生素 E 等作为胆碱酯酶抑制

24

剂、兴奋性氨基酸受体拮抗剂的协同治疗药物。

7. 在 VD 治疗中应有效地控制各种血管性危险因素（抗高血压、抗血小板、控制糖尿病及调血脂等）。

痴呆患者出现精神和心理症状，即为 BPSD（Behavioral and Psychological Symptoms of Dementia）。除了常规原发疾病治疗和改善认知功能治疗以外，痴呆精神药物的使用原则及注意事项：

1. 如果 BPSD 症状使患者痛苦或伴随的激越、冲动、攻击行为，使患者或他人处于危险之中，可予以保护性约束或精神科专科机构治疗。

2. 评估用药的必要性，权衡用药的利弊，谨慎调整剂量；抗精神病药可能对老年患者易诱发意识障碍特别是谵妄、易加重习惯性便秘甚至导致麻痹性肠梗阻、加重或诱发老年患者的闭角型青光眼、加重认知功能损害、引起心动过速、传导阻滞或体位性低血压、尿潴留、肝功能异常等。增加心脑血管事件、肺部感染等严重不良事件发生率，使痴呆患者死亡率增高。因此，对于严重的精神病性症状，临床医师应在精神科医师指导下应在权衡利弊的情况下谨慎使用。

3. 坚持个体化用药原则，首选口服药物，并参考药物副作用，选择合适药物。

4. 低起始剂量，缓慢增量，直至症状改善。

5. 精神症状首选非典型抗精神病药，例如利培酮、奥氮平、思瑞康等；改善抑郁症状首选 SSRI 类抗抑郁药，例如西酞普兰、艾司西酞普兰、舍曲林等；存在焦虑症状者若应用 SSRIs 类效果不佳，可合并选择苯二氮䓬类药物。如果患者同时有精神病性症状和睡眠障碍，一般在睡前给予抗精神病药，如无禁忌证，可选镇静作用相对较强的抗精神病药如奥氮平、喹硫平等；如果抑郁和睡眠障碍并存，可在睡前给予具有镇静作用的抗抑郁药，如三唑酮、米氮平。如患者只有睡眠障碍或焦虑激越，才考虑使用苯二氮䓬类药。苯二氮䓬类药根据半衰期的长短和镇静作用的强弱，一般可分为长效制剂

24

（半衰期 20h 左右）如地西泮、氯硝西泮、氟西泮等；中效制剂（半衰期 10h 左右）如阿普唑仑、氯硝西泮、劳拉西泮等；短效制剂（半衰期 3h 左右）如三唑仑、咪唑安定等。半衰期较短的药物多用于入睡困难，容易出现依赖。半衰期较长的药物适合焦虑、激惹、改善睡眠。

痴呆患者的用药注意事项：

1. 肾脏排泄能力减退、肝脏代谢缓慢，密切观察药物不良反应，防止药物蓄积。

2. 注意躯体疾病和药物的相互影响。

3. 锥体外系副作用可加重运动障碍、跌倒。

4. 抗胆碱能副作用，加重认知损害，导致谵妄，加重心血管和前列腺疾病。

5. 直立性低血压可导致跌倒。

6. 镇静作用可导致呼吸抑制。

7. 尽量避免多种药物联用。此外，在精神药物治疗前应明确症状类型，以便选择合适的药物。并且随着痴呆的进展，精神行为症状可能加重或减轻，应相应调整剂量、更换药物或停药。使用过程中必须对疗效进行认真评价并根据病情变化调整治疗方案，以防止精神药物副反应的发生。

【二级医院向三级医院的转诊标准及处置】

1. 标准

（1）无精神科专科医生及诊治经验。

（2）不具备保护性措施，无法收治保护非自愿治疗而又紧急需要治疗的患者。

（3）临床表现特殊，诊断和鉴别诊断有困难者。

（4）合并器质性疾病，危及生命，须最快转上级医院。

（5）出现严重药物副作用，危及生命，须最快转上级医院，如：恶性综合征、癫痫发作、麻痹性肠梗阻和体位性低血压、胆汁阻塞性黄疸、粒细胞缺乏、心律失常、过量中毒药物等。

（6）治疗效果不好，持续有冲动、攻击、自杀、自伤行为的患者，需转上级医院。

2. 转诊说明　需要向患者直系亲属说明病情，做好知情告知，确保在转诊过程中的安全问题。